コーチとプレーヤーのための
サッカー医学テキスト【第2版】

公益財団法人日本サッカー協会
医学委員会 編

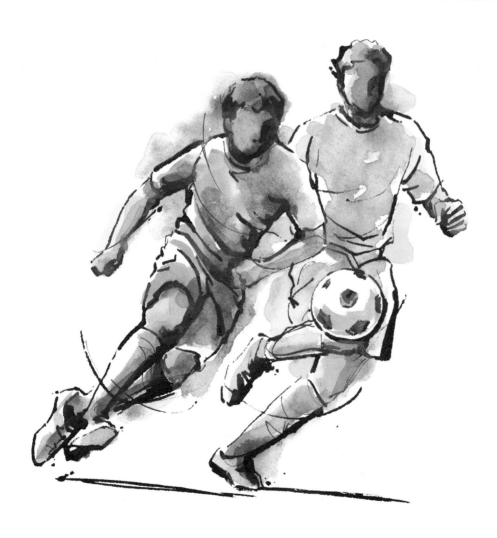

金原出版株式会社

編 集	公益財団法人日本サッカー協会医学委員会

委員長	池田 浩
委 員 (五十音順)	大塚 一寛　加藤 晴康　島田 和典 立石 智彦　谷 諭　土肥美智子 前田 弘　宮川 俊平　森川 嗣夫

事務局	公益財団法人日本サッカー協会技術部

担 当	荒谷 潤　増田 尚弘　平塚 進 久保 雅義　本間 千晶　中村理枝子

はじめに

　サッカー選手が怪我なくプレーをするため，そして競技力を向上させるためには，様々な知識を習得する必要があります。アンチ・ドーピングを含めた医学的知識はもちろん，運動生理学，栄養学，心理学など，その範囲は多岐に渡ります。選手自身が自ら学ぶことも大切ですが，特に育成年代を指導するコーチには，選手に教育し得る十分な知識が必要となります。

　2005年7月，日本サッカー協会（JFA）医学委員会は，その一助となるための「選手と指導者のためのサッカー医学」を出版しました。しかし，スポーツ医学は日進月歩で，「治療戦略」が中心となっていた学会のメインテーマには必ずと言っていいほど「予防戦略」が組み込まれるようになり，2008年には国際サッカー連盟（FIFA）がスポーツ外傷の予防プログラム「The 11＋」を全世界に発信して，その効果についても言及しています。また，ドーピングに関するレギュレーションも毎年変更されるなど，時代の変遷に沿うように，2011年7月，タイトルも新たに「コーチとプレーヤーのためのサッカー医学テキスト」を出版しました。

　それからさらに7年が経過し，2015年にカナダで開催されたFIFA女子ワールドカップでは人工芝のピッチが使用されるなど，サッカーを取り巻く環境も刻一刻と変化しています。人工芝には多くのメリットがある一方で，気温が高くなると表面温度が天然芝より高くなることは広く知られています。近年では，遮熱効果を持つ人工芝の開発も進んでいますが，夏場になると毎年のように熱中症の問題が指摘されています。

　JFAは，1997年6月に「サッカーの暑さ対策ガイドブック」を策定して，熱中症に対する注意喚起を行ってきましたが，地球温暖化の影響もあって熱中症による事故は後を絶ちませんでした。また，地球温暖化は選手ばかりか試合に訪れる観客の健康まで蝕み，Jリーグの公式戦では多くの観客が熱中症により医務室に駆け込む事態となりました。

　そこで2016年3月，JFAは，選手，スタッフ，レフェリー，そして観客を守るため「熱中症対策ガイドライン」を策定し，ピッチサイドに「医師，看護師，BLS（一次救命処置）資格保持者のいずれかを常駐させる」ことを義務化しました。そして同年7月には，BLS資格保持者の育成を目的に「スポーツ救命プロジェクト」を立ち上げました。

　今回，7年の歳月を経て「コーチとプレーヤーのためのサッカー医学テキスト第2版」を出版することとなりましたが，最新のスポーツ医学情報に加えて，新たに「救命処置」の項目を加えるなど，より現場を重視したテキストとなりましたので，明日からのサッカーライフにお役立ていただけましたら幸いです。

　最後になりましたが，本誌にご執筆いただきましたサッカー愛に溢れる諸先生方，そして本誌の出版にご賛同いただきました金原出版株式会社には心から感謝申し上げます。

2018年12月

日本サッカー協会医学委員会
委員長　池田　浩

はじめに（初版）

　日本サッカー協会スポーツ医学委員会は，6年前に『選手と指導者のためのサッカー医学』を出版いたしました．当時としては最新のサッカー医学の知識を網羅したものでしたが，その後のサッカー医学の進歩には目覚ましいものがありました．特に，国際サッカー連盟（FIFA）スポーツ医学委員会は近年F-MARCを中心として，サッカー選手のメディカルチェックや現場での応急処置，外傷・障害の予防，そしてアンチ・ドーピングの4項目に力を入れています．

　メディカルチェックでは試合中の突然死を防ぐ目的で，詳細な心エコー検査を課したPre-Competition Medical Assessments（PCMA）を，FIFAのすべての大会で義務づけるとともに，現場での応急処置として競技場でのAEDの設置とその使用法，および現場での心肺蘇生法の徹底を図っています．

　スポーツ外傷の予防プログラムとして，FIFAは2003年より「FIFA The 11（イレブン）」プログラムを導入しましたが，2008年からはこれを進化させ，ウォームアッププログラムとしての「FIFA 11＋（イレブンプラス）」を全世界的に導入するよう働きかけています．我われスポーツ医学委員会も，「FIFA The 11＋」プログラムを積極的に取り入れ，現場への普及が図れるよう努力しています．今回のテキストでもFIFA The 11＋の解説に加え，動画DVDやポスターを付録するよう配慮いたしました．

　ドーピングコントロールもまた，日進月歩です．国内でのドーピングコントロール検査は2009年より公益財団法人日本アンチ・ドーピング機構（JADA）に移管しましたが，スポーツ医学委員会は選手・チームへのアンチドーピングの教育と啓発を引き続き行っております．

　以上のようなFIFAスポーツ医学委員会の最近の意向を反映し，また，現場で日々選手と向き合う監督・コーチの方々に対してより有用なスポーツ医学の教本となるべく『コーチとプレーヤーのためのサッカー医学テキスト』として新たに出版することになりました．

　出版にあたっては，外傷・障害については重篤なものや頻度の多い疾患を中心に，現場の指導者にもご理解頂けるようできるだけ平易な言葉で，なるべく簡潔に記載させて頂きました．逆に体力・コンディショニングについては，現場でできる評価法も含め，比較的詳細な記載をお願いしました．

　最後になりましたが，執筆と編集にご尽力頂いた白石 稔 先生をはじめとする日本サッカー協会スポーツ医学委員会の諸先生方，またサッカーを愛し今回の執筆にご賛同頂いた医科学部門の諸先生方に厚く御礼申し上げます．また，2度にわたるスポーツ医学教本の出版にご賛同を頂きました金原出版に深謝いたします．

2011年6月

日本サッカー協会スポーツ医学委員会

委員長　福林　徹

執筆者一覧

浅井　　武	筑波大学体育系専攻教授	
安藤　貴之	JFAアカデミー福島理学療法士	
池田　　浩	順天堂大学医学部整形外科先任准教授	
石橋　恭之	弘前大学大学院医学研究科整形外科学講座教授	
大橋　洋輝	東京慈恵会医科大学脳神経外科学講座講師	
岡村　武彦	特定医療法人大阪精神医学研究所新阿武山病院院長	
岡本　　健	順天堂大学医学部・大学院医学研究科救急・災害医学教授	
奥脇　　透	国立スポーツ科学センター副センター長・スポーツメディカルセンター長	
片山　　直	明海大学歯学部名誉教授	
加藤　晴康	立教大学コミュニティ福祉学部スポーツウエルネス学科教授	
金岡　恒治	早稲田大学スポーツ科学学術院教授	
上東　悦子	国立スポーツ科学センタースポーツメディカルセンター	
亀井　明子	国立スポーツ科学センタースポーツメディカルセンター先任研究員	
川上　重彦	金沢医科大学形成外科名誉教授	
川原　　貴	元国立スポーツ科学センター長	
菊島　良介	公益財団法人日本サッカー協会アスレティックトレーナー	
木下　裕光	筑波技術大学保健科学部保健学科理学療法学専攻教授	
熊井　　司	早稲田大学スポーツ科学学術院教授	
高妻　容一	東海大学体育学部競技スポーツ学科教授	
小関　信人	Vital Performance Design & Products L.L.C.（U.S.A.）	
西良　浩一	徳島大学大学院医歯薬学研究部運動機能外科学（整形外科）教授	
酒井　紀典	徳島大学大学院医歯薬学研究部運動機能外科学（整形外科）准教授	
佐保　泰明	帝京大学医療技術学部スポーツ医療学科／スポーツ医科学センター講師	
澤野　啓祐	整骨院・鍼灸院アシスト院長	
島田　和典	順天堂大学医学部循環器内科学講座先任准教授	
菅谷　啓之	医療法人社団紺整会船橋整形外科病院スポーツ医学・関節センター長	
立石　智彦	社会福祉法人同愛記念病院財団同愛記念病院関節鏡・スポーツセンター	
田中　寿一	荻原整形外科病院手外科・スポーツ傷害治療センター長	
田中　　裕	順天堂大学医学部・大学院医学研究科救急・災害医学教授	
土肥美智子	国立スポーツ科学センターメディカルセンター副主任研究員	
中込　四郎	国士舘大学大学院体育学部体育学科特任教授	
中島　幸則	筑波技術大学障害者高等教育研究支援センター准教授	
中村　大輔	国立スポーツ科学センタースポーツ研究部	

並木磨去光	株式会社ナズー代表取締役
仁賀　定雄	JIN整形外科スポーツクリニック院長
原田　俊彦	兵庫県立加古川医療センター院長
早川　直樹	前公益財団法人日本サッカー協会コンディショニングコーチ
林　　英守	順天堂大学医学部循環器内科学講座助教
福島　理文	順天堂大学医学部循環器内科学講座助教
藤岡　宏幸	兵庫医療大学リハビリテーション学部理学療法学科教授・副学長
前田　　弘	公益社団法人日本サッカー協会アスレティックトレーナー
松井　　康	筑波技術大学保健科学部保健学科理学療法学専攻助教
松田　貴雄	独立行政法人国立病院機構西別府病院スポーツ医学センター長
松本　善企	地域医療支援病院臼杵市医師会立コスモス病院整形外科部長
宮川　俊平	筑波大学体育系専攻教授
森川　嗣夫	医療法人誠磐会千葉メディカルセンタースポーツ医学センター
森田　礼時	森田クリニック形成外科皮膚科院長
安松　幹展	立教大学コミュニティ福祉学部スポーツウエルネス学科教授
矢野　由治	ファジアーノ岡山フィジカルコーチ

(五十音順, 2019年2月現在)

CONTENTS

1章 サッカー医学とは … 1
- 日本でのサッカー医学の歴史と現状 … 1
- サッカーヘルスメイト … 8

2章 サッカーのバイオメカニクス … 11

3章 サッカーの運動生理学 … 19

4章 サッカーに必要な体力・コンディションの評価法 … 31

5章 シーズンによるコンディショニング … 45

6章 サッカー選手のメディカルチェック … 57
- 内科領域 … 57
- 運動器 … 67

7章 現場での処置・ケガからの復帰 … 75
- 現場での治療 … 75
- サッカーによくみられるケガの初期治療 … 79
- プレー中の出血に対する止血 … 82
- 復帰までの道のり（概論） … 84
- アスレティックリハビリテーションの基礎 … 86
- 予防プログラム … 93
- アスレティックトレーナーの役割 … 101

8章 サッカー選手の外傷・障害 … 105
- 頭部外傷・脳振とう … 105
- 顔面外傷 … 114
- 頚部・体幹（1）解剖とバイオメカニクス … 121

- 頚部・体幹（2）頚部，胸部，腰部外傷 123
- 頚部・体幹（3）腰部障害 129
- 肩関節 135
- 肘関節 145
- 前腕・手関節・手指 151
- 骨盤・股関節（1）解剖とバイオメカニクス 159
- 骨盤・股関節（2）骨盤・股関節周囲の外傷 163
- 骨盤・股関節（3）骨盤・股関節周囲の障害 166
- 骨盤・股関節（4）鼠径部痛症候群 171
- 大腿・下腿の筋損傷 178
- 膝関節（1）解剖とバイオメカニクス 189
- 膝関節（2）成長期の障害 192
- 膝関節（3）膝の外傷 195
- 膝関節（4）膝の障害 208
- 下腿・足関節・足部（1）解剖とバイオメカニクス 214
- 下腿・足関節・足部（2）下腿の外傷・障害 220
- 下腿・足関節・足部（3）足関節および足部の外傷・障害 224

9章 テーピング・シューズ・インソールの知識 235
- 日本におけるテーピング 235
- シューズ・インソールの知識 254

10章 サッカー選手の内科的疾患 265
- 消化器 265
- 呼吸器・感染症 271
- 循環器 275
- 代謝・内分泌 284

11章 女子サッカー選手の健康管理 288

12章 障がい者サッカー 297
- 障がい者サッカーの概要 297
- 視覚障がい者サッカー 300
- 聴覚障がい者サッカー 304
- 知的障がい者サッカー 309

- 精神障がい者サッカー（フットサル） ... 314

13章 特殊環境対策 ... 320
- 暑熱対策 ... 320
- 高地対策 ... 323
- 時差対策 ... 325
- 衛生環境対策 ... 327

14章 サッカー選手の歯 ... 330

15章 サッカー選手の栄養 ... 336

16章 サッカー選手の心理 ... 353
- メンタル面のチェック ... 353
- サッカーにおけるメンタルトレーニング ... 355
- オーバートレーニング症候群 ... 359
- バーンアウト ... 361

17章 アンチ・ドーピング ... 368

18章 大会の医事について ... 374
- 国内大会での医事 ... 374
- 国際大会での医事 ... 379

禁止薬剤一覧 ... 383
索　引 ... 393

1章 サッカー医学とは

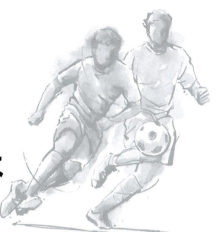

日本でのサッカー医学の歴史と現状

1 サッカー医学の歴史[1-4]

　1964年に開催された東京オリンピックで，日本サッカー協会（JFA）はドクター6名からなる医療チームを配置したが，その主な役割は会場の医事運営で代表チーム（選手）のサポートは含まれていなかった。しかし，1970年に開催された第6回アジア競技大会にチームドクターを帯同させたことを契機に，JFA内における医事部門の組織づくりが始まり，1977年にはJFA内に「医事委員会」が設置された。その後約40年にわたり，JFA「医事委員会」が中心となって国内のメディカルサポート体制を構築してきたが，国際サッカー連盟（FIFA）での呼称にならって，1992年には「スポーツ医学委員会」，2014年には「医学委員会」へと改名された。

2 医学委員会の組織

　医学委員会はJFA内にある9つの常設委員会（図1）の一つであり，委員会内には「アンチ・ドーピング部会」，「Jリーグチームドクター部会」，「栄養サポート部会」の3つの専門部会がある。また，ワーキンググループとして，BLS（basic life support；一次救命処置）講習会などを担当する「スポーツ救命プロジェクト」と，サーベイランスなどを担当する「調査・研究ワーキンググループ」がある。

　医学委員会は，現在は10名の委員で構成されており，整形外科医6名，内科医2名，脳神経外科医1名，アスレティックトレーナー1名からなっている。委員会は原則として毎月1回，委員10名に，JFAのスタッフを幹事に加えて開催されている。

3 医学委員会の役割

　JFA管轄の医事部門のすべてを決定する機関であり，その内容は多岐にわたるが，JFAの各種委員会組織運営規則には，医学委員会の所管事項として下記が明記されている。

　①選手の健康管理，傷害予防および救急処置に関する事項
　②アンチ・ドーピングに関する事項
　③日本を代表するチームの医事管理に関する事項

図1 日本サッカー協会組織図（2018年8月現在）

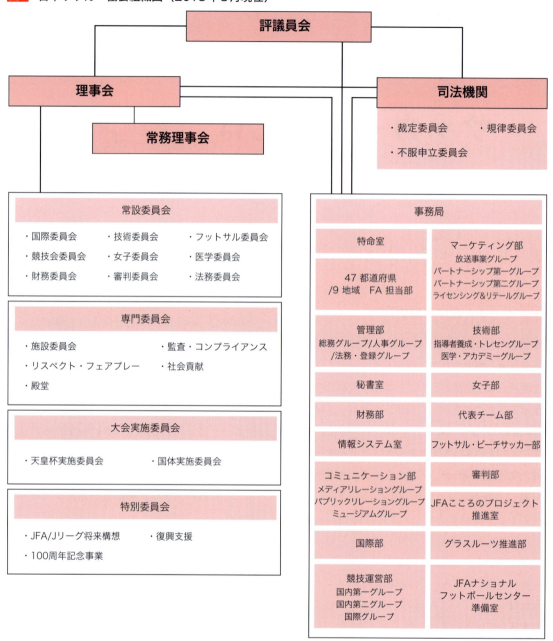

④指導者等に対する上記すべての教育および普及に関する事項

⑤本協会主催の試合および大会における医事管理に関する事項

⑥その他すべての医学および健康に関する事項

実際の活動

①選手の健康管理および救急処置に関する取り組み

2016年以降の取り組みとしては，熱中症対策として，同年3月に「熱中症対策ガイドライン」

を策定し，暑さ指数（wet bulb globe temperature；WBGT）が31℃を超えた場合は，ピッチサイドに「医師，看護師，BLS（一次救命処置）資格保持者のいずれかを常駐させる」ことを義務化した．同時に，BLS資格保持者の育成を目的として，同年7月「スポーツ救命プロジェクト」を立ち上げ，2017年1月からスポーツ救命ライセンス講習会（BLS講習会）を定期的に開催している．これにより，JFAは，日本スポーツ協会（旧：日本体育協会）公認アスレティックトレーナー資格更新要件を満たす講習会を有する，国内9番目の団体として認定されている．

②ドーピングコントロールとアンチ・ドーピング活動

Jリーグ公式戦では1995年3月にドーピングコントロールが導入され，2008年まではFIFAの指導のもとで，「Jリーグ・ドーピングコントロール委員会」が中心となってサッカー独自のドーピングコントロールを行ってきた．しかし，2009年にJFAが日本アンチ・ドーピング機構（JADA）に加盟したことによって，ドーピングコントロールはJADAへと移行され，同年からは，なでしこリーグ，Fリーグ，天皇杯での導入も開始した．

医学委員会にある「アンチ・ドーピング部会」では，Jリーグ，なでしこリーグ，Fリーグの選手およびスタッフに対して，アンチ・ドーピングの教育啓発を行うとともに，各カテゴリーの日本代表選手，特にジュニア世代に対する教育啓発に力を注いでいる．

③日本代表チームへのドクター，アスレティックトレーナーの派遣

医学委員会が，代表チームの帯同ドクター，アスレティックトレーナーを選任するが，日本代表チーム（SAMURAI BLUE）や日本女子代表チーム（なでしこジャパン）などのトップチームをはじめ，オリンピック代表チーム以下，年齢制限のあるアンダーカテゴリーの代表チーム，また，フットサル日本代表チームやビーチサッカー日本代表チームへの派遣も行っている．

各代表チームの帯同ドクターは各々2～3名で構成され，その任期は，チーム立ち上げ時から，各カテゴリーの世界大会（ワールドカップ）終了時までとしている．またJFAでは全国から優秀な選手を集めてナショナルトレーニングセンター（トレセン）活動を行っているが，このトレセン活動へも，47都道府県サッカー協会医学委員会の協力のもとに，ドクター，トレーナーを派遣している．

一方，Jリーグでも1993年の開幕時から，すべての公式戦にチームドクターとアスレティックトレーナー（原則，日本スポーツ協会公認）の帯同を義務づけており，Jリーグ規約第52条「選手の健康管理およびドクター」では「Jクラブは，日本国医師免許を保有する専属のドクターを置き，当該Jクラブの責任において選手の健康管理を行わなければならない」としている[7]．

④メディカルチェックとその報告

FIFAは選手の突然死の撲滅を目的として，2010年からカテゴリーに関係なく，ワールドカップ本大会に出場する全選手に対してPCMA（pre-competition medical assessment：図2）の提出を義務づけている．医学委員会では，国立スポーツ科学センター（JISS）の協力のもとで，対象となる日本代表選手に対してPCMAを実施しているが，全15ページからなるPCMAでは，内科診察，運動器の診察，心電図，心エコーを中心とした詳細な検査とその報告が要求されている．

一方，Jリーグでは，1993年の開幕時から，登録全選手に対して年1回のメディカルチェック（表1）とその結果の報告を義務づけており，異常のある選手に対する医学的処置については，医

図2 PCMA（pre-competition medical assessment）一部抜粋

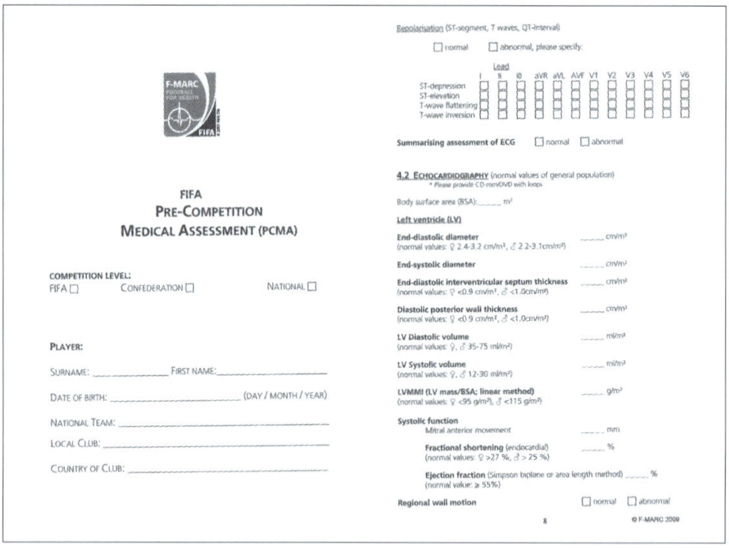

FIFA
PRE-COMPETITION
MEDICAL ASSESSMENT (PCMA)

COMPETITION LEVEL:
FIFA ☐ CONFEDERATION ☐ NATIONAL ☐

PLAYER:
SURNAME: ______ FIRST NAME: ______
DATE OF BIRTH: ______ (DAY / MONTH / YEAR)
NATIONAL TEAM: ______
LOCAL CLUB: ______
COUNTRY OF CLUB: ______

Repolarisation (ST-segment, T waves, QT-interval)
☐ normal ☐ abnormal, please specify:

Lead	I	II	III	aVR	aVL	AVF	V1	V2	V3	V4	V5	V6
ST-depression	☐	☐	☐	☐	☐	☐	☐	☐	☐	☐	☐	☐
ST-elevation	☐	☐	☐	☐	☐	☐	☐	☐	☐	☐	☐	☐
T-wave flattening	☐	☐	☐	☐	☐	☐	☐	☐	☐	☐	☐	☐
T-wave inversion	☐	☐	☐	☐	☐	☐	☐	☐	☐	☐	☐	☐

Summarising assessment of ECG ☐ normal ☐ abnormal

4.2 ECHOCARDIOGRAPHY (normal values of general population)
* Please provide CD-rom/DVD with loops

Body surface area (BSA): ______ m²

Left ventricle (LV)

End-diastolic diameter ______ cm/m²
(normal values: ♀ 2.4-3.2 cm/m², ♂ 2.2-3.1cm/m²)

End-systolic diameter ______ cm/m²

End-diastolic interventricular septum thickness ______ cm/m²
(normal values: ♀ <0.9 cm/m², ♂ <1.0cm/m²)

Diastolic posterior wall thickness ______ cm/m²
(normal values: ♀ <0.9 cm/m², ♂ <1.0cm/m²)

LV Diastolic volume ______ ml/m²
(normal values: ♀, ♂ 35-75 ml/m²)

LV Systolic volume ______ ml/m²
(normal values: ♀, ♂ 12-30 ml/m²)

LVMMI (LV mass/BSA; linear method) ______ g/m²
(normal values: ♀ <95 g/m²), ♂ <115 g/m²)

Systolic function
Mitral anterior movement ______ mm
Fractional shortening (endocardial) ______ %
(normal values: ♀ >27 %, ♂ > 25 %)
Ejection fraction (Simpson biplane or area length method) ______ %
(normal value: ≥ 55%)

Regional wall motion ☐ normal ☐ abnormal

8 © F-MARC 2009

学委員会が指導，勧告を行っている。

2012年からは，JFL，なでしこリーグ，Fリーグでも全登録選手に対するメディカルチェックを義務化し，2010年12月からは，全国高等学校サッカー選手権大会出場チームの全登録選手に対しても，アンケートを中心としたメディカルチェックを導入している。

医学委員会では，サッカー選手の健康管理を一貫して行うことを目的として，サッカーヘルスメイト（サッカー選手用カルテ：図3）を，各カテゴリーの日本代表選手，Jリーグ選手などに配布して，各活動に合わせて携帯することを義務づけている。ヘルスメイトには，メディカルチェックの結果，外傷・障害の既往歴，現病歴，ワクチンの接種歴など医事関係のすべてを記載するよう指導しており，選手が移籍しても過去の記録が途絶えることなく，継続したフォローアップが可能となっている。現在，医学委員会ではヘルスメイトの電子化に取り掛かっている。

⑤外傷調査と予防対策

Jリーグでは1993年の開幕時から，Jリーグの公式戦で発生したケガについて，「Jリーグ傷害報告書：表2」の提出を義務化して外傷調査を行ってきた[8)]。2010年からは，なでしこリーグとFリーグでも「傷害報告書」の提出を義務化し，サッカー特有のケガについて検討してきたが，現在は次のステップとして，ケガの予防を目的としたサーベイランスをUEFA Injury Study Groupの協力のもとで検討中である。

⑥ドクター・トレーナー研修会，連絡会の設定と承認

医学委員会が直接企画する研修会，連絡会には，サッカードクターセミナーと47都道府県の全国医学委員長会議がある。サッカードクターセミナーは1981年に第1回のセミナーが開催され，2018年3月で62回を数えた。参加資格は医師または歯科医師であることで，年2回の開催となっている。47都道府県サッカー協会の医学委員長が集まる全国医学委員長会議は2010年に新設され，都道府県医学委員会の活性化と，JFAと47都道府県サッカー協会の意思疎通を目的としている。

を策定し，暑さ指数（wet bulb globe temperature；WBGT）が31℃を超えた場合は，ピッチサイドに「医師，看護師，BLS（一次救命処置）資格保持者のいずれかを常駐させる」ことを義務化した．同時に，BLS資格保持者の育成を目的として，同年7月「スポーツ救命プロジェクト」を立ち上げ，2017年1月からスポーツ救命ライセンス講習会（BLS講習会）を定期的に開催している．これにより，JFAは，日本スポーツ協会（旧：日本体育協会）公認アスレティックトレーナー資格更新要件を満たす講習会を有する，国内9番目の団体として認定されている．

② ドーピングコントロールとアンチ・ドーピング活動

Jリーグ公式戦では1995年3月にドーピングコントロールが導入され，2008年まではFIFAの指導のもとで，「Jリーグ・ドーピングコントロール委員会」が中心となってサッカー独自のドーピングコントロールを行ってきた．しかし，2009年にJFAが日本アンチ・ドーピング機構（JADA）に加盟したことによって，ドーピングコントロールはJADAへと移行され，同年からは，なでしこリーグ，Fリーグ，天皇杯での導入も開始した．

医学委員会にある「アンチ・ドーピング部会」では，Jリーグ，なでしこリーグ，Fリーグの選手およびスタッフに対して，アンチ・ドーピングの教育啓発を行うとともに，各カテゴリーの日本代表選手，特にジュニア世代に対する教育啓発に力を注いでいる．

③ 日本代表チームへのドクター，アスレティックトレーナーの派遣

医学委員会が，代表チームの帯同ドクター，アスレティックトレーナーを選任するが，日本代表チーム（SAMURAI BLUE）や日本女子代表チーム（なでしこジャパン）などのトップチームを

はじめ，オリンピック代表チーム以下，年齢制限のあるアンダーカテゴリーの代表チーム，また，フットサル日本代表チームやビーチサッカー日本代表チームへの派遣も行っている．

各代表チームの帯同ドクターは各々2～3名で構成され，その任期は，チーム立ち上げ時から，各カテゴリーの世界大会（ワールドカップ）終了時までとしている．またJFAでは全国から優秀な選手を集めてナショナルトレーニングセンター（トレセン）活動を行っているが，このトレセン活動へも，47都道府県サッカー協会医学委員会の協力のもとに，ドクター，トレーナーを派遣している．

一方，Jリーグでも1993年の開幕時から，すべての公式戦にチームドクターとアスレティックトレーナー（原則，日本スポーツ協会公認）の帯同を義務づけており，Jリーグ規約第52条「選手の健康管理およびドクター」では「Jクラブは，日本国医師免許を保有する専属のドクターを置き，当該Jクラブの責任において選手の健康管理を行わなければならない」としている[7]．

④ メディカルチェックとその報告

FIFAは選手の突然死の撲滅を目的として，2010年からカテゴリーに関係なく，ワールドカップ本大会に出場する全選手に対してPCMA（pre-competition medical assessment：図2）の提出を義務づけている．医学委員会では，国立スポーツ科学センター（JISS）の協力のもとで，対象となる日本代表選手に対してPCMAを実施しているが，全15ページからなるPCMAでは，内科診察，運動器の診察，心電図，心エコーを中心とした詳細な検査とその報告が要求されている．

一方，Jリーグでは，1993年の開幕時から，登録全選手に対して年1回のメディカルチェック（表1）とその結果の報告を義務づけており，異常のある選手に対する医学的処置については，医

図2 PCMA (pre-competition medical assessment) 一部抜粋

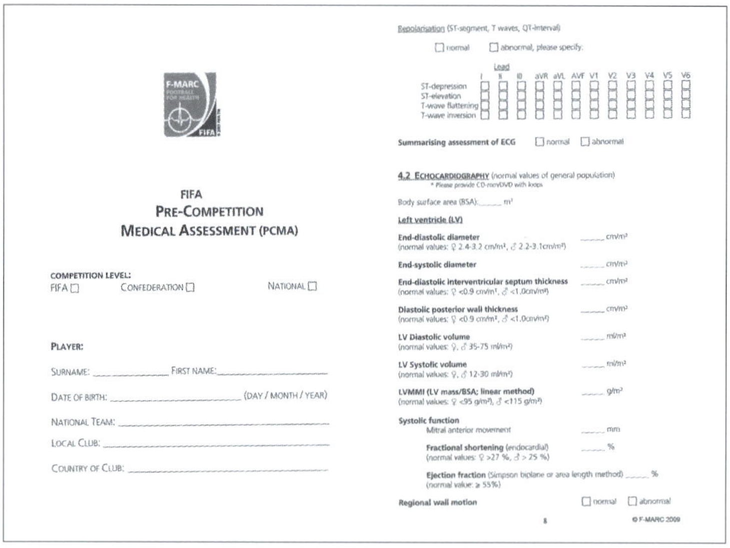

学委員会が指導，勧告を行っている．

　2012年からは，JFL，なでしこリーグ，Fリーグでも全登録選手に対するメディカルチェックを義務化し，2010年12月からは，全国高等学校サッカー選手権大会出場チームの全登録選手に対しても，アンケートを中心としたメディカルチェックを導入している．

　医学委員会では，サッカー選手の健康管理を一貫して行うことを目的として，サッカーヘルスメイト（サッカー選手用カルテ：**図3**）を，各カテゴリーの日本代表選手，Jリーグ選手などに配布して，各活動に合わせて携帯することを義務づけている．ヘルスメイトには，メディカルチェックの結果，外傷・障害の既往歴，現病歴，ワクチンの接種歴など医事関係のすべてを記載するよう指導しており，選手が移籍しても過去の記録が途絶えることなく，継続したフォローアップが可能となっている．現在，医学委員会ではヘルスメイトの電子化に取り掛かっている．

⑤外傷調査と予防対策

　Jリーグでは1993年の開幕時から，Jリーグの公式戦で発生したケガについて，「Jリーグ傷害報告書：**表2**」の提出を義務化して外傷調査を行ってきた[8]．2010年からは，なでしこリーグとFリーグでも「傷害報告書」の提出を義務化し，サッカー特有のケガについて検討してきたが，現在は次のステップとして，ケガの予防を目的としたサーベイランスをUEFA Injury Study Groupの協力のもとで検討中である．

⑥ドクター・トレーナー研修会，連絡会の設定と承認

　医学委員会が直接企画する研修会，連絡会には，サッカードクターセミナーと47都道府県の全国医学委員長会議がある．サッカードクターセミナーは1981年に第1回のセミナーが開催され，2018年3月で62回を数えた．参加資格は医師または歯科医師であることで，年2回の開催となっている．47都道府県サッカー協会の医学委員長が集まる全国医学委員長会議は2010年に新設され，都道府県医学委員会の活性化と，JFAと47都道府県サッカー協会の意思疎通を目的としている．

表1 Jリーグメディカルチェック報告書

メディカルチェック報告書

チーム名：＿＿＿＿＿＿＿＿＿＿＿　　チームドクター名：＿＿＿＿＿＿＿　　運営担当名：＿＿＿＿＿＿

選手名		生年月日（西暦）		年齢	
実施年月日（西暦）		背番号			

以下該当する項目を選択・記入、異常所見有りの場合は更に具体的に記入して下さい（「3. 心エコー」、「8. 負荷心電図」については新規に検査を実施した場合のみ記入して下さい）。

1. 胸部X線検査	異常有無	□有り　□無し	今後の方針	□問題なし　□経過観察　□精査
	異常所見の詳細			
2. 安静時心電図	異常有無	□有り　□無し	今後の方針	□問題なし　□経過観察　□精査
	異常所見の詳細			
3. 心エコー ※5年に1度実施	検査年月日			
	異常有無	□有り　□無し	今後の方針	□問題なし　□経過観察　□精査
	異常所見の詳細			

4. 血液検査	WBC		RBC		Hb	
	Ht		TP		AST	
	ALT		γ-GTP		LDH	
	Cr		Al-p		CK	
	Fe		TC		HDL	
	LDL		血糖		Na	
	TG		K		CRP	
5. 尿検査	蛋白		糖		潜血	

6. 外傷・障害 メディカルチェックの時点でActiveな外傷・障害を記載して下さい。（ない場合は「特になし」と記載）	診断名	
	診断名	
	診断名	
	診断名	

7. コメント	

8. [その他実施項目] ※負荷心電図	検査方法	□トレッドミル　□エルゴメーター
	検査年月日	
	異常有無	□有り　□無し　今後の方針　□問題なし　□経過観察　□精査
	異常所見の詳細	

9. 運動の可否	□運動可　　□運動不可　　□JFA医学委員会へ相談
《コメント》	

※3. 心エコーは5年に1度実施となっていますが、5年以内に実施した場合は記載をお願いいたします。
※8. 負荷心電図は必須項目ではありませんが、実施した場合は記載をお願いいたします。
※9. 判断が困難である場合にはJFA医学委員会に要相談として、すべての検査結果とともにJFA医学委員会宛に提出してください。

図3 サッカーヘルスメイト

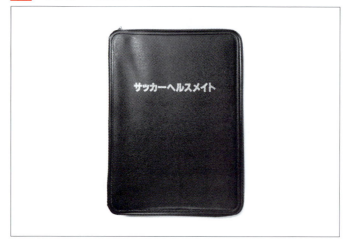

表2 Jリーグ傷害報告書

Jリーグ傷害報告書

正／Jリーグ事務局提出用

チーム名＿＿＿＿＿＿＿＿＿　チームドクター署名＿＿＿＿＿＿＿＿＿　運営担当署名＿＿＿＿＿＿＿＿＿

運営担当記入欄	大会名	J1リーグ戦 第 節　　J2リーグ戦 第 節
	対戦チーム	
	開催日	（西暦）　　年　　月　　日
	会　場	
	天　候	晴　曇　雨　その他（　　　）
	ピッチ状況	良　　不良（※MC報告書は8以上は良、7以下は不良）

傷害無 □　※無い場合は、左記にチェックし提出して下さい。

| | 選手背番号 | ポジション | 受傷時間 | 受傷部位 | | 傷害種類 | | 診断名 | 重症度 | 受傷状況 | |
				部位	コード	種類	コード		コード	接触	反則
チームドクター記入欄			前半 後半 （　分）							有 無	有 無
			前半 後半 （　分）							有 無	有 無
			前半 後半 （　分）							有 無	有 無
			前半 後半 （　分）							有 無	有 無
			前半 後半 （　分）							有 無	有 無
			前半 後半 （　分）							有 無	有 無
			前半 後半 （　分）							有 無	有 無
			前半 後半 （　分）							有 無	有 無
			前半 後半 （　分）							有 無	有 無

■受傷部位(コード)
(1)頭頸部(顔面を含む)　(2)上肢(肩・鎖骨を含む)
(3)体幹(胸部・背部・腹部・腰を含む)
(4)股関節(骨盤を含む)　(5)鼡径部　(6)大腿
(7)膝関節　(8)下腿　(9)足関節　(10)足部・趾
(11)その他

■傷害種類(コード)
(1)打撲・挫傷　(2)靭帯損傷
(3)肉離れ　(4)腱断裂
(5)骨折　(6)挫創・裂創
(7)半月損傷　(8)脱臼
(9)脳震盪　(10)その他

■重症度(コード)
(1)軽症(1〜2週未満)
(2)中等症(2〜4週未満)
(3)重症(4週以上)
(4)重篤(生命の危険性)

■受傷状況
接触…他の選手または物(地面を除く)との接触の有無
反則…当該選手が判定を受けた明白な反則および隠れた反則の有無

⑦サッカー医学の普及

　サッカー関連のスポーツ医科学的知識の普及のために，JFAのホームページにメディカルインフォメーションのコーナーを設け，ケガへの対処法から，身体づくりのための食事や水分補給に加えて，ジュニア世代で問題となることが多い食物アレルギーについても詳細に掲載している。

　2011年には「コーチとプレーヤーのためのサッカー医学テキスト（第1版）」[9]を発行して，指導者養成講習会のテキストとしても活用している。

⑧国際協調

　FIFAは，特定の機能を有した医療施設に対して資格審査を行い，FIFA Medical Centre of Excellence（FMCE）として認定しているが，国内では，JISS/順天堂大学（2施設合同），聖マリアンナ医科大学，神戸大学/県立リハビリテーション中央病院/明和病院（3施設合同）の3施設が認定を受けており，世界中で認定されているFMCE（約40医療施設）との共同リサーチに参画している。

（池田　浩）

文献

1) 大畠襄．日本サッカーとスポーツ医学（前編）．JFA news. 2012；340：32-4.
2) 大畠襄．日本サッカーとスポーツ医学（中編）．JFA news. 2012；342：34-6.
3) 大畠襄．日本サッカーとスポーツ医学（中編その2）．JFA news. 2012；344：28-30.
4) 大畠襄．日本サッカーとスポーツ医学（後編）．JFA news. 2013；348：72-4.
5) 池田浩，福林徹．日本サッカー協会の取り組み．関節外科. 2015；34：738-46.
6) 池田浩．日本サッカー協会医学委員会における安全対策．フットボールの科学. 2017；12：3-12.
7) 池田浩．Jリーグにおけるメディカルサポート．関節外科. 2009；28：1406-13.
8) 池田　浩，福林徹，福岡重雄．最近10年間におけるJリーグでの主な外傷統計．日臨スポーツ医会誌. 2012；20：418-21.
9) 福林徹．日本でのサッカー医学の歴史と現状．コーチとプレーヤーのためのサッカー医学テキスト．日本サッカー協会スポーツ医学委員会（編）．pp11-6，金原出版，2011.

サッカーヘルスメイト

1 はじめに

　サッカーヘルスメイトは，サッカー選手の健康管理などを一貫して行うために作成されたものである．サッカー選手である間の健康やケガに関する記録がこれに記入され，移籍などによってもそれらの記録が途絶えることなく，サッカー選手に関わるドクター全員で，チームの垣根を越えて診ていく体制を作りあげることが可能となる．サッカーを始めるときからこの冊子をもつことが理想だが，現時点では，Ｊリーグ所属の選手，各カテゴリーの代表に選ばれたことのある選手に渡している．特にＪリーグにおいては，このサッカーヘルスメイトで選手の健康管理を行うことを義務づけている．

2 サッカーヘルスメイトの内容と使用方法

1）個人プロファイル（図1）

　選手の生年月日，性別，血液型，家族歴などを記入する．また，医療行為などを行ううえで重要なアレルギー（食べ物・薬・昆虫・その他）などの体質に関する項目は，この項に記載するようになっている．選手を継続的にフォローするため現住所欄が設けられている．

2）スポーツ活動歴（表1）

　これまでに行ってきたスポーツの種類と種目やポジション，そして所属チームなどを記入する．

図1　個人プロファイル

```
＜生年月日＞　（西暦）＿＿＿＿＿＿＿＿＿
＜血液型＞　A　　B　　AB　　O
＜家族歴＞　　　　　両親　□─────○
            　　　┬──┬──┬──┬──┬──┬──┬──
＜兄弟姉妹＞
            〔○は女，□は男，本人の場合は二重（◎または回）にする〕
＜体　質＞　アレルギー　食べ物
                      薬
                      昆虫
                      その他
＜現住所＞
```

郵便番号	住　所	TEL	携　帯	e-mail

表1 スポーツ活動歴

開始年齢*	種目とポジション	所属クラブ	1日の練習時間	レベル**

*開始年齢：種目またはポジション変更時
**レベル：レギュラーか補欠か，あるいはチームの成績（県でベスト4）など

表2 海外遠征歴

遠征（大会名）	遠征期間	監　督	帯同ドクター

代表（ジュニアユース，ユース，オリンピック，日本代表など）としての海外遠征歴を記載

表3 既往歴（傷害・疾病）

発生年齢・年月日	傷害種目	診断名	医療機関*	治療内容	治療期間	具　合**	影　響***	医師サイン
								問題解決日
								年　月　日
								年　月　日
								年　月　日
								年　月　日

*医療機関：1) 病院，2) 接骨院，3) 放置，4) その他
**具合：I) Inactive，A) Active，F) Follow
***影響：1) 運動をやめた，2) 種目変更，3) ペースを落とした，4) 完全復帰

3）海外遠征歴（表2）

海外遠征歴の有無は，海外遠征時に選手の管理上重要な情報を与えてくれる。「時差」の問題，「環境」の変化に対応できるどうかは，海外遠征の経験が大きく左右する。したがって，海外遠征歴をいつ，どこにどのくらい行っていたか記録できるようにしている。

4）外傷・障害・疾病歴（表3）

練習や試合などスポーツ活動に支障を来した疾患および現在の状態を記載することによって，今後起こり得る傷害・疾病の予防の一助とする。

表4 Jリーグメディカルチェック報告書

チーム名：＿＿＿＿＿＿＿＿＿＿＿　チームドクター名：＿＿＿＿＿＿＿　運営担当名：＿＿＿＿＿＿＿

選手名			生年月日（西暦）		年　齢	
実施年月日（西暦）			背番号			

以下該当する項目を選択・記入，異常所見ありの場合はさらに具体的に記入して下さい。
（「3. 負荷心電図」「4. 心エコー」については新規に検査を実施した場合にのみ記入）

1. 胸部X線検査	異常有無		ありの場合	
2. 安静時心電図	異常有無		ありの場合	
3. 負荷心電図*	検査方法			
	検査年月日			
	異常有無		ありの場合	
4. 心エコー*	検査年月日			
	異常有無		ありの場合	
5. 血液検査	WBC		RBC		Hb	
	Ht		TP		AST	
	ALT		γ-GTP		LDH	
	Cr		Al-p		CK	
	Fe					
	TC		HDL		LDL	
	血糖		TG			
6. 尿検査	蛋白		糖		潜血	
7. 外傷・障害**	診断名			
	診断名			
	診断名			
8. コメント				

*5年に1度実施　**メディカルチェックの時点でActiveな外傷・障害について記載（ない場合は「特になし」）

（Jリーグ2011シーズンより改変）

表5 現病歴

年月日	現　症	処　置	医師サイン

5）メディカルチェック

　Jリーグに所属している選手は，年1回シーズンはじめのメディカルチェックが義務づけられており，この項はそれらのために設けられている。表4はJリーグ所属選手に義務づけているメディカルチェックの項目であるが，これらはあくまでも「最低限」の項目である。

6）現病歴（表5）

　選手がヘルスメイトを携帯した後に発生した傷害・疾病を記載する。診療機関の普通のカルテと同じように使用する。

〔宮川俊平〕

2章

サッカーのバイオメカニクス

1 ボールインパクトの基礎方程式

サッカーのキックやヘディングは，力学的には一種の衝突現象として捉えることができ，簡単な衝突モデルでインパクトを考えると見通しが良くなる[1]。

ボールインパクトを非常に単純化して考えると，図1のようになる。質量Mとmの2つの物体が，衝突前に$V0$と$v0$，衝突後に$V1$と$v1$の速度をそれぞれもつとすると，衝突前後における2つの物体の運動量は図中の式①のようになる。これは，衝突前後において系全体の運動量の総和

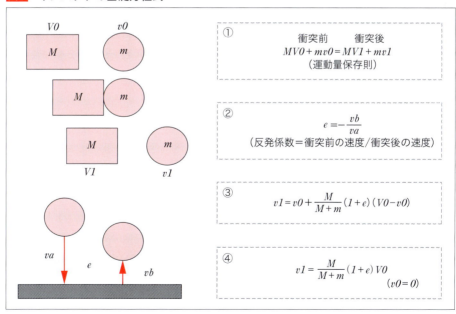

図1 インパクトの基礎方程式

① 衝突前　衝突後
$MV0 + mv0 = MV1 + mv1$
（運動量保存則）

② $e = -\dfrac{vb}{va}$
（反発係数＝衝突前の速度/衝突後の速度）

③ $v1 = v0 + \dfrac{M}{M+m}(1+e)(V0-v0)$

④ $v1 = \dfrac{M}{M+m}(1+e)V0$
　　　　　　　　$(v0=0)$

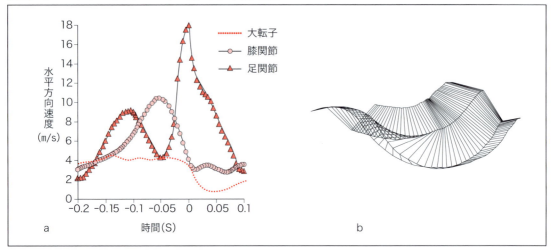

図2 インステップキックにおける蹴り足の関節速度

a：関節の水平方向速度（インパクト時をS=0とする），b：蹴り足のスティクピクチャ（側面図）

は変わらないということを示しており，運動量保存の法則ともいう。また，ボールの跳ね返り特性を示す力学的指標として反発係数というものがよく用いられるが，これは落下させたボールのインパクト前後の速度比を示しているものであり，衝突前の速度を va，衝突後の速度を vb とすると，反発係数の e は，$-vb \div va$ となる。衝突における運動量保存に関する式①と，反発に関する式②とを合わせてインパクト後のボール速度 $v1$ を表すと式③のようになる。この式はサッカーのキックだけでなく，野球やゴルフ等のすべての衝突現象に関してあてはまり，ボールインパクトの基礎方程式といえる。

　ここで，条件を簡単にするため，プレースキックのように止まっているボールを蹴ると仮定して，$v0=0$ を代入すると式④になる。この式からもわかるように，インパクト後のボール速度 $v1$ は，インパクト前の蹴り足の速度 $V0$，反発係数 e，およびボールと蹴り足の質量 $M \div (M+m)$ で決まることになる。したがって，それぞれの要素（変数）を大きくすることが最終的にボール速度 $v1$ を大きくすることにつながり，それが技術的ポイントにもなる。このうち，蹴り足の質量（力学的には換算質量）はそれほど変えられないので，インパクト前の蹴り足の速度と反発係数を大きくすることが重要となる。とりわけ，インパクト前の蹴り足の速度は分数の外に出ているので，蹴り足の速度が2倍になればボール速度も2倍になるという正比例の関係にあり，ボール速度に極めて大きな影響を与えていることが，このインパクトの基礎方程式からもわかる。

2 パワフルなインステップキック

1）スイング速度

　インパクトの基礎方程式からもわかるように，ボール速度を上げるためには，蹴り足のスイング速度を増大させる必要がある。では，そのスイング速度を上げるためには，何が必要であろうか。

　トップ選手がインステップキックを行った場合における蹴り足の各関節速度をみると，まず，最初に大転子（腰関節）速度のピークがあり，次に膝関節速度がピークとなり，最後に足関節速度（ほぼスイング速度）がピークとなってインパクトしているのがわかる（図2）。これは，直線的

図3 ストレッチショートニングサイクル
（stretch-shortening cycle）の模式図

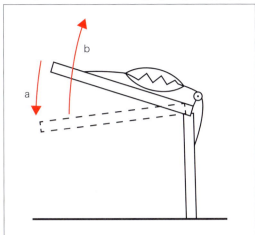

a：反動動作（強制伸張による弾性エネルギー貯蔵）
b：弾ね返り（弾性エネルギー放出）
予備緊張（神経系），伸張反射（神経系），弾性要素（力学系）などのメカニズムが作用している。

に連結されたいくつかの関節が連鎖的に関係して動き，根幹部のエネルギーを末端部に伝達するメカニズムが働いていると考えられる。このメカニズムは，多くの関節の運動連鎖により末端部の速度を飛躍的に増大させることができ，「鞭の運動」，「殻竿の働き（flail-like action）」，「キネマティックリンク」などとよばれている。

2）ストレッチショートニングサイクル（SSC）

　生理学的に，短縮性筋収縮（コンセントリック収縮）や等尺性筋収縮（アイソメトリック収縮）より，伸張性筋収縮（エキセントリック収縮）のほうが大きな筋出力となるとされている。この特性を動的に活かしたメカニズムの一つに，ストレッチショートニングサイクル（SSC）とよばれるものがある。これは，筋を一度動的に引き伸ばした後，急速に収縮させると，伸張反射や筋・腱に貯められた弾性エネルギーの放出によって，より大きなパワーが発揮できるというメカニズムで，簡単にいえば反動動作の利用といえる（図3）。

　サッカーのキックでも，膝関節をバックスイングで後方に屈曲し，フォワードスイングで前方に伸展して振り出すが，その際の大腿四頭筋群は動的に引き伸ばされた後，急激に収縮することになり，このSSCメカニズムを効果的に用いることによって爆発的なパワーを発揮することが可能となる。以上のように単純なキック動作においても，さまざまな力学的，生理学的メカニズムが活用されており，その意味で，パワフルなキックはまさに全身運動で遂行されているといえよう。

3）反発係数

　ボール速度を高める他の要素としては，インパクトの基礎方程式でみたように反発係数eがある。これもインパクト部位の速度$V0$同様ボール速度に影響するが，衝突する物体の材質力学的特性であるため，蹴り足の速度の場合とは様子が異なる。

　解剖学的に足関節をみると，部位によって剛性（硬さ）が異なり，インステップ部のどの部位でインパクトするかもボールスピードに関係してくる。インステップキックにおけるインパクト部位と反発係数の関係をみると，足関節の舟状骨や楔状骨等の足根骨，中足骨付近は係数が高く，つま先付近は低くなっていることがわかる（図4）。これは，足根骨付近の剛性が高く（硬く），つま先側は剛性が低いことが原因の一つになっていると考えられる。さらに足関節部位の重心は踵側からつま先に向かって，4：6付近の位置にあることが知られている。足関節の足根骨付近はその重心に近く，インパクト時に不要な回転モーメントが関節に対して働きにくく，インパクト時のエネルギーが効果的にボールに伝達されていると思われる。

3　カーブキック

　近代サッカーにおいて，ボールにスピンをかけ

図4 ボールインパクト部位と反発比の関係

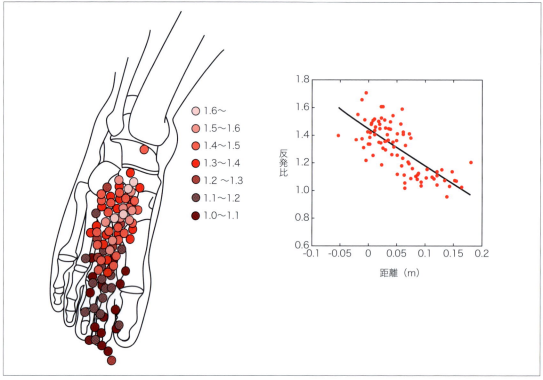

足関節の船状骨や楔状骨等の足根骨，中足骨付近は反発比が高く，つま先付近は低くなっている。

　軌跡を曲げるカーブキックは，重要かつ最も基本的技術の一つになっている[2)]。ボールが曲がる原理は，野球のカーブボール等と同じで，回転によるボール表面近傍の流速差が圧力差（マグナス力）を生み，その圧力差によってボールが偏向し，曲がっていくことになる。この回転によってボール進行方向に垂直な揚力（横力）を生み出すことを，マグナス効果という（図5）。ボールが回転をしながら進む場合，単純化して考えると，ボール表面の空気の流れは回転方向と反対側に動く流れと，同じ方向に動く流れに大別できる（実際はより複雑な3次元流）。空気の流れとボール表面の運動が反対になるところでは，ボール表面の空気の流れと周りの流れがぶつかり合い，空気の流速が遅くなり圧力が増加する。一方，空気の流れとボール表面の運動が同じ方向になる面では，空気の流れが一方通行のようになり，比較的空気の流速が速くなり圧力は低くなる。この圧力差は横方向に偏向する力（マグナス力）を生み出すことになり，その力によってボールは曲がっていくのである。この回転によって生み出されるマグナス力は，サイドスピンのみならず，トップスピンやバックスピンでも同じ原理であり，重力と相まってさまざまな変化球を生み出す大きなメカニズムの一つである。

4 ヘディング

　ボールを頭で飛ばすヘディングはサッカー特有の技術であり，サッカーをより3次元的でダイナミックなものとしている。ボールインパクトの部分だけをみると，力学的にはキック同様，前述したインパクトの基礎方程式で考えることができ

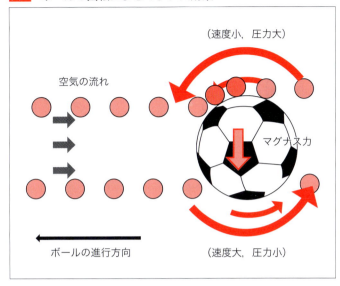

図5 ボールの回転によるマグナス効果

る。ヘディングの場合，インパクト前の頭部速度とインパクト時の頭部質量（換算質量）が，ボール速度に大きな影響を及ぼすことになる。インパクト前の頭部速度を大きくするためには，頭を素早く前に振り出すことが必要になるが，一般に5m/s程度かそれ以下の速度であり，キックと比べてその速度は小さいといえる。また，インパクト時の頭部換算質量は，インパクトの仕方や体勢，筋の緊張度などによってかなり異なるが，キック時の蹴り足よりは大きい傾向にある。ジャンプヘディングの場合，空中で一度上半身を反らしてバックスイングをし，その後，頭を前方に振り出してボールをインパクトする場合が多い。このように体が空中にある場合，回転に関する運動量（角運動量）は保存されると考えられるので，上半身の回転運動とは反対の回転運動が下半身に発生することになる。したがって上半身を強く振り出すには，同時に下半身の振り出しが必要であり，逆にいえば強い下半身の振り出しは，強い上半身の振り出しを生むことになる（図6）。この角運動量保存則は，前後方向だけでなく上下左右方向にも同様に働く。シャープなヘディングをするためには，全身の回転運動をバランスよくコントロールすることが必要であり，腹筋や背筋などの体幹の筋が重要な役割を果たしていると考えられる。

5 トラップ

ボールトラップやボールストップの技術的ポイントとして，指導書などにインパクト部分をボールに当たる瞬間に引くことが書かれている場合がある。例えばインサイドのストップであれば，ボールに触る瞬間にインサイド部を後方に引くことであり，確かにインパクト部位とボールとの相対速度を減少させるという意味では効果がある。しかし，プレーヤーが足を後方へ引く速さは，せいぜい2〜3m/s程度であり，遅いボールであればいいが，25m/s以上にもなる速いボールに対しての効果は低い。実際のボールストップ時における足関節と膝関節の速度をみると，インパクト直前に後方へ足を引いてはいるが，1〜2m/s程度の速さであることがわかる（図7）。したがって，

図6 ヘディングにおける角運動量保存の法則

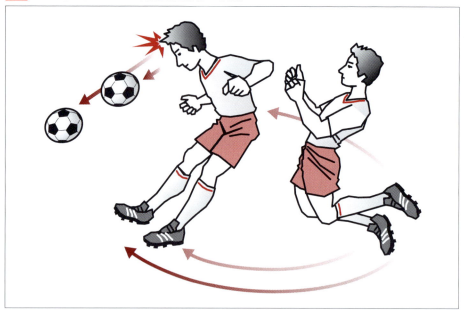

下半身を強く振り出すことで，上半身の振り出しも強くなる．

図7 実際のボールストップ時における足関節と膝関節の速度

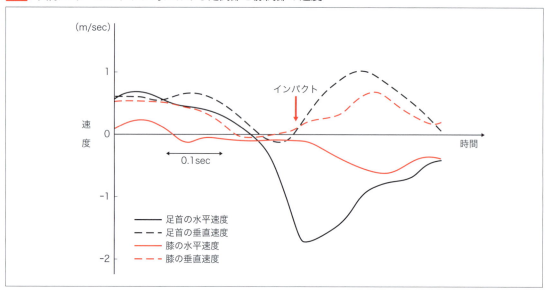

　速いボールを止めるためには，それだけでは不十分であり，別のメカニズムが必要である．
　インパクト後のボール速度に大きな影響を与える要素として，インパクト前の足関節速度を除けばインパクト部分の重さ（換算質量）が重要であり，力学的に最も簡単にボールを止めることを考えると，インパクトする足の重さをボールと同じ重さにすることである．しかし，サッカーにおい

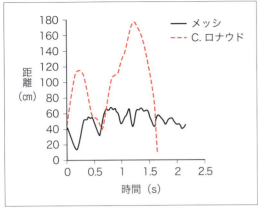

図8 トップ選手のドリブル

メッシとC.ロナウドのドリブルにおける足元からボールまでの水平距離比較。

て足の重さをボールと同じ重さにすることは不可能なので，インパクト時の抵抗をより小さくする，つまり換算質量（インパクト部位と力学的に等価な働きをする仮想物体の質量）を小さくすることが重要となる。そしてインパクト時の足の換算質量を小さくするということには，足の部分質量，慣性モーメント，膝の運動，筋のリラクセーションなどが大きく関わっているが，とりわけ脚の筋を十分リラックスさせてボールをインパクトすることが重要である。実際，世界トップレベルのプレーヤー達は，この「リラックス効果」を経験的に知っていて，時間的にも空間的にも極めてロスの少ない動作でボールを止め，次のプレーに結びつけているといえる。

6 ドリブル

ドリブルはただボールを蹴って追いかけるというのではなく，ディフェンスがいるのかいないのか，スペースはあるのかどうか，狙いは何か，などによって当然ボールタッチやスピードも変わってくる。

世界一流選手のメッシやC.ロナウドは高速ドリブルで知られているが，ドリブルのタイプは異なっている。メッシの高速ドリブルでは，相手を切り崩すときもほとんど足元からボールが離れず，足元からほぼ70cmの範囲にボールを置いてドリブルを行っていることが多い（図8）。それに対しC.ロナウドは，スピードを上げて相手を振り切るときなどはメッシと異なり，100cm以上ボールを足元から離すことが少なくない。それらは，プレースタイルに適合した特徴として捉えられるが，いずれにせよハイスピードのなかでは極めて繊細なボールタッチが求められる。

現代のドリブルでは，単に多様なボールタッチができるだけでなく，そのボールの動きに合わせて選手自身も左右（前後）に素早く動くことが要求される。ドリブルのシザースフェイントにおける重心の動きをみると，グラウンドに接地している足が進行方向に対して重心より前にある場合は減速する働きをし，重心より後ろにある場合は加速する働きをしていることがわかる。ランニングでもスプリントでも当てはまるが，足が進行方向に対して重心より前にある場合は減速の力が働くのである。重心より後ろの足が加速する力を与えることができ，その意味では，プレーヤーは後輪駆動なのである。したがって，ただまっすぐハイスピードでドリブルをするだけなら，上体を極端に前傾させてもできなくはないが，左右や前後の素早い方向転換を行う場合は，上体を傾けるほど切り替えの局面で重心の大きな移動が必要となる。したがって，フェイントなどを考えなければ，上体を前後左右に傾けないほうが素早い方向転換が可能であるといえる。これはちょうど，スキーのターンのとき，ロングターンは体を振り込んでも可能だが，ショートターンは体を振り込まないほうが素早く行えることと同じ理由である。

7 ゴールキーパー

サッカーでは，ゴールを狙う技術としてシュー

図9 到達推定範囲

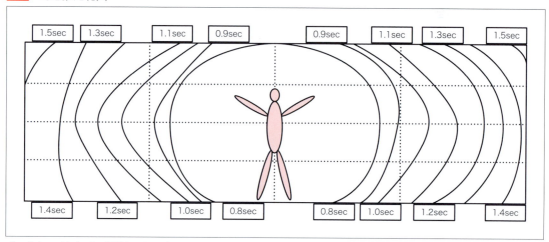

ボールタッチした手の位置から同一時間で，最も外側にある座標点を結んで，時間ごとの到達範囲とした．同じ水平距離でも，高さによって大きく到達できる範囲に差が生じることから，守備範囲が異なることがわかる．

トがあるが，それを止める技術の一つに，ゴールキーパー（GK）のダイビング（セービング）技術がある．GKのダイビング技術では，シュートコースによって，身体を回転させながらジャンプする必要があり，極めて重要かつ複雑な技術といえる．

ゴールの中心から1.8mと3.5mの距離に，3段階の高さに設置したサッカーボールにGKがダイブしてタッチする時間を計測したところ，水平方向は所要時間が短く，上方向と下方向は長かった（わずかに上方向のほうが下方向より長くなる傾向：図9）[3]．これは，GKがジャンプしてからボールに到達するまでの時間分布を表しており，ゴールの四隅に近づくほど時間がかかることがわかる．したがって，GKにとっては，この時間を短縮することがトレーニング目標の一つになると考

えられ，シュートする選手にとっては，ゴールの四隅を狙うことが基本的技術になると思われる．このGKのダイビングの際に用いられる床反力（地面を蹴る脚の力）の方向は，ボールに遠いほうの脚はほぼ同じ方向に向いているが，近いほうの脚はボールの高さに連動して異なっていた．このことから，GKのボールに遠いほうの脚は，ダイビング動作において常に駆動系の働きをしているが，近いほうの脚は，ダイビング方向の制御系の役割を担っていると考えられる．

（浅井　武）

文献

1) Lees A, Asai T, Andersen TB, et al. The biomechanics of kicking in soccer : a review. J Sports Sci. 2010 ; 28 : 805-17.
2) Asai T, Akatsuka T, Haake S. The physics of football. Physics World. 1998 ; 11 : 25-7.
3) 松倉啓太, 浅井武. サッカーのゴールキーパーにおけるダイビング動作の到達可能範囲. 体育研. 2009 ; 54 : 317-26.

3章

サッカーの運動生理学

　近年，サッカーを取り巻く環境は大きく変化し，選手のパフォーマンスの改善に科学が果たす役割が非常に大きくなってきている。なかでもビデオを用いた試合分析や，生理学的背景をもとにしたトレーニング科学は，現代のサッカーにおいてさまざまな情報を提供してくれるため，トレーニングを考案するうえで非常に有用である。本章では，サッカーにおける試合分析をもとに，高強度運動時の生体の応答，および高強度でのパフォーマンス発揮を高めるためのトレーニングについて考えてみたい。

1 現代サッカーの特徴

　選手のパフォーマンスを改善するためには，サッカーの競技特性を知る必要がある。サッカーの試合中の行動パターンを調査した報告によると，90分間の試合で1人の選手がボールを保持する時間は，多くても3分程度と考えられており[1]，それ以外の多くの時間はボールを保持せずにランニングをしているか，止まったり，歩いていることになる。本章ではまず，これまでの分析をもとにして，現代サッカーにおける移動距離や選手の行動パターンを紹介する。

1）移動距離

　試合中，フィールド内でプレーをする選手の移動距離はポジションや試合によって変動するが，おおよそ10〜11km程度であると考えられている。FIFAワールドカップロシア大会のホームページでは，大会における試合ごとの移動距離が公表されている[2]。ベスト8進出をかけた日本代表とベルギー代表との試合では，フル出場を果たした日本代表選手（8名；GKは除く）の平均移動距離は10.4kmであったのに対し，ベルギー代表のそれは10.3kmであった。また，フランス代表とクロアチア代表の決勝戦では，フランス代表9.2kmに対してクロアチア代表が9.6kmであった。

　一般に，試合後半の移動距離は，前半と比較して低下する傾向にあることが報告されている（図1）。また，ポジションによる差が認められるが，通常は中盤（MF）の選手の移動距離が長い傾向にある[3-6]。Bangsboら[4]によると，デンマークの選手を対象にした調査では中盤の選手で平均11,400mであり，また，同ポジションでも競技レ

図1 1試合（前半，後半）における移動距離の変化

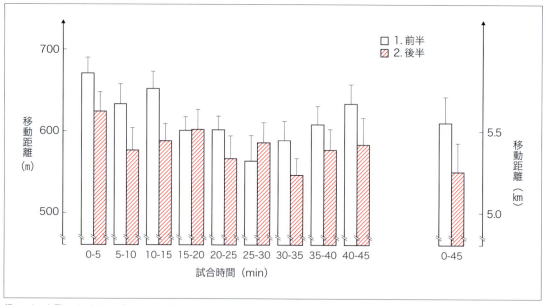

(Bangsbo J. The physiology of soccer--with special reference to intense intermittent exercise. Acta Physiol Scand Suppl. 1994 ; 619 : 1-155. より改変)

図2 サッカーの試合における動きの特性分類

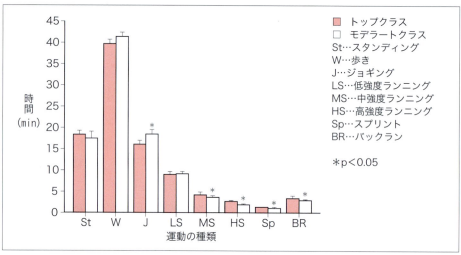

試合中における行動パターンは，歩いている時間やジョギング程度の低強度運動の時間が長い。
(Mohr M, Krustrup P, Bangsbo J. Match performance of high-standard soccer players with special reference to development of fatigue. J Sports Sci. 2003 ; 21 : 519-28. より改変)

ベルによって移動距離に差があること[5]が明らかになっている。

これらの報告から，1試合における成人男子選手の平均的な移動距離は，個人差やポジションによる差を考慮しても，9〜12kmであることが推測される。

2) 動きの特性

次に，試合中の選手の動きに関する知見を紹介する。試合中の動きの特性は，歩行，ジョギング，低・中・高強度ランニング，スプリントなど

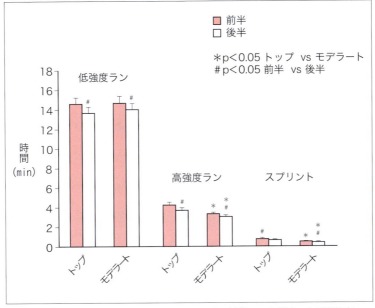

図3 競技レベルにおける動きの特性の差

赤はトップレベル 白はアマチュアレベルを示す。競技レベルが高い方が高強度ランニングとスプリントランニングの時間が有意に多いことが分かる
(Mohr M, Krustrup P, Bangsbo J. Match performance of high-standard soccer players with special reference to development of fatigue. J Sports Sci. 2003 ; 21 : 519-28. より改変)

表1 イングランドプレミアリーグにおける高強度ランニングおよびスプリントのシーズン変化

	2003-2004	2004-2005	2005-2006
高強度ランニング*	891±82m	902±106m	930±161m
スプリント**	221±29m	225±38m	239±70m

*高強度ランニング＞19.8km/h
**スプリント＞25.2km/h
(Di Salvo V, Gregson W, Atkinson G, et al. Analysis of high intensity activity in Premier League soccer. Int J Sports Med. 2009 ; 30 : 205-12. より改変)

に分類され[5]，試合中に最も高い頻度で出現する動きの特性は，歩行やジョギングである（図2）。しかし近年はこのような動きの特性のなかでも，高強度ランニングに関する注目度が高い。

イタリアのトップレベルの選手を対象にしたMohrら[5]の報告によると，時速15km以上の高強度ランニングは1試合あたり平均2.43kmで，競技レベルの高い選手のほうがより多くの高強度ランニングを行っていることが報告されている（図3）。さらに，Di salvoら[7]によると，2003年から2006年までの3シーズンにおける，イングランドプレミアリーグでの1試合あたりの高強度ランニング（19.8km/h以上）およびスプリント（25km/h以上）の移動距離は，年々増加していることが報告されている（表1）。また，ポジションごとにみると，スプリントの回数はフォワード（FW）と中盤（特にサイドの中盤）の選手で多いことが報告されている。さらに，このような高強度ランニングやスプリントは，競技レベルにかかわらず，試合終盤にかけて低下する傾向にあ

図4 試合中における高強度ランニング（a）とスプリント（b）の経時変化

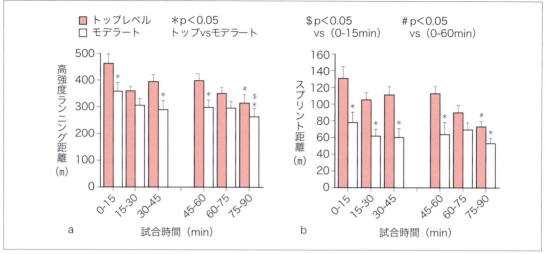

赤はトップレベル，白はモデラートレベルを示し，競技レベルの差にかかわらず，後半に高強度ランニングの距離が低下する傾向にある
(Mohr M, Krustrup P, Bangsbo J. Match performance of high-standard soccer players with special reference to development of fatigue. J Sports Sci. 2003；21：519-28. より改変)

ることも明らかになっている（図4）[5]。

　これらの報告は現代サッカーにおいて，選手に要求される高強度でのランニング量が増加していることを示唆していると考えられる。その背景には近年の攻守にわたる戦術面の変化，特に前線から守備を積極的に行う戦略や，ディフェンダー（DF）や中盤などの守備的なポジションの選手が攻撃に参加する際にみられるオーバーラップランニングのような，守備から攻撃に転じてカウンターアタックを行う戦術など，高速でのフリーランニングが要求されることと関係していると考えられる。

2　高強度運動時のエネルギー供給とその緩衝系

1）エネルギー供給系（図5）[8]

　サッカーにおけるキックやダッシュ，トラップ，パス，シュートなど，すべての身体動作は骨格筋が収縮（力を発揮）することによって行われ，筋収縮に利用されるエネルギーはATP（アデノシン3リン酸）が分解することによって得られる。つまり，筋肉を収縮させるにはこのATPが必要であり，ATPが不足していると筋肉を収縮させることができないということになる。ATPはもともと筋中にある量がわずかなため，運動中はATPを再合成しながら運動を継続している。ATPを再合成する仕組みは，運動の強度や継続時間などによって異なり，①クレアチンリン酸の分解，②解糖系による再合成，③有酸素系による再合成に分類される。また，①と②の再合成の仕組みは，ATPを産生する際に酸素を必要としないことから無酸素性エネルギー供給と表現されることがあるが，これはATPを産生する際に酸素を必要としないということであり，組織の酸素不足を意味するものではない[9]。

①クレアチンリン酸の分解（ATP-PCr系）

　クレアチンリン酸（PCr）は筋細胞内に蓄えられており，それがクレアチン（Cr）とリン酸基に分解される際にエネルギーが放出され，ADP（アデノシン2リン酸）とPi（リン酸基）により

図5 運動時間とエネルギー供給パターンの関係

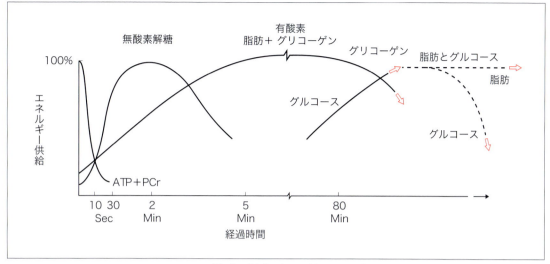

(Sharkey BJ. Coaches guide to sport physiology. p83, Human Kinetics, 1986.より改変)

ATPが再合成される。このATP-PCr系は，3つのエネルギー供給系のなかで最も早くATPを供給できる。したがって，短時間に高いパワーを発揮するような運動，スプリント走の初期やジャンプ，シュートなどに大きな役割を担うが，筋細胞内に蓄えられているクレアチンリン酸（PCr）の量がわずかであることから，このエネルギー供給系による運動は長時間継続できない。

また，筋はもう1つ，短時間でのATP再合成系を持っている。これはアデニレートキナーゼ（adenylate kinase）という酵素により触媒される。（2ADP→ATP＋AMP）の反応で産生されたAMP（アデノシン1リン酸）は，解糖系によるATP供給を調節しているフォスフォフルクトキナーゼ（PFK）活性（後述）を高める働きがある。

②解糖系によるATPの供給

グリコーゲンやグルコースなどの糖（炭水化物）が酸素の介在なしにピルビン酸に分解され，乳酸が産生される過程を解糖系という。酸素の介在なしに代謝が行われることから無酸素性エネルギー供給とよばれ，解糖系によるATP供給は組織が無酸素の状態で行われているという誤解を生んでいることが少なくない。酸素が十分ではない場合（無酸素的代謝）であっても十分な状態（有酸素的代謝）であっても，グリコーゲンはピルビン酸に変換され，ピルビン酸が乳酸に変換される場合（無酸素的解糖）と，ピルビン酸がアセチル-CoAに変換（有酸素的解糖）され，その後酸化されて多くのATPを産生する場合とがある[9]。

この無酸素的解糖系の調節は，フォスフォフルクトキナーゼ（PFK）活性に委ねられる。このPFK活性は，筋収縮に伴い細胞内のADPやAMPの濃度が高くなると上昇し，高強度運動の継続に関係している。

③有酸素系におけるATPの供給

グリコーゲン，またはグルコースが分解されて産生されたピルビン酸および，脂質である遊離脂肪酸がアセチル-CoAに転換され，筋線維内のミトコンドリアでTCAサイクルおよび電子伝達系を経て，酸素を利用しながら多量のATPを産生する仕組みを有酸素性エネルギー供給という。こ

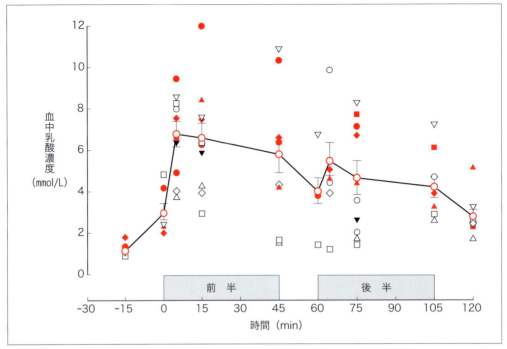

図6 サッカーの試合中における血中乳酸値の変化

個人差（図中の各記号）が認められるが，後半に血中乳酸値は低下する傾向にある
(Krustrup P, Mohr M, Steensberg A, et al. Muscle and blood metabolites during a soccer game ; implications for sprint performance. Med Sci Sports Exerc. 2006 ; 38 : 1165-74.より改変)

の有酸素性エネルギー供給は無酸素性エネルギー供給のように短時間でのATP供給はできないが，非常に効率よくATPの産生が行える。

これらのエネルギー供給システムは，運動強度に応じて供給の貢献度合いに差が認められるが，超高強度運動時（30秒で疲労困憊になるような運動）においても，有酸素系エネルギー供給が行われていることが明らかになっている[10]。これはどれか1つのエネルギー供給系のみでATPの産生が行われていないことを意味している。

しかしながら，高強度ランニングの繰り返しやスプリントなど，短時間で大きな力（パフォーマンス）を発揮する際には，ATPを素早く供給できることが条件となる。したがって，上述の3つのエネルギー供給系のなかでATP-PCr系および解糖系の効率化は，高強度ランニングやスプリントが数多く要求される現代のサッカー選手にとって，非常に有意義であると思われる。

2）筋の緩衝系

高強度運動時におけるエネルギー供給ではATP-PCr系および解糖系の貢献度が高いことは既に述べたが，ATP-PCr系に重要なクレアチンリン酸は筋内における蓄積量が少ないことや，解糖系の亢進によって乳酸が産生され筋肉が酸性に傾くことは，パフォーマンスの継続に影響を与える。しかし，トレーニングを行うことによって，ATP-PCr系および解糖系によるATP供給量を増加させられることが明らかになっている。

①筋における緩衝系の向上

高強度運動時における解糖系によるエネルギー供給は乳酸の産生を伴う。これまで乳酸は疲労の指標として考えられてきたが，現在は疲労は1つ

の要因で説明できる問題ではなく[11]，さまざまな状況や要因が複雑に関連して起こるものだと考えられている。特にサッカーにおける疲労をパフォーマンスの低下という側面から考えると，パフォーマンスが落ちる後半に乳酸の蓄積が確認されるはずであるが，実際の報告では乳酸の蓄積は前半ほど高くはない傾向にある（図6）[12]。

しかし，高強度運動時では乳酸に由来するプロトン（H^+）を緩衝することが，高強度パフォーマンスを継続するうえでの1つのポイントとなる。生体にはその緩衝機能が備わっており，それを筋の緩衝作用という。この緩衝作用は無機リン酸，重炭酸イオン（HCO_3^-），カルノシン，蛋白質などの物理的な緩衝作用（例えば，アルカリ性の特性を持ったイオンと中和させることによってpHの低下を防ぐなど）と，クレアチンリン酸の分解やアンモニアの産生などの代謝的な緩衝作用がある。この緩衝作用は，スプリントトレーニングによって向上することが明らかになっている（図7）[13]。また，速筋線維の多い人ほど，この緩衝能が高い傾向にあるとの報告がある[9]。

②有酸素能力との関係

先にも述べたが，どんなに強度の高い運動であっても，有酸素性エネルギー供給は行われている。有酸素性エネルギー供給という言葉を聞くと，低強度の運動時のエネルギー供給という言葉をイメージしがちである。しかし実際には，30秒程度で疲労困憊となる運動では有酸素性エネルギー供給の貢献度は20％程度であり[14]，高強度パフォーマンスの改善を考える際には，有酸素能力に着目することも大事であると考えられる。

有酸素能力を高めるために持久的なトレーニングが行われるが，その効果には①毛細血管数の増加による筋線維内への酸素供給やエネルギー基質の供給促進，および産生された乳酸の洗い流し，②酸化系代謝の向上（ミトコンドリアの酸化機能

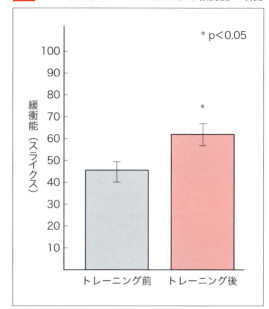

図7　スプリントトレーニングによる緩衝能の改善

(Sharp RL, Costill DL, Fink WJ, et al. Effects of eight weeks of bicycle ergometer sprint training on human muscle buffer capacity. Int J Sports Med. 1986；7：13-7.より改変)

の向上，グリコーゲンの分解抑制，脂肪酸化の割合増大），などがある[9]。このような持久的トレーニングは，運動の継続に対して影響を与える物質を素早く利用したり，洗い流したりすることを可能にするほか[15]，高強度運動時のエネルギーとなるクレアチンリン酸やグリコーゲンの利用を抑え，エネルギーを蓄えることにつながる。このような有酸素能力の改善は，サッカー選手のパフォーマンス向上に対して有利に働くと思われる。

3　サッカー選手のトレーニング

サッカー選手の体力トレーニングを考える際に，サッカーの試合における生理的負荷を理解することは大事なことである。ここでは前述の「現代サッカーの特徴」とあわせ，トレーニングを考える際に参考となる試合中の生理学的負荷に触れ，トレーニングメニューの考案に関して述べる。

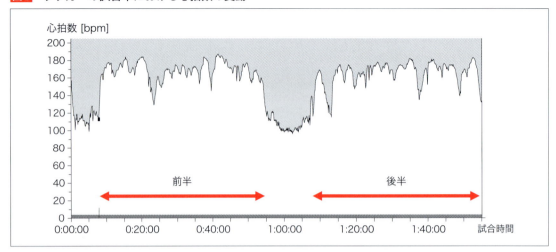

図8 サッカーの試合中における心拍数の変動

1) 試合における生理学的負荷

①心拍数の測定による評価

Bangsboら[6]によると，試合中における心拍数は前半で平均171拍/min，後半で168拍/minである。また，若年層のエリートサッカー選手における試合中の心拍数は，思春期前の選手（平均12歳，最大心拍数，平均202拍/min）と，思春期後期の選手（平均14歳，最大心拍数，平均202拍/min）でそれぞれ，前半177拍/minと178拍/min，後半174拍/minと173拍/minであることが報告されている[16]。

図8はアマチュアトップレベルの選手における，Jリーグのチームとの練習試合の心拍数を示している。これをみると試合中の心拍数の変動は，心拍変動が一定ではない間欠的な変動を示し，90分間を通して心拍数が140〜150拍/minを下回る強度でプレーが行われることがほとんどないのがわかる。試合中における心拍数の低下がどの程度であるかを理解することは，サッカー選手のトレーニングを考案するうえで，有用な情報となる。

②血中乳酸値

前述した通り，強度の高い運動を行う際には，解糖系によるエネルギー供給の貢献度が大きくなる。解糖系によるエネルギー供給では，そのATPを産生する過程で乳酸の産生が行われるが，この乳酸の産生がパフォーマンスに影響を与える生理的背景については既に述べた。サッカーの試合中における血中乳酸値と疲労の考え方に関しては注意が必要であるが，試合中に最大12mmol/Lにまで達することもあり（図6），試合中に運動量が要求されるような状況では血中乳酸値が大きく上昇し，いわゆる"きつい"状態になることが理解できる。

2) 高強度パフォーマンスに関するトレーニング

Bangsboによれば，無酸素性トレーニングはスピードトレーニング（ファンクショナルスピード）とスピード持久力トレーニング（プロダクションスピードとメンテナンススピード）に分けられ，その目的として，①素早く動く能力と，高強度運動中に瞬時にパワーを発揮する能力を向上させること，②無酸素性エネルギー供給機構によっ

て持続的にパワーを発揮し，エネルギーを生み出す能力を向上させること，③高強度運動の後，素早く回復する能力を改善すること，を挙げている[17]。

ここでは，高強度パフォーマンスに着目して，①スプリント力の向上，②高強度ランニングの持続性の向上，③有酸素能力の改善，の3点から，サッカーにおけるトレーニングについて述べる。

①スプリント能力の向上

サッカーにおけるスプリント能力には，ただ単純に速く走る能力だけでなく，判断の要素も当然含まれる。そのためコーチが吹く笛に合わせてダッシュを繰り返すよりも，試合の要素（判断の要素）が含まれるなかでのスプリントトレーニングの方がより効果的である。素早くボールにアプローチしてシュートを打つトレーニングや，味方のセンターリングに合わせてトップスピードでシュートを打つトレーニングなどは，判断の要素とスピードの要素が併さった非常に有効な手段といえる。

また，スプリント能力はスクワット[18]の最大筋力と相関関係があること，筋肉が発揮できる力は筋の横断面積とほぼ比例すること[9]から，筋力トレーニングでスプリント能力を改善できる可能性は十分に考えられる。また，急激な加速や方向転換，ストップやターンといった動きにも対応することが，サッカーにおけるスプリント能力を考えるうえで重要になる。このようなスピードの立ち上がりや方向転換などの能力を高める効果があると考えられているのが，プライオメトリックトレーニングである。このトレーニングは身体にかかる負荷が大きいため，トレーニングを行う際には十分な注意が必要であるが，スプリント能力や筋の立ち上がりに効果があるとする報告がある[19, 20]。いずれにせよ，ランニングフォームの改善も含めた多方面からのアプローチを，どのようにしてサッカーのスプリント能力の向上と結びつけるかが重要であると考える。

スプリント能力を高めるトレーニングは，選手が全力で行うことを前提とすることが多い。特にボールを用いたトレーニングではコーチが声かけをするなど，選手への動機づけの面での工夫が必要であろう。

②高強度ランニングの持続性を高めるトレーニング

高強度ランニングの持続性を高めるトレーニングメニューを作成する際のポイントはいくつかあるが，ここでは，①高強度ランニング時におけるエネルギー供給システムの改善，②筋の緩衝系による改善，③有酸素能力の改善（「3.有酸素能力の発達」に合わせて記載する）④心拍数（休憩時における），に着目する。

高強度ランニング運動時におけるエネルギー供給に主に貢献するのは，ATP-PCr系と解糖系である。MacDougallら[21]は，筋力トレーニングによって筋内のATP量やクレアチンリン酸，および解糖系のエネルギー供給に利用されるグリコーゲンの貯蔵量が増加すると報告している。

また，サッカー選手を対象とした報告では，スプリントを繰り返すことができる能力と，その際の血中乳酸濃度に相関関係（乳酸を多く産生できる選手が高強度ランニングの記録が良い）があることが報告されている。

さらには水泳選手を対象とした，高強度トレーニングにより起こるパフォーマンスの改善（泳速の増加）とともに，血中乳酸値の上昇が確認された（解糖系のエネルギー供給が改善され，多くのATP供給が可能になり，その結果血中に放出される乳酸量が上昇した）[15]。緩衝系の改善にはスプリントトレーニングが効果的であること[13]と併せて，高強度パフォーマンスの持続性を高めるトレーニングでは，筋力トレーニングや高強度ト

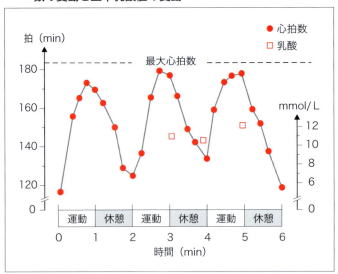

図9 2対2（マンツーマン）のトレーニングを行った際の心拍数の変動と血中乳酸値の変動

（ヤン・バングスボ，ゲーム形式で鍛えるサッカーの体力トレーニング．長谷川裕，安松幹展，上田滋夢（訳），p102，大修館書店，2008.より改変）

図9に，全面の1/3のコートでマンツーマンの2対2のトレーニングを行った際の，心拍数の変動と血中乳酸値の変動を示す．この図をみると運動中の心拍数，血中乳酸とも，実際の試合と同等，またはそれ以上の負荷（もちろん運動の継続時間は異なる）が与えられているのが伺える．Bangsboはこのようなトレーニングは高強度ランニングの持続性を向上させるために有効であると述べている[17]．

このようなトレーニングメニューを作成するときには，試合中の心拍数が安静時レベルまで低下しないように行い，休息時間の管理に注意を払いながら，運動強度を適切に保つことが大事である．

③有酸素能力の発達

高強度ランニング運動時におけるエネルギー供給に主に貢献するのは，ATP-PCr系と解糖系であることは既に述べた．しかし，運動強度が高くなっても有酸素性エネルギー供給システムでATPを供給できるようになれば，必然的にATP-PCr系や解糖系によるエネルギー供給システムの割合が減り，グリコーゲンの分解抑制や脂肪を利用したエネルギー供給が可能となる．このことは，パフォーマンスの発揮，特に高強度パフォーマンスの発揮に関して有利に働くと考えられる．したがって，高強度トレーニングと同様に持久的なトレーニングで得られる効果は，サッカーの試合における高強度パフォーマンス発揮と密接な関係にある．また，有酸素トレーニングは毛細血管の発達による高強度ランニングを行う際に産生される乳酸の洗い流しや，産生された乳酸を遅筋などで再利用するための酸化系酵素およびミトコンドリアの増大などとも深い関係がある．したがって，サッカーにおける有酸素能力の改善はパフォーマンスの向上に大きな役割を果たしていると考えられる．

ノルウェーのサッカー選手を対象とした報告では，週に2回の有酸素インターバルランニング（90〜95％の最高心拍数で4分間のランニングを，

3分間のアクティブレストを含み4セット）を8週間継続して行った結果，通常のトレーニングのみを行ったコントロール群では向上が認められなかったが，トレーニングを付加的に行ったグループでは，持久力系の指標の向上（最大酸素摂取量，乳酸域値，ランニングエコノミー）が認められ，試合中の高強度パフォーマンスにも差が認められている（コントロール群と比較して高強度パフォーマンスの継続時間が多い）[22]。

サッカー選手の体力トレーニングを考える際に注意しなければならないことは，「これをやればサッカー選手のパフォーマンスが向上する」という，絶対的な答えは存在しないということである。なぜならば，選手が試合中に発揮するパフォーマンスは，心技体のすべての要素が複雑に絡み合って発揮されるからである。本章では高強度パフォーマンスについて着目したが，選手が試合中に使うエネルギーのほとんどは有酸素性エネルギー供給系で賄われていること，また，その過程には無酸素性エネルギー供給が密接に関わっていることを考えると，無酸素能力も有酸素能力もともに高めなければならない能力であることはいうまでもない。指導者や選手は，自分自身またはチームのトレーニングを考える際に，試合中に必要とされるまたは強化したい側面（体力面，技術面，戦術面）に着目し，実際の試合状況に近い状態（ボールを使い，判断を下す必要がある）でトレーニングを構築することが理想的である。しかし，サッカー選手の体力面の向上に着目したとき，高めたい能力を改善するための運動強度が身体に対して適切に負荷されていることも必要である。したがって，ボールを使用したトレーニングを行いながら体力面の向上を図る場合には，コーチの声かけや練習のオーガナイズ（練習場の広さ，人数，ルールなど）が非常に大事になる。

デンマークの生理学者Jens Bangsbo（元ユベントスのフィジカルコーチ）は"Football is not science but science may improve the level of football"（サッカーは科学ではないが，科学はサッカーのレベルを向上させることができる）と述べている。トレーニング科学の重要性が認識される現在，サッカーのトレーニングに科学的根拠（生理学的背景や情報分析）を用いることは，非常に有用であろう。特に体力面に関するトレーニングでは生理学的背景をもとにして，「どれくらいの強度でトレーニングを行うか？」が1つの重要なポイントになる。指導者や選手自身が，さまざまな状況（練習環境，年齢や競技レベル）や情報（試合分析や生理学的背景，指導経験など）を考慮し，自身のチームに合った最適なトレーニングを計画し実践することが求められる。

（中村大輔）

文献

1) Rico J, Bangsbo J. Coding system to evaluate actions with the ball during a soccer match. Proceedings from the 1st congress of notational analysis of sport. pp22-25, 1992.
2) 2018 FIFA world cup russia
https://www.fifa.com/worldcup/
（最終アクセス日2018年9月6日）
3) Rienzi E, Drust B, Reilly T, et al. Investigation of anthropometric and work-rate profiles of elite South American international soccer players. J Sports Med Phys Fitness. 2000；40：162-9.
4) Bangsbo J, Nørregaard L, Thorsø F. Activity profile of competition soccer. Can J Sports Sci. 1991；16：110-6.
5) Mohr M, Krustrup P, Bangsbo J. Match performance of high-standard soccer players with special reference to development of fatigue. J Sports Sci. 2003；21：519-28.
6) Bangsbo J. The physiology of soccer--with special reference to intense intermittent exercise. Acta Physiol Scand Suppl. 1994；619：1-155.
7) Di Salvo V, Gregson W, Atkinson G, et al. Analysis of high intensity activity in Premier League soccer. Int J Sports Med. 2009；30：205-12.
8) Sharkey BJ. Coaches guide to sport physiology. p83, Human Kinetics, 1986.
9) 勝田茂（編著）．運動生理学20講 第2版．pp23-7, 朝倉書店, 2000.
10) Medbø JI, Tabata I. Relative importance of aerobic and anaerobic energy release during short-lasting exhausting

bicycle exercise. J Appl Physiol. 1989；67：1881-6.
11) 八田秀雄．運動時の疲労に影響する末梢の要因．体育の科学．2010；60：828-33.
12) Krustrup P, Mohr M, Steensberg A, et al. Muscle and blood metabolites during a soccer game；implications for sprint performance. Med Sci Sports Exerc. 2006；38：1165-74.
13) Sharp RL, Costill DL, Fink WJ, et al. Effects of eight weeks of bicycle ergometer sprint training on human muscle buffer capacity. Int J Sports Med. 1986；7：13-7.
14) 久野譜也．乳酸値と高強度運動時のエネルギー代謝．運動生理学20講 第2版．勝田茂（編）．朝倉書店，1999.
15) 荻田太．無酸素性トレーニング 18．トレーニングジャーナル．pp52-6，ブックハウスHD，2001.
16) Strøyer J, Hansen L, Klausen K. Physiological profile and activity pattern of young soccer players during match play. Med Sci Sports Exerc. 2004；36：168-74.
17) ヤン・バングスボ．ゲーム形式で鍛えるサッカーの体力トレーニング．長谷川裕，安松幹展，上田滋夢（訳）．p102, 大修館書店，2008.
18) Wisløff U, Castagna C, Helgerud J, et al. Strong correlation of maximal squat strength with sprint performance and vertical jump height in elite soccer players. Br J Sports Med. 2004；38：285-8.
19) Delecluse C, Van Coppenolle H, Willems E, et al. Influence of high-resistance and high-velocity training on sprint performance. Med Sci Sports Exerc. 1995；27：1203-9.
20) Edwin R, Gordon S. Effect of a plyometric intervention program on sprit performance. J Strength Cond Res. 2000；4：295-301.
21) MacDougall JD, Ward GR, Sale DG, et al. Biochemical adaptation of human skeletal muscle to heavy resistance training and immobilization. J Appl Physiol Respir Environ Physiol. 1977；43：700-3.
22) Helgerud J, Engen LC, Wisloff U, et al. Aerobic endurance training improves soccer performance. Med Sci Sports Exerc. 2001；33：1925-31.

4章

サッカーに必要な体力・コンディションの評価法

1 サッカーに必要な体力

　サッカーの試合には，さまざまな生理的要素が要求される（p19，「3章 サッカーの運動生理学」参照）。そのためサッカーに必要な体力には，あらゆる特質と適性が混在している。こうした体力には，ボールの奪取や維持，そして90分間高強度で動き続ける能力，試合前や試合中のメンタル面の調整，覚醒レベルや反応も含まれる。

　これらのサッカーに関連した体力要素間のバランスは，パフォーマンスレベル，ポジションの役割，チームのスタイルに依存する。他にも，年齢，性別，シーズン，環境要素，障害の既往歴，栄養状態なども関係してくる。また，望ましい体力レベルの把握は，特に傷害直後と復帰直前において大変重要である。体力レベルを把握することは，それがスキルの上達や戦術知識の習得とリンクできた際に，効果的にパフォーマンスを向上させる。また，チーム間のスキル・戦術知識が同レベルの場合，より体力レベルが高いほうが有利であることは周知の通りである。

　デンマーク代表やイタリアセリエAのユベントスでアシスタントコーチを歴任したコペンハーゲン大学のJ. Bangsbo博士は，サッカーに要求される体力的要素を持久力，高強度運動能力，スプリント能力，筋発揮能力の4要素に分類している（図1）[1,2]。ドイツのJ. Weineckは"Optimales Fußballtraining"において，サッカーの体力的要素として，持久性，筋力，スピード，可動性を挙げている[3]。一方，フランス，イタリア，スペインのチームに数多くのフィジカルコーチを輩出しているG. Comettiは，"Football et musculation"のなかで，サッカーには，筋力と持久力が必要であるが，持久力に関しては，サッカーが高強度の間欠的運動を特徴とすることから，持久力の強化方法には注意が必要であり，筋力強化の重要性を説いている[4]。

　日本サッカー協会では，こうした流れを認識しながら，各年代の代表チームにおいて，共通のフィジカルテスト項目を採用し測定してきた。本章では，G. Comettiの門下生で，FIFAワールドカップ2002における日本代表のコンディショニングスタッフであったF. Brocherie（現フランス国立スポーツ体育研究所）が行ったフィジカルテス

図1 スポーツパフォーマンスの決定要素[1]と日本サッカー協会（JFA）のフィジカルチェック項目の関係

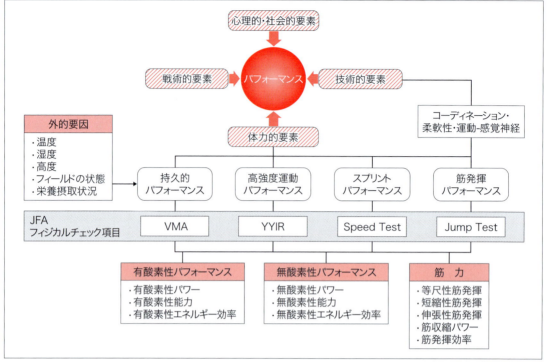

(安松幹展，広瀬統一．フィジカルチェック結果からみた日本人選手の特徴．トレーニング科学．2010；22：307-12．より改変)

ト項目を中心に，サッカーに必要な体力（フィジカル）とコンディションの評価法について解説する．

2 フィジカルテスト

表1に示すように，フィジカルテストにはいくつかの目的がある[1,5]．一般的に考えられている，選手の個人特性の把握やトレーニング計画のためだけではなく，簡便なテストを頻度を多くして実施することにより，リハビリテーション前後のフィジカルチェックや試合に向けたコンディショニングにも利用されている．

サッカー選手に必要な体力を把握するためには，サッカーの試合を詳細に観察する必要がある．おそらく，サッカーの試合そのものが観察対象としてはベストであるが，試合からサッカーに

表1 フィジカルテストの目的

- トレーニングプログラムの効果を観察する
- フィットネス向上に対するモチベーションを上げる
- トレーニング目的をフィードバックする
- トレーニングの目的に気づかせる
- 試合に向けて準備できているか評価する
- リハビリテーション期間中のフィットネスレベルを決定する
- 短・長期間のトレーニングプログラムを計画する
- 選手の弱点を見分ける

(J Bangsbo. Training and testing the elite athlete. J Exerc Sci Fit. 2006；4：1-14．より改変)

必要な要素を分解して評価することは容易ではない．そこで，サッカーの競技特性に合った体力的要素を評価するテストが必要になる．前述のように，ヨーロッパ各国の研究者たちは，サッカーに必要な体力的要素を定義し，それらの体力的要素を把握するためのフィジカルテストを行ってき

表2 主なサッカーチーム・各国協会におけるフィジカルテスト

	持久力	連続的高強度運動能力	スプリント能力	筋発揮能力	その他	出典
サンパウロFC	VT測定	ウィンゲートテスト	60m	SJ・CMJ	—	サッカー医科学研究会（1995）
フィオレンティーナ	クーパー走	間欠的スプリントテスト	20m	SJ・CMJ・CMJWA		JFA科学研究委員会（1995）
ユベントス	クーパー走	間欠的スプリントテスト 300m走	—	SJ・CMJ・CMJWA		JFA科学研究委員会（1995）
アスレチック/ビルバオ	1000m走	15秒連続ジャンプ	20m	SJ・CMJ・CMJWA		JFA科学研究委員会（1998）
フランスサッカー協会	VMA(45/15法)	—	40m	数種類のジャンプ 等速性筋力	心理テスト	JFA科学研究委員会（1998）
オーストリアサッカー協会	20mシャトルランテスト	—	20m	CMJ	ハードル走 DJ アジリティ	Science and Football（2003）
アメリカ合衆国サッカー協会	YYET	YYIR 間欠的スプリントテスト	30m	垂直跳び 幅跳び	L字ランテスト	USAコーチングセミナー（2004）
ノルウェーサッカー協会	トレッドミルによるオールアウト	—	40m	CMJ		Maugen & Seiler（2015）
日本サッカー協会	VMA(45/15法) 20mシャトルランテスト	YYIR	20m 50m	6種類のジャンプ 等速性筋力 バウンディング ホッピング 垂直跳び	シャトルラン50 ステップ50 ロングキック ロングスロー	JFA技術委員会（2004）

SJ：スクワット・ジャンプ，CMJ：カウンター・ムーブメント・ジャンプ，CMJWA：腕ふりを伴うカウンター・ムーブメント・ジャンプ，YYET：ヨーヨー・エンデュランス・テスト，YYIR：ヨーヨー・インターミッテント・リカバリー・テスト
（Cometti G. Football et musculation. Editions Actio, 1993.〔小野剛（監訳）サッカーの筋力トレーニング，大修館書店，2002.〕より改変）

た。表2にまとめられているように[6]，Bangsboが定義する4要素に関するテストが，ほとんどのチーム，および各国協会で行われていることが分かる。つまり，この4要素を評価するフィジカルテストが，サッカーに必要な体力を評価するのに適していると考えられる。

3 日本サッカー協会のフィジカルテスト

日本サッカー協会では，技術委員会フィジカルフィットネスプロジェクトにおいて，日本全体で同じ基準をもってフィジカルフィットネスの課題に取り組むことを目的として，2000年から日本代表が実施しているフィジカルテスト種目を「JFAフィジカル測定ガイドライン」[7]で紹介している。

ここでは，日本サッカー協会が実施しているフィジカルテストを，Bangsboが分類する4要素（図1）に沿って解説する。

1）持久的パフォーマンス

サッカーにおいて必要な持久力は，一定強度の運動を持続的に行う持久力ではなく，ジャンプやスプリントといった高強度運動後の回復能力に関係する持久力である。

持久力の評価には最大酸素摂取量が良い指標となるが，最大酸素摂取量がサッカーのパフォーマンスに反映する指数は決して大きくないと一般的

図2 日本代表が行ったVMAテスト

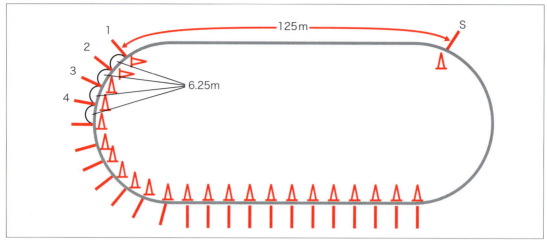

Sはスタート位置。400mの陸上用トラックを使用した。

には考えられている。しかし，持久力が全く必要ないということではない。基礎持久力の向上は，回復能力の最適化，ケガの最小化，心理的負荷許容量の増加，技術的失敗の減少などに貢献すると考えられている[3]。日本代表においては持久力を，45秒間走って15秒間休むVMA（vitesse maximale aerobice；有酸素性最大スピード）テストで評価している（図2）。別名，45/15法ともいわれるこのテストは，サッカー以外の間欠的スポーツに対しても行われており，主にフランス・イタリアで使用されてきた。最初は125mを45秒で走り，15秒の休息を毎回挟んで，2本目から6.25mずつ走る距離が延びていく。つまり，時速10kmからスタートして，0.5kmずつ早くなる漸増負荷テストである。距離を延ばしていき，45秒で走ることができなくなった時点の時速を記録する。テスト中，心拍数を同時に測定することで，最大心拍数，およびテスト終了1分後と2分後の心拍数から呼吸循環系の回復能力を評価する。また，このテスト結果から，最大酸素摂取量を推測することも可能である[8]。

2）高強度運動パフォーマンス

Yo-Yo Intermittent Recovery Test（YYIR）は，サッカーの試合中に繰り返される高強度運動後の回復能力，つまりはサッカーにおける高強度運動パフォーマンスを評価できるテストである（図3）。このテストは，Bangsboによって提案されたYo-Yo testの一つで，現在では，サッカー選手を中心に世界中で活用されている[5,9,10]。Yo-Yo testは，マルチステージフィットネステストと同様に，20mの距離を音声によりコントロールされたペースで往復するテストであるが，目的別に3種類のテストに分類されている点が特徴的である。長時間持続的に運動を遂行する能力を評価するYo-Yo endurance test，長時間にわたる連続的な間欠的運動能力を評価するYo-Yo intermittent endurance test，そして，高強度の運動後の回復能力に焦点を当てたYYIRである。YYIRの結果は，試合中のスプリントなどの高強度運動での距離と相関することや（図4）[9]，レフェリーにおいても，試合中の反則地点からの距離と相関することが報告されている[11]。わが国でもユース年代において，競技レベルが上がるにつ

図3 Yo-Yo Intermittent Recovery Test（YYIR）

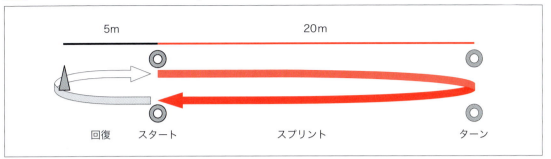

信号音に合わせて，20mの往復スプリントごとに5mを往復する．10秒間の回復時間がある．合計で2回，信号音のペースについていけなくなった時点での走行距離で評価する．

図4 Yo-Yo Intermittent Recovery Test（YYIR）の結果と試合中の高強度ランニング距離

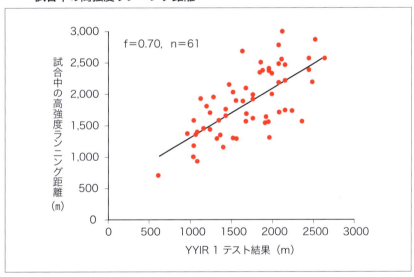

テストの結果が良いほど，試合においてスプリントの距離が長いことを示している．
(Bangsbo J, Iaia FM, Krustrup P. The Yo-Yo intermittent recovery test: a useful tool for evaluation of physical performance in intermittent sports. Sports Med. 2008 ; 38 : 37-51.より改変)

れテストでの走行距離が延びることが報告されている（図5）[12]．また，U-13日本代表から日本代表までの各年代の結果も，年代が上がるごとに走行距離が延びており（図6）[7]，発育レベルに応じて，高強度運動パフォーマンスが向上することを示している．

3）スプリントパフォーマンス

サッカーにおけるスピード，特に20mまでの短い距離のスプリントパフォーマンスは，試合における決定的な場面で大変重要な体力要素である[9]．試合のなかで発揮されるスピード能力は，認知スピードから始まり，予測スピード，決定スピード，反応スピード，運動スピード，行動スピ

図5　各チームレベルにおける総走行距離の比較

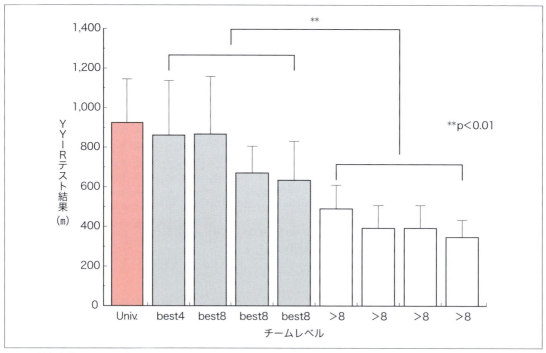

Univ は関東大学サッカー2部に所属するチーム，他は都県大会での成績。＞8はベスト8以下の成績。
(安松幹展，戸苅晴彦．サッカー選手におけるYo-Yo intermittent recovery testの評価．日本スポーツ方法学会創設10周年記念学会大会研究報告．pp21-4，2000．より改変)

図6　各年代におけるYYIRの結果

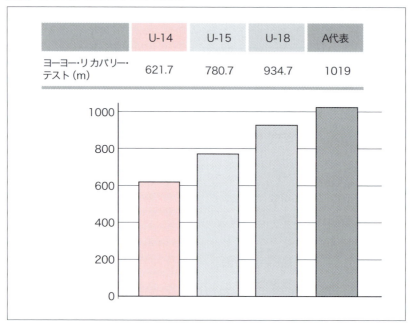

	U-14	U-15	U-18	A代表
ヨーヨー・リカバリー・テスト(m)	621.7	780.7	934.7	1019

(財団法人日本サッカー協会，2006)

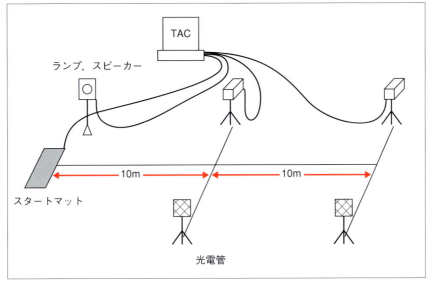

図7 日本代表が行ったスプリントテスト

(公益財団法人日本サッカー協会 技術委員会フィジカルフィットネスプロジェクト,JFAフィジカル測定ガイドライン 2006年版,2006,より改変)

ードという具合に,さまざまな要素が作用するが[3],日本代表のフィジカルテストでは,反応スピード以降のスピード能力を評価した(図7)。測定は,光電管を用いて,①スタートの合図からの反応時間,②10m通過時のタイム,③20m通過時のタイムを測定している。①の反応時間から反射神経,さらに軸足からの体重移動がスムーズに行われているかを評価する。②から0〜10mの時速を計算し,スタート時の加速を評価する。③からも同様に時速を計算し,スプリントスピードを評価する。

4) 筋発揮パフォーマンス

サッカーにおける筋発揮パフォーマンスでは,ジャンプのような瞬発系の能力が,試合の結果を左右することがよく知られている[13]。ジャンプの評価では,主に選手の下肢のパワーについて詳細に検討する必要がある。日本代表における詳細なテストでは,以下の6種類のテストを行い,簡便なテストでは④と⑥を除いた4種類のテストを行っている(図8)。

①スクワットジャンプ(SJ)
②カウンタームーブメントジャンプ(CMJ)
③腕の振りを使ったカウンタームーブメントジャンプ(CMJwA)
④ドロップジャンプ(DJ)
⑤腕の振りを使った6回の連続ジャンプ(6J)
⑥15回の連続スクワットジャンプ(15 J)

これらのテスト結果を受け,以下のように評価していく。①から,膝関節の伸展パワーを評価する。数値が大きいほど伸展筋が強いといえる。

②-①から,筋肉の弾力性を評価する。数値が大きいほど,弾力性があると考えられる。日本人選手はこの弾力性を上手に使えない傾向にあることを,Brocherieはその当時(2000年)指摘していた。

③-②から,腕の使い方を評価する。数値が大きいほど,腕を有効に使えているということになる。このテストにはコーディネーション能力も関

図8 日本代表が行ったジャンプテスト

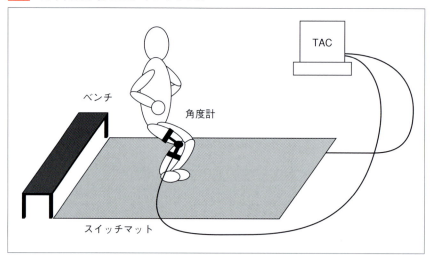

スイッチマット（TAC）を使用し，滞空時間からジャンプ高を換算した。また，角度計を膝関節に装着し，それぞれのジャンプ動作時の膝関節角度を同時測定した。
（公益財団法人日本サッカー協会 技術委員会フィジカルフィットネスプロジェクト．JFAフィジカル測定ガイドライン 2006年版．2006．より改変）

係しており，Brocherieは，縄跳びを使ったトレーニングなどを推薦している。

④から，迅速な弾力性，つまり方向転換の際の瞬発力を評価する。このテストでは自体重以上の負荷がかかり，そこからの筋発揮能力を測定することから，ディフェンスの場面などの方向転換能力につながると考えられている。前述のオーストリアサッカー協会では，このテストからコーディネーション能力の要素を評価すると位置づけている。

⑤から，主に下腿筋群の膝関節伸展に対する筋力を評価する。③が主として大腿筋群の筋力を評価することから，③と⑤の比較により，大腿筋群と下腿筋群のバランスを評価できる（VITTORI INDEX）。

⑥から，ジャンプの持久性を評価する。方向を何度も変え，繰り返しスタートを切らなくてはならないサッカーにおいて，試合終盤での筋パワーの維持能力を決める要素となる。

また，より詳細な筋発揮パワーを測定するため，2002年ワールドカップ日本代表チームでは，等尺性筋力の測定も行った。サッカー選手における等速性筋力の測定結果については，これまで数多く報告されている。サッカーにおいて大腿四頭筋，大腿二頭筋，下腿三頭筋といった下肢の筋力はジャンプやキック，タックル，ターン，ペースの変化に大きく関与する。また，強い筋収縮を持続できる能力は，バランスの維持，特に相手選手がボールを奪いにきたときのボールコントロール時に発揮される。一方，等尺性筋力は，スリッピーなピッチにおけるバランス能力やボールコントロールにおいても重要である[13]。ゴールキーパーにとっては，そのポジション特性から考えて，すべての筋力が重要となる。さらに，ハイレベルの筋力は，傷害のリスクを少なくするうえでも大変重要である。

日本代表では，Biodex®を用いて，等速性筋力を大腿四頭筋と大腿二頭筋における角速度300°，240°，180°，120°，60°/secの短縮性筋力と，角速度120°，60°/secの伸張性筋力から評価した。

表3 男子サッカー日本代表選手と海外サッカー選手のフィジカルチェック平均値の比較

対　象	VO₂max (mL/kg/min)	YYIR2 (m)	スピード		ジャンプ			出　典
			10m (sec)	20m (sec)	SJ (cm)	CMJ (cm)	CMJwA (cm)	
日本代表選手	68.8	1019	1.745	3.027	41.0	44.9	51.9	安松（2005）
フランス/イタリアプロ選手	68.0		1.724	2.897	46.0	51.0	58.0	安松（2005）
ドイツプロ選手			1.680					Geese（1990）

YYIR2：Yo-Yo Intermittent Recovery Test level 2，SJ：static jump，CMJ：counter movement jump，CMJwA：counter movement jump with arm swing

（安松幹展，広瀬統一．フィジカルチェック結果からみた日本人選手の特徴．トレーニング科学．2010；22：307-12．より改変）

その評価には，①各角速度における発揮トルク，②左右の四頭筋の各角速度における発揮トルクの合計，③各角速度における二頭筋/四頭筋（HQ比），④左右の角速度60°/secにおける伸張性筋収縮時の発揮トルクと短縮性筋収縮時の発揮トルクの差を用いた。

①から，各角速度における筋発揮パワーを線グラフ化し，そのカーブから特徴を評価する。60°のときに短縮性筋収縮の最大発揮パワーを評価し，速いスピードのときには大きな発揮パワーを出せているかを評価する。筋発揮の波形からは，大腿拮抗筋の切り替えしのスムーズさを評価する。

②から，膝関節伸展筋力の絶対値を評価する。

③から，各角速度における膝関節の伸展/屈曲比より，大腿筋群の前後バランスを評価する。一般的にこの比率は，膝関節の安定や障害のリスク軽減に重要であり，角速度60°/secの低速において60〜65％の範囲が望ましいとされている。

④の左右における数値から，軸足と蹴り足のバランスを評価する。

また，①と④の結果によって評価される伸張性筋収縮時の発揮パワーから，選手の潜在的能力を評価する。④において差が小さいほど潜在する力を発揮できる能力が高い。20〜30％またはそれ以上の差がある選手は，筋量の増加よりも，潜在する筋力を発揮できるようなトレーニングをする必要があると考えられている。

4 日本人選手のフィジカル特性

日本サッカー協会ではこれまで，前述したフィジカルテストを男子の日本代表だけではなく，育成年代の各代表や女子代表でも行ってきた。ここではこれらの体力測定から，日本人のフィジカル特性について解説する[2]。

まず，男子日本代表のフィジカル特性である（表3）。VMAの測定結果によると，日本代表の平均値は，イタリア/フランス選手の平均値と比較して高い結果であった。また，YYIRTの結果もデンマークプロ選手の値と同等であり，持久的パフォーマンスと高強度運動パフォーマンスは，ストロングポイントになることが示唆された。一方，サッカーの勝敗に大きく関与するスプリントパフォーマンスでは，スタンディングスタートからの10m，20m通過時のタイム比較で，イタリア/フランス選手の平均値よりもおおむね下回っている。イタリア/フランスのプロ選手に対する20m通過時のタイム差は約0.1秒で，距離に換算すると1m弱にもなる。そのため数メートルまでのスピードで評価するアジリティ能力に関しては，日本人のストロングポイントといえるものの，いったんスピードに乗ってしまったヨーロッパの選手に対応するのは，大変な苦労を要することがデータからも予想される。

表4 女子サッカー日本代表選手と海外サッカー選手のフィジカルチェック平均値の比較

対象	VO₂max (mL/kg/min)	YYIR1 (m)	スピード 20m (sec)	ジャンプ CMJ (cm)	ジャンプ CMJwA (cm)	出典
なでしこジャパン選手	49.2	1192	3.45	30.8	35.0	広瀬（2009）
イングランドリーグ1部選手					44.8	Polman（2004）
オーストラリア代表選手	48.5		3.31		41.1	Tumilty（1992）
デンマーク代表選手	53.3					Jenen（1993）
ノルウェーリーグ1部選手	54.0			42.9		Helgerud（2002）
デンマークリーグ1部選手		1379				Krustrup（2005）

YYIR1：Yo-Yo Intermittent Recovery Test level 1，SJ：static jump，CMJ：counter movement jump，CMJwA：counter movement jump with arm swing

（安松幹展，広瀬統一．フィジカルチェック結果からみた日本人選手の特徴．トレーニング科学．2010；22：307-12．より改変）

次に，女子日本代表のフィジカル特性である（表4）。これまで，サッカー日本女子代表（なでしこジャパン）に対する有酸素能力の測定には，主に「マルチステージテスト（20mシャトルランテスト）」を使用してきた。男子で使用してきたVMAと同様に，マルチステージテストの結果は，最大酸素摂取量に換算することが可能である。なでしこジャパン選手（GKを除く）のマルチステージテストの平均走行距離は，2008年2月の段階で2,060±299m（最高値：2,460m）で，推定最大酸素摂取量に換算すると49.2mL/kg/minである。この値は，諸外国選手の値と比較しても遜色のない数値であり，なでしこジャパン選手の有酸素能力の高さが理解できる。一方，なでしこジャパンの高強度運動パフォーマンス（YYIR1）を，デンマークの国内リーグの選手と比較すると，デンマーク選手の平均値は1,379mであり，必ずしも日本人選手が優れた値を示しているわけではない。筋発揮パフォーマンスは，男子と同様に，CMJやCMJwAで測定されている。ジャンプ能力は，CMJwAが35.0であり，アメリカの大学生選手は41.9と，約7cmの差がある。男子同様，体格の不利を補うためにも，日本女子サッカー選手の筋発揮パワーの向上は重要な課題であるといえる。スピードに関してもなでしこジャパン選手の数値は，オーストラリアの選手の数値と比較して，20mで約0.1秒の差が報告されている。したがって，男子同様，スピードに関しても今後のさらなる向上が必要であると考えられている。これらの結果から，なでしこジャパン選手の体力特性と海外とのフィジカルチェック結果を比較すると，持久的パフォーマンスはストロングポイントであると理解できるものの，高強度運動・スプリント・筋発揮パフォーマンスは，改善していく余地が大いにあることが示唆されている[2]。

最後に，育成年代のフィジカル特性である。ここでは，U-13～U-18の各育成カテゴリーにおける日本選手とフランス選手のフィジカル測定結果の比較から，育成年代における日本人選手のフィジカル特性を考察する[2]。

年代による，発達する体力要素の違いから考えると，U-13～U-15の年代は，心臓や肺が大きくなり，持久力パフォーマンスが獲得されやすい年代といえる。VMAの結果では，A代表チームと同様に，フランスと日本の選手とで持久力は変わらない。スピードは身長が急激に伸びる前の時期に，主に獲得されるコーディネーション能力と，身長の伸びが止まった後に主に獲得される筋力の獲得によって向上すると考えられている。10m通過時の値で，いずれの年代もフランスの同年代

と比較して遅い結果となっている。A代表チーム選手とヨーロッパ選手との10m通過時のタイムの比較では，0.05秒前後の差が，20mで0.1秒の差に広がっていた。一方，育成年代では，20m通過時の数値の比較はできないが，U-13・14年代での10m通過時から40m通過時でタイム差が開いていることから推察すると，スピードに関しては，育成年代でもストロングポイントにはならないといえる。筋発揮パフォーマンスにおいても，同様の結果であった。筋の伸展力のみを評価するSJでは，筋力の発達が始まる前のU-13～14の年代でも，顕著な差がみられる。しかしながら，下肢の筋の弾力性を評価するCMJや腕の使い方を評価するCMJwAでは，これらの年代では大きな差になっていない。つまり，日本選手も弱い筋の伸展力を弾力性やコーディネーション能力で補い，身長差がなければ対等に勝負できることを示している。一方で，U-15以上になると，筋の伸展力の差がそのままCMJとCMJwAにも影響し，年代が高くなるに従って，その差が大きくなっていると考えられる。このことは，世界（外国人選手）との体格差がA代表ほど大きくないU-14以下の年代では，世界と互角に戦えることを示唆している。しかし，U-15以上になると，体格の差は大きくないものの，筋の伸展力の差がそのまま高いジャンプ能力の差に反映されてしまうと推測できる。残念ながら筋発揮パフォーマンスも，A代表チームと同様ストロングポイントにならないといえる。

　以上，男子育成年代および男子・女子代表選手の，日本と強豪国選手のフィジカルチェックの比較から，日本人のフィジカル特性をまとめてみると，持久的パフォーマンスがストロングポイントであることは間違いない。しかし，サッカーの試合において，試合を決定づけるスプリントパフォーマンスや筋発揮パフォーマンスにおいて，日本人は苦戦を強いられることが示唆された。この差を埋めていくためには，育成年代からのコーディネーション能力やランニングスキルのさらなる向上が必要になると考えられる。これらの課題を克服するためには，育成年代の早い時期からでも強化できる体幹部のトレーニングや[14]，自体重での筋力強化を中心に，サッカーに必要な4つのパフォーマンスの向上に努めていく必要があると考えられる。

5　サッカーのコンディション評価

　コンディショニングとは，「心身の状態をより好ましい方向に整えることを目指した対象者自身への働きかけである」と定義されている[15]。サッカーで高いパフォーマンスを発揮するためには，技術，戦術，体力とならび，コンディションも大変重要な要素となる。

1）コンディション評価の指標

　コンディションは，生理学的指標，練習時のパフォーマンスおよび試合時のパフォーマンスから評価される。生理学的指標としては，起床時の心拍数や体重，そして血液成分が挙げられる。起床時の心拍数や体重は，特に長期合宿中におけるコンディションチェックとして活用されており，これらが大きく変動したときはコンディションへの影響を考慮する必要がある。夏期の合宿では，同時に尿の量と色をチェックすると，脱水の状態が把握できる。血液からは貧血，筋疲労，ストレス関連項目を検査し，目にみえない体内の変化を観察することができる。しかし，選手への負担や検査費用がかかることから，年間で数回しか実施できないのが現状である。また，心理状態の変化を質問紙法などによって観察し，選手の主観的疲労感と併せてコンディションチェックに利用する試みもなされている。

　練習時のパフォーマンスでは，近年，サッカー

図9 間欠的ランニング中の心拍波形

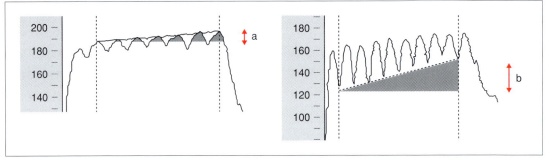

aからその運動強度の生体に対する負担を，bから回復能力を評価する[4]。

先進国といわれる国々において，最大下のYYIRを選手のコンディションチェックに利用していることが報告されている[9]。YYIRは，本来，選手をオールアウト（疲労困ぱい状態）まで追い込むテストであるが，コンディションチェックを目的とした場合には，最大下負荷における心拍数から評価する。つまり，毎回同じ運動強度で走行し，その際の心拍数からコンディションを評価する方法である。通常よりも心拍数が高いとコンディションは悪く，逆に通常よりも低くなればコンディションは良いという判断がなされる。

これまでは，例えばサッカーピッチの一部や50m四方のボックスを利用し，1周ごとのペースを決め，一定ペース時の心拍数から評価する方法がとられてきた。しかし，サッカーの試合では，一定ペースの定常運動になる時間は少ないため，間欠的運動時の心拍変動から，コンディションを把握すべきであると考えられるようになった。具体的にはYYIRや，Comettiが行っている15/15（15秒走って，15秒休息を数セット繰り返す），30/30がある[4]。これらのテストは，間欠的運動なので無線式心拍計（ハートレートモニター）から心拍変動を解析し，負荷をかけたあとの休息時の回復能力などから，コンディションを評価する（図9）。

コンディションを把握する目的は，試合において高いパフォーマンスを発揮する下準備のためというのが主な考え方であるが，実際の試合におけるパフォーマンスは，コンディション調整の結果として大変貴重な情報となる。評価項目については移動距離や，後半の試合前半に対する移動距離の減少率など，特別な機材がなくても記述法により測定できるものも，これまでも報告されている。近年では，試合中の動きの特性を評価する方法として，選手の移動スピードや高強度運動の割合・距離を，マルチカメラ自動追尾法やGPSによるデータから評価する試みがなされている[16]。

2）Yo-Yo Intermittent Recovery Test（YYIR）によるコンディション評価

YYIRを利用したコンディション評価は，日本代表をはじめ，各年代の代表チームでも行われている。通常はメンバーが集合する合宿初日の練習開始時に行い，連戦の影響や環境条件の変化などをチェックしたい場合には，その都度ウォーミングアップの時間に行っている。図10には，ある日本代表選手の3年間にわたる結果を示した。aとcは，オフ明けの1月のキャンプ時の結果で，高い数値を示している。興味深いのは，bとdの高い数値である。bは，8月の測定であり，気温26℃，湿度77％の蒸し暑いなかでの測定であった。一方，dはワールドカップ直前の高地にあるキャンプ地へ移動した際の測定結果であった。こ

図10 日本代表選手の3年間のYYIR1テスト開始6分後の心拍数の変化

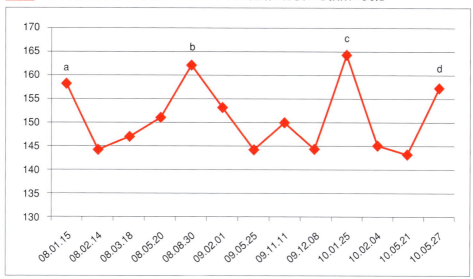

図11 大学サッカー選手のリーグ戦中のYYIR1テスト開始6分後の心拍数の変化

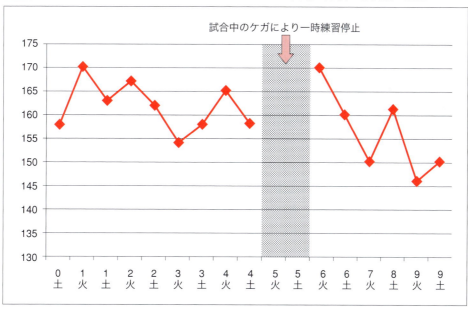

れらの結果からも，オフシーズン，および暑熱環境や高地環境に，コンディションが大きく影響を受けることが理解できる。

　さらに，筆者らが大学生チームに対して行った，リーグ戦中のコンディション評価の試みを紹介したい。YYIRの測定は，東京都大学サッカーリーグ1部に所属する大学生チームを対象にして行った。YYIRにはその強度からレベル1とレベル2の2種類があり，コンディションチェックには，レベル1（YYIR 1）を用いた。YYIR 1を用いたコンディション評価はテスト開始から約6分で終了し，終了直後の心拍数を測定した。心拍数の測定には，ポラール社製の無線式心拍計（チームシステム1）を用いた。最高心拍数は，別の日に行ったYYIRレベル2の測定時の最高心拍数とした。測定は，秋季リーグ戦の前日から開始し，毎週火曜日と土曜日の練習前のウォーミングアップ時に行った（図11）。

　このテストの相対的運動強度は約80% HRmaxであり，練習前のウォーミングアップとして支障なく行うことができる強度であった。心拍数の変化はリーグ前半で，試合後のオフ明けの火曜日に高く，試合前の土曜日に低くなる傾向であった。また，一時的にケガなどで戦列を離れると，その後のテストにおいて高い数値を示すことがわかった（図11の矢印後）。リーグ後半は，試合に出場する時間が少なくなったこともあり，火曜日の値が低くなることもあった。これらのデータから，チームでは火曜日の値を選手ごとにチェックし，通常よりも異常に高い場合に練習量のコントロールを行い，土曜日に通常レベルに戻すことを目指した。また，土曜日に戻らない選手に対しては，翌日の試合において通常よりも早い時間で交代させることを考慮して，サブメンバー選考の参考資料にした。今後は映像分析から，試合中のパフォーマンスを各選手で測定し，これらの心拍数値と実際の試合中のパフォーマンスや筋肉系の障害との関係をチェックする方法が主流になると思われる。

（安松幹展・早川直樹）

文　献

1) J Bangsbo. Training and testing the elite athlete. J Exerc Sci Fit. 2006；4：1-14.
2) 安松幹展，広瀬統一．フィジカルチェック結果からみた日本人選手の特徴．トレーニング科学．2010；22：307-12.
3) Weineck J. Optimales Fußball training. Spitta Verlag GmbH, Balingen, 1992.〔戸苅晴彦（監訳）．サッカーの最適トレーニング．大修館書店，2002.〕
4) Cometti G. Football et musculation. Editions Actio, 1993.〔小野剛（監訳）サッカーの筋力トレーニング．大修館書店，2002.〕
5) Bangsbo J, Mohr M. Fitness testing in football. 2012.〔長谷川裕，安松幹展（訳）．パフォーマンス向上に役立つサッカー選手の体力測定と評価．大修館書店，2015.〕
6) 安松幹展．スポーツ現場におけるフィールドテスト．アスリートのリハビリテーションとリコンディショニング　上巻．pp274-83，文光堂，2010.
7) 公益財団法人日本サッカー協会 技術委員会フィジカルフィットネスプロジェクト．JFAフィジカル測定ガイドライン2006年版．2006.
8) F Le Gall. Test et exercices en football. Vigot, 2002.
9) Bangsbo J, Iaia FM, Krustrup P. The Yo-Yo intermittent recovery test：a useful tool for evaluation of physical performance in intermittent sports. Sports Med. 2008；38：37-51.
10) Bangsbo J. The Yo-Yo tests [online].（http://soccerfitness.com）
11) Krustrup P, Bngsbo J. Physiological demands of top-class soccer refereeing in relation to physical capacity：effect of intense intermittent exercise training. J Sports Sci. 2001；19：881-91.
12) 安松幹展，戸苅晴彦．サッカー選手におけるYo-Yo intermittent recovery testの評価．日本スポーツ方法学会創設10周年記念学会大会研究報告．pp21-4, 2000.
13) Cometti G, Maffiuletti NA, Pousson M, et al. Isokinetic strength and anaerobic power of elite subelite and amateur French soccer players. Int J Sports Med. 2001；22：45-51.
14) 公益財団法人日本サッカー協会 フィジカルフィットネスプロジェクト．コンディショニングプログラムDVD．2016.
15) トレーニング科学研究会（編）．コンディショニングの科学．朝倉書店，1995.
16) Mohr M. Fatigue development in soccer with reference to intense intermittent exercise（Ph.D. thesis）. University of Copenhagen, 2008.

5章

シーズンによる
コンディショニング

　サッカーにおけるコンディショニングは，技術・戦術・体力など複数の側面から組み立てることが必要であり，それぞれをバランスよく刺激し，選手とチームのパフォーマンスの向上を促すようなトレーニングを行うことが重要である。サッカーの競技特性から，コーチは，すべてのトレーニングの負荷強度を考慮に入れたうえで，トレーニングスケジュールを組み立て，コンディショニングマネージメントを行っていかなければならない。

　Jリーグのチームは1シーズンのなかで，J1ではリーグ戦（34試合），リーグカップ，天皇杯，J2ではリーグ戦（42試合），昇格プレーオフ，天皇杯，J3ではリーグ戦（32試合），入れ替え戦，天皇杯，選手やチームによっては，代表での活動やACLなど複数の大会を並行して戦っていくこととなる。

　コーチは，それぞれの大会でチームの目標を達成するために，年間の試合のスケジュールに基づいたコンディショニングマネージメントを行う必要がある。トレーニング計画を立案するうえでは，以下のようなトレーニング原則に従って計画することが必要である。

　①意識性：トレーニングの目的を明確にし，選手に意識させながらトレーニングすることで，より効率的にパフォーマンスを改善させていくこと。

　②順序性・特異性：一般的な体力のトレーニングからサッカーに特化した専門的な体力のトレーニングへと，順を追って移行するように計画すること。

　③全面性：サッカーを構成する各体力要素をバランスよくトレーニングすること。

　④個別性：選手個々の体力的な資質はその個人によって異なることから，その個人に応じた負荷強度の設定をすること。そのトレーニングの効果を確認するために，またコンディションをチェックするうえでも，簡便でトレーニングにもなり得るフィジカルチェックを行うことも有効である。

　⑤継続性：強化すべき体力要素を，ボールを使ったトレーニングやボールを使わないトレーニングなど，さまざまな方法を用い，シーズンを通して継続的に刺激していくこと。

　⑥漸進性：トレーニング負荷の質と量のコント

ロールを行いつつ，発達度合いに応じて負荷強度を徐々に高めていくこと。特にプレシーズンに入ってすぐの合宿やトレーニングでは，トレーニング負荷の質と量の急激な増大によって，選手がケガをするリスクが高い。

コーチは，チームが志向するサッカーに基づいて目標を設定し，戦術的なトレーニングと体力的なトレーニングを通して，チームや選手のパフォーマンスの向上を目指す。目標達成のためにトレーニングを計画し（PLAN），実行し（DO），その結果チームがどのような状態にあるかを評価し（CHECK），その状態に応じて改善を行っていくこと（ACTION）が重要である（PDCAサイクル）。

年間の大きな流れとしては，新たなシーズンの準備のために開幕前の数週間の準備期間（以下，プレシーズン）を設定し，計画的にトレーニングや練習試合などを行いつつ個々の選手とチームのパフォーマンスを高めていく。公式戦などが行われるシーズン期（以下，インシーズン）においても，年間を通じた計画的なトレーニングにより，チームおよび個人のコンディションの向上・維持・回復を繰り返しつつ継続的なパフォーマンスの向上を目指す。

コーチは，常に自分たちのチームを，主観的な評価と練習や試合で収集した客観的なデータをもとにして，各選手とチームに適したトレーニングを計画し，実行し，評価し，改善していかなければならない。特に，インシーズン期間のトレーニングは，試合に対する準備が中心となり戦術的なトレーニングの比率が高くなるため，総合的なトレーニングの運動強度を考慮しながらコンディショニングトレーニングを実施していく必要がある。

近年のGPSなどのテクノロジーの活用によって，トレーニングにおける総合的な負荷がより客

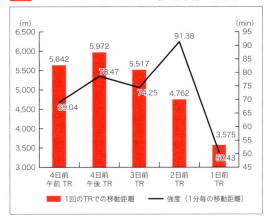

図1 トレーニングにおける移動距離と強度

観的に確認できるようになってきている。シーズン中の典型的な1週間のトレーニングにおける，ある選手の移動距離と強度を図1に示した。トレーニングは，試合から4日前の午前と午後に1回ずつ，3日前に1回，2日前に1回，1日前に1回実施している。トレーニングの量はGPSにより計測し，1回のトレーニングでの移動距離で示し，強度は1回の移動距離をトレーニング時間で割った1分間あたりの移動距離で示している。コーチは，計画していたトレーニングがどのような量と強度になっているかを客観的な数値として捉え，1週間の流れのなかで選手にどのような負荷がかかっているのかを客観的に把握できる。図1からは，トレーニングの量は4日前の午後が最も多く，強度は2日前に最も高くなっていることが読み取れる。これらのデータの蓄積により，どのくらいの量と質のトレーニングをどのタイミングで実施すると試合のパフォーマンスがどうなるか，予測する指標の一つとして利用できるであろう。これらのデータとコーチの主観的な判断で，トレーニング計画の立案や修正などを加えつつ，試合を中心に考えたトレーニングをしていかなければならない。

シーズン中の選手のコンディションは，トレー

ニング，食事等による栄養管理，睡眠などの休養によって整えられる。トレーニング以外の時間にどのような生活を送るかが，サッカー選手としての選手寿命やピッチ上でのパフォーマンスに大きな影響を与えることとなる。そのため，選手に自己管理を促す啓蒙活動がコーチにとっては大切となる。食事や睡眠に関しては，他の章で取り上げられることとなるため，そちらをご参照いただきたい。

本章では，筆者が実際に実施していた，J1クラブとJ2クラブにおけるコンディショニングを例に，1シーズンを通したコンディショニングについて考えていく。コンディショニングに対する考え方や方法は，コーチによってサッカーの捉え方が異なるのと同様にさまざまである。本章で取り上げる方法や考え方は，コンディショニングに関する1例として参考にしていただきたい。

1 期分け

1年間をオフシーズン，プレシーズン，インシーズンに分け，それぞれの時期の目的とトレーニングについて考えていきたい。期分けにはいくつかの考え方があるが，ここではチームでの活動を1つの基準とする。つまり，前シーズン終了から翌シーズンの準備期間が始まるまでのチームで活動していない時期をオフシーズン，オフシーズンから開幕までの準備期間をプレシーズン，リーグの公式戦が開催されている期間をインシーズンとする。

1）オフシーズンの目的

オフシーズンは，前シーズンの心理的・身体的な疲労をとり，選手個人の課題に取り組み翌シーズンのための準備を行う時期である。プレシーズンやインシーズン中には（試合への影響を考慮して）なかなかできない身体の強化，すなわち新たなシーズンへ向けた身体づくりを中心としたトレーニング，もしくは身体のメンテナンスを行うための時間をとることが可能である。プレシーズンのトレーニングにスムーズに移行できるようコンディションを整えておくことが重要であり，ケガを抱えた選手は，そのケガの治療とコンディションの回復が優先的な課題となる。

2）プレシーズンの目的

プレシーズンは，インシーズンに向けて，段階的なコンディショニングトレーニングにより，競技的な状態を引き上げていく時期である。プレシーズンの期間は，前シーズンの終了の時期によってクラブごとに数週間の違いがある。Jリーグのチームでは，6週間前後の期間を翌シーズンに向けたプレシーズンとしているクラブがほとんどである。プレシーズンは，約9カ月間に渡って開催されるリーグ戦に向けた，体力的な準備とチームとしての戦術的な準備，グループとしてのチームビルディングが目的とされる期間である。

3）インシーズンの目的

インシーズンの目的は，約9カ月間にわたるリーグ戦，カップ戦を戦うためのコンディションを，より高い状態へ向上・維持・管理していくことが中心となり，試合ごとに安定した良いパフォーマンスを発揮できるようなコンディショニングマネージメントが必要となる。そのため試合の日程に合わせた年間スケジュール，数カ月ごとの気候の変化に応じた月間もしくは季間スケジュール，週間スケジュール，デイリースケジュールの調整を行わなければならない。

Jリーグの日程は，試合の間隔が1週間，2日，3日と不規則であることも多く，前の試合から次の試合までの準備期間によってトレーニング内容の調整を柔軟に行っていくことが必要となる。

インシーズンのコンディションの管理は，週末の試合に向けた調整が中心となる。しかし，長いシーズンを通して考えると，試合に対する調整だ

けでは，ディトレーニング（脱トレーニング）によるパフォーマンスの低下が予測される。そのため，強度の高いトレーニングに対しても回復期間がとれる，1週間に1試合だけのような余裕のある日程の場合には，トレーニング負荷に強弱をつけた超回復に配慮したトレーニングを実施していくことが必要となる。

2 プレシーズンのフィジカルコンディショニングトレーニング

1) プレシーズンのフィジカルコンディショニングトレーニングの目的（位置づけ）

　プレシーズンは，一般的体力およびサッカーに特化した専門的な体力のトレーニングと，チーム戦術のトレーニングを並行して強化していく期間となる。オフシーズンからプレシーズンにかけては，1シーズンを通してみてもコンディショニングトレーニングにある程度のまとまった時間を割ける時期である。この時期に，体力のベースをどれだけ引き上げることができるか，どのような質のトレーニングをどれだけの量実施できているかが，インシーズン中のコンディショニングマネージメントに影響する。

　プレシーズンでは，フィジカルトレーニングの計画を組み立てる際の注意点として，運動負荷の順序性と特異性，漸増性を考慮していくことが必要である。例えば，同じ有酸素持久力を狙いとしたトレーニングでも，質は低負荷から高負荷へ，量のうえでは十分に狙いとする負荷強度に慣れてから増やしていき，量に慣れてからさらに質を上げていくことが，ケガの予防を考慮しても重要である。

　特に，プレシーズンに入ったばかりの時期は，選手のコンディションにばらつきがある。選手の状態を見極めながらトレーニングの質と量を変化させていくことが，ケガの予防となり，継続的なコンディションの向上につながる。実際，この時期にケガなどの体調不良で十分なコンディションを準備できなかった選手は，シーズンを通してコンディションに問題を抱えてしまう傾向にある。

2) プレシーズンの実際

　2018シーズンにおけるファジアーノ岡山のプレシーズンのスケジュールを紹介する（表1）。プレシーズンは，J2リーグ開幕までの6週間とした。

　最初の1～2週間は，フィジカルコンディションを向上させるためのトレーニングを中心に計画し，実施した。持久力の向上のために，低強度の有酸素トレーニングから徐々に高強度の有酸素トレーニングへと移行した。パワートレーニングでは，自体重を利用したベーシックなパワートレーニングと最大限の出力を伴うようなジャンプなどのトレーニング種目を，回数を急激に増加させないよう注意しながら実施した。スピードトレーニングは，短い距離で良いフォームを習慣化するようなドリル形式のスプリントトレーニングを，少しずつ量と距離を伸ばしながら実施した。

　3～4週目では，フィジカルコンディショニングトレーニングと並行して戦術的なトレーニングの割合を増やしつつ練習試合も実施した。フィジカルコンディショニングトレーニングでは，新たにスピード持久力のトレーニングを導入した。パワートレーニングでは，1回の運動時間が5～7秒くらいで終わるような最大パワーでの，サッカーのパフォーマンスと絡めたボールを伴ったトレーニングも実施した。練習試合は，各選手の出場時間を徐々に増やしていくように設定し（30分→45分→60分→75分→90分），いわゆるゲーム体力の向上を狙った。対戦相手も徐々に所属カテゴリーを上げ，試合の強度も高くしていくように配慮した。練習試合のパフォーマンスを観察することは，選手のコンディションを把握するうえで

非常に重要である。そのパフォーマンスによってプレシーズンの計画を修正していくことで，よりチームに適したトレーニングが可能となる。プレシーズンにおいては，この時期が最も運動強度と量が多くなる傾向があるため，選手のケガに注意することが必要である。すべてが計画ありきではなく，選手の状態をみて，トレーニング内容を変えることもしなくてはならない。

4～5週目には，10日間の合宿で3試合を実施し，シーズン中にもあるような試合の間隔が中3日の日程で，選手の状態を確認しながらゲーム体力の強化と戦術的なすり合わせを行いつつ開幕を迎えた。この期間は，試合と試合の間隔が短いため，回復中心のトレーニングを行い，体力的な負荷の低い戦術的なトレーニングに時間をかけて準備をすすめていった。

3）プレシーズンのフィジカルコンディショニングトレーニング

プレシーズンのコンディショニングトレーニングでは，持久力，スピード，パワー，コーディネーションを対象に，トレーニングごとに質と量を変化させつつ徐々に高めていくように設定する。この際，質と量を同じタイミングで増加させるとケガのリスクが高くなるので注意が必要となる。

どの体力要素においても，個々の選手に適した負荷強度を設定し，トレーニングすることが重要となる。フィジカルテストにおいて得られた個人のデータによって，その選手に適した心拍数の設定やランニングスピードの設定などを行うことで，より効率的で効果的なトレーニングが可能となる。

①持久力

持久力のトレーニングには，有酸素性の持久力のトレーニングと無酸素性の持久力（以下，スピード持久力）のトレーニングがある。

有酸素性の持久力のトレーニングは，低強度，中強度，高強度の順で段階的な負荷設定を行う。

最初の段階では，ジョギング程度の，低強度の負荷で持続時間の長いトレーニングを実施する。運動形態は，ジョギングだけでなく，サイドステップやバックステップなどのバリエーション豊かなステップワークを含んだエクササイズを加えていく。また，パス・アンド・ランのようなボールを使ったエクササイズも加えていくことで，より実際のサッカーの動きに適応したトレーニングとなりやすい。

中強度の負荷では，運動時の心拍数を最大心拍数に対して80％前後に設定し，各個人に適した負荷強度で実施する。一定の心拍数の範囲内で，持続時間もしくは距離を設定し，ランニングやエクササイズを行う。

高強度の負荷のトレーニングは，一定の距離を時間内で走るようなインターバル形式やボールを使うサーキット形式，少ない人数による攻守の切り替えの多い設定でのゲーム形式で行う。高強度の有酸素性トレーニングは，最大心拍数に対して90％前後の心拍数になるよう行う。これらのトレーニングは，運動強度や時間によって，乳酸の産生や耐乳酸の能力もトレーニングされることとなり，無酸素性持久力（スピード持久力）の改善にもつながる。

スピード持久力トレーニングは，ほぼ最大レベルのスピードで実施する必要がある。1回のエクササイズの時間は，ゲーム形式であれば20秒以上とし運動強度が高く維持できる時間内に設定する。運動強度が落ちた状況では，有酸素の持久力のトレーニングとなる。同じ持久力のトレーニングであっても，トレーニングの目的によって，エクササイズ時間と休息時間の設定を変える必要がある。

プレシーズンにおける持久力のトレーニングは，高強度の有酸素トレーニングまで順を追って

表1 ファジアーノ岡山における2018シーズンのプレシーズンスケジュール

週	時間	月	火	水	木	金	土	日
第1週 日付		1月15日	1月16日	1月17日	1月18日	1月19日	1月20日	1月21日
	午前	技術トレーニング	技術トレーニング	技術TR/有酸素中強度③=2:1	Ball TR/有酸素高強度①	技術戦術トレーニング	技術戦術トレーニング	終日オフ
	午後	有酸素中強度①	有酸素中強度②			有酸素高強度②	ベーシックパワー+ジャンプパワーTR	
第2週 日付		1月22日	1月23日	1月24日	1月25日	1月26日	1月27日	1月28日
	午前	ベーシックパワートレーニング① 有酸素高強度③	スピード持久力①	技術TR/ジャンプパワー+スピードTR ベーシックパワートレーニング②	有酸素高強度④	技術戦術トレーニング	練習試合 各選手30分	
	午後	技術戦術トレーニング	技術戦術トレーニング					
第3週 日付		1月29日	1月30日	1月31日	2月1日	2月2日	2月3日	2月4日
	午前	ベーシックパワートレーニング④ 有酸素高強度⑤	スピード持久力トレーニング	練習試合 各選手45分	終日オフ	ベーシックパワートレーニング⑤ スピード持久力②	技術戦術トレーニング	練習試合 各選手60分
	午後	技術戦術トレーニング	有酸素低強度（回復トレーニング）			ベーシックパワートレーニング③ スピード持久力②	パワー+スピードTR	
第4週 日付		2月5日	2月6日	2月7日	2月8日	2月9日 キャンプ1日目	2月10日 キャンプ2日目	2月11日 キャンプ3日目
	午前	ベーシックパワートレーニング⑥ 有酸素高強度⑥	スピード持久力トレーニング	練習試合 各選手65分	終日オフ	キャンプ地に移動	練習試合 各選手65分	有酸素低強度（回復トレーニング）
	午後	技術戦術トレーニング	戦術トレーニング			有酸素中強度		技術戦術トレーニング
第5週 日付		2月12日 キャンプ4日目	2月13日 キャンプ5日目	2月14日 キャンプ6日目	2月15日 キャンプ7日目	2月16日 キャンプ8日目	2月17日 キャンプ9日目	2月18日
	午前	ベーシックパワートレーニング⑦ スピードトレーニング	戦術トレーニング	練習試合 各選手75分	終日オフ	有酸素中強度 ベーシックパワートレーニング⑧	練習試合 各選手90分	有酸素低強度（回復トレーニング）
	午後	技術戦術トレーニング	技術戦術トレーニング					
第6週 日付		2月19日	2月20日	2月21日	2月22日	2月23日	2月24日	2月25日
	午前	終日オフ	終日オフ	有酸素高強度 ベーシックパワートレーニング⑨	U-22 TR（若手選手のみ）技術トレーニング		岡山に移動	
	午後			技術戦術トレーニング	スピード持久力④		技術戦術トレーニング	開幕戦メンバー以外トレーニング
								J2リーグ開幕戦

積み上げていくことが必要である。プレシーズン期にどのくらいの質と量のトレーニングができていたかが明確であれば，インシーズン中のフィジカルコンディショニングトレーニングの質と量の調節の目安がより明確になる。

②スピード

プレシーズンにおけるスピードトレーニングは，短い時間に全力を出すようなトレーニングの性質上，その量をコントロールしつつ，徐々に増やしていくことが必要である。

10秒以下の運動時間で全力を出すことが，スピードのトレーニングとなる。スピードトレーニングは，筋が完全に回復した状態で行う必要があるために，運動を反復する際の休息時間は，運動時間に対して10倍近く設定するべきであるという研究報告がある。また，スピードトレーニングでは，乳酸の産生が伴うことから，反復してトレーニングすることにより無酸素性の持久力（スピード持久力）のトレーニングとしても有効である。

③パワー

パワーは，速さと力の積で表される。このことから，パワーを向上させるためには，運動時いかにスピードを伴った力強い動きができるかが重要となる。サッカーのプレー中のパワーを向上させるためには，筋出力を上げるためのトレーニングとスピードのトレーニングを組み合わせて，サッカーのパフォーマンスに近い形でトレーニングしていくことが必要である。

サッカーのパフォーマンスは全身を用いて行われることから，上半身・下半身・体幹を含めた全身の動きを伴うエクササイズで筋出力を高めていくことが必要である。ランニング時の加速・減速・方向変換やジャンプなどに伴って求められるフォームや動作を，より効率的で爆発的な動作でできるように反復し，習得できるようにトレーニングを行う。

パワートレーニングには，自体重やフリーウェイト，マシンなどを用いたパワーを発揮するためのトレーニング（basic power TR），最大限もしくは最大限に近いパワーを発揮するような，プレー中の動作に近いジャンプやバウンディングなどの動きを用いたトレーニング（transference power TR），高強度のサッカーの動きに特化したトレーニング（football power TR）の3つのタイプがある。

プレシーズンでは，上記3つのタイプのパワートレーニングを並行して行っていく。

④コーディネーション

コーディネーションは，サッカーのプレーにおいては常に刺激されている要素であり，どのようなトレーニングにおいても関与している体力的な要素である。コーディネーショントレーニングは，スプリントやステップワークという選手が自分の意識下で動きながらその質を向上させていくような種目から始めて，選手の判断を伴うような，ボールを使ったゲーム形式の複雑な種目へと発展させていく。最終的には，予測を伴った状況判断に合わせたプレーを素早くできることが目的となることから，ゲーム形式で培われていくべきである。

4）プレシーズンのフィジカルコンディショニングトレーニングのまとめ

プレシーズンにおいて，フィジカルコンディショニングトレーニングと戦術トレーニングの時間の割合は，プレシーズンの初期にはフィジカルコンディショニングトレーニングに多くの時間を割き，インシーズンに近づくにしたがって戦術トレーニングに割く時間を増やしながら，コンディションを高めていくように計画を立てていく。そのなかで，複数の体力的な要素を，限られた時間のなかで戦術と並行して高めて行くことが求められ

表2 公式戦が1週間に1回の週間スケジュール

	日曜日	月曜日	火曜日	水曜日	木曜日	金曜日	土曜日	日曜日
午前		回復トレーニング	オフ	フィジカルコンディショニングトレーニング	技術・戦術トレーニング，フィジカルコンディショニングトレーニング	技術・戦術トレーニング	技術・戦術トレーニング	
午後	公式戦			技術・戦術トレーニング	若手選手のみ技術練習			公式戦

表3 公式戦が1週間に2回の週間スケジュール

	日曜日	月曜日	火曜日	水曜日	木曜日	金曜日	土曜日	日曜日
午前		回復トレーニング	技術・戦術トレーニング		回復トレーニング		技術・戦術トレーニング（短時間で回復できるコンディショントレーニング）	
午後	公式戦			公式戦		技術・戦術トレーニング		公式戦

る．コーチは，目指すべきインシーズンのチームのコンディションから逆算しつつ，チームの状態に応じて，計画を柔軟に修正しながら，継続した一貫性のあるコンディショニングトレーニングを行わなければならない．

3 インシーズンのフィジカルコンディショニングトレーニング

1）インシーズンの目的とスケジューリング

インシーズン中は，プレシーズンに高めたコンディションを，維持・管理し，改善させていくことと，1試合ごとにより良いコンディションを準備することが目的となる．

サッカーの競技レベルが高くなると，試合において高強度での運動が占める割合が高くなるという報告があり，インシーズンにおいても，高強度の有酸素性持久力やスピード持久力などのトレーニングは，高いレベルでのパフォーマンスを維持・改善するためのトレーニング課題である．

インシーズンにおいては，週末の試合に向けたコンディショニングとともに，インシーズンを通したパフォーマンスの維持・改善を目的としたコンディショニングトレーニングとスケジュールを立案することが必要である．

インシーズンになると，試合が1週間に1回のサイクルと，試合の間隔が2〜3日の公式戦のサイクルがあり，そのサイクルに即したコンディショニングが必要となる．次の試合までに1週間の準備期間がある場合は，試合の疲労からの回復，シーズンを通した強化課題に対するトレーニング，次の試合に向けた戦術的な準備が必要となる．中2日や中3日の日程の場合は，疲労回復と次の試合のための戦術的な準備が中心となる．

表2，3は，代表的な1週間のスケジュールの例である．

インシーズンのスケジュールでは，選手の疲労，気温，湿度，遠征などの環境面を考慮して，柔軟に対応していくことも試合に向けた準備として必要である．

日本の場合，夏は高温多湿であり選手の身体に対するダメージが大きい．トレーニング前後の体重の変化を追いかけながら体調管理を行っていく

必要がある。日常生活のなかでも，選手自身が尿の色を確認しつつ脱水状態にならないように水分補給を行うなどの配慮も必要である。一方，冬は降雪量の多い地域や気温が低くピッチ状況が厳しい環境では，その環境に応じたケガの予防策などの準備も必要となる。環境に応じたトレーニングウェアの選択や，各選手の状態に応じたトレーニング前のプレウォーミングアップも，コンディションを保つために必要である。

チームが，環境の変化に合わせてパフォーマンスを発揮できるように，試合に向けた準備（スケジュールやトレーニング内容）を柔軟に変化させていくこともコーチの役割としては重要である。

2）チーム全体と選手に応じた
　　コンディショニング

インシーズンにおいてコーチは，チーム全体と選手個々のコンディションを考慮し，安定したチーム力を常に発揮できるようにトレーニングを組み立てていくことが重要となる。試合に出場している選手は，試合による疲労の速やかな回復と次の試合に向けた準備が重要となる。試合出場機会の多い選手は試合を戦うことによって，試合に最も適した体力を作り上げていくことができる。一方，試合出場機会の少ない控え選手は，試合のための調整が多くなると，コンディションをより高い状態で維持していくことためのトレーニングや練習試合などが必要となる。長いシーズンを戦ううえで，試合におけるケガや体調不良は不可避であるため，交代で出場する普段出場機会の少ない選手のパフォーマンスの質の高さが，チームパフォーマンスを維持するために不可欠となる。コーチは，控え選手の目標設定やコンディション維持のためのコンディショニングトレーニングの実施，練習試合の導入などを年間のスケジュールをみながら考慮していくことが必要となる。

現在，Jリーグのチームには，単純に年齢だけとっても10代から30代（チームによってはそれ以上）の選手が在籍している。一概に，選手を年齢で括ってトレーニングをコントロールするのではなく，選手の特徴の一つとして，疲労からの回復力を考慮に入れながら，個別にトレーニング量の調整を行う必要がある。特に若い選手を育成していくためにも，選手個々の能力の発達を促すような計画的なトレーニングが必要となる。ファジアーノ岡山では1週間に1試合の週に，22歳以下の選手に対して，全体練習とは別に，2回練習の日を1日多く設けている。若い選手の回復力に見合った負荷で適切にトレーニングしていくことで，長期的にみたパフォーマンスの改善を図っている。また，基礎的な筋力が不足する選手には，ベーシックパワートレーニングなどの個別トレーニングを実施することでパフォーマンスの改善やケガの予防を行っている。

3）インシーズンのフィジカル
　　コンディショニングトレーニング

インシーズンでは，試合に向けたトレーニングが中心となるため，フィジカルコンディションの向上のためだけに特化したトレーニングに利用できる時間は限られる。このためコーチは，優先的に向上させていくべき体力要素を盛り込みながら，計画的にバランスよくトレーニングしていく必要がある。また，サッカーのトレーニングそのものがコンディショニングトレーニングの要素を多く含んでいることから，各々のトレーニングがコンディションに与える影響を考慮しつつ，戦術的なトレーニングにフィジカルコンディショニングトレーニングの要素を含めて効率的にトレーニングすることも必要である。

インシーズンのフィジカルコンディショニングトレーニングは，プレシーズンの延長線上にある。プレシーズンの項目で指摘した通り，プレシーズンとインシーズンのフィジカルコンディショニング

表4　2週間かけて各体力要素のトレーニングを実施するスケジュール

	月曜日	火曜日	水曜日	木曜日	金曜日	土曜日	日曜日
午前	回復トレーニング	オフ	ベーシックパワートレーニング，有酸素トレーニング	戦術トレーニング，スピード持久力トレーニング（広いエリア）	技術・戦術トレーニング	技術・戦術トレーニング	
午後			戦術トレーニング	若手選手のみ技術練習			公式戦
	月曜日	火曜日	水曜日	木曜日	金曜日	土曜日	日曜日
午前	回復トレーニング	オフ	ベーシックパワートレーニング，フットボールパワー＆スピードトレーニング	戦術トレーニング，スピード持久力トレーニング（狭いエリア）	技術・戦術トレーニング	技術・戦術トレーニング	
午後			戦術トレーニング	若手選手のみ技術トレーニング			公式戦

　トレーニングの継続性が，有酸素性持久力，スピード持久力，パワー（basic power, transference power, football power），スピードなどの体力要素の効率よい向上につながっていく。

　ゲームに合わせたコンディショニングを考慮すると，高強度の有酸素トレーニングやスピード持久力のトレーニングは運動強度が高く，代謝的なダメージから回復するまでの時間を逆算すると週のはじめに行ったほうがよいであろう。また，スピードやパワーのトレーニングは，単発で強度が高く，運動時間は10秒以下で回復時間を運動時間に対して10倍ほど確保する必要があるが，少ない量であれば，試合の前日や前々日でもトレーニング可能である。しかし，反復回数を増やしトレーニング全体の負荷を高くして効果をより求めるのであれば，代謝的なダメージと筋へのダメージを考慮に入れて，試合までの回復期間が確保できる週のはじめに実施すべきであろう。

　すべての体力要素のトレーニングを同じタイミングで行うことは，過負荷となりケガなどのリスクが高くなる。また，トレーニングの狙いがぼやけて効果が低くなり得る。

　それぞれの体力要素をトレーニングするためには，短・中・長期的な計画に基づいた質と量のコントロールが必要となる。試合を中心に考えた短期的なスケジュールの例として，2パターンの週間スケジュールを以下に示す。

①複数週間で，週ごとに強化する体力要素を変えながらトレーニングを実施していく考え方

　週ごとにターゲットとする体力要素を変えながらフィジカルコンディショニングトレーニングを実施していく。週のはじめに，重点的に体力要素をトレーニングしていく考え方である。表4に示したように，ある週は有酸素をターゲットにし，翌週はパワーやスピードをターゲットにトレーニングを進めていく。結果的に，複数週をかけてすべての体力要素のトレーニングを実施していく（表4）。

　このやり方は，週はじめにターゲットとする体力要素によって回復が異なってくるため，その週全体で試合に向けた調整に配慮することも必要となる。複数週間に跨ぎながら，すべての体力要素に対して量を確保したトレーニングを実施できるために，長期的な視野でコンディションを向上させていくことができる。

②1週間のなかですべての体力要素のトレーニングを実施していく考え方

　1週間のなかで，トレーニングごとに強化する

表5 1週間のなかで毎日少しずつ各体力要素のトレーニングを実施するスケジュール

	月曜日	火曜日	水曜日	木曜日	金曜日	土曜日	日曜日
午前	回復トレーニング	オフ	ベーシックパワートレーニング，有酸素トレーニング	戦術トレーニング，スピード持久力トレーニング	フットボールパワートレーニング，戦術トレーニング	スピードトレーニング，戦術トレーニング	
午後			戦術トレーニング	若手選手のみ技術トレーニング			公式戦

べき体力要素を変えながら，試合までにすべての体力要素のトレーニングを実施する（表5）。このやり方は，試合までに偏りなくトレーニングを行うため，毎日何らかの体力的なトレーニングを実施する。戦術的なトレーニングとの時間配分等でうまくマネージメントしていかないと，トレーニングできない体力要素が出てきてしまう。また，より戦術的なトレーニングにフィジカルコンディショニングトレーニングの要素を組み込むための工夫も必要となる。

4) インシーズンのフィジカルコンディショニングトレーニングのまとめ

インシーズンのフィジカルコンディショニングトレーニングの目的は，チームがシーズンを通してより高く安定したパフォーマンスを発揮できるようなコンディションを準備することにある。

サッカーをプレーすることで，すべての体力要素を強化していくことが理想的であるが，試合に向けた限られた準備期間のなかでは，ランニングやパワートレーニングなどボールを使わないトレーニングも各選手に応じた適切な負荷をかけるには効率的である。どのようなトレーニングを行う場合でも，注意すべきはトレーニング内容がそのチームのプレーのレベルに伴っているかどうか，チームが目指しているスタイルに則しているかどうかである。コーチは体力的なコンディショニングトレーニングが質の高いパフォーマンスに結びつくようにトレーニングを作成し，実施していくことが大切である。また，そのトレーニングがパフォーマンスにどのような影響を及ぼしているかを確認し，トレーニングを改善していくことで，より質の高いパフォーマンスを引き出すことが可能となる。

4 フィジカルチェック（コントロールテスト）

コーチは，チームとしての目標を達成するために，1年〜複数年単位の長期的なトレーニング計画，数ヵ月単位の中期的なトレーニング計画，1日〜数週間単位の短期的なトレーニング計画を立て，選手とチームの発達を客観的に捉え，進捗状況により計画の修正を行うことが必要となる。トレーニングの進捗状況を知るための客観的な指標としてのフィジカルチェックは，フィジカルテストに比べより簡易で短時間に実施できるものが望ましい。トレーニングやウォーミングアップの一環として実施できるようなものであれば，インシーズンでも測定することが可能となる。シーズンを通してデータを蓄積し，各々の選手のデータの推移を観察し，トレーニング効果やそのときのコンディション把握に利用する。定期的なフィジカルチェックは，トレーニング計画の修正・改善につなげることができる。また，チームと個人の体力を客観的なデータとして蓄積していくことで，チームや個人の成長（体力的な変化）を確認することが可能となる。選手がケガなどで長期的に離脱した場合でも，ケガの前の状態とのデータとの比較により，リハビリの進行状況の確認も可能となる。

図2 フィジカルチェックの結果例

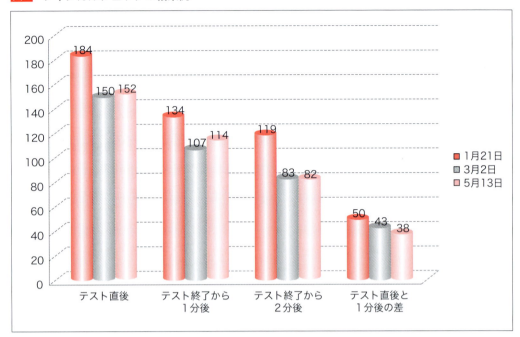

　2010シーズンに川崎フロンターレが実施したフィジカルチェックを例に挙げる．有酸素性能力のコンディション把握のためのフィジカルチェックとして，6分間のYo-Yo intermittent recovery testを実施し，テスト直後の心拍数，1分後の心拍数，2分後の心拍数，テスト直後と1分後の心拍数の差などの数値を測定した．

　2010年のシーズンでは，定期的に6回測定している．図2は，ある選手のプレシーズン初期（1月21日），プレシーズン終盤（Jリーグ開幕直前），インシーズン（開幕から約2カ月半経過時）のフィジカルチェックの結果である．プレシーズンのトレーニング期間を経て，テスト直後，テストから1分後，テストから2分後で，それぞれ心拍数の減少がみられ，シーズンに向けた準備期のトレーニングの効果が確認できる．また，シーズン中の数値の変動も少なく，インシーズンの有酸素性能力が維持できていることが，心拍数の推移で確認できる．このように，各々の選手の心拍数の変動をみていくことで，その時々のコンディション把握のための材料として利用できる．

（矢野由治）

文　献
1) ヤン・バングスボ．ゲーム形式で鍛えるサッカーの体力トレーニング．長谷川裕，安松幹展，上田滋夢（訳）．大修館書店，2008．
2) Jens Bangsbo, J. L. Andersen. Power training in football：A scientific and practical approach. Stormtryk, 2013.
3) Jens Bangsbo. Exercise and training physiology：A simple approach. SISU Sports Books, 2011.
4) 石井直方（総監）．ストレングストレーニング＆コンディショニング 第2版．Book House HD，2002．
5) テューダー・ボンパ．競技力向上のトレーニング戦略 ピリオダイゼーションの理論と実際．大修館書店，2006．
6) 八田秀雄．からだワンテーマシリーズ 乳酸「運動」「疲労」「健康」との関係は？ 講談社，2007．
7) 八田秀雄．エネルギー代謝を活かしたスポーツトレーニング．講談社，2004．
8) ジル・コメッティ．サッカーの筋力トレーニング コメッティ理論と強化プログラム．大修館書店，2002．
9) 財団法人日本サッカー協会スポーツ医学委員会（編）．選手と指導者のためのサッカー医学．金原出版，2005．

6章 サッカー選手のメディカルチェック

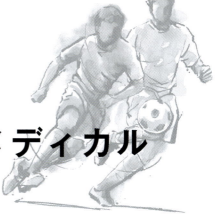

内科領域

　サッカーは高い運動強度を必要とすることもあり，内因性障害の予防は重要である．実際に，国内外の国際大会から地域レベルの競技まで突然死の事例が報告されている．サッカー選手の突然死は，テレビ中継も含め映像が流されることもあり，選手本人や家族，そして社会的にもインパクトが大きい．このような現状や理由から，特に突然死の予防は極めて重要である．したがって，内科領域のメディカルチェックの最も重要な目的の一つは，スポーツによる突然死の予防である．

　生活習慣病として多いメタボリックシンドロームに対しては，運動療法を含めた生活習慣の改善が必要であり，健康診断や人間ドッグといった健康チェックが盛んに行われている．また，日常的にスポーツを行っているアスリートのなかにも，慢性疾患に気づかずに競技を続け，十分なパフォーマンスを発揮できていない例も少なくない．早期に疾患を発見し，安全かつ効果的にスポーツを行っていくためにも，定期的なメディカルチェックが欠かせない．

　突然死を未然に防ぐためには，年代別に検査項目を考慮し，それぞれに有効なメディカルチェックを行う必要がある．スポーツ中の突然死のリスクは，年齢（最も多いのは40～50歳台），性別（心停止を起こした選手の約90％が男性），家族歴（疾患の遺伝的背景），運動強度（高強度運動で高いリスク）等に関連する．さらに，スポーツ中の突然死予防には，その原因疾患とその病態を理解することも大切である．突然死の原因として，35歳未満のサッカー選手では，肥大型心筋症，先天性の冠動脈起始異常，不整脈原性右室心筋症，川崎病による冠動脈病変，心筋炎，心臓震盪などが原因となる．一方，35歳以上のサッカー選手の突然死の原因は，心筋梗塞などの虚血性心疾患が大半を占めており[1]（表1），当然メディカルチェックを行うべき項目も異なる．サッカーにおけるメディカルチェックの場合は，若年層に重点を置く必要性が高い．ここでは年代別に必要なチェック項目を挙げながら解説する．

1 基本事項

　"突然死"とは，一般に「外見上健康と思われる者に生じた急性発症の24時間以内の予期せぬ"死"で，事故，自殺，他殺などを除いた内因性

表1 若年者に多い心疾患，成人に多い心疾患

若年者	肥大型心筋症 冠動脈起始異常 心筋炎 不整脈原性右室心筋症	心臓震盪 特発性左室肥大 大動脈破裂（マルファン症候群）
成人	虚血性心疾患（心筋梗塞など） 心筋炎 不整脈	心筋症（肥大型，拡張型） 川崎病の冠動脈瘤 心臓弁膜症

の原因（内臓の異常）により生じたもの」と定義される。全世界のサッカー競技人口は，2億5,000万人以上といわれている。スクリーニング検査の項目については，その妥当性について科学的根拠（エビデンス）があることが望ましいが，競技特性や選手の背景などにも考慮する必要性があり，サッカー競技独自のエビデンスを揃えることは容易ではない。実際に，スポーツと突然死に関する疫学研究の知見は，後ろ向き，あるいは前向きコホート研究（ある固体群を対象に現時点から未来に向かって追跡調査をしていく観察研究）によるものが多く，ランダム化前向き研究を行うことは難しい。

スポーツ参加の可否判断と運動処方の作成もメディカルチェックの目的の一つである。メディカルチェックにより疾患が発見された場合，その病態の程度によっては運動を制限または禁止しなければならないこともある。また，疾患を有する患者に運動療法として運動やスポーツを行う場合は，個別に適切な運動処方を作成して適切な種目や運動強度を指導することも重要である。基本事項を表2に提示する[1]。

2 年代別メディカルチェック

サッカー競技選手を含むスポーツ参加を志す一般の人々に対するメディカルチェックとして，日本臨床スポーツ医学会学術委員会内科部会から「メディカルチェックにおける基本検査項目」が提示されている（表3）[2]。これらの項目は，あらゆる年齢層のスポーツ参加者を対象に，心疾患のみならず，全身各臓器における異常検出を念頭に作成されている。年齢，競技レベル，競技種目により，運動負荷心電図や心臓超音波検査等を追加する。

スポーツ選手の血液検査で最も多い異常の一つは貧血である。特に，女子選手や高度な減量を行っている選手，運動強度の強い競技の選手には鉄欠乏性貧血が多いため，メディカルチェック項目としては必須である。発汗に伴い，1Lあたり約0.5mgの鉄分が失われる。男子で13g/dL未満，女子で11g/dL未満の場合は，血清鉄やフェリチンの測定を行う。

筋肉に対する負荷の指標として，クレアチニンキナーゼ（CK）がある。これはトレーニング量とも関連し，シーズン初めに高値を示す傾向にある。選手によっては2,000IU/Lを超すことがある。高値の際は再検査し，データの推移を評価することが重要である。また，尿検査で尿糖や尿蛋白，尿潜血などを認めた際も再検査を行い，再度異常の場合は，腎機能を含め腎疾患の精査を行う。

1) 12歳未満

この年齢で最も重要な疾患は，先天性心疾患である。先天性心疾患の多くは幼少期に発見され，

表2 メディカルチェック項目の基本事項

1．基本健康診断		
1）基本健康診断問診	1. これまでの主な病気・ケガについての質問 2. 現在の病気やケガについての質問 3. 自覚症状についての質問 4. 現在のコンディションについての質問 5. 家族の病気に対する質問 6. 体重減量についての質問 7. 初潮，月経についての質問（女子選手のみ）	
2）基本健康診断	1. 現症：身長，体重，体温，脈拍，血圧，身体所見 2. 臨床検査所見：心電図検査，尿検査，血液検査，血液生化学検査 3. プロブレムのまとめ処置 4. 診察医師判定 5. メディカル小委員会判定 臨床検査項目 1. 安静時心電図 2. 検尿：糖，蛋白，潜血 3. 血液一般検査：赤血球数，白血球数，Hb，HCT 4. 血液生化学検査：AST（GOT），ALT（GPT），CK，T-Chol，HDL-C，血清鉄，総蛋白	
2．追加健康診断		
1）追加健康診断問診	1. 運動歴についての質問 2. ベストの成績・記録についての質問 3. 過去一年間での主な大会での成績についての質問 4. 生活についての質問 5. 自覚症状についての質問	
2）追加健康診断	1. 整形外科的メディカルチェック：現在または過去の外傷・障害，アライメント，関節弛緩性，タイトネス 2. 女性に対するメディカルチェック 3. 形態計測 4. 眼科所見 5. ホルモン測定 6. 運動負荷心電図	

（財団法人日本サッカー協会スポーツ医学委員会（編），選手と指導者のためのサッカー医学．金原出版，2005．より改変）

治療されていることが多い。わが国では学校健診により，代謝疾患も既に診断されていることが多いが，尿検査により，糖尿病やネフローゼ症候群などの腎疾患のチェックが可能である。川崎病は，単独でその有無を確認する。これらの情報を踏まえたうえで，既往歴や突然死，心疾患を含めた家族歴の聴取を行うことが非常に重要である。

サッカー競技選手でU-12のトレセンに選ばれた選手は，表2のようなメディカルチェックを事前に行っている。基本健康診断としてメディカルチェックを行ったうえで，必要な選手には運動負荷心電図や心臓超音波検査，ホルター心電図などの精査を追加し評価する。また，運動やスポーツの禁忌ではないが，アトピー性皮膚炎や気管支喘

表3 メディカルチェックにおける基本検査項目

1. 血液検査
   赤血球数，ヘモグロビン，ヘマトクリット，白血球数
   （注1）血小板数は対象により考慮する
2. 生化学検査
   GPT（ALT），GOT（AST），γGTP，総蛋白，総コレステロール，中性脂肪，尿酸，BUN，クレアチニン，血糖
   （注2）アルカリフォスファターゼ，LDH，CPKは対象により考慮する。
   （注3）Fe，フェリチンを女性あるいは競技スポーツ選手で貧血が予想される場合に測定する。
   （注4）肝臓疾患が疑われたときは原因ウイルスの検索（IgM—HA抗体，HBs抗原，HCV抗体など），および以下の項目を選択する：アルブミン，コリンエステラーゼ，プロトロンビン時間またはヘパプラスチンテスト，総ビリルビン
3. 尿検査
   尿蛋白，尿潜血，尿糖
4. 胸部X線写真
5. 安静時12誘導心電図
   （注5）運動負荷心電図をすべての対象に行うことが望ましいが，施設・マンパワーの面で現状では完全に対応できないことから，安静時心電図に異常の認められた例，40歳以上の男性，50歳以上の女性には基本検査とする。

（財団法人日本サッカー協会スポーツ医学委員会（編），選手と指導者のためのサッカー医学．金原出版，2005．より改変）

息，食物アレルギーといったアレルギー疾患の有無もチェックする。また，必要に応じて主治医の診断書を提出させることもある（図1）[1]。

2）18歳未満

この年齢は，成長期にあるか，または成長期が終わり，大人の身体が形成される時期である。問診を行い，貧血・肝機能・腎機能などをチェックするための血液検査・尿検査を行う。川崎病の既往がある選手は，安静時心電図や心臓超音波検査，最近では冠動脈CTなどを施行して冠動脈瘤を含めた心血管系のチェックを行い，異常がなければ運動負荷試験を行い，心機能や運動耐容能の評価を行う必要がある。

また，この年齢に重要なチェック項目は身長である。バスケットボール選手やバレーボール選手に限らず，昨今ではサッカー選手でも高身長が増加している。この年齢でのスポーツ選手の突然死の原因として，マルファン（Marfan）症候群が挙げられる。マルファン症候群は，骨格系，眼，心血管系，肺，皮膚，硬膜など，さまざまな結合組織の病変を来す疾患であり，特に心血管病変は大動脈瘤破裂，急性大動脈解離をはじめ，生命に関わることが多く，表4に示す項目をチェックする必要がある。典型的な骨格系や皮膚の外見的特徴，心電図異常が認められなくても，心臓超音波検査や遺伝子検査でマルファン症候群の診断がつくことも少なくない。マルファン症候群と診断された際は，サッカー競技には参加できない。家族歴を含めた問診の徹底と，身体所見によりマルファン症候群が疑われる際は，眼科受診や心臓超音波検査を検討する必要がある。

3）35歳未満

この年齢で最も注意しなければならないのは，心筋症である。35歳未満のスポーツ競技選手の心臓死の主因は肥大型心筋症である。肥大型心筋症の診断には，問診，心雑音を含めた身体所見，心電図に加え，心臓超音波検査が重要である。肥大型心筋症による年間死亡率は1～2%とされて

図1 U-12 以降のトレセン参加に必要な診断書

診断書

選手氏名：_____　___歳　性別：男・女　(西暦)　　年　　月　　日生
既往歴について

以下の病気が"ない"場合は各病名の後の□に／印，"あり"の場合は□内を塗りつぶして（■）ください
1：貧血□（　）歳　2：喘息□（　）歳　3：高血圧□（　）歳　4：心臓病□（　）歳
5：川崎病□（　）歳　6：腎炎□（　）歳　7：肝炎□（　）歳
8：胃十二指腸潰瘍□（　）歳　9：てんかん□（　）歳
10：その他□（　）歳（病名　　　　）11：手術□（　）歳（病名　　　　）
12：輸血□（　）歳（病名　　　　）13：薬物アレルギー□（薬品名　　　　）
14：食物アレルギー□（食品名　　　　）

その他の既往
1：ない
2：ある（病名　　　　）受傷（発症）日___年___月___日　通院医療機関名_____

血液検査（血算・生化学）：異常　なし　（あり　　　　　　　　　）
心電図　　　　　　　　：異常　なし　（あり　　　　　　　　　）
胸部正面 X 線写真　　　：異常　なし　（あり　　　　　　　　　）
超音波診断　　　　　　：異常　なし　（あり　　　　　　　　　）
上記の者について，健康であることを証明する
　　　　　　　　　　　　　　　　　　　　　年　　月　　日

　　　　　　　　　　　　医療機関名_____
　　　　　　　　　　　　医師名_____印

個人の責任で行うことを原則とする。

（財団法人日本サッカー協会スポーツ医学委員会（編），選手と指導者のためのサッカー医学，金原出版，2005．より改変）

おり，死亡原因としては心室性不整脈によるものが多い。自覚症状としては，胸痛，呼吸困難，動悸，疲労感などがあるが，無症状であることも多い。したがって，上記症状や家族歴，心雑音，さらに安静時心電図上の左室肥大または胸部 X 線上の心拡大を疑う所見を認めた場合には，積極的に心臓超音波検査を追加施行することが必要である。

心臓突然死を来す他の原因として，不整脈原性右室心筋症，拡張型心筋症，僧帽弁逸脱症，マルファン症候群，心筋炎，QT 延長症候群，Brugada 症候群，WPW 症候群などが挙げられるが，いずれも問診，身体所見，安静時心電図を確認したうえで，心臓超音波検査やホルター心電図等を追加で施行することが望ましい。確定診断およびスポーツ参加への可否に関しては，循環器専門医に委ねるべきである。

また，メディカルチェック時に多く認められる

表4 マルファン症候群チェックリスト

検査日（西暦）	生年月日（西暦）	性別	
年 月 日	年 月 日	男 女	
身長	上肢長	下肢長	中指端長
cm	cm	cm	cm
体重			
kg			
家族歴 両親			
兄弟			

形態			全身関節弛緩性		
頭部長頭	あり	なし	肩関節	あり	なし
高口蓋	あり	なし	反張肘	あり	なし
脊椎後弯症	あり	なし	手関節（wrist sign）	あり	なし
脊椎側弯症	あり	なし	股関節外旋	あり	なし
胸部漏斗胸	あり	なし	反張膝	あり	なし
胸部鳩胸	あり	なし	足関節背屈	あり	なし
			脊椎柔軟性	あり	なし
			Thumb sign	あり	なし

	右		左	
膝蓋骨亜脱臼	あり	なし	あり	なし
扁平足	あり	なし	あり	なし

眼部所見				
水晶体逸脱	あり	なし	あり	なし
視力				
視力矯正				
画像所見等				
METACARPAL INDEX				
心電図	あり	なし		

超音波		
動脈瘤	あり	なし
僧帽弁逸脱	あり	なし
大動脈根拡大	あり	なし
心雑音	あり	なし

（財団法人日本サッカー協会スポーツ医学委員会（編），選手と指導者のためのサッカー医学，金原出版，2005．より改変）

所見として，スポーツ心臓がある．スポーツ心臓とは，スポーツ中の心拍出量増加に対応して心収縮力を増加させる必要があり，心房・心室がともに生理的に拡大した状態である．スポーツ心臓の特徴は，明らかな心筋肥大を認めないことであり，心臓超音波検査による鑑別が可能である．

トップ選手における運動誘発性喘息の罹患率は，上昇していると報告されている[4]．長期の激しい反復的な持久的トレーニングに，不利な環境条件が重なると，喘息が発現する一因となる可能性がある．運動中に呼吸困難を来すような選手は，運動誘発性喘息の可能性を考慮する必要がある．

> 表5 Jリーグのメディカルチェック

Jリーグメディカルチェック報告書

チーム名：＿＿＿＿＿＿＿＿＿＿ チームドクター名：＿＿＿＿＿＿＿＿＿＿ 運営担当名：＿＿＿＿＿＿＿＿＿＿

選手名		生年月日（西暦）		年齢	
実施年月日（西暦）		背番号			

以下該当する項目を選択・記入，異常所見有りの場合は更に具体的に記入して下さい。
(「3. 心エコー」，「8. 負荷心電図」については新規に検査を実施した場合のみ記入して下さい)。

1. 胸部X線検査	異常有無		今後の方針	
	異常所見の詳細			
2. 安静時心電図	異常有無		今後の方針	
	異常所見の詳細			
3. 心エコー ※5年に1度実施	検査年月日			
	異常有無		今後の方針	
	異常所見の詳細			
4. 血液検査	WBC		RBC		Hb	
	Ht		TP		AST	
	ALT		γ-GTP		LDH	
	Cr		Al-p		CK	
	Fe		TC		HDL	
	LDL		血糖		Na	
	TG		K		CRP	
5. 尿検査	蛋白		糖		潜血	
6. 外傷・障害 メディカルチェックの時点でActiveな外傷・障害について記載して下さい。(ない場合は「特になし」と記載)	診断名					
	診断名					
	診断名					
	診断名					
7. コメント						
8. [その他実施項目] ※負荷心電図	検査方法					
	検査年月日					
	異常有無		有りの場合：			
	異常所見の詳細					
9. 運動の可否						
《コメント》						

※3. 心エコーは5年に1度実施となっています。2018シーズンに新たに検査をした場合（再検査含む）のみ入力してください。
※8. 負荷心電図は必須項目ではありませんが，実施した場合は記載をお願いいたします。
※9. 判断が困難な場合には，JFA医学委員会に要相談として，すべての検査結果とともにJFA医学委員会宛てに提出してください。

4）35歳以上

35歳以上のスポーツ選手の突然死の主因は，心筋梗塞などの虚血性心疾患である．安静時心電図のチェックは不可欠であり，必要があれば運動負荷心電図，心臓超音波検査，ホルター心電図等の精査を行う．また，虚血性心疾患の危険因子である高血圧症，脂質異常症，糖尿病，喫煙歴，家族歴等のチェックを行い，さらにはその程度を把握することが重要である．健康診断や人間ドックの結果を参照してもよい．問診と理学的所見が重要である．運動中や運動後の息切れ，胸痛，動悸，失神などの症状，心疾患や突然死の家族歴がある場合，または心雑音不整脈があった場合は，安静時心電図や胸部X線に異常がなくても精査を行うべきである．

3 メディカルチェックの現状と問題点

メディカルチェックは定期的に行う必要がある．Jリーグでは，各チームにシーズン初めのメディカルチェックを義務づけている（**表5**）．定期的に行うことで，その時点でのコンディション調整にも役立つ．

メディカルチェックの目的の一つは，スポーツ参加を禁止する疾病や障害を発見することである．イタリアでは1971年以降，公式なスポーツ大会に参加する場合には毎年，身体所見，安静時心電図，心臓超音波検査，さらには最大下運動負荷試験を行うことが義務づけられている．上記スクリーニングを行い，突然死のリスクが高い競技選手には参加資格を与えない，という方針をとっている．

ヨーロッパではESC（European society of cardiology）が，問診，身体所見に加え，安静時心電図を施行することを定めている（**表6**）[5]．イタリアの研究では，問診，理学所見，心臓超音波検査を行うことにより，競技選手33,735例中

表6 ヨーロッパ心臓病学会の勧奨するアスリートの競技参加前スクリーニング項目

【家族歴】
1. 心臓発作または心臓性突然死
 （男性55歳未満，女性65歳未満）
2. 心筋症
3. マルファン症候群
4. QT延長症候群
5. Brugada症候群
6. 重症不整脈
7. 冠動脈疾患
8. その他，生活に支障を来す心血管疾患

【病　歴】
1. 労作性胸痛または胸部苦悶感
2. 失神，失神前状態
3. 脈の乱れや動悸
4. 労作時の過剰な息切れや疲労感

【身体所見】
1. マルファン症候群の身体的特徴
 （筋骨格系および眼）
2. 大腿動脈の拍動減弱または遅延
3. 収縮中期または後期クリック音
4. 単一Ⅱ音，Ⅱ音の持続性および固定性分裂
5. 大きな心雑音（第2度以上）
6. 不整脈
7. 上腕の血圧＞140/90mmHg
 （複数回の測定で）

【安静時12誘導心電図】

以上，最低2年に1回行う

(Corrado D, Pelliccia A, Bjørnstad HH, et al. Cardiovascular pre-participation screening of young competitive athletes for prevention of sudden death : proposal for a common European protocol. Consensus statement of the study group of sport cardiology of the working group of cardiac rehabilitation and exercise physiology and the working group of myocardial and pericardial disease of the European society of cardiology. Eur Heart J. 2005 ; 26 : 516-24.より改変)

3,019例（8.9％）が肥大型心筋症と診断されている[6]．さらに，非競技選手で突然死を来した肥大型心筋症患者の割合は，アメリカとイタリアではほぼ同等であったが，競技選手での割合はアメリカの24％に対し，イタリアは2％であった．したがって，適切な心臓超音波検査の施行は費用対効果という面からも有用である可能性がある．イタリアでは，スポーツ参加前の競技選手の全国的な医学評価プログラムが1982年から導入され，この

図2 イタリアにおける10万人あたりの突然死者数

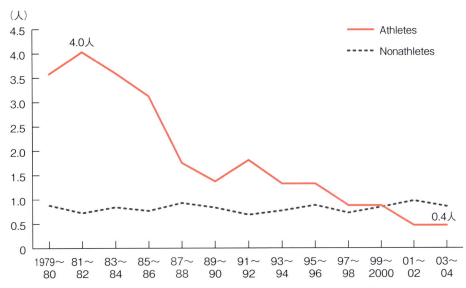

イタリアでは，競技前のメディカルチェック導入によりアスリートの突然死が90％現象した。
(Corrado D, Schmied C, Basso C, et al. Risk of sports: do we need a pre-participation screening for competitive and leisure athletes? Eur Heart J. 2011；32：934-44.より改変)

図3 Pre-Competition Medical Assessment（PCMA）

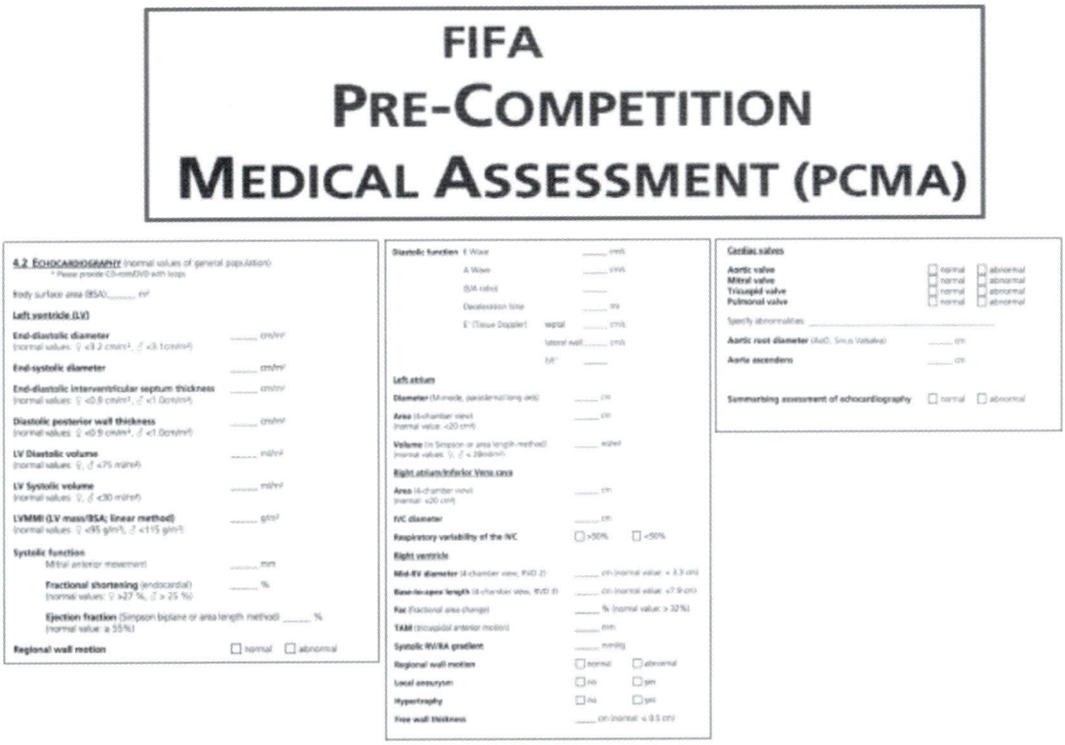

プログラムによって，若年選手の突然死は明らかに減少した（図2）[6]。しかし，各国の異なる健康管理体制や心疾患の地域性も含むさまざまな理由により，医学スクリーニングに関する標準的かつ国際的な統一見解がないのが実情である。FIFAでは，pre-competition medical assessments（PCMA：図3）において，「サッカー選手の健康を守り，突然死等を防ぐために詳細な問診，心電図，詳細な心臓超音波検査は重要である」としている。

4 おわりに

競技レベル，年代，種目により，必要な項目は異なるが，突然死の予防のためには，選手の健康診断やメディカルチェックが重要である。また，チェックする側の医師をはじめとするスタッフの知識，技量の向上と，チェックされるスポーツ選手側の健康に対する自己管理意識の向上が重要であることはいうまでもない。

（福島理文・島田和典）

文献

1) 財団法人日本サッカー協会スポーツ医学委員会（編）．選手と指導者のためのサッカー医学．金原出版，2005．
2) 日本臨床スポーツ医学会学術委員会内科部会勧告．日臨スポーツ医会誌．2006；14：93-118．
3) Maron BJ, Ackerman MJ, Nishimura RA, et al. Task Force 4：HCM and other cardiomyopathies, mitral valve prolapse, myocarditis, and Marfan syndrome. J Am Coll Cardiol. 2005；45：1340-5.
4) Ross RG. The prevalence of reversible airway obstruction in professional football players. Med Sci Sports Exerc. 2000；32：1985-9.
5) Corrado D, Pelliccia A, Bjørnstad HH, et al. Cardiovascular pre-participation screening of young competitive athletes for prevention of sudden death：proposal for a common European protocol. Consensus statement of the study group of sport cardiology of the working group of cardiac rehabilitation and exercise physiology and the working group of myocardial and pericardial disease of the European society of cardiology. Eur Heart J. 2005；26：516-24.
6) Corrado D, Schmied C, Basso C, et al. Risk of sports：do we need a pre-participation screening for competitive and leisure athletes? Eur Heart J. 2011；32：934-44.

運動器

サッカーをプレーするなかでどうしても避けられない傷害が発生することはある。しかし，できるかぎり傷害を起こさないように予防策を講じる必要がある。また，傷害が起こったときには，早期発見，早期治療，そして早期復帰を考える必要がある。整形外科的メディカルチェックを実施するのはこれらのためである。メディカルチェックを定期的に実施することにより，選手の身体的特性を知ることができるとともに，選手が気づいていない傷害を発見することもでき，サッカーをプレーするうえでより良いコンディションを作り，傷害発生の予防に役立てることができる。

現在，日本サッカー協会スポーツ医学委員会ではサッカーヘルスメイトを作成し，Jリーグの選手全員と各カテゴリーの日本代表選手に所持させるようにしている。サッカー協会で行っているメディカルチェックは，原則として，サッカーヘルスメイトに記載されている項目に基いて行っている。

整形外科的メディカルチェックの項目はサッカーヘルスメイト（図1）に示されており，それらの項目に沿って進めていく。

FIFAの主催する世界大会では大会前にPCMA（pre-competition medical assessment）とよばれるメディカルチェックを行うことが推奨されている。PCMAは参加選手の既往，現病歴，内科的所見，循環器所見，心電図，心エコー，血液検査，運動器の所見などを記入し，FIFAに提出するものである。そのなかの整形外科的なチェック項目を参考として紹介する（表1）。

1 メディカルチェックの進め方

1）問診

①過去のスポーツ歴・現在のスポーツ活動状況

スポーツ種目，スポーツ開始年齢，ポジション，所属クラブ，練習量などをチェックする。現在のスポーツレベル，1日の練習時間，1週間の練習日数についても聞き取る必要がある。1週間の練習時間が長くなれば障害の発生率が高くなる。特に成長期においては，トレーニング量が多くなるとオスグッド病や腰椎分離症の発症リスクにつながる。

②過去の外傷・障害・疾病歴

ケガをしたときの年齢，種目，診断名，治療機関，治療内容，治療期間，そのケガが完全に治癒しているか，後遺障害の有無，現在のプレーに支障を来しているかどうかを調べておかなければならない。

2）全身的なチェック

年齢，身長，体重，体脂肪率などの体組成，利き手，利き足などの一般的なチェックを行う。発育期には現在の身長，体重だけではなく，1年間の身長，体重の増加率についても調べておく必要がある。オスグッド病は特に身長の伸びのピーク前後に発症しやすく，治療法を選択するうえでも参考になる。

①全身関節弛緩性（図2）

全身の6大関節に脊柱を加えた7部位の評価を行う東大式の全身関節弛緩性のテストが利用しやすい。それぞれの関節弛緩性陽性の点数を加えて，7点中4点以上のものは全身関節弛緩性を有すると考え，関節亜脱臼や靭帯損傷など関節外傷の危険性が高い特性を有すると考える。

図1 サッカーヘルスメイト（整形外科チェックシート）

整形外科チェックシート（1）　　　　　　　　年　　月　　日

	アライメント	関節弛緩性	関節可動域	関節不安定性
体幹	側弯：有　無	FFD=　cm 関節弛緩性 有　無	前屈　後屈　　　回旋　側屈 　　　　　　　　　右： 　　　　　　　　　左：	
頸椎				
胸椎	亀背等の変形 　有　無			
腰椎	階段状変形 　有　無	SLRテスト 右： 左：	前屈　後屈　側屈　バレーの圧痛点 　　　右： 　　　左：	
	神経学的所見	（Bi　Br　Tr　Wa　PTR　ATR　Ba）* 右： 左： 　　上肢　下肢　　　背筋　腹筋 知覚異常　右：有　無　有　無　筋力： 　　　　　左：有　無　有　無		
肩関節		右：有　無 (1) 左：有　無	屈曲　伸展　外転　内転　外旋　内旋 右： 左：	前方　後方　下方 右： 左：
肘関節	carrying アングル 右＝　　　度 左＝　　　度	右：有　無 (2) 左：有　無	屈曲　　伸展 右： 左：	外反　内反 右： 左：
手関節		右：有　無 (3) 左：有　無	掌屈　背屈　橈屈　尺屈 右： 左：	掌背　橈尺 右： 左：
手指			母指　示指　中指　環指　小指 右： 左：	

*Bi：上腕二頭筋腱反射　　Br：腕橈骨筋腱反射
Tr：上腕三頭筋腱反射　　Wa：ワルテンベルグ病的反射
PTR：膝蓋腱反射　　ATR：アキレス腱反射
Ba：バビンスキー病的反射

**(1)　　　　　(2)　　　　　(3)

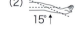

②筋タイトネス（図3）

　筋の固さをみるタイトネステストも重要である。特に選手が成長期の場合は，骨と筋肉の成長のアンバランスが生じ，筋の緊張が高くなっていることが多く，タイトネスをチェックすることが重要である。

・腰背筋：下肢伸展位で体幹前屈し，指と床の間の距離〔指床間距離（finger floor distance；FFD）〕を測定。

・ハムストリング：仰臥位，膝伸展位で下肢が床からどのくらいの角度まで挙上できるか〔下肢伸展挙上角度（straight leg raising；SLR）〕を測定。

整形外科チェックシート（2）

　　　　　　　　　　　　　　　　　　　　年　　月　　日

	アライメント	関節弛緩性**	関節可動域	関節不安定性
股関節	SMD* 右＝ 左＝　　cm	股関節外旋 角度＝　　° 関節弛緩性 　有　無	屈曲　伸展　外転　内転　外旋　内旋 右： 左：	
膝関節	正常・O脚・X脚 横指	右：有　無 左：有　無 10°↑	屈曲　伸展　5AP（cm）　10AP（cm） 右： 左： 　　腫脹　熱感　発赤　圧痛　マクマレーテスト 右：内 　　外 左：内 　　外 　　　　　脛骨粗面 　　　痛み　熱感　圧痛　膨隆 右： 左：	右　　　左 外反　0 　　　30 内反　0 　　　30 ラックマンテスト 　　　　　右　　　左 N-テスト　右　　　左 前方引き出し 　　　　　右　　　左 後方引き出し 　　　　　右　　　左
膝蓋骨	Q-アングル 右＝ 左＝		クラークテスト　グラインデイングテスト　圧痛 右： 左：	apprehension テスト 右：有　無 左：有　無
下　腿	腫脹　熱感　発赤　圧痛：部位　シンスプリント　下腿径（cm） 右： 左：			
足関節	leg-heel アライメント 右＝ 左＝	右：有　無 左：有　無 45°↓	背屈　底屈　熱感　腫脹　圧痛 　　内 右 　　外 　　内 左 　　外	右　　　左 前方 内反 外反 外旋
足　部	（扁平，正常，甲高）		他の圧痛部位 右： 左：	

*SMD：上前腸骨棘―足関節内果間距離
5AP：膝上5cm部の大腿周囲径　　10AP：膝上10cm部の大腿周囲径

**

運動器

表1 運動器に関するPCMA

1. MUSCULOSKELETAL SYSTEM
1.1 SPINAL COLUMN AND PELVIC LEVEL

Spine form	☐ normal	☐ flat		
		☐ hyperkyphosis		
		☐ hyperlordosis		
		☐ scoliosis		
Pelvic level	☐ even	_____ cm lower	☐ right	☐ left
Sacroiliac joint	☐ normal	☐ abnormal		

Cervical rotation

right	_____°	painful	☐ no	☐ yes	
left	_____°	painful	☐ no	☐ yes	

Spinal flexion
Distance fingertips to floor _____ cm

1.2 EXAMINATION OF HIP, GROIN AND THIGH

Flexibility of the hip

Flexion (passive)

right	☐ normal	☐ limited _____°	painful	☐ no	☐ yes
left	☐ normal	☐ limited _____°	painful	☐ no	☐ yes

Extension (passive)

right	☐ normal	☐ limited _____°	painful	☐ no	☐ yes
left	☐ normal	☐ limited _____°	painful	☐ no	☐ yes

Inward rotation (in 90° flexion)

right left	_____°	painful	☐ no	☐ yes
left	_____°	painful	☐ no	☐ yes

Outward rotation (in 90° flexion)

right left	_____°	painful	☐ no	☐ yes
left	_____°	painful	☐ no	☐ yes

Abduction

right left	_____°	painful	☐ no	☐ yes
left	_____°	painful	☐ no	☐ yes

Tenderness on groin palpation

right	☐ no	☐ pubis	☐ inguinal canal
left	☐ no	☐ pubis	☐ inguinal canal

Hernia

right	☐ no	☐ yes, please specify _____
left	☐ no	☐ yes, please specify _____

Muscles

Adductors

right	☐ normal	☐ shortened	painful:	☐	☐ no
yes left	☐ normal	☐ shortened	painful:	☐ no	☐ yes

Hamstrings

right	☐ normal	☐ shortened	painful:	☐	☐ no
left	☐ normal	☐ shortened	painful:	☐ no	☐ yes

Iliopsoas

right	☐ normal	☐ shortened	painful:	☐	☐ no
left	☐ normal	☐ shortened	painful:	☐ no	☐ yes

Rectus femoris

right	☐ normal	☐ shortened	painful:	☐	☐ no
left	☐ normal	☐ shortened	painful:	☐ no	☐ yes

Tensor fascia latae muscle (iliotibial band)

right	☐ normal	☐ shortened	painful:	☐	☐ no
left	☐ normal	☐ shortened	painful:	☐ no	☐ yes

1.3 EXAMINATION OF KNEE

Knee joint axis
right □ normal □ genu varum □ genu valgum
left □ normal □ genu varum □ genu valgum

Flexion (passive)
right □ normal □ limited_____° painful □ no □ yes
left □ normal □ limited_____° painful □ no □ yes

Extension (passive)
right □ 0° □ limited_____° painful □ no □ yes
  □ hyper-extension_____°
left □ 0° □ limited_____° painful □ no □ yes
  □ hyper-extension_____°

Lachman test
right □ normal □ + □ ++ □ +++
left □ normal □ + □ ++ □ +++

Anterior drawer sign (knee joint in 90° flexion)
right □ normal □ + □ ++ □ +++
left □ normal □ + □ ++ □ +++

Posterior drawer sign (knee joint in 90° flexion)
right □ normal □ + □ ++ □ +++
left □ normal □ + □ ++ □ +++

Valgus stress, in extension
right □ normal □ + □ ++ □ +++
left □ normal □ + □ ++ □ +++

Valgus stress, in 30° flexion
right □ normal □ + □ ++ □ +++
left □ normal □ + □ ++ □ +++

Varus stress, in extension
right □ normal □ + □ ++ □ +++
left □ normal □ + □ ++ □ +++

Varus stress, in 30° flexion
right □ normal □ + □ ++ □ +++
left □ normal □ + □ ++ □ +++

1.4 EXAMINATION OF LOWER LEG, ANKLE AND FOOT

Tenderness of Achilles tendon
right □ no □ yes
left □ no □ yes

Anterior drawer sign
right □ normal □ + □ ++ □ +++
left □ normal □ + □ ++ □ +++

Dorsi flexion
right _____° painful □ no □ yes
left _____° painful □ no □ yes

Plantar flexion
right _____° painful □ no □ yes
left _____° painful □ no □ yes

Total supination
right □ normal □ decreased □ increased
left □ normal □ decreased □ increased

Total pronation
right □ normal □ decreased □ increased
left □ normal □ decreased □ increased

Metatarsophalangeal joint
right □ normal □ pathological
left □ normal □ pathological

図2　関節弛緩性の評価法

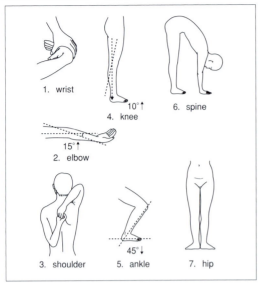

(中嶋寛之．スポーツ整形外科的メディカルチェック．臨スポーツ医，1985；2：735-40．より改変)

図3　筋タイトネスの評価法

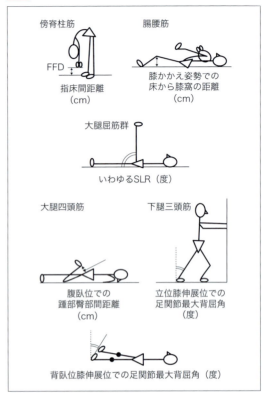

(鳥居俊．中学・高校運動部員を対象としたスポーツ障害予防のための整形外科的メディカルチェック．臨スポーツ医，1996；13：1087-93．より改変)

・大腿四頭筋：腹臥位で他動的に膝関節を屈曲し抵抗が出たところで，踵と殿部との距離〔踵部殿部間距離（heel buttock distance；HBD）〕を測定．
・腸腰筋：仰臥位で片一方の膝を抱えた姿勢で，反対側の膝窩部と床からの距離を測定．
・下腿三頭筋：立位膝伸展位での足関節最大背屈角度，または仰臥位での足関節最大背屈角度を測定．
・内転筋：股関節開脚角度を測定．

③アライメント

全身のアライメントをチェックするが，サッカーでは下肢を重点的にチェックする．

・膝関節：立位姿勢で前方よりO脚・X脚の有無・程度を観察．X脚の程度は通常両大腿骨顆粒部を接触させての両足関節内果の距離で表し，O脚の程度は両足内果を接触させたときの両大腿骨内顆の距離で表す．膝蓋骨の位置（大腿骨頚部の前捻を反映），下腿の弯曲を観察する．立位側方からは膝の過伸展の有無をチェッ

クする．仰臥位でQ-angle（膝蓋腱の走行と大腿四頭筋の牽引方向とのなす補角）の測定を行う．

・足関節・足：立位で後方より足関節の外反・内反を観察し，下腿・踵部角（leg-heel alignment）を計測する．立位で両脚荷重において足部の縦アーチと横アーチの状態を観察する．足部のアーチの高さにより凹足，正常足，偏平足という分類がなされるが，正確には足の側面のX線像から計測する．外反母趾，内反小趾，ハンマートゥなどを観察する．
・脊椎：側弯の有無，亀背等の変形の有無，腰椎の階段状変形の有無などをチェックする．
・肘関節：carrying angleの測定を行う．

3）部位別のチェック

①頚椎

可動域，前後屈，側屈，回旋を調べ，疼痛の有無を確認する。頚椎の最も重要なチェックポイントは神経症状の有無とその程度である。神経学的検査としては，筋力，知覚，腱反射，ホフマン，ワルテンベルグ，バビンスキーなどの病的反射の有無をチェックする。神経伸展（圧迫）検査としてはSpurling testやJackson testによる評価を行う。問診でバーナー症状を繰り返していたり，神経学的所見に異常を認める場合はMRIによる精査を計画する。

②腰椎

まず姿勢を見て，側弯，後弯，前弯などの脊柱変形の有無を確認する。次いで体幹の前後屈，側屈，回旋を行わせて可撓性，柔軟性，疼痛の有無をチェックする。圧痛がどこにあるかを調べることは重要で，特に成長期においては，棘突起の圧痛と後屈時の疼痛は分離症を示唆するので注意深くチェックすることが重要である。神経学的検査として，straight leg raising test（SLR test）で下肢への放散痛があるかどうかを調べ，知覚，腱反射，徒手筋力測定を行う。

③肩関節

関節可動域と疼痛，圧痛の有無を調べる。その際，painful arcやdrop arm sign，speed test，Yergason testなども併せて行う。前方，下方，後方の不安定性の有無のチェック，脱臼不安感テスト（apprehension test）を行う。またimpingement signなども併せてチェックする。Combined abduction test（CAT）およびhorizontal flexion test（HFT）により，肩甲骨と上腕骨をつなぐ筋群および体幹と上腕骨をつなぐ筋群の柔軟性をみる。

④肘関節

可動域，疼痛部位，関節不安定性の有無，carrying angleをチェックする。

⑤手関節・手指

ゴールキーパーでは特に注意してチェックしなくてはいけない。関節可動域，関節不安定性の有無，変形，疼痛，圧痛などをチェックする。

⑥股関節

鼠径部痛症候群にみられるように，サッカー選手には股関節周辺に問題をもっている人が少なからずいるので注意深い診察が必要である。股関節の可動域，Patrick test，抵抗時痛やストレッチ痛の有無，恥骨周囲や内転筋の圧痛の有無などを用いて正確に評価しなくてはいけない。

⑦膝関節

関節可動域を調べ，腫脹，熱感，発赤，圧痛の有無と部位，脛骨粗面の隆起，圧痛などをチェックする。大腿四頭筋の委縮の有無や，膝蓋骨上5cm，10cmの大腿周径も測定する。半月板損傷に対しては関節裂隙に沿った圧痛のチェックやMcMurray testを行う。

膝の靱帯損傷をチェックするためには膝動揺性テストを行う。Lachman test，前方引き出しテスト，Nテストで前十字靱帯損傷の有無を評価し，後方引き出しテスト，saggingのチェックを行い，後十字靱帯損傷の有無を調べる。内反動揺性，外反動揺性を調べ，外側，内側側副靱帯を評価する。

膝蓋骨脱臼や膝蓋骨の動揺性をみるためには，膝蓋骨を外方に圧排してその動揺性とapprehensionの有無をチェックする。クラークテストやグライディングテストで膝蓋大腿関節面に問題があるかどうかを調べる。

⑧下腿

下腿内反やシンスプリントの有無をみるとともに，腫脹，発赤，熱感，圧痛の有無，下腿三頭筋の緊張やアキレス腱周囲部の圧痛を調べる。下腿周径を測定する。

⑨ 足関節

　サッカーでは足関節の外傷・障害にさらされやすく，足関節のチェックは特に注意して行う必要がある。まず足関節の可動域を調べ，圧痛，腫脹の有無を調べる。次に前方引き出しテストや内反，外反動揺性の有無をチェックする。また検者の手で抵抗を加え，足関節の底背屈力，内外反力を調べる。

⑩ 足・足趾

　扁平足，甲高，外反母趾，内反小趾，開帳足などのアライメントをみて，圧痛，腫脹の有無をチェックする。足趾間の白癬の有無もみておく必要がある。

2 X線・その他の検査

　Jリーグのメディカルチェックでは，ルーチンに頸椎，腰椎，膝，足関節，足のX線撮影を行っている。その所見はX線写真所見記入シートに記入し，保存するようになっている。その他，理学的所見をみて問題のある箇所については，必要に応じ，X線，MRIなどの検査を行い，診断を下し適切な処置を行う必要がある。

3 おわりに

　整形外科的メディカルチェックは単なる検査として捉えるのではなく，傷害予防あるいは健康管理のシステムとして捉え，いかに現場に活かしていくかを考えることが重要である。メディカルチェックの結果をもとに個々の選手の問題点をまとめ，それに対する治療やトレーニングプログラムを考え，トレーナーやコーチと協力してそれを実行していくことこそ，メディカルチェックの目的である。また，定期的にメディカルチェックを行い，常に選手の状態を把握し，縦断的に選手の問題点をみていくことも重要である。

（森川嗣夫）

文　献
1) 中嶋寛之．スポーツ整形外科的メディカルチェック．臨スポーツ医．1985；2：735-40．
2) 鳥居俊．中学・高校運動部員を対象としたスポーツ障害予防のための整形外科的メディカルチェック．臨スポーツ医．1996；13：1087-93．

7章 現場での処置・ケガからの復帰

現場での治療

1 救命処置

　救命処置のなかで，傷病者の命を救い社会復帰に導くために必要な一連の行為を救命の連鎖という。救命の連鎖は，心停止の予防，早期認識と通報，一次救命処置，二次救命処置と集中治療4つの輪からなり，この輪が途切れることなくつながることで救命効果が高まる。

1）早期認識と通報

　突然倒れたり，反応のない人がいたら，直ちに心停止を疑うことが重要である。大声で人を呼び，119番通報とAED（自動体外式除細動器）の手配をする。

2）一次救命処置

　胸骨圧迫とAEDを用いた除細動を行う。心停止では15秒以内に意識がなくなる。そして，3〜4分以上そのままの状態が続くと，脳機能の回復が難しくなる。そのため心臓が止まっている間，血液を送り出すポンプとして機能しなくなった心臓の代わりに，胸骨圧迫により脳や全身の組織に血液を送り続けることが大切である。胸骨圧迫は「強く，速く，絶え間なく」行うことが重要である。強さは胸が5cm以上沈むまで，速さは1分間に100回以上，絶え間なく救急隊が到着するまで胸骨圧迫を続けることが必要である。突然の心停止は，心臓が通常の拍動を行わない状態，心室細動によって生じることが多い。この場合，心臓の動きを戻すためにはAEDを用いた電気ショックが必要となる。電源を入れ，電極パッドを胸に貼りつけると，AEDが自動的に心電図を解析し，電気ショックが必要か判断する。必要と判断された場合には，器機の指示に従い，スイッチを押すと電気ショックが行える。

3）スポーツにおける救命処置

　日本サッカー協会は，2016年7月にスポーツ救命プロジェクト会議を立ち上げた。目的は，スポーツの現場で起こり得る事象をより多くの人に知ってもらい，救命救急の知識や具体的な処置方法を身につけてもらうことである。翌年1月に第1回「スポーツ救命ライセンス講習会」が開催された。本講習会では胸骨圧迫やAED等の講義・実習に加え，脳震とうや熱中症，アナフィラキシー，窒息時対応など，スポーツの現場に即した内容が盛り込まれている（表1）。また本講習会の

表1 講習会のプログラム

内容・時間（分）
- ガイダンス（10）
- 講義（90）
  心臓突然死・心肺蘇生，脳震とう，熱中症，アナフィラキシー・窒息
- 実技（心肺蘇生）（120）
  説明/デモDVD，意識〜呼吸確認，胸骨圧迫，AED，シナリオ，実技試験
- 実技（搬送）（45）
- 筆記試験（20）
- クロージング（5）

テキストとして，「スポーツ救命講習会テキスト」（公益財団法人日本サッカー協会編，金原出版，2017年）を発刊した．テキストでは，心臓発作時のAEDの使い方をはじめ，脳震とうや脱水症状，熱中症などについての応急措置，突然のアレルギー症状，異物による窒息状態の対応の仕方など基本的な救命処置方法を多数のイラストでわかりやすくまとめた．

今後，スポーツ救命講習会を全国のサッカートレーナーや指導者，審判員，保護者，選手などサッカー現場に関わる人々に普及していく必要がある．こういった取り組みにより，今までよりも更に安全なサッカー現場へと発展していくことが期待される．

〔田中　裕〕

2　ケガに対する処置

ケガに対する現場での処置について解説する．スポーツの現場では，ケガに対する応急処置を一般的に初期治療とよんでいる．サッカーは身体の接触を伴うコンタクトスポーツの一つであり，現場では多くのケガに遭遇する．ケガをした選手の初期治療として，4つの処置の頭文字を並べ，"RICE法"とよばれている処置について述べる．

1）Rest（安静）

痛みがあるときには無理をせず，練習や試合を中止して，選手に患部の安静をとらせることが必要である．実際には，ケガをしてからしばらく休んで痛みが和らぎ，選手自らがプレーを再開することもあるだろう．しかし，再開するにしても，痛みがあれば決して無理をしないよう本人によく説明し，さらに指導者は選手の動きを注意深く監視し，動きが悪ければすぐにでも休ませることを決断する必要がある．これは指導者にとって責任を伴う極めて大切なことである．

2）Icing（アイシング）

アイシングとは，氷を使ってケガした部分を冷やすことである．アイスバッグをその場所にフィットするように当て，包帯で軽く圧迫する．冷やす時間は20分が目安である．徐々に皮膚の感覚がまひしてくるので，20分経過したら皮膚の感覚が正常に戻るまで，必ず十分に休み（45〜60分）を入れ，再び繰り返す．アイシングにより，組織の温度を下げて毛細血管を収縮させ患部の初期の内出血を減らす，神経感受性を鈍らせて痛みを軽くするなどの効果が期待できる．しかし，アイシングに慣れていない選手が皮膚に直接氷を当てて，20分以上アイシングしてしまい凍傷になるケースがときにみられる．冷やし過ぎによる凍傷には，十分に注意されたい．やはり薄手のタオルなどを皮膚の上に置くことが望ましい．

氷には，キューブアイスとクラッシュアイスがあるが（図1a，b），凹凸のある場所にはクラッシュアイスのほうが患部の面に多く氷を当てることができる．コールドスプレーには深部の組織を冷やす効力はほとんどない．

またアイシングは，後述の4）Elevation（挙上）と一緒に行うと効果的である（図1c）．

3）Compression（圧迫）

患部を弾性包帯などで圧迫することで，内出血

図1 アイスバッグと圧迫法

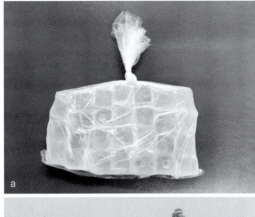
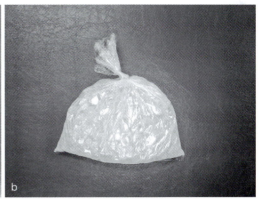
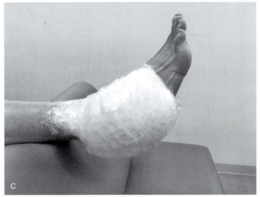

a：キューブアイス
b：クラッシュアイス
c：挙上とアイシング

を抑える。あまり強く圧迫すると，太い血管や神経を圧迫して血行障害や神経まひなどを引き起こす危険が伴うので，患部より先がしびれていたり，色が変わったりしていないかをよく確認する必要がある。クッション性素材のものを用いると効果的である（図2）。

またサッカーはコンタクトスポーツであるため，大腿四頭筋の筋挫傷などがしばしばみられるが，アイシング・弾性包帯での圧迫に加えて，膝を曲げておくことがとても重要である。これは大腿四頭筋を伸展させることで血腫の貯留するスペースをつぶすことができ，血腫の残存やそれに伴う異所性骨化の予防にもなる。翌日になって血腫が溜まってしまってからでは無効であり，受傷当日に確実に行うことが重要である（図3）。

4）Elevation（挙上）

ここでいう挙上というのは，心臓よりも高く持ち上げるということである。これによりアイシングや圧迫と同じように内出血を減らすことができる。

5）受診のタイミング

下腿，大腿部の打撲，足関節捻挫，肉離れなどはサッカーで頻繁にみられるケガであるが，これらにはRICE法による処置が最も有効かつ必要である。これをケガの直後から行った場合とそうでない場合の競技復帰までに要する時間の差は明らかである。受傷後24時間はRICE法をきちんと行いたいところである。できるだけ早く専門医を受診するのが最善の方法であるが，それほどひどい状態でなければRICE法をきちんと施しておけば

図2 圧迫に用いるクッション

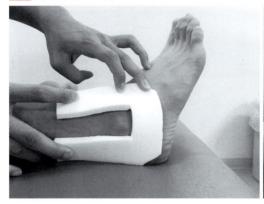
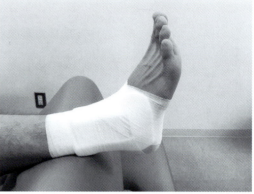

図3 膝屈曲位での血腫貯留予防

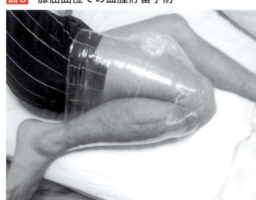
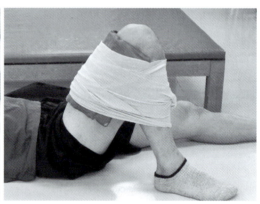

大腿筋挫傷の場合はアイシングや圧迫とともに膝を屈曲位で保つ．

翌日でも問題はない．

　一方，脱臼や骨折が疑われる場合には，RICE法を無理に行おうとすると，患部の安静が損なわれて症状を悪化させることになりかねない．まずは正確な診断が必要となる．患部の固定と安静を第一としてできるだけ早く病院に連れていき，専門医の診断を仰ぐべきである．

3 出血を伴う創傷の処置

　サッカーは屋外で行う競技であるため，創傷を負った場合には傷に土がついてしまう．現場での処置としては，直ちに水道水で傷口を洗い流し，可能な限り土を落とす．そうすることで感染の可能性を低くすることができる．出血がひどい場合には傷口にガーゼを当てて，できるだけ早く病院へ行くことが重要である．

　表層のみの創傷ならば創処置のみでよい．しっかり圧迫して止血のうえ，十分に清潔にした状態で，閉創のためテープなどで傷を止めることもある．

〈立石智彦〉

サッカーによくみられるケガの初期治療

1 サッカーでよくみられるケガとは

これまでのJリーグ（J1，J2，J3）の外傷データをみると，足関節捻挫，大腿部打撲および脳振とう・頭頚部外傷の3つの発症頻度が高い。また，ポジション別の外傷発症率は，FWよりDFのほうが高い傾向にある。FIFAの報告[1]によると，試合中のケガは，男性では足関節捻挫，大腿四頭筋の打撲，ハムストリングの肉離れと膝前十字靱帯損傷（膝ACL損傷）が多く，女性では足関節捻挫，大腿四頭筋の打撲，脳振とう，膝ACL損傷が多い。また，練習中のケガでは，男性では足関節捻挫，股関節内転筋損傷，ハムストリングの肉離れが多く，女性では，足関節捻挫，大腿四頭筋の肉離れ，膝ACL損傷が多い。したがって，サッカーでよくみられるケガとして，試合中では足関節捻挫が圧倒的に多く，次に大腿四頭筋の打撲（ももかん，ももかつ）も多いことが特徴であり，女性では脳振とうの受傷率が高いことも特徴である。重症例として報告されているケガは肉離れや膝ACL損傷であり，この重症例に対する予防の取り組みは，FIFA医学委員会を含め研究者の世界的なトピックスとなっている。

脳振とう，肉離れと膝ACL損傷についての詳細は，それぞれの項目を参照してほしい。このなかで膝ACL損傷の初期治療に関連してひとつ述べると，膝ACL損傷は適切な初期治療を行うと日に日に疼痛が軽減していくため，初期治療のみで十分な検査と診断をされずにサッカーへ復帰している選手をみることがある。膝ACLを損傷したままプレーすることは，確実に選手寿命を短くする。膝ACL損傷の典型的な受傷機序である「対人でないプレー（非接触損傷）で膝が捻じれ，（腫れの程度は問わず）少し膝が腫れた」ときには，初期治療だけではなく，必ず病院（整形外科）へ受診し，正しい診断を受けるべきである。

すべての外傷において適切な初期治療はとても重要である。しかし，適切な初期治療を行うことで強い痛みが軽快しても，何らかの症状が残っている場合には，必ず病院や診療所・クリニックで整形外科医の診察を受けるべきである。病院で，必要に応じてX線検査，エコー検査，CTおよびMRI検査などを施行することで，診断が明らかになり，この正しい診断が適切な治療方針を立てるうえで，非常に重要である。

2 足関節捻挫

足を捻じると「足関節捻挫」という診断がつくが，「足関節・足部を捻じった」を侮ってはならない。足関節捻挫のなかには，重症で初期治療として体重をかけないほう（免荷）がよい捻挫があったり，多少痛みがあっても我慢してサッカーを続けることができる捻挫もあったりと，実に多様である。足関節・足部には，多くの靱帯が存在し，足や足関節を捻じると，これらの靱帯を損傷して捻挫が生じる。このとき，損傷した靱帯の部位により重症度が異なり，そのため初期治療も異なる。重症な捻挫（靱帯損傷）の特徴を知り，初期治療として非荷重としたほうがよい足関節・足部捻挫を知ってほしい。

1）RICE処置（安静，冷却，圧迫，挙上）

足関節捻挫の初期治療としてRICE処置が基本であるが，RICE処置をする前に，まず損傷部位をしっかり把握することが大事である。損傷部位は，腫れているところを押して最も痛みが強いところ（圧痛点）である。もし圧痛点が骨の上にあ

図1 脛腓靭帯損傷

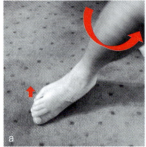
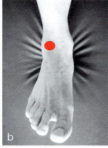

a：外返し捻挫での受傷が多い。b：足関節の前面に圧痛がある。足に体重をかけられない。
外返し捻挫で圧痛点が足関節前面にあるときは、RICE処置に加えて初期治療として体重をかけないようにする。

図2 リスフラン靭帯損傷

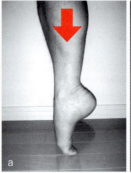
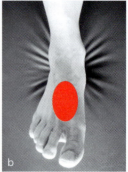

a：つま先立ちの状態での軸圧、b：圧痛、足の甲が腫れる、足がつけない。
つま先立ちで体重がかかっての受傷で、圧痛点が足の甲にあるときは、RICE処置に加えて初期治療として体重をかけないようにする。

った場合は、骨折の可能性がある。受傷後超早期において最優先される処置は圧迫であり、最も強い圧痛点の上に圧迫用のパッドを置き、包帯やテーピングなどで圧迫を行う。この十分な圧迫により出血を最小限に抑えることができる。

2）脛腓靭帯損傷・リスフラン靭帯損傷

初期治療としてRICE処置を行うことは重要であるが、重症の可能性が高い「脛腓靭帯損傷（前下脛腓靭帯損傷）」と「リスフラン靭帯損傷」では、このRICE処置に加えて、体重をかけないようにする（免荷）ことが重要である。この2つの靭帯損傷の受傷機序と圧痛点を簡単に紹介する。

①脛腓靭帯損傷

脛腓靭帯損傷は、足関節が外側に捻じれたときに生じる捻挫で、足が固定されているときに膝が内側に入る（捻じれる）ことで受傷することが多い。圧痛点は、足関節前面のやや外くるぶし寄りで、脛腓間部である。この足関節脛腓間部の痛みが強いときには、RICE処置＋"免荷"として、病院での受診が必要となる（図1）。

②リスフラン靭帯損傷

リスフラン靭帯損傷は、つま先立ちの状態で、足部に軸圧がかかったときに足の甲の靭帯が損傷する。受傷後に腫れが少ないことがあり、一見すると重症感が乏しいので注意が必要である。足の甲に痛みと圧痛があり、体重をかけると足の痛みが強いときには、このリスフラン靭帯損傷を疑う。腫れは少ないが非常に重症な捻挫であり、RICE処置＋"免荷"として、病院での受診が必要となる（図2）。

3 筋打撲

1）初期治療

筋打撲（ももかん、ももかつ、ちゃらんぽ）の初期治療は、RICE処置が重要である。筋打撲の超急性期で、RICE処置のなかで最も重要な初期処置は「圧迫」と「損傷した筋の伸展（筋を伸ばす）」である。筋打撲により筋線維が損傷し、それとともに血管が損傷して出血が生じる。超急性期では、この出血が筋の内圧を上昇させて痛みを強く生じさせたり、筋が伸展（伸ばすことが）できないような作用をしたりする。また、慢性期では、出血により筋膜と筋線維の動きが悪くなり（癒着）、筋の伸展制限とともに筋力の低下も生じてくる。つまり、筋打撲では、その出血を最小限にする必要があり、その処置が圧迫である。

図3 筋打撲の初期治療

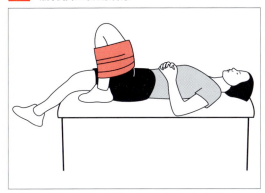

打撲部を強く圧迫し，打撲した筋を伸ばした状態に保つ。
(Dvorak J, Junge A, Grim K (ed). F-MARC Football Medicine Manual 2nd eds. より改変)

図4 筋打撲に対する圧迫処置

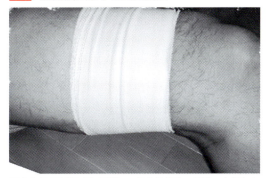

重症な軟部損傷（筋打撲）の超急性期は，組織の血管からの出血を止血するため，中途半端なアイシングでの圧迫ではなく，圧痛部にパッドを置いた強い包帯固定での圧迫が必要である。

2）初期治療（RICE処置）としての圧迫

　筋損傷を受傷したときには，まず受傷部位を特定し，そこにパットを置いて強く包帯で巻き，そのあと受傷した筋を伸ばして安静にすることがよいといわれている（図3）[1]。

　損傷部位を押して，最も痛い部位を探す（圧痛点）。この圧痛点に圧迫用のパッドを置き，包帯やテーピングを強く巻く。このとき強い痛みが生じるが，多少の痛みは我慢してもらい，強く巻くことが重要である。もし，足に血流障害が生じるくらい（足がしびれるくらい）締めてしまったときは，20分程度経過したのちに，少しだけ緩めに巻きなおす（図4）。

　止血には圧迫が最も効果的である。カッターなどで指を切ったときには，創の上を指で押さえることにより出血は直ちに止まる。このカッターの創の上からアイシングをしても，止血効果は少ない。したがって，筋打撲のときは，アイシングしながら中途半端に圧迫するのではなく，まずはパットを置いて，強く包帯固定することで血管損傷からの出血を止めることが重要である。

〈加藤晴康〉

文　献

1) Dvorak J, Junge A, Grim K (ed). F-MARC Football Medicine Manual 2nd eds.

プレー中の出血に対する止血

1 はじめに

試合中に選手が出血すると，選手は審判により強制的にピッチから出されてしまう。そして，この出血が完全に止血されたことをレフェリーが確認しないと，選手は再びピッチ内に入り，プレーを続行することが認められていない。そのため試合中の出血は，できるだけ早く止血する必要がある。一方，出血している選手の損傷程度がプレー続行可能なのか，不可能なのかを判断する必要がある。試合中に出血する頻度の高いケガには，皮膚を損傷して出血する創（開放創）と，鼻を受傷して出血する鼻出血がある。選手の血を触る可能性があるときには，ゴムやビニール製の手袋をする。

2 出血しているケガ（創，開放創）

プレー中に皮膚を損傷して出血しているとき，まず，その損傷程度を把握する必要がある。その創に関して，以下の情報を確認する必要がある。

①皮膚（表皮＋真皮）のみの損傷なのか（脂肪が見えない）
②皮下組織までなのか（脂肪組織が見える）
③筋膜・筋層まで達しているか
④筋膜を損傷しているか
⑤骨まで達しているか
⑥動脈が切れているか（出血が心臓の拍動とともに吹き出ている）
⑦神経損傷がないか（しびれを訴えていないか）
⑧骨折や関節損傷を伴っていないか
⑨顔部損傷では視力低下，複視（焦点が合わず，ものが二重に見える）や鼻出血がないか

経験上では，ほとんどが①と②であるが，稀に骨折を伴ったり筋層や骨まで達する創を受傷したりすることがある。この場合にはプレーを中止さ

図1 キーゼルバッハ部位

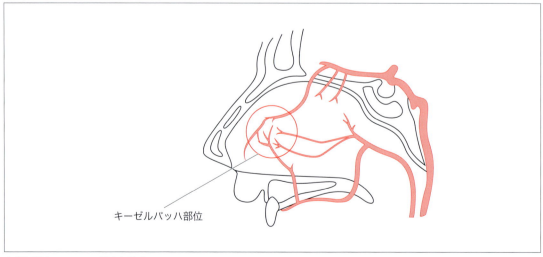

血管が集まっていて，出血しやすい。

図2 鼻翼の圧迫による止血

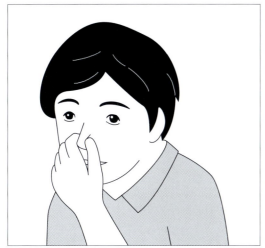

止血のためには鼻腔に脱脂綿を入れ，鼻翼をつまんで圧迫する。

せることが望ましく，圧迫止血を行いながら直ちに病院を受診すべきである。①と②の場合においては，できるだけ早く止血してプレーに戻すことが求められていて，止血の基本である圧迫止血を行う。この圧迫止血とは，出血している創部自体を圧迫することにより止血する方法であり，創部に多めのガーゼを当てて，自着性伸縮包帯などで圧迫固定する。このとき強くしっかり圧迫することが必要である。頭部や顔部の創のときには，ガーゼを強く圧迫しながら固定することが難しいことがあり，事前にどこの部位にはどのように固定するか，検討しておくことが望ましい。

3 鼻出血

鼻出血の応急処置としては，まず脱脂綿などを，鼻出血を生じている鼻腔（鼻の中）へ入れる。鼻出血の出血部位は鼻腔の血管が集まる部位に多く，これをKiesselbach（キーゼルバッハ）部位という（図1）。ここを圧迫することが目的なので，脱脂綿などは多めに鼻腔に詰める。そのあと，下を向かせて鼻翼を圧迫する（選手自身に鼻翼を圧迫させてもよい）。鼻出血の原因となるキーゼルバッハ部位は，鼻翼部にあるといわれているため，鼻翼を圧迫することが推奨されている（図2）[1]。しかし，鼻骨や顔部の骨折（眼窩壁骨折や前頭蓋底骨折など）により出血している場合には，圧迫のみではすぐに止血ができないことがある。鼻出血が容易に止血できないときには，骨折の可能性があるので，すぐにプレーを中止して，直ちに病院を受診すべきである。

（加藤晴康）

文献

1) 福井次矢，高木誠，小室一成（編）．鼻出血．今日の治療指針．医学書院，2018．

復帰までの道のり（概論）

1 はじめに

　ケガをしたアスリートをメディカルサポートするときに，常に心に留めておくべき重要なことは，ケガによって生じる選手の心理的負担である。選手をメディカルサポートする人々が，この選手の心理的負担をどのように受け止めて，復帰までの時間をどのようにサポートしていくかは，とても重要であり難しい問題である。

　アスレティックリハビリテーションからみた「ケガから復帰までの道のり」は，1回の大きな外力で受傷するケガである外傷（捻挫や骨折など）と，弱い外力が繰り返しかかることにより生じる疲労性のケガである障害（膝蓋腱炎などの腱の痛みやOsgood-Schlatter病，オスグッド病など）とでは異なる。また，障害のなかでも，成長期のスポーツ障害，疲労骨折や肉離れなどは復帰まですべて異なる道のりであり，注意すべきことも異なる。

2 外　傷

　ほとんどの外傷は，病院で医師の診察を受けることで診断がつき，診断が決定されることでおおよその復帰の時期が明らかになる。復帰の時期が決まることで，選手はプレーをしたいというストレスから少しだけ離れ，復帰への道へ進むことを受け入れるようである。したがって，復帰が可能な時期を選手に伝えることは，リハビリを充実させるためにも重要であると考えている。それぞれの外傷の復帰リハビリプログラムに則り患部のリハビリを行うことはいうまでもないが，患部以外の部位をトレーニングすることがとても重要である。患部以外の部位の強化をすることにより，患部が治癒してプレーに復帰したときに，そのパフォーマンスをケガをする前の状態まで戻すばかりでなく，それ以上に高いパフォーマンスを発揮できるように，選手と一緒に目標設定を行うことが好ましい。

3 障　害

　障害は疲労性のケガといわれ，繰り返しの負荷によりケガを発症する。したがって，一定の安静期間を保てば，患部の負荷が軽減し症状は軽快するが，また同じ負荷がかかる（同じトレーニングを行う）ことにより，症状が再発する可能性が高い。このように，一度障害が発症すると，安静，治療と再発を繰り返してしまい，選手としてパフォーマンスが著しく低下して，サッカーをやめてしまうケースがある。このような再発を繰り返す障害には，その障害が発症している問題を探り，その問題を解決するためのリハビリプログラムを追加すべきである。つまり障害の治療である安静期間は，患部のみの安静であり，患部以外はプレーに復帰したときに，患部への負荷をできるだけ減らすことができるように，これまで以上の強化が必要となる。強化方法や強化部位は障害の部位により異なるが，サッカー選手は下肢の障害が多いので，股関節周囲筋の強化，体幹バランスの強化，バランス機能強化がポイントになることが多い。

　障害の発症要因として，患部への急な負荷により発症することがある。通常トレーニングをしていない人が，100kgのバーベルを上げたり，42kmのフルマラソンを走ったりしたら，身体中の多くの部位が障害を発症するが，毎日トレーニングを積んでいるアスリートは，100kgのバーベ

ルを上げたり，42km走ったりすることは，日常であるかもしれない。これらのアスリートは，長い月日をかけて大きな負荷に耐えられる身体を作ってきたのである。このように強い負荷に耐えられる鍛えられたサッカー選手でも，一定期間のトレーニング休止（例えば，夏休みや年末年始，ケガ，入試，テスト期間など）で，身体への負荷が低下した状態が続いた後に，急に強い負荷が加わると障害が発症することがある。この場合は，トレーニング休止期間により身体的な機能低下が生じ，この機能低下部位に高いトレーニング負荷がかかることにより，障害が発症している可能性が考えられる。したがって，負荷量を段階的に上げて復帰させることにより，障害の再発が防止できることがある。特に育成年代では，このような事例は少なくないという印象がある。

4 成長期のスポーツ障害

オスグッド病など成長期に発症するスポーツ障害の多くは，大人の身体には存在せず成長期のみに存在する，骨を長く伸ばしたり，大きくしたりする部位（成長軟骨）に負荷がかかると発症する。この成長軟骨自体は軟骨であり，トレーニングや食事などで強化することはできず，また骨に比べて圧倒的に弱い部位なので，この成長軟骨に一定以上の負荷がかかれば障害は発症する。したがって，成長期のスポーツ障害における復帰までの道のりとしては，患部を安静にしている間，できるだけ患部に負荷がかからないように周囲の筋を強化することが重要であり，これが再発の予防となる。成長期のスポーツ障害の治療は，患部の安静以上に再発予防のトレーニングが重要であると考えている。これらのトレーニングの詳細は，他項を参照のこと。

5 疲労骨折

疲労骨折は，患部に負荷がかかり，骨代謝が崩れて，骨の再生能力が低下する。そのために，骨の再生能力が正常である外傷性の骨折と比べると，骨折の治り（骨癒合）が非常に悪い。また，外傷性の骨折は痛覚の敏感な骨膜が損傷するので，とても強い痛みを伴うが，疲労骨折は，骨膜損傷が外傷性骨折ほど生じないので，痛みが軽度だったり，わずかな安静で痛みが消失したりすることが特徴である。つまり，疲労骨折は痛みは少ないが治りにくいという特徴があり，やっかいなケガである。その点が，長期間に及ぶリハビリプログラムを受け入れにくい要因となっている。痛みがないからといって，リハビリプログラムを守らず早期に負荷をかけると，容易に再発するので十分な注意が必要である。疲労骨折を手術しない保存療法で治療するときには，選手，コーチと監督の十分なケガに関する理解が必要になる。

〈加藤晴康〉

アスレティックリハビリテーションの基礎

1 はじめに

スポーツ競技中は日常生活以上の負荷が体に加わるため，傷害からの競技復帰においては患部の器質的な回復に加えて，筋力，関節可動域など関節の機能的な回復が必須条件となる。また同時に競技レベルの負荷に対応できる心肺・運動機能の獲得といった全身的な配慮も必要とされる。

本項では，スポーツ現場で発生した傷害への初期対応から競技復帰までの段階的な過程について概説していく。

2 傷害に対する対応：リハビリテーション過程）

傷害発生から競技復帰までの過程では，炎症期，増殖期，再形成期[1]といった器質的回復過程を踏まえた対応が行われる。この過程をリハビリテーションの進行過程で捉えると，加療や関節機能回復トレーニングなど器質的回復，関節機能の回復を目的とするメディカルリハビリテーション（主に炎症期，増殖期），屋外での基本動作や実践動作，心肺機能の回復など競技レベルに準じた全身的な運動機能の回復を狙いとするアスレティックリハビリテーション（主に再形成期）に大きく分けられる。リハビリテーション過程では以下に示すような段階的な取り組みが行われる（図1）。

a. 問診：ケガの既往歴，受傷機転，患部の症状などの情報取得

b. 評価：推察される傷害の病態を把握するための各種検査や機能障害の確認

c. 問題点抽出：評価結果を統合・解釈し問題点を抽出

d. ゴール設定：受傷部位や傷害の種類から器質的な回復，機能的な回復の予後を推察し，それらに基づいた短期的なゴール，長期的なゴールの設定

e. プログラム作成：設定したゴールを達成するためのプログラム作成

f. 効果判定：プログラム施行により予測した結果が得られているのかどうか。評価した数値の変動，動作の変化などによりその効果判定を行う。

g. 対応検討：効果判定によりプログラムの妥当性を検討。予測した結果が得られなかった場合は評価の妥当性や信憑性，プログラム施行内容，施行方法について再検討を行う。

リハビリテーション施行の際にはこのような段階的なプロセスに沿った取り組みが大切であり，いずれの段階においても具体性のある対応が必要とされる。抽象的な言葉の羅列（例えば，膝屈曲時のハムストリングの痛み，踏み込んだときの膝前方の痛みなど）による解釈や，直面している患部の状態ではなく外部からの情報（文献や教科書など）に基づいて解釈が行われた場合，患部の状態に適合したアプローチが困難となる。評価の際には，具体的な定義をもった言葉で病態を解釈し

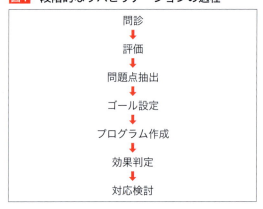

図1 段階的なリハビリテーションの過程

ていくこと，そして多角的な視点で症例の特徴を捉え，そこから改善策を考案していくことが大切である。

3 スポーツ現場における傷害対応

1）傷害の種類

傷害は，障害と外傷に大きく区分される。障害とは微細なストレスが持続的に加わることにより痛みや症状が発生した状態，外傷とは運動中に一過性の強い外力が加わることにより組織が損傷した状態のことを指す。スポーツ現場において発生した傷害への対応の方向性は障害と外傷で異なり，障害では症状に関連する根本的な原因の改善が目的とされ，機能的な問題の残存がときとして症状の再発や遷延化を来す。一方，外傷では受傷部位の機能的，器質的な改善・修復が目的とされ，変形や関節不安定性などにより永続的な機能障害や二次的な障害を引き起こすこともある。このようなことから障害では持続的なストレスの原因，外傷では患部の組織的な回復に着眼したアプローチが主体となる（図2）。基本的な思考・対応プロセスを踏まえ，各々の症例に合わせたプログラムを立案していくことが大切である。

2）結合組織の回復過程

結合組織の回復過程は大きく次の3期に分類できる。

a. 炎症期（受傷～72時間）：毛細血管の透過性亢進。腫脹，熱感，発赤などの炎症症状発現

b. 増殖期（受傷後48時間～6週）：線維芽細胞の増殖，瘢痕形成

図2 障害と外傷に対するアプローチの方向性

障害：患部の器質的回復，機能的回復，症状を引き起こす根本的な原因の改善
外傷：患部の器質的回復，機能的回復など患部の組織的回復を中心とした対応

c. 再形成期（受傷後17日～数カ月）：瘢痕組織がコラーゲン線維へと転化，組織の耐性増加

3）ケガからの復帰：受傷～競技復帰までの過程

①炎症期：受傷～72時間

炎症期においては対症的な治療により炎症症状を早期に緩和させることが目的とされる。

受傷後，即座に行われる初期対応はPRICE処置である。PRICEとは（P：protection，R：rest，I：icing，C：compression，E：elevation）の頭文字を表現したものであり，保護，安静，冷却，圧迫，挙上処置のことをいう。受傷後，処置までに要した時間がその後の経過を左右するため，受傷後は可及的早期にPRICE処置が行われることが望ましい。それぞれの目的を以下に示す。

a. 保護：受傷部位を動かすことで症状が悪化しないよう固定し保護する。

b. 安静：受傷部位を動かさずに安静状態に保つ。患部の炎症症状の悪化を防ぐ。

c. 冷却：冷却作用により患部の炎症を緩和・抑制する。

＊損傷範囲，傷害の種類，受傷部位の形状によりアイシング施行方法を変えるとよい（図3）。

・アイスマッサージ：氷塊にて患部をマッサージするように冷却する。患部の腫脹・うっ血が著

図3 アイシングの施行方法

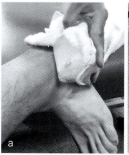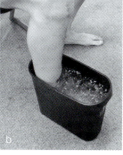

a：アイスマッサージ。患部をマッサージするように氷塊を動かす（凹凸のある関節に対する施行風景）。
b：冷水浴。氷水を入れたバケツに足を浸す。

しくみられる部位や凹凸のある骨隆起部，打撲，筋挫傷時の血腫などへ施行する（図3a）。

・冷水浴：氷水の入ったバケツなどに患部を浸す。関節全体の冷却，凹凸部位，四肢末梢部の冷却，受傷直後に受傷部位が断定できない場合などに施行する（図3b）

・アイスパック：氷嚢，ビニール袋などにブロックアイス・クラッシュアイスをいれ患部に当てる。四肢中枢部や徒手的な操作が困難な部位の冷却，圧迫や挙上などとの併用，さまざまな肢位や移動時における冷却などに施行する。

d. 圧迫：患部の内出血や腫脹の抑制

e. 挙上：静脈の還流による浮腫の軽減

またこの時期には疼痛抑制，組織の修復を促すために物理療法機器を用いた治療も行われることが多い。スポーツ現場では以下のような物理療法機器が多く用いられる（図4）。

a. 超音波（ultra sound；US）：パルス波による生体内での機械的振動による組織修復の促進[2]

b. 低出力超音波パルス（low intensity pulsed ultrasound；LIPUS）：低出力超音波パルスによる骨折治癒促進[3]

c. 微弱電流（microcurrent；MCR）：アデノシン三リン酸（ATP）や蛋白質の合成を高め組織修復促進[4]

d. 経皮的電気神経刺激（transcutaneou electrical nerve stimulation；TENS）：ゲートコントロール理論，内因性疼痛抑制系による疼痛抑制作用[5]など

②増殖期：受傷後48時間～6週

増殖期には毛細血管の新生や線維芽細胞などの結合組織による肉芽組織の形成が促進される。この時期は，損傷部位の血液循環の改善を促すとともに，組織の破綻，腫脹や疼痛で消失・抑制された関節機能（筋力，可動域など）の再構築を促すことが目的となる。温熱療法が適応となり，渦流浴や交代浴，超音波（連続波）など，その温熱作用で血液循環を改善させ器質的な回復を促していく。

この時期より関節機能回復トレーニングが開始となる。非荷重位での自動運動から開始し，可動域とともに各筋に対する機能的な改善を図ることで腫脹の緩和や筋による関節の安定性を高めていく。さらに荷重位で関節の固有受容器への刺激や足底からの知覚刺激を加えることで，荷重感覚と関節運動機能の統合を図る。その例としてマット上での平衡感覚トレーニング（図5），砂浜やエバーマット上での動的なバランス能力トレーニングが挙げられる（図6）。静的なバランス能力から動的なバランス能力の獲得までさまざまな取り組みがあり，最終的には動作時の安定した関節機能を獲得することが目標となる。

③再形成期：受傷後17日～数カ月）

再形成期は肉芽組織がコラーゲン線維に転化し，外的ストレスに対する修復組織の耐性が高ま

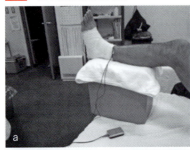
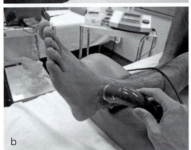

図4　物理療法施行風景

a：アイシングと物理療法機器（微弱電流［ATミニ：伊藤超短波社製］）の併用
b：超音波療法（US530：伊藤超短波社製）

図5 マット上での平衡感覚トレーニング

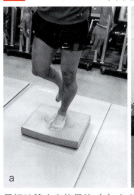
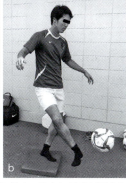

最初は静止立位保持（a）から始め，徐々に外乱刺激を加える（b）ことで不安定な状態での反応を促していく。

図6 動的なバランス能力トレーニング

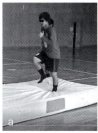
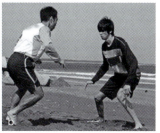

a：エバーマット，b：砂浜
不安定な状況下にて動的なバランス能力の構築を促す。

図7 基本的な動作と競技特異性のある動作への順応

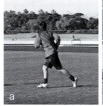
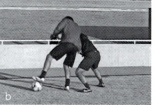

a：クロスオーバーステップ，b：対人動作（1vs1）

図8 視覚的評価の一例（ベッド上で背臥位になり下腿を出した状態）

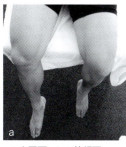
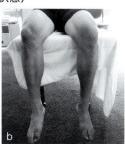

a：水平面，b：前額面
右下肢は股関節外転・外旋，膝関節軽度伸展・外捻，左下肢の膝関節は中間位，軽度外捻した状態が伺える。右下肢は大腿前面筋の膨隆が大きい。

る時期である。無秩序な方向に集積した修復組織（コラーゲン線維）に対する伸張ストレスは，その配列を整合化し組織的な強度を増加させる[6,7]。そのためこの時期は，患部組織への適度な伸張ストレスを加えることで器質的な強度を高めると同時に，増殖期までに獲得された関節の運動機能を全身的，複合的な運動機能へと統合させる過程といえる。

はじめは歩行，ランニングなどの直線的な運動に始まり，段階を追ってストップ，ターン，ジャンプなどの多様な動作やスピードの変化に対する順応を促していく。最終的には基本的な動作と競技特有の蹴る，競り合う，ドリブルなどといった特異的な動作との融合を促していく（図7）。

傷害からの競技復帰を考える際には，このような競技特性を考慮に入れた実践的な動作においても，器質的な症状や機能的な問題が解消されていなければならない。

4 機能評価はどうあるべきか

前述したようにリハビリテーションの過程では，機能評価に基いてアプローチの方向性を随時検討しながら経過の管理が行われる。そのため妥当性，信憑性，再現性のない評価では適切なアプローチが行えず回復過程の停滞や遅延をもたらす。一方，機能評価の際にはそのような点に留意するだけでなく，さまざまな角度から症例を捉える視点をもつことも大切である。筋の膨隆，関節アライメントなどの状態，関節運動が行われる方向など，数値では表現できない視覚的，感覚的な情報も，ときとして具体的な病態の解釈に役立てることができる。

例えば，図8は背臥位で下腿をベッド外に出

図9 左右坐骨への荷重移動時における体幹部の動きの評価

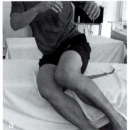
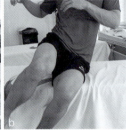

a：右への荷重移動。体幹伸展，左側屈，左回旋がみられる。
b：左への荷重移動。体幹屈曲，右側屈，右回旋がみられる。

図10 膝伸展時における代償動作

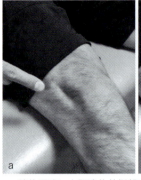
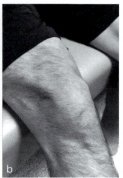

a：膝伸展時に大腿遠位外側部に腸脛靱帯の浮き上がりが確認できる。
b：体幹・骨盤後傾を抑制した際の状態（腸脛靱帯の浮き上がりがなくなっている）。

した肢位での下肢の状態である。右膝関節の伸展や回旋状態から右膝前外側筋群（外側広筋や大腿筋膜張筋），左膝関節の屈曲や回旋状態から左膝後外側筋群（大腿二頭筋）の緊張の亢進が推察される。坐位から背臥位への肢位の変化で上記した右膝関節の変位が強まるならば大腿筋膜張筋，変位がみられない場合は外側広筋の緊張の亢進と解釈ができるだろう。また背臥位から坐位への肢位の変換で左膝関節の屈曲外旋が強まるならば大腿二頭筋の緊張亢進が疑われる。つまり股関節の肢位の変化からも筋の緊張状態が評価できる。

図9は坐位で左右坐骨へ荷重移動したときの体幹部の動きの評価である。左への荷重移動時には体幹の屈曲右側屈右回旋を伴い，右への荷重移動時には体幹の伸展左側屈左回旋を伴っている。このような荷重移動動作からも体幹部の動きの特徴が把握できる。こういった身体的特徴が明示される評価が腰椎椎間板ヘルニアや腰椎分離症のような腰部疾患の評価，まして下肢障害の一因を示唆する評価になることもあるだろう。関節可動域，筋力数値などの定量的な評価だけでなく，質的情報も合わせて把握することで，より具体的な解釈とその後の施行へとつながる有益な機能評価が行える。

5 運動療法の信憑性

評価から問題点が抽出されそのゴールに向かって運動療法が行われるが，運動療法においても的確なアプローチが行われなければならない。

以下に大腿四頭筋の広筋群強化のための一例を示す。膝伸展動作において広筋群の強化を行う際には，当然のことながら二関節筋の関与を排除しなければならない。股関節，膝関節を跨ぐ二関節筋の関与は骨盤を前傾させる（股関節屈曲させる）ことで抑制が可能である。ただし，このような肢位を意識したとしても膝伸展動作時に体全体を後方に傾けながら膝伸展することで広筋群の出力を代償していることがある。これは膝伸展時に加わる負荷が重く，体幹から骨盤全体を固定したまま後傾させ，大腿直筋や腸脛靱帯の等尺性収縮を優位に用いた代償動作が行われている状況と考えられる。膝関節の単関節運動（広筋群優位の運動）が行われているかどうかは膝伸展最終域での腸脛靱帯の浮き上がりの有無により評価ができる（図10）。もし広筋群に対して刺激を加えるならば，腸脛靱帯が浮き上がらないように骨盤前傾位を保持したまま体全体を後方に傾けず膝を伸展し

なければならない。

このように的確な評価が行われていても運動療法の信憑性自体が問題となることもある。運動療法を進めていくにあたり，正確な方法で的確な刺激が加えられているのか，常に確認，検討を重ね効果的なアプローチを心がけていくことが大切である。

6 競技復帰させるにあたりどこに注意するか

アスレティックリハビリテーションの最終段階で競技復帰を考える際には，以下の条件に注意が必要である。

　①器質的な回復が得られていること
　②失った機能的な問題が解決されていること
　③競技レベルの運動能力（心肺機能，筋力など）が備わっていること

特に器質的，機能的な回復が得られていないなかでの競技復帰は，再発や二次的な障害につながってしまう。傷害により低下，あるいは損失した運動機能が代償動作によって抑制され，痛みのない状態が代償動作によるものであった場合，患部にストレスが加わる動作や外力により容易に再発を起こしてしまう。また代償動作が過剰になることで他部位への二次的障害が発生することもある。このような状況を把握するには，関節の機能的な評価だけでなく動作からもその状態を把握することが大切である。

以下に右足第5中足骨近位骨幹部骨折を呈した選手の例を挙げる。この選手は歩行時の足底外側荷重の違和感により足底内側荷重を優位とした歩容を呈している（図11a，c）。この違和感は右立脚中期から立脚後期にかけての右小趾球への荷重（足関節内反位での荷重）に伴う第5中足骨近位骨幹部への応力が原因と考えられる（図11b）。そのため歩行動作では，右立脚時に歩隔を広げ，かつ立脚後期を短くし，小趾球への荷重を抑制（足関節外反位での接地）した動作となりやすい（図11c）。このような代償動作を呈した状態で動作時の痛みが軽減，ないしは消失していたならば，それを症状の回復と捉えてはならない。この状態は患部の器質的・機能的回復ではな

図11 歩行動作時における右立脚期の右下肢の動き（右第5中足骨骨幹部骨折の症例）

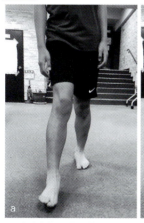 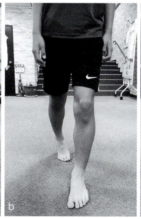 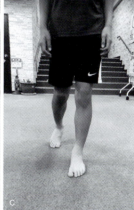

a：立脚初期に体の前外側で足外反させ足底内側で接地
b：立脚後期に足内反し小趾球での荷重
c：立脚後期に足外反し母趾球での荷重
a→cにおいて，歩隔を広げた代償動作（足底内側接地）がみてとれる。

図12 切り返し動作，円周運動

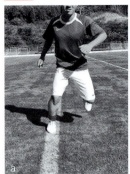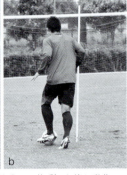

a：足底外側部への荷重（小趾球への荷重）を伴う動作
b：立脚後期に小趾球への荷重が加わる動作

く小趾球への荷重（足関節の内反位での荷重）回避による代償動作の結果として症状が緩和された状態と解釈できるからである。この状態で無意識的に小趾球への荷重（第5中足骨への応力が加わる）動作が反復して行われた場合，患部の脆弱性やその機能の低下から容易に痛みの再発や再受傷が生じる可能性が高い。また，荷重抑制が過剰となることで長趾伸筋（足関節外反運動）へのストレスが高まり，下腿前外側部のコンパートメント様の症状（しびれや痛み）や腸脛靱帯炎など，代償動作の強制に伴う2次的障害が引き起こされることも想定される。

このような症例において，歩行動作で右立脚後期の小趾球への荷重（足関節内反運動）や右立脚期の歩隔の減少が視認され，かつ痛みの症状や下腿前方の筋緊張の亢進など他所見もなくなっているならば，歩行レベルでの患部の器質的・機能的な回復が得られている状態と考えてよいだろう。同様に実践動作においても足内反運動を伴った動作（円周運動など）や足底外側荷重を伴う動作（切り返し動作など）を行い，運動ストレスに対する器質的な強度や代償動作や痛みなく足関節の関節機能が発揮できるか確認したうえで競技復帰を検討する（図12）。

あくまでもこれは1例にすぎないが，患部の痛みの状態や機能的な評価，ましては時間的な尺度のみを手掛かりに競技復帰への判断を行ってはならない。最終的には実践動作において器質的，機能的な問題が解決されているのかどうか，代償動作により患部の症状が抑圧されていないかを判別したうえで競技復帰への判断を検討していくことが大切である。

7 おわりに

リハビリテーションの過程のなかで，病態解釈やプログラムの検討を重ねるにあたり，さまざまな書籍や文献，インターネットなどからの外的情報を入手することは非常に大切なことである。しかし，それらの外的な情報にとらわれるあまり，直面している症例の特徴を把握せずに施行が進められている光景をよく目にする。同じ傷害であっても程度や部位，回復過程は全く異なる。ましてやリハビリテーションの施行内容によっても患部の症状や経過が全く異なってくる。まずは患部がどのような状態であるのか，どのような機能的な問題が生じているのか，次に運動療法によりどのような変化が生まれ何が最良の選択となるのか，外部の情報にとらわれずに，常に目の前の症例と対峙した対応を心がけていくことが何よりも大切なことである。

スポーツ現場では，選手がおかれた状況（試合までの日数，チーム内での立場）や環境，現場の周囲スタッフの考え方などさまざまな諸条件に応じて，イレギュラーな対応策を施していかなければならないこともある。ただし，どんな状況においてもまずは病態に合わせた適切な対応を心がけていくことが大前提であり，その後の経過や患部の状態をもとに適切な判断を行っていくことが肝要である。

（安藤貴之）

文献

1) 鶴池政明,上勝也.損傷した腱・靱帯の治癒過程.大阪体育大学紀要.2001;32:149-57.
2) Starkey C. Ultra sound. In：Therapeutic modalities 2nd ed. Wolters Kluwer, 1999.
3) Heckman JD, Ryaby JP, McCabe J, et al. Acceleration of tibial fracture-healing by non-invasive, low-intensity pulsed ultrasound. J Bone Joint Surg Am. 1994;76:26-34.
4) 廣重陽介,浦辺幸夫,榎並彩子,他.足関節外側靱帯損傷急性期の腫脹に対するマイクロカレント刺激の効果.臨スポーツ医.2010;30:99-103.
5) 齋藤昭彦.経皮的電気神経刺激(TENS).物理療法学 第3版.網本和(編).pp146-54, 医学書院, 2008.
6) Hardy, MA. The biology of scar formation. Phys Ther. 1989;69:1014-24.
7) Fyfe I, Stanish WD. The use of eccentric training and stretching in the treatment and prevention of tendon injuries. Clin Sports Med. 1992;11:601-24.

予防プログラム

1 スポーツ傷害予防への取り組み

サッカーは高強度負荷が要求され,スプリントやストップ,ジャンプ,切り返しを繰り返しながら相手とコンタクトするスポーツであることから,外傷・障害(以下,傷害)の発生頻度が高く,オリンピック競技種目のなかでも傷害が多い競技に分類される[1]。サッカーの傷害は試合中の発生が多く,足関節捻挫や膝前十字靱帯損傷,ハムストリングスの肉離れなど下肢の傷害が多いことが特徴である。

傷害の発生により,パフォーマンスの低下を招くのみならず,傷害によっては競技の継続が困難になる可能性もある。また,傷害による選手の離脱は当然のことながらチームパフォーマンスに関わる。ヨーロッパのプロチームによる調査では,傷害による選手の離脱日数が少ないチームほど最終順位が高くなるという報告がある[2]。そのため,選手個人だけでなく,チームとしても傷害予防に取り組むことが重要である。

効果的な傷害予防プログラムの立案には,①傷害の発生状況の把握,②傷害の原因(受傷メカニズム,危険因子)の把握,③原因に対する予防介入,④トレーニング効果の検証,という4つのプロセスを踏むことが一般的な考えとなっている[3]。個々の傷害予防にあてはめると,傷害の原因となり得る危険因子をみつけ,それを改善する取り組みが必要となる。近年,さまざまな傷害予防プログラムが考案されているが,体幹筋,片脚支持に必要な下肢筋,骨盤を支持するための股関節外転筋の強化,動的バランスの向上,身体を正確にコントロールするための動作トレーニングなどを行い,傷害につながる動作を回避する能力を身につけることに焦点をあてているものが多い。また,ウォーミングアップとして活用できる傷害予防プログラムとすること,特殊な道具を使用せず普段の練習場でも実施できる形にすることで,現場の指導者にも受け入れやすい形に工夫しているものが多くなっている。

2 The 11＋

国際サッカー連盟(Fédération Internationale de Football Association；FIFA)のFIFA医療評価研究センター(FIFA Medical Assessment and Research Center；F-MARC)は傷害予防プログラムであるThe FIFA 11(The 11)を発表した。The 11は傷害発生率の減少に効果があるとする報告があるものの,実施率やコーチの関心の

低さが問題であった[4,5]。その改良版としてThe FIFA 11＋（The 11＋）が考案され，世界的に普及が進められた。

　The 11＋は3パート，15エクササイズからなり，20分程度で実施可能なウォーミングアッププログラムである。パート1はアクティブストレッチングなどを加えたスロースピードでのランニング（8分間），パート2は筋力トレーニング，プライオメトリクストレーニング，バランストレーニング（10分間），パート3は着地や方向転換動作を組み合わせた中等度から高強度のランニング（2分間）という構成となっている。パート2は3つのレベルが用意されており，年齢や個々の選手の習熟度に合わせて実施する。プログラム実施の際には適切な姿勢で行うことが重要であり，特に上体をまっすぐに保つこと，正面から見たときに股関節・膝関節・足関節を一直線に保つこと，膝を内側に入れないことに注意する。The 11＋は週に2回以上実施することで傷害が減少するとされ[6]，奨励されている。

　The 11＋の効果に関してまとめた報告では，The 11＋は全体の傷害が39％減少すること，下肢の傷害，特にハムストリングス，股関節・鼠径部，膝，足関節の傷害が減少することが報告されている[7]。日本サッカー協会と日本スポーツ協会が共同で実施した育成年代サッカー選手（12〜18歳）に対するThe 11＋の効果を検証した調査では，男子選手において傷害が半分にまで減少することを報告した[8]。また，女子大学サッカー選手に対してはThe 11＋の実施により前十字靱帯損傷が有意に減少することが報告されている[8]。以上のように，The 11＋はその効果に科学的根拠も示されていることから，導入を検討する価値のあるプログラムといえる。

3 The 11＋の実際

1）パート1：ランニング（図1）
・時間：8分
・構成：スロースピードでの6種目。アクティブなストレッチング，パートナーとのコンタクト
・注意：膝が内側に入らないよう，正しいランニングフォームをとることが重要である。ヒップアウト，ヒップインはコーンでしっかりとストップし，姿勢を崩さないように注意して股関節を引き上げる。ショルダーコンタクトは着地姿勢で膝が内側に入ったり，片脚着地にならないよう，股関節と膝を曲げ両脚でしっかりと着地することを心がける。

2）パート2：筋力，プライオメトリクス，バランス（図2〜7）
・時間：10分
・構成：3段階の難易度で設定された6種目
・注意：正しいフォームで行うことが重要である。ベンチでは体が頭から足まで一直線になるようにする。ハムストリングスはエキセントリックな力をハムストリングスに加えることで肉離れの予防に効果がある。股関節を屈曲させないよう，肩から膝まで一直線となる肢位を保つ。図5，6のシングルレッグスタンス，スクワットでは支持脚の膝は内側に入れず，骨盤を水平に保つことに注意する。3段階の難易度が用意されており，年代や習熟度に合わせて難易度を設定する。

3）パート3：ランニング（図8）
・時間：2分
・構成：中等度のスピード3種目，着地，カットの組み合わせ
・注意：スピードを上げていくなかでパフォーマンスの質を保つことが重要である。

　チーム単位で実施する場合，スムーズにプログラムが進むよう，フィールドをセットアップして

おく（図9）。プログラムは週に2回以上行うことが望ましい。

これらの運動は正しいフォームで行うことが重要であり（図10），指導者が注意を払い，また選手同士で指摘しあうとさらに選手の動作への意識が高まる。

4 ジュニア期における傷害予防プログラム

The 11+は14歳以上を対象としているプログラムである。一方で，日本サッカー協会の選手登録数のデータ（2017年度）[9]によると，小学生（第4種）から中学生（第3種）の選手数は全体の半数以上を占めており，その競技人口の多さから，若年層への対策も必要である。また，この世代の傷害は大人とは異なり，骨折や上肢の傷害が多いことが報告されている[10]。そのため，最近ではThe 11+をベースにした「FIFA 11+ Kids（11+ Kids）」という7〜13歳を対象としたプログラムが考案された。

図1　ランニングエクササイズ

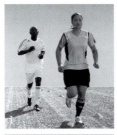
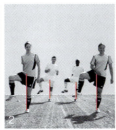
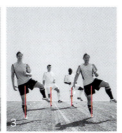
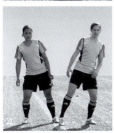
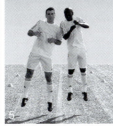
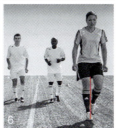

1 ストレート・アヘッド
　最後のコーンまでまっすぐにジョギング。上体をまっすぐに保つ。
腰，膝，足が直線上になるように。膝が内側に入らないようにすること。帰りは少しスピードを上げる。2セット。

2 ヒップ・アウト
　最初のコーンにジョギングし，ストップして，膝を前に引き上げる。膝を外側に回して，足をつく。次のコーンでは，反対の脚で行う。コースの最後まで繰り返す。2セット。

3 ヒップ・イン
　最初のコーンにジョギングし，ストップして，膝を横に引き上げる。膝を回して前に持ってきて，足をつく。次のコーンでは，反対の脚で行う。コースの最後まで繰り返す。2セット。

4 サークリング・パートナー
　最初のコーンまでジョギング。サイドステップでパートナーに向かっていき，互いに1周回り（身体の方向は前に向かったまま），元のコーンに戻る。コースの最後のコーンまで繰り返す。2セット。

5 ショルダー・コンタクト
　最初のコーンまでジョギング。サイドステップでパートナーに向かっていく。
中央で，互いに横にジャンプして，ショルダー同士でコンタクトする。股関節と膝を曲げ，両足で着地する。元のコーンに戻る。コースの最後のコーンまで繰り返す。2セット。

6 前後走
　スピードを上げて2番目のコーンまで走り，最初のコーンへバックランニングで戻る。股関節と膝は軽く曲げた状態で。2つ先のコーンまで走り，1つ分バックランニングで，コースの最後のコーンまで繰り返す。2セット。

図2　ベンチ

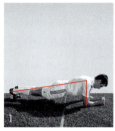 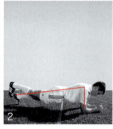 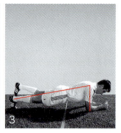

1 スタティック
　開始姿勢：うつぶせになり，前腕で上体を支える。肘が肩の真下にくるようにする。
　エクササイズ：上体，骨盤，脚を持ち上げ，体が頭から足まで一直線になるようにする。腹筋と殿筋に力を入れ，その姿勢を20〜30秒間保持する。3セット。
　注意点：体をぐらつかせたり，背を丸めたりしない。殿部を上げ過ぎないこと。

2 アルタネイト・レッグ（片脚ずつ挙上）
　開始姿勢：うつぶせになり，前腕で上体を支える。肘が肩の真下にくるようにする。
　エクササイズ：上体，骨盤，脚を持ち上げ，体が頭から足まで一直線になるようにする。腹筋と殿筋に力を入れる。脚を片方ずつ挙げ，2秒間保持。40〜60秒間続ける。3セット。
　注意点：体をぐらつかせたり，背を丸めたりしない。殿部を上げ過ぎないこと。骨盤を安定させ，横に傾かせないようにする。

3 ワンレッグリフト＆ホールド（片脚挙上保持）
　開始姿勢：うつぶせになり，前腕で上体を支える。肘が肩の真下にくるようにする。
　エクササイズ：上体，骨盤，脚を持ち上げ，体が頭から足まで一直線になるようにする。腹筋と殿筋に力を入れる。片脚を10〜15cm地面から挙げ，その位置を20〜30秒間保持。反対の脚も行う。3セット。
　注意点：体をぐらつかせたり，背を丸めたりしない。殿部を上げ過ぎないこと。骨盤を安定させ，横に傾かせないようにする。

図3　サイドベンチ

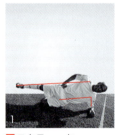 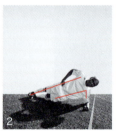 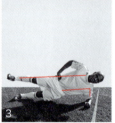

1 スタティック
　開始姿勢：横向きに寝て，下側の脚の膝を90度曲げておく。下の脚と前腕で体を支える。下の肘が肩の真下にくるようにする。
　エクササイズ：骨盤と上の脚を挙げ，肩のラインと一直線になるようにする。その姿勢を20〜30秒間保持する。反対側も行う。3セット。
　注意点：骨盤を安定させ，下に傾かないようにする。両肩，骨盤，脚が前後に傾かないようにする。

2 レイズ＆ロウワーヒップ
　開始姿勢：横向きに寝て，両脚を伸ばし，前腕で体を支える。下の肘が肩の真下にくるようにする。
　エクササイズ：骨盤と脚を挙げ，上の肩のラインと上の足までが一直線になるようにする。腰を地面に下ろし，再び挙げる。20〜30秒間続ける。反対側も行う。3セット。
　注意点：両肩，骨盤が前後に傾かないようにする。頭を肩につけない。

3 レッグリフト
　開始姿勢：横向きに寝て，両脚を伸ばし，前腕と下の脚で体を支える。下の肘が肩の真下にくるようにする。
　エクササイズ：骨盤と脚を挙げ，上の肩から上の足までのラインが一直線になるようにする。上の脚を挙げ，ゆっくりと元に戻す。20〜30秒間続ける。反対側も行う。3セット。
　注意点：骨盤を安定させ，後ろに傾かないようにする。両肩や骨盤が前後に傾かないようにする。

図4　ハムストリングス

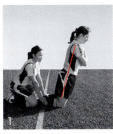 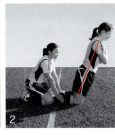 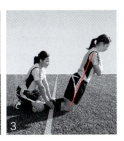

1 初級
　開始姿勢：膝立ち。両膝は肩幅。パートナーが両手で両足を地面にしっかりと固定する。
　エクササイズ：頭から膝までをまっすぐに保ったまま，ゆっくりと前傾していく。それ以上姿勢を保てなくなったら，両手をついてやわらかく着地し，腕立ての姿勢をとる。3～5回。
　注意点：はじめはゆっくりと行う。慣れてきたらスピードアップ。

2 中級
　開始姿勢：膝立ち。両膝は肩幅。パートナーが両手で両足を地面にしっかりと固定する。
　エクササイズ：頭から膝までをまっすぐに保ったまま，ゆっくりと前傾していく。それ以上姿勢を保てなくなったら，両手をついてやわらかく着地し，腕立ての姿勢をとる。7～10回。
　注意点：はじめはゆっくりと行う。慣れてきたらスピードアップ。

3 上級
　開始姿勢：膝立ち。両膝は肩幅。パートナーが両手で両足を地面にしっかりと固定する。
　エクササイズ：頭から膝までをまっすぐに保ったまま，ゆっくりと前傾していく。それ以上姿勢を保てなくなったら，両手をついてやわらかく着地し，腕立ての姿勢をとる。12～15回以上。
　注意点：はじめはゆっくりと行う。慣れてきたらスピードアップ。

図5　シングルレッグスタンス

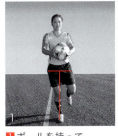 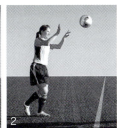 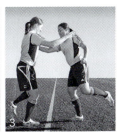

1 ボールを持って
　開始姿勢：片足立ち。膝と股関節を軽く曲げる。両手にボールを持つ。
　エクササイズ：バランスを保ち，体重を立ち足の拇指球上でキープする。30秒間保持。反対の足も行う。踵を挙げてつま先立ちで行う，あるいはボールを腰の周りあるいは挙げた膝の下で回しながら行う等で，難度を上げることができる。両足2セット。
　注意点：膝を内側に入れない。骨盤を水平に保ち，横に傾けない。

2 パートナーとキャッチボール
　開始姿勢：片足立ち。パートナーと2～3mの距離で向い合う。
　エクササイズ：バランスを保ちながら，キャッチボールをする。腹筋を締め，体重を立ち足の拇指球上でキープする。30秒間続ける。反対の足も行う。踵を挙げてつま先立ちで行うと難度を上げることができる。両足2セット。
　注意点：膝を内側に入れない。骨盤を水平に保ち，横に傾けない。

3 パートナーと押し合い
　開始姿勢：片足立ち。パートナーと腕の長さの距離で向い合う。
　エクササイズ：バランスを保ちながら，パートナーと交互に押し合い，バランスを崩させるようにする。30秒間続ける。反対の足も行う。踵を挙げてつま先立ちで行うと難度を上げることができる。両足2セット。
　注意点：膝を内側に入れない。骨盤を水平に保ち，横に傾けない。

図6　スクワット

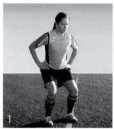 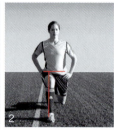 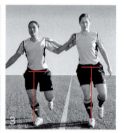

1＋トー・レイズ（つま先立ち）
　開始姿勢：両足を肩幅に開いて立つ。両手は腰。
　エクササイズ：ゆっくりと股関節，膝，足関節を曲げ，膝が90度になるようにする。上体を前傾させる。上体，股関節，膝をまっすぐにして，つま先立ちになる。再びゆっくりと膝を曲げ，今度は少し素速く立ち上がる。30秒間続ける。2セット。
　注意点：膝を内側に入れない。背をまっすぐにして，上体を前傾させる。

2ウォーキング・ランジ
　開始姿勢：両足を肩幅に開いて立つ。両手は腰。
　エクササイズ：ゆっくりと一定のペースで前方へランジ。股関節と膝を曲げ，着地する脚の膝が90度になるようにする。曲げた膝がつま先より前に行かないように。片脚10回ずつ。2セット。
　注意点：膝を内側に入れない。上体をまっすぐに，骨盤を水平に保つ。

3ワンレッグ・スクワット
　開始姿勢：片足で立つ。パートナーに軽くつかまる。
　エクササイズ：ゆっくりと膝を曲げる。できれば90度まで。再び立ち上がる。再びゆっくりと膝を曲げ，今度は少し素速く立ち上がる。反対の脚も行う。片脚10回ずつ。2セット。
　注意点：膝を内側に入れない。上体をまっすぐ前に向け，骨盤は水平に保つ。

図7　ジャンプ

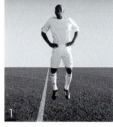 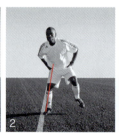 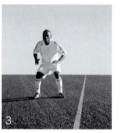

1垂直ジャンプ
　開始姿勢：両足を肩幅に開いて立つ。両手は腰。
　エクササイズ：ゆっくりと股関節，膝，足関節を曲げ，膝が90度になるようにする。上体を前傾させる。この姿勢を1秒間保持し，できるだけ高くジャンプし，全身をまっすぐに伸ばす。足の拇指球でやわらかく着地する。30秒間続ける。2セット。
　注意点：両足でジャンプ。着地は両足の拇指球で，膝を曲げた状態で行う。

2ラテラルジャンプ
　開始姿勢：片足で立つ。股関節，膝，足関節を軽く曲げ，上体は前傾させる。
　エクササイズ：立ち足で約1m横にジャンプし，反対の足で着地。着地は足の拇指球で，股関節，膝，足関節を曲げてやわらかく。この姿勢を約2秒保持し，再びジャンプし反対の足で着地する。30秒間続ける。2セット。
　注意点：膝を内側に入れない。上体を安定させ前に向け，骨盤は水平。

3ボックスジャンプ
　開始姿勢：両足を肩幅に広げて立つ。自分が立っている位置を中心にクロスの形があると考える。
　エクササイズ：両足で前後，左右にジャンプ。そしてクロスを超えるように斜めにジャンプ。上体は軽く前傾させておく。できるだけ素速く，爆発的に。30秒間続ける。2セット
　注意点：両足の拇指球でやわらかく着地。股関節，膝，足関節を曲げて着地。膝を内側に入れないようにする。

図8　ランニングエクササイズ

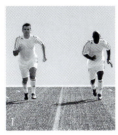 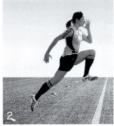 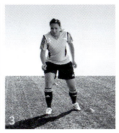

1 アクロス・ザ・ピッチ
　ピッチを横方向に，約40mを全力の75〜80%のスピードで走り，残りをジョギング。上体をまっすぐに起こす。股関節，膝，足関節が直線上になるようにする。膝を内側に入れないようにする。ゆっくりとしたジョギングで戻る。2セット。

2 バウンディング
　軽く助走をし，6〜8歩，膝を高く引き上げてバウンディング。残りはジョギング。着地足の膝をできるだけ高く引き上げ，反対側の腕を振る。上体はまっすぐに保つ。足の拇指球で，膝を曲げて着地し，跳ぶ。膝を内側に入れないようにする。ゆっくりとしたジョギングで戻りリカバーする。2セット。

3 プラント&カット
　4〜5歩まっすぐにジョギング。次に右足をつき（プラント），左へ方向を変えて加速する。5〜7歩スプリント（全力の80〜90%）し，減速し，今度は左足をついて右へ方向を変える。膝を内側に入れないようにする。ピッチの反対サイドに着くまで繰り返し，ジョギングで戻る。2セット。

図9　フィールドのセットアップ図（案）

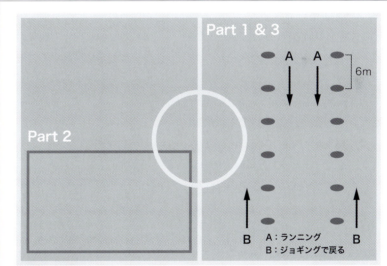

フィールドセットアップ
6組のコーンを約5〜6m間隔で置き，コースをつくる。最初のコーンから2人が同時にスタートし，コーンの内側を走りながらさまざまなエクササイズを行う。最後のコーンを通過したら，外側をジョギングで戻る。戻りは，ウォームアップができてきたら徐々にスピードを増していく。

図10 正しいフォーム

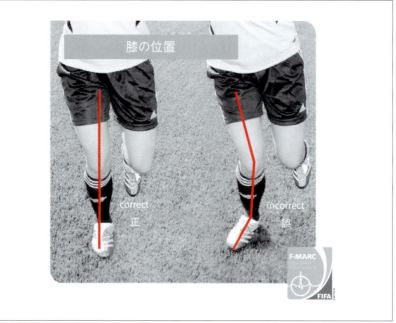

膝の向きとつま先の向きを合わせ，重心が下肢を一直線に伝わるようにする．

　11+ Kidsはコーディネーションとバランスの向上，下肢筋と体幹筋の筋力向上，正しい転び方の修得に焦点をあてている．プログラムは7つの運動（ランニングゲーム，ジャンプエクササイズ，バランス・コーディネーション，体の安定性を目的としたエクササイズ，転び方の改善のためのエクササイズ）からなり，それぞれ5つのレベルが用意されている．プログラムは毎回の練習前に行うこと，最低でも週2回行うことを推奨している．プログラムは15〜20分で実施できる．11+ Kidsの実施により，通常のウォーミングアップ群と比較して全傷害が48%，重篤な傷害が74%，下肢の傷害が55%減少すること[11]，アジリティや動的バランス，ジャンプ能力などが向上する[12]との報告がある．

　身体の変化が著しい育成年代の時期に正しい動作を身につけることは，傷害を予防するだけでなく競技力の向上にも有用であり，早期に選手の認識を高めることが重要である．そのためこれらをはじめとする科学的根拠のあるプログラムを育成年代の選手に提供することが，選手の今後の競技生活にも重要である．

（佐保泰明）

文献

1) Engebretsen L, Soligard T, Steffen K, et al. Sports injuries and illnesses during the London Summer Olympic Games 2012. Br J Sports Med. 2013；47：407-14.
2) Hagglund M, Walden M, Magnusson H, et al. Injuries affect team performance negatively in professional football：an 11-year follow-up of the UEFA Champions League injury study. Br J Sports Med. 2013；47：738-42.
3) van Mechelen W, Hlobil H, Kemper HC. Incidence, severity, aetiology and prevention of sports injuries. A review of concepts. Sports Med. 1992；14：82-99.
4) Steffen K, Bakka HM, Myklebust G, et al. Performance aspects of an injury prevention program：a ten-week intervention in adolescent female football players. Scand J Med Sci Sports. 2008；18：596-604.
5) Kilding AE, Tunstall H, Kuzmic D. Suitability of FIFA's "The 11" Training Programme for Young Football Players - Impact on Physical Performance. J Sports Sci Med. 2008；7：320-6.

6) Soligard T, Myklebust G, Steffen K, et al. Comprehensive warm-up programme to prevent injuries in young female footballers：cluster randomised controlled trial. BMJ. 2008；337：a2469.
7) Thorborg K, Krommes KK, Esteve E, et al. Effect of specific exercise-based football injury prevention programmes on the overall injury rate in football：a systematic review and meta-analysis of the FIFA 11 and 11+ programmes. Br J Sports Med. 2017；51：562-71.
8) 佐保泰明，加藤晴康，中堀千香子，他．サッカー ジュニア期におけるスポーツ外傷・障害予防への取り組み（第3報）．日体育協会スポーツ医科学研究集．2015；1：5-15.
9) JFA.jp http://www.jfa.jp/about_jfa/organization/databox/player.html（最終アクセス2018年8月5日）
10) Rossler R, Junge A, Chomiak J, et al. Soccer Injuries in Players Aged 7 to 12 Years：A Descriptive Epidemiological Study Over 2 Seasons. Am J Sports Med. 2016；44：309-17.
11) Rossler R, Junge A, Bizzini M, et al. A Multinational Cluster Randomised Controlled Trial to Assess the Efficacy of '11+ Kids'：A Warm-Up Programme to Prevent Injuries in Children's Football. Sports Med. 2018；48：1493-504.
12) Rossler R, Donath L, Bizzini M, et al. A new injury prevention programme for children's football--FIFA 11+ Kids--can improve motor performance：a cluster-randomised controlled trial. J Sports Sci. 2016；34：549-56.

アスレティックトレーナーの役割

　1993年，日本にプロサッカーリーグ「Jリーグ」が発足してから，四半世紀が経過した。Jリーグを代表し，これまで3チームがAFCチャンピオンズリーグで優勝，プレーヤーの技術や個人戦術，選手に続き指導者，サポートスタッフ，環境においても整備されてきている。

　日本代表チーム（以下，代表チーム）は1998年のワールドカップ初出場を皮切りに，2018年ロシア大会まで6大会連続出場を果たしている。また，海外でプレーする選手も10人を超え，これからも増えることが予想されている。

　代表チーム専任アスレティックトレーナー（以下，AT）は，クラブチームに遅れること数年後に配置され，クラブチームと同等のサポートが行われている。しかし，代表チームとクラブチームとでは目標設定，活動環境，選手，スタッフなど，いろいろな面で大きな違いがある。

　まず，代表チームで活動するうえで理解しなければならないのは，「代表チームは単体のチームでありながら，そこで活動している選手の帰属はクラブにある」ということである。代表チームのATはこのことを理解したうえで，代表チームスタッフの一員として選手と向き合い活動する。代表チームで選手が活動する際，クラブチームでの活動を考慮し過ぎることに注意を払いつつ，選手が代表チームでの練習・試合でも100％のパフォーマンスを発揮できるようにすることが重要である。また，代表チーム活動時はドクターが帯同されるため，ATはドクターの指示のもとで業務を行うことが最重要である。

1 アスレティックトレーナーの役割

　代表チームのATの業務は，図1にあるようにコーチとの連携によるフィジカルコンディションの管理や傷害予防，医師とともに行う選手の健康管理や治療，リハビリテーション，傷害予防などである。

1）スポーツ外傷・障害の予防

　スポーツ外傷・障害の予防を行うためには，傷害発生の因子を把握して，選手の有する傷害発生因子の影響をできる限り少なくするような改善策を検討することが必要となる。

　代表チームの場合，継続した選手の観察や評価ができないため，事前に各クラブチームから必要

図1 日本代表アスレティックトレーナーの業務

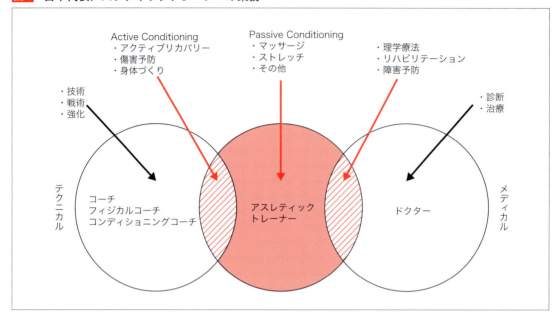

な情報を得て，集合した選手たちの評価へとつなげていく。そのため，各クラブチームのATとのコミュニケーションが重要となるが，代表チームにおける公式な医学的情報の窓口は医師となる。ATは医師とともに医学的な情報の収集を行い，そのデータ管理を行う。

ATは必要に応じて選手の傷害予防策を検討するために，既往歴やスポーツ傷害と関連のある因子を医師とともに測定評価し，これに基づいて選手に適切なコンディショニングの方法をアドバイスし，トレーニング前後に指導を行う。

また，コーチと協力して，傷害の予防を目的とした基礎体力づくりの基本である，筋力，柔軟性，持久力，敏捷性などの要素をバランスよく含んだコンディショニングプログラムを実施する。

2）スポーツ現場における救急処置

ATはメディカルスタッフとして，傷害が発生した時点で最もその現場に近いところにいる。このためATは傷害を正しく評価できる能力，最も適切な救急処置を行えるだけの能力を有していな

ければならない。このため日本代表ATには，救急法および救命処置としての心肺蘇生法の実施能力が必須とされている。代表チームのATは毎年この救急処置の講習を受けている（2017年より日本サッカー協会が主催するスポーツ救命講習会が発足）。そして，現場では医師と協力して正確な診断のもと，治療プログラムの立案や傷害を悪化させないための準備をしている。

3）アスレティックリハビリテーション

競技者の受傷後のリハビリテーションは，日常生活への復帰を目標としたメディカルリハビリテーションとは異なり，その目標は専門的な競技活動への復帰となる。したがって，競技活動を行うためのハイレベルな身体機能を回復させることが必要とされる。また，治療を継続しながら，傷害の種類，回復状態などに合わせ，種々の運動療法のテクニックを用いた関節可動域，筋力，筋持久力，全身持久力などの回復のためのリハビリテーションを指導する。

代表チームでは「一定の目標に向かい限られた

表1 日本代表チーム，各年代別メディカルサポートコンセプト

- A代表（AT 3〜4名）
  コンディショニングサポート，治療およびリハビリ（クラブと同等のサポート）
- U-23〜21（AT 1〜2名）
  セルフコンディショニングのサポート，治療およびリハビリ
- U-20〜15（AT 1〜2名）
  セルフコンディショニングの指導，治療およびリハビリ

＊選手自身に体験させて自覚を促す。
＊育成年代の疲労回復はセルフケアで行う。

短い時間のなかで活動を行う」という大きな特徴をもっているため，原則的にチーム内でのリハビリテーションを行う選手は非常に少ない。しかし，長期にわたる大会で高いパフォーマンスが必要とされる場合は，医師の医学的指示のもと上記のようなリハビリテーションを行う。

4）コンディショニング

コンディショニングとは「設定した目標を達成するため，パフォーマンスの発揮に必要とされるすべての要因を適切な状態に準備すること」である。

代表チームでのコンディショニングの大きな目的は，"パフォーマンス向上"，"傷害予防"，"リカバリー（疲労回復）"である。コンディショニングのコンセプトとしてサッカーのパフォーマンス発揮や向上を考えるとき，日々のトレーニングが重要であることはいうまでもない。日々のトレーニングを質・量ともに，より高いレベルで行っているかどうかが重要である。そして日々のトレーニングを支えているのが技術や戦術，体力や精神，疲労回復能力であり，さらにそれらの土台となっているのが選手個々のライフスタイル（食事や睡眠，生活リズム）であると考えられる。

また，代表チームはA代表をトップとして，いくつかのカテゴリーに分かれて活動しているが，それぞれの年代によって選手に対するコンディショニングアプローチの仕方が異なるので，担当するATは前述のような考え方をベースに活動している。

5）測定と評価

スポーツ外傷・障害予防や適切な救急処置，アスレティックリハビリテーションを実施するための検査，測定と評価を医師とともに行い，競技者のコンディションを客観的に把握する。フィジカルコンディションを客観的に把握するために，コーチと連携してコントロールテストを行うこともあるが，データだけに頼らず，やはりトレーニングのなかでのパフォーマンスについて，チームスタッフと協議することが重要である。

6）健康管理と組織運営

チーム組織内でのメディカルチェックやフィットネステストなど，健康管理に関するデータの収集と管理を行い，各スタッフとの連携体制を確立する。また，AT間の連携を綿密に行う。各カテゴリーでATの人数やスタッフの人数も変わってくる（表1）。代表チームでは総務や主務，広報，エクイップメントなど，さまざまな職種のスタッフとともに行動し，互いに連携してチーム運営に関わる。

7 教育的指導

ATは，監督の考えるチームフィロソフィーやそのチームの目指すサッカーのコンセプトをよく理解したうえで，スタッフや選手に対して健康管理に関する情報提供と教育を行う。また，個々の選手をよく観察して，それぞれの問題点を把握し，選手自身に気づかせるために適切なタイミングで指導・教育を行うことが重要であると考えられる。

図2 アスレティックトレーナーに求められるもの

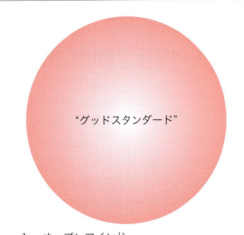

"グッドスタンダード"

1. オープンマインド
2. 積極性や誠実さ
3. 情熱
4. 忍耐
5. 論理的・分析的思考
6. 効果的指導方法の知識
7. 一般的な常識（モラル）
8. 健康な身体
9. 向上心
10. 思いやり
11. 感謝の気持ち

難しいのは選手との距離感

2 まとめ

　ATの活動を行ううえで，専門知識，専門技術を習得するのは当然のことであると考える。

　ATとしてチームで活動する以上，与えらえた仕事を行う能力だけではなく，他の部門担当者とのコミュニケーションスキルも重要である。

　また，ATは選手に指導する立場でもある。選手達にオフザピッチの重要性を説いているだけに，その活動のベースは人間性，1人の人間としての日々の生活からなると思い注意を払わなければならない。日々の生活が重要なときに必ず現れると考える。

　ATとして代表チームのフィロソフィーを理解し，人としてのモラルを大切にし，「高度な一般常識と健全な価値観」をもって「的確な判断と実行力」で活動を行うことが重要である（図2）。

（前田　弘）

8章 サッカー選手の外傷・傷害

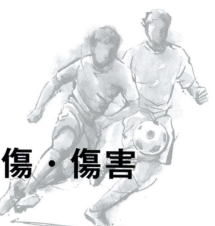

頭部外傷・脳振とう

1 はじめに

スポーツにおける頭部外傷は，相手との衝突や接触，転倒などにより発生する。コンタクトスポーツでは多くみられ，サッカーも例外ではない。特に脳振とうは直後の頭痛や判断力低下，ふらつきなどにより受傷前のパフォーマンスが発揮できないことはもとより，複数回被ることにより慢性期な記憶力障害や集中力の低下といった後遺症を生じる危険性があり，プレーを中断させて安静にすべきものとして広まりつつある。サッカーにおける脳振とうは，競技人口が多いためトッププロばかりでなく，アマチュアやジュニアまでどのカテゴリーでも稀ではない。記憶に新しいところでは，ワールドカップ日本代表選手が，直前の試合での頭部打撲によって脳振とうと診断された。そのため遠征メンバー入りが危ぶまれる状態であった。脳振とうに対しては数年前からは考えられないくらい慎重な対応を取ることが当たり前となっている。この流れは近年世界的に競技を越えて生じており，サッカーでも2014年に国際サッカー連盟（FIFA）が脳振とう判断のための3分間ルールを定めた。それを受けて日本サッカー協会（JFA）も2016年シーズンより同様のルールを定めて運用開始となっている[1]。

本項ではまず頭部外傷の基礎について概説し，その後サッカーにおける脳振とうの頻度や現在の対応について述べたい。

2 頭部外傷の基礎

スポーツにおける頭部外傷は大きく分けて，転倒や衝突による頭部の皮膚などの外傷（頭部挫創），頭蓋骨の骨折などの骨傷，および脳の損傷に分けられる。脳損傷はさらに，局所に強く打撃を被り，頭皮，頭蓋骨のみでなく，脳組織まで直接傷害された場合の「局所性脳損傷」と，脳全体がゆすられることにより脳の機能障害などを起こす，脳振とうに代表される「びまん性脳損傷」に分けられる。

1）頭部の解剖

頭部の構造は図1のごとく，一番外側にクッションとなる「頭皮」があり，その下には球形に近く，対貫通性に優れた硬い「頭蓋骨」がある。この2つの組織が脳に対する直達外力の防御壁と

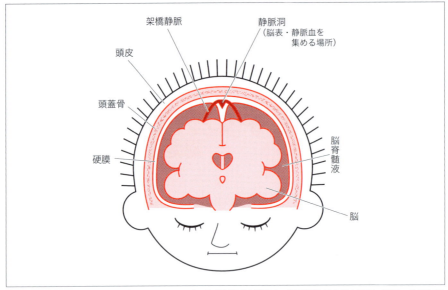

図1 頭部の解剖

（日本臨床スポーツ医学会学術委員会 脳神経外科学部会．頭部外傷10か条の提言．2001．より改変）

なっている。さらに頭蓋骨の直下に「硬膜」，その内側に「くも膜」といわれる膜が存在し，くも膜下腔には「脳脊髄液」といわれる液体が循環しており，この中に脳組織は浮いている状態にある。この巧みな構造により，脳組織は外からの衝撃に耐え得るような環境にある。脳実質はゼラチンのように柔らかい組織で，軟膜に包まれている。脳実質は解剖学的組成により，灰白質と白質に分けられる。灰白質は神経細胞体，白質は神経繊維を主として構成されており，これら組成の違いは密度の違いを生む。脳への栄養血管は，心臓から頭部へ向かう両側の内頸動脈と両側の椎骨動脈から栄養され，頭部では頭蓋骨と硬膜を貫いた後に，頭蓋内で互いに交通動脈を形成する。これにより一過性の1本の動脈の閉塞に関しては，多くの場合互いに補いあえる状況を作っている。脳実質を栄養したのち大脳半球の血液は半球表面のくも膜下腔を走行する浅大脳静脈から架橋静脈を形成し，くも膜・硬膜の内膜を貫いて静脈洞に流入する[2]。

頭部は基本的に球形であり，外力が加わると並進加速度と回転加速度が生まれる。並進加速度においては直達した頭蓋骨が変形を起こし骨折を来す。頭蓋骨骨折により硬膜動脈が傷害されると，脳を圧迫する硬膜外血腫を生じる。頭蓋骨の打撲部直下は，陽圧に対側の脳には陰圧が発生，その後，密度の違いから時間差を伴って脳が対側の頭蓋骨にぶつかり，力学的な応力の変化から"ずり応力"が発生する。頭部に回転加速度が加わる外力が働くと，その応力が脳を吊り下げている部分である架橋静脈に加わり，これが破綻すると硬膜下血腫が発生する。また，ずり応力が灰白質－白質の間に加わると，脳挫傷出血やびまん性軸索損傷の発生に関与するといわれている。

2）頭部挫創

頭部を強く打撲した場合，腫脹，発赤，疼痛を伴うため肉眼的に確認する。この際，挫創と出血の有無を確認する。頭皮は血管に富んでいるために一般的に出血が多いが，慌てないことが大切である。すぐ下には頭蓋骨があり，軽度な衝突でも

体の他の部位に比較して創が生じやすい。その一方で出血点が毛髪で確認しにくいため，初期の止血操作を正確に行いにくく，長時間にわたり出血が続くことがある。初期治療は創面を十分に洗浄したのち，圧迫止血の方法をとる。通常5～10分の圧迫で止血するので，止血が完了したのであれば，打撃による再出血防止のため，包帯などを巻いて競技復帰することは可能である。しかし，試合後はやはり病院へ受診し，適切な処置を受けるべきである。

適切な圧迫を行なっても止血しないときや動脈からの拍動性出血（心臓の拍動にあわせてビュッと噴き出すような出血）を認める場合には，縫合止血もしくは凝固止血が必要になる。頭皮の線状の挫創においてはスキンステイプラーにて処置されることが多い。しかし創部の形状が変形している場合や，創縁の損傷が著しいときには，やはり病院を受診しての縫合処置が必要となる。

3) 頭蓋骨骨折

円形の頭に対して，局所的に打撃の外力が加わると頭蓋骨にひびが入る（図2），あるいは陥没することもある[2]。頭蓋骨骨折は，これのみで直接運動の障害や生命などには影響しないが，頭蓋内の出血や脳損傷が発生すれば，生命に関わり得る。人間の成人の頭蓋骨は，平均500kgの荷重を加えて圧迫すると骨折を起こす。これは1mの高さから固い面に落下した場合，平地で10～15km/hの速度で転倒し地面に衝突した場合に相当する。実際には，転倒するときには手をついて頭への衝突を防ごうとするし，ぶつけても頭皮によるクッション作用もあり，頭蓋骨骨折自体の頻度はそこまで多くない。しかし不意なコンタクトによりバランスを崩して転倒したときや，空中で接触した際に脳振とうを起こし意識消失のまま転落したときには要注意である。現場では骨折を生じ得るような強度の外傷があった場合，例えば頭

図2 線状骨折の単純X線像

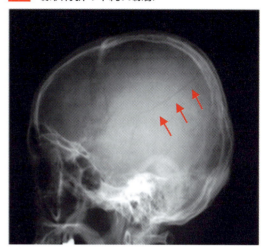

同士，ゴールポスト，硬い地面への衝突など状況を可及的速やかに把握する。肉眼的に創部で骨折が疑われるとき（開放性骨折）には，創を清潔に保ちながら，直ちに病院に搬送する。また，ものがだぶって見える場合は眼窩底骨折を疑うし，外耳孔より出血を認めた場合は，外耳孔近傍の挫創を確認し，それがない場合には頭蓋底骨折の疑いがあるので病院に搬送する。

4) 急性硬膜外出血

頭蓋骨骨折の続発症として，急性硬膜外血腫を認めることがある。骨折した部分の頭蓋骨から出血が続く状態，または骨折が頭蓋骨の下の硬膜上を走る動脈を傷つけてしまうと，そこからの出血が硬膜の外側に貯留し，硬膜外血腫が増大してくる（図3）。少量では無症状のこともあるが，増大してくると頭蓋内圧が上昇し，頭痛や吐き気などの症状が出現する。さらに脳組織が圧迫されると片麻痺や意識障害，呼吸不全となり生命の危険性にさらされる。こうなる以前に頭蓋骨骨折の項で述べたような強度の外傷を認めた場合，初期症状出現以前でも病院への搬送が重要である。なぜならば，対応を誤らなければ後遺症を遺さず救命し得る病態だからである[2]。

図3 急性硬膜外血腫の頭部CT

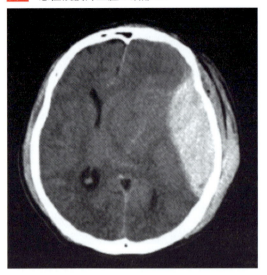

図5 対側損傷による前頭葉・側頭葉脳挫傷の頭部CT

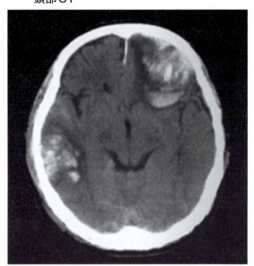

図4 陥没骨折による脳挫傷のイメージ

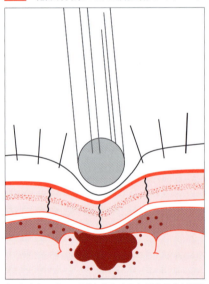

（日本臨床スポーツ医学会学術委員会 脳神経外科学部会．頭部外傷10か条の提言，2001．より改変）

5）局所性脳損傷

①脳挫傷

　頭蓋骨骨折の項で述べたように，頭部への直達する外力が頭蓋骨を経て脳組織を損傷（脳挫傷）する場合（図4）と，頭部への急激な加速度により，脳組織と頭蓋骨の間に位相のずれを生じ，脳組織が複雑な頭蓋骨に対して，相対的に移動し衝突することにより生じる脳挫傷もある（図5）。直接損傷は硬いボールなどの飛来物やバットなどの打撃で起こることが多い。打撃部位と反対側の脳が傷つく対側損傷は，後頭部を打ったときに前頭葉や側頭葉に生じることがよく知られており，転倒して硬い地面や床などに頭部を強打したときに起こりやすい。同部位の脳の機能障害として，意識障害や精神症状が前面に出ることが多い[2]。

②急性硬膜下血腫

　頭部や顔面打撲によって間接的な加速度が加わり，頭蓋骨と脳とに大きなずれを生じることが原因となる。このずれは通常は問題を生じないが，ずれが大きくなり，ある閾値を超えると，頭蓋骨と脳をつなぐ橋渡しの静脈（架橋静脈）（図1）が伸展破断し，出血をすることにより，血腫が発生する。血腫は硬膜の内側の硬膜下腔に広がるため急性硬膜下血腫となる（図6，7）。ボクシングや柔道，ラグビーなどのスポーツで発生しやすい。頭部が激しく揺さぶられて打撲をすることによって発生することが多いが，打撲なしでも起こ

図6　急性硬膜下血腫のイメージ

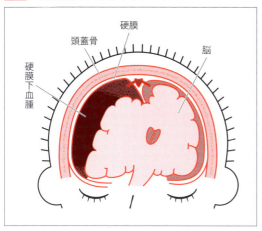

(日本臨床スポーツ医学会学術委員会 脳神経外科学部会, 頭部外傷10か条の提言, 2001. より改変)

図7　急性硬膜下血腫の頭部CT

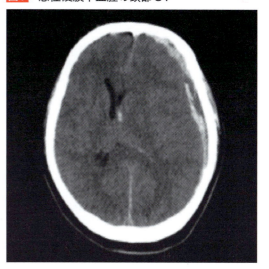

り得る病態である。受傷当初から意識障害があったとしても一時的なことや，直後は意識障害がはっきりしないことも多い。その後血腫の増大に伴い頭痛，嘔吐，痙攣などを生じる。最終的には意識障害，呼吸停止となるため緊急手術が行われるが，一般的に救命率は不良で50％以下といわれている。現場での診断は難しく，本人がプレー続行を希望したとしても，疑われた時点で搬送を躊躇することがあってはならない。また少し時間が経ってから頭痛を訴える場合もあるため，症状が出現するようなら速やかに脳神経外科に受診をするよう指示し，受傷後24時間以内は常に1人にならないよう指導する必要がある[2]。

6）脳振とう

頭部が全体的にゆすられることにより，脳にひずみが生じ，脳の機能障害を来す外傷をびまん性脳損傷という。このうち短時間で回復する軽症の部類が脳振とうであり，スポーツの現場では頻繁にみられ重要である。一般的に頭部に打撲を受け，意識消失がある（気を失う）状態としか考えられていないことが多いが，それは明らかに間違いである。「脳振とう」とは「頭部，顔面，頸部への直接的打撃もしくは，頭部へ伝播する衝撃で

生じる脳損傷の一つであり，生体力学的作用により脳組織へ影響を及ぼす複雑な病態生理学的プロセス」と定義されている。症状としては神経機能障害であり，意識消失はその1項目にすぎない。すなわち，①認知機能障害としての健忘（対戦相手，試合の点数などがわからない）や興奮，意識消失，②自覚症状としての頭痛，めまい，吐き気，視力・視野障害，耳鳴り等，③他覚症状としての意識内容の変化，ふらつき，多弁，集中力の低下，感情変化など，多種多様な症状があることを十分理解しておく必要がある。さらに自覚症状がない場合でも，神経心理学的評価を行うと約90％に異常が指摘され，回復には10日程を必要とするとの報告もある[3]。これらの症状が長期化すると脳振とう後症候群の可能性がある。大人であれば2週間以上，子供であれば1カ月以上継続する場合もあり専門家への受診が必要である。脳振とうはこれら急性期の問題だけでなく，繰り返すことで慢性外傷性脳症という大きな問題を引き起こす。慢性外傷性脳症とは，コンタクトスポーツなどによる繰り返しの脳振とう，頭部への外傷により，進行性に脳組織に変性を来す病態と定義

頭部外傷・脳振とう　109

図8 学校管理下におけるサッカーの傷病別の発生割合

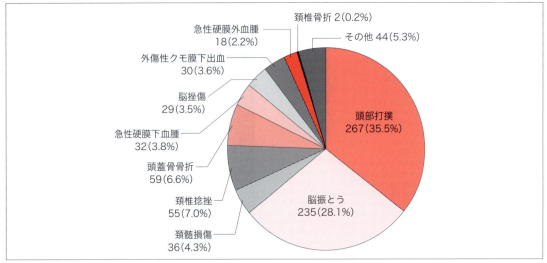

(独立行政法人日本スポーツ振興センター 学校災害防止調査研究委員会. 学校の管理下における体育活動中の事故の傾向と事故防止に関する調査研究 体育活動における頭頸部外傷の傾向と事故防止の留意点 調査研究報告書, 2013. より改変)

されている[4]。ボクサーに多く知られているが、アメリカンフットボール、プロレスリング、プロアイスホッケーなどの繰り返し脳振とうを起こすような競技の選手において報告されている。サッカーでも数は少ないが報告はある。慢性外傷性脳症の症状の多くは、複数回の頭部の外傷から、数年から10年以上経過した後に出現する。初期症状として、うつ状態などの心的障害、怒りやすい、暴力的になるなどの行動障害、記憶障害、高次脳機能障害などの認知機能障害がみられ、30～50歳代にかけて発症し、緩徐に進行する[5]。その後バランス障害、錐体外路障害などの運動障害がみられ、最終的には脳萎縮を認めてしまう。このようなことから脳振とうは軽視すべきでなく、プレーヤーにも指導者にも正しい知識が求められる。

3 サッカーにおける脳振とう

1) サッカーにおける脳振とうの頻度と発生原因、その対応

2014年のブラジルワールドカップでは、Jungeらによると全64試合で104傷害あり、最も多かったのは大腿の障害で26件（25％）、次に頭部外傷で19件（18％）であった。そのうち脳振とうは5件で全体の5％、頭部外傷のうち26.3％を占めた[6]。また2014年のJリーグではJ1～3のカテゴリーでの全傷害619件のうち、頭頸部外傷は136件（22.0％）、脳振とうは14件（全傷害の2.3％、頭頸部外傷の10.3％）であった。また独立行政法人日本スポーツ振興センターの調査研究報告書[2]によると、平成17年から平成23年度に災害共済給付を行った、中学校および高等学校の体育活動による頭頸部外傷事例のうち、被災当初月給付額3万円以上の4396件を抽出すると、サッカーは837件と野球の902件に次いで多かった。そのなかで頭部打撲が297件（35.5％）、脳振とうは235件（28.1％）と2番目に多かった。それ以外に頸髄損傷や急性硬膜下血腫、脳挫傷など重篤な後遺症を残す可能性のある傷病が、それぞれ3～4％程度発生していることも注目しなければならない（図8）[2]。まとめると、サッカーでの脳振とうの頻度は全傷害のうち2～5％、頭頸部外傷のうち

図9 学校管理下におけるサッカーでの脳振とう発生原因の割合（％）

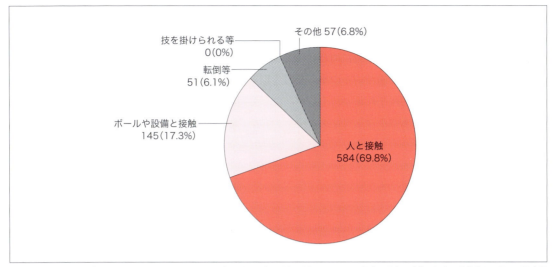

（独立行政法人日本スポーツ振興センター 学校災害防止調査研究委員会，学校の管理下における体育活動中の事故の傾向と事故防止に関する調査研究 体育活動における頭頸部外傷の傾向と事故防止の留意点 調査研究報告書．2013．より改変）

10〜28％程度ということになり、決して少なくない数字といえる。

次に脳振とうの発生原因だが、2014年のブラジルワールドカップでは、頭部外傷19件中18件（94.7％）が他選手との接触が原因であった[6]。2014年J1でも45件の頭頸部外傷のうち44件（98％）が接触によるもの、学校管理下の体育活動においては、837件の頭頸部外傷のうち584件（69.8％）が人との接触によるものであった。トッププロにおいてはほぼコンタクトプレーによって発生していることがみてとれる。学校管理下においては、人との接触に次いで、ボールや設備と接触が多く145件（17.3％）であった（**図9**）[2]。トッププロのデータとは違い、試合だけでなく練習時のものも入っているため、至近距離で蹴られたボールが頭部に当たったり、設備と接触したりといった練習法や環境が多少なりとも影響したと思われる原因がみられた。

サッカー自体がコンタクトスポーツである以上、頭部外傷および脳振とうを大きく減らすことはできず、脳振とうを正しく見極め、さらに重症な急性硬膜下血腫などを見逃さないため、疑われた場合は適切な対応をすることが大切である。

2）試合中の脳振とうへの新基準（3分間ルールの導入）

脳振とう判断のための3分間ルールは、2014年のブラジルワールドカップで、試合中の接触で脳振とうを起こしているにも関わらずプレーを継続する事例が続いたことがきっかけとなっている。1つは決勝戦でドイツのMFの頭部が相手の肩と接触し、ピッチに倒れこんだため治療を受け一旦試合に戻ったが、結局プレー続行不可能となり交代している。この際に主審に「この試合は決勝戦なのか？」という質問をしており、また出場した前半の記憶が全くなかったことを試合後のインタビューで答えている。大会後脳振とう管理体制に問題があるとの判断から、FIFAは脳振とう判断のための3分間ルールを定めた。

これは脳振とうを起こすような衝突などのアクシデントがあった際には、レフェリーは、当該チームドクターに、ピッチ上で選手が脳振とうを起こしたかどうか判断させる時間を3分間与えるこ

とができるというものだ。そして，最終判断を下した当該チームドクターの許可がある場合のみ，レフェリーは選手にプレーを続けさせることができるというものである。頭部外傷は命に関わる怪我であり，ただの頭部打撲ですんでいるのか，交代すべき脳振とうやその他の重症外傷のおそれがあるのか，試合の進行よりも選手優先でドクターに判断の時間を与えるというものであり，ラグビーやアメリカンフットボールに比べてはようやくといった印象もあるが，脳振とうに対して慎重に対応する考え方を広めるうえでも前進といえる。

日本でも2016年シーズンのJリーグと代表戦からこのルールに則って対応することが決定されている。実際にJリーグの試合では，審判は3分間にこだわらず判断や治療が必要なケースでは十分に時間をとっている。現段階ではチームドクターが帯同するような試合だけであるが，疑わしき状態ではプレーを中止させるという方針をサッカーに関わるすべての人が知っておくべきことである[1,7]。

現段階で，脳振とうを起こしているかの判断基準として用いるのは，4年に1度開催されている「スポーツにおける脳振とうに関する国際会議」で議論され改定されたsport concussion assessment tool – 5th edition（SCAT5）が最新のものであり，これは13歳以上の競技者を対象として医療関係者が使用することが推奨されている[8-10]。SCAT5については簡単にインターネットで入手可能である。

また13歳以下に対してはChild SCATというものがあり，こちらを用いる[11]。しかしながら，サッカーは裾野の広いスポーツであり必ずしも現場に医療関係者がいるわけではなく，また普段から使用していないと正しくできるものではない。またSCAT5を行うのに15分程度要するため，試合中の3分間ではこれは難しい。これまでは脳振と

図10　脳振とう認識ツール（ピッチでの対応）

■以下の警告症状があるときは，すぐに場外へ出し，救急車をよびましょう。
1. 意識消失
2. 意識状態が低下しつつある
3. 引きつけやけいれん
4. 頭痛が強い，または，ひどくなる
5. 嘔吐
6. ものが二重に見える
7. 興奮気味になる
8. 首がいたい
9. 手足の脱力やしびれ

8，9は頚髄損傷を疑うため，担架による搬送のトレーニングを受けていない場合は救急隊到着まで，動かさないで呼吸と循環を見守りましょう。

■以下の症状があるときは，脳振とうの可能性があると考え，直ちに競技や練習を中止しましょう。
1. 選手の状況
　（ア）地面や床の上で倒れて動かない
　（イ）見当違いをする，混乱して質問に正しく答えられない
　（ウ）バランスが悪い，歩行困難，よろめく
　（エ）頭部への打撃のあと，すぐに起き上がれない
　（オ）ぼうっとしいる，うつろな状態，放心状態
2. 自覚症状など
　（ア）頭痛
　（イ）ぼやけて見える
　（ウ）集中しづらい
　（エ）思い出しにくい
　（オ）嘔気・嘔吐
　（カ）めまい
　（キ）動作を鈍く感じる
　（ク）怒りっぽい
3. 記憶の評価
　以下の質問（スポーツに合わせて修正が可能）のいずれかに1つでも答えられなければ脳振とうを疑います。
　（ア）今日はどの競技場に来ていますか？
　（イ）今は前半ですか，後半ですか？
　（ウ）この試合で最後に点を入れたのは誰でしたか？
　（エ）前回はどのチームと試合をしましたか？
　（オ）前回の試合は勝ちましたか？

（スポーツにおける脳振とうの国際会議で提案されたCRT5より改変）

表1 脳振とうからの段階的復帰

ステージ1	活動なし	体と認知機能の完全な休息。
ステージ2	軽い有酸素運動	最大心拍数70％以下の強度での歩行，水泳，室内サイクリングなど抵抗のないトレーニング。
ステージ3	スポーツに関連した運動	ランニングなどのトレーニング。頭部への衝撃となる活動は控える。
ステージ4	接触プレーのない運動	パス練習などのより複雑な訓練で運動強度を強めていく。
ステージ5	接触プレーを含む練習	医学的チェックで問題がなければ通常練習を行う。
ステージ6	競技復帰	通常の競技参加。

・各ステージには最低1日を費やす。
・各ステージにおいて，脳振とうの症状が出た場合には，24時間の休息をとり，症状が出ていなかったステージから再開。

うを疑うツールとしてJFAのホームページに掲載されている通り，Pocket SCAT2などを用いて行われていたが，SCATも第5版となったため，改定を考えている。SCAT5と同時にconcussion recognition tool 5（CRT5）という非医療者が用いるツールも発表されており，現段階ではこれを参考に脳振とうを疑っていただきたい[12]。CRT5を和訳し，簡素化したものを提示する（図10）。これらツールで否定されたからといって脳振とうが完全に否定できるわけではなく，しばらくは頭部外傷を被った選手への注意を払う必要がある。

まとめると，脳振とうが疑われたらすべてのプレーを中止し，医療関係者はSCAT5を用いて継時的診察を行う。非医療関係者はCRT5などを用い，脳振とうが疑われた場合，念のため病院への受診が望ましい。一般に大人と比べて子供は脳振とうからの回復に時間がかかり，学業に影響を及ぼすことも考えられる[11]。また男子と比べて女子ジュニアでは脳振とうが多く[13]，単独のヘディングで脳振とうを繰り返している事例もあり注意を要する。脳振とうは脳のケガであるため，回復にはこころとからだの完全な休息が必要である。すべての症状が消失した時点で，復帰のプログラムは段階的競技復帰（graduated return to play；GRTP）が推奨される（表1）。これらサッカーにおける脳振とうに対する指針はJFAのホームページが参考となる。

4 おわりに

頭部外傷の基礎とサッカーにおける脳振とうの現状と対応について，2つのトピックスを中心に述べた。脳振とう判断のための3分間ルールについては，2016年シーズンより導入され大きな混乱はないようだが，3分間で十分か，判断に迷うことはなかったかなど，振り返りが必要である。ラグビーなどに比べ十分な時間とはいえないが，現行ルールに則りサッカー独自の3分間で判断するためのツール（図10）などを整備していく必要があると考える。また，ドクター不在時でもトレーナーやコーチ，審判などが対応できるように啓蒙活動を続けていく必要がある。

（大橋洋輝）

文 献

1) 大橋洋輝，谷諭．サッカー．Clin Neurosci．2018；36：1162-5．
2) 独立行政法人日本スポーツ振興センター 学校災害防止調査研究委員会．学校の管理下における体育活動中の事故の傾向と事故防止に関する調査研究 体育活動における頭頚部外傷の傾向と事故防止の留意点 調査研究報告書．2013．
3) Collins MW, Iverson GL, Lovell MR, et al. On-field predictors

of neuropsychological and symptom deficit following sports-related concussion. Clin J Sport Med. 2003；18：191-6.
4) McCrea M, Guskiewicz K, Randolph C, et al. Effects of a symptom-free waiting period on clinical outcome and risk of reinjury after sport-related concussion. Neurosurgery. 2009；65：876-82. discussion 882-3.
5) Mckee AC, Cantu RC, Nowinski CJ, et al. Chronic traumatic encephalopathy in athletes: progressive tauopathy after repetitive head injury. J Neuropathol Exp Neurol. 2009；68：709-35.
6) Junge A, Dvořák J. Football injuries during the 2014 FIFA World Cup. Br J Sports Med. 2015；49：599-602.
7) 大橋洋輝, 谷諭, 髙尾洋之, 他. サッカーにおける脳振盪の現状と対策. 日臨スポーツ医会誌. 2017；25：187-190.
8) McCrory P, Meeuwisse W, Dvořák J, et al. Consensus statement on concussion in sport-the 5th international conference on concussion in sport held in Berlin, October 2016. Br J Sports Med. 2017；51：837-47.
9) Echemendia RJ, Meeuwisse W, McCrory P, et al. The sport concussion assessment tool 5th edition（SCAT5）: background and rationale. Br J Sports Med. 2017；51：848-50.
10) The concussion in sport group. The sport concussion assessment tool 5th edition（SCAT5）. Br J Sports Med. 2017；51：851-8.
11) McCrory P, Meeuwisse WH, Aubry M, et al. Consensus statement on concussion in sport: the 4th international conference on concussion in sport held in Zurich, November 2012. Br J Sports Med. 2013；47：250-8.
12) Echemendia RJ, Meeuwisse W, McCrory P, et al. The concussion recognition tool 5th edition（CRT5）: background and rationale. Br J Sports Med. 2017；51：870-1.
13) Gessel LM, Fields SK, Collins CL, et al. Concussions among United States high school and collegiate athletes. J Athl Train. 2007；42：495-503.

顔面外傷

1 解 剖

1）顔面とは

　解剖学的な「顔面」とは眉毛（まゆ）から下顎（したあご）までが相当し，前額（ひたい）は「頭部」と規定されている．しかしながら，臨床医学的には前額を含めた部位を「顔面」と規定しており，この用い方が通例となっている．では「前額」とはどのように規定されるのであろうか．

　前額の皮下には額の皺を作る前頭筋という表情筋がある（後述）．この前頭筋が存在する部位が「前額」であり，その上方が「頭」となる．したがって，視覚的には，前額の最も上方にできる皺の部位から下方の下顎までが「顔」と規定されている．

2）顔面の特性

　顔面は人体各部位のなかで人の個性，特徴が最も現れる部位である．すなわち，眉毛，目，鼻，耳，口などの位置や形などから，人を識別することが可能である．したがって，軽微な外傷でもこれらの位置や形が変化すると，その人の個性が損なわれることがあるため，顔面外傷の治療には他部位とは異なる配慮が必要となる．

3）顔面の軟部組織

　顔面を手で押さえると皮膚を隔てて骨に触ることができる．この皮膚と骨との間の一見薄い組織の中には，外傷治療において留意しなければならない重要な筋肉，血管，神経，分泌腺の導管などが存在する．

①顔面の筋肉

　顔面の皮下には3種類の筋肉がある．1つはさまざまな表情を作る表情筋で，皮下の浅い層に存在する．主なものとしては，前額の皺を作り，眉毛を挙上させる前頭筋，眼瞼（まぶた）を閉じる眼輪筋，口唇（くちびる）を動かす口輪筋などがある．これらの表情筋は顔面神経（後述）によって支配されている．

　次に，眼瞼を開く筋肉は眼瞼挙筋とよばれ，眼

窩（図1）から出て上眼瞼（うわまぶた）内の下端にある軟骨用組織（瞼板）に付着している。この筋肉は眼球の運動や瞳孔の大きさを調節している動眼神経という神経によって支配されている。この動眼神経は眼窩の奥から筋肉に入るため，顔面表面の外傷では損傷されない。したがって，外傷などによって表面を走る顔面神経が損傷を受けると瞼をしっかり閉じることができなくなるが（兎眼），瞼を開くことには異常は生じない。

　もう1つの筋肉として咀嚼（そしゃく）筋がある。口腔内の食物をしっかりと噛むための筋肉で，側頭筋，咬筋の2つがある。側頭部（こめかみ）に指を置き，奥歯を噛みしめると側頭筋の隆起を指で感じることができる。また，頬でも同様に咬筋の隆起を感じることができる。これらの咀嚼筋は三叉神経によって支配されている（図2）。

②顔面の神経

　顔面の皮下に存在する神経は2つある。表情筋を支配する顔面神経と，顔面の知覚を支配する三叉神経である。顔面神経は耳の後方で頭蓋内から顔面に出て，耳前部にある耳下腺（唾液を作る組織）内で側頭枝，頬骨・頬筋枝，下顎縁枝，頸枝の4本に枝分かれする。耳下腺を出てからは顔面の皮下を走行してそれぞれ支配する表情筋に分布する。顔面の知覚を支配する三叉神経は眼窩の上下，下顎にある3つの神経孔（左右で計6つ）から皮下に分布して，それぞれ上顔面，中顔面，下顔面の皮膚知覚を支配する（図2）。

③顔面の血管（動脈）

　顔面の皮下を走行する動脈としては，耳前部から頭部へ走行する浅側頭動脈（こめかみで拍動を触知できる）と口角から鼻根へ走行する顔面動脈がある。これらの動脈から枝分かれした多くの小動脈が顔面皮下に分布するため，顔面は血行が豊富な部位となっている。したがって，軽微な外傷でも出血が多くなる傾向にあるが，ほとんどは圧

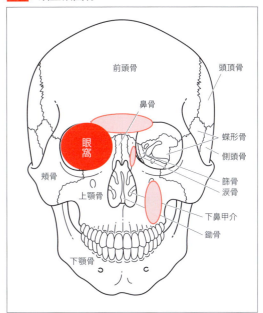

図1 頭蓋顔面骨

眼窩の下壁，内壁，上内壁にはそれぞれ上顎洞，篩骨洞，前頭洞という副鼻腔（空洞）が存在する（〇）。
（上条雍彦，頭蓋，口腔解剖学1 骨学，p4，アナトーム社，1966，より改変）

迫によって止血（血止め）可能である（図3）。

④分泌腺の導管

　顔面の皮下には涙液を分泌する涙腺，唾液を分泌する耳下腺がある。涙腺は上眼瞼の外側皮下にあり，涙液を結膜，眼球に供給して眼球の乾燥を防止している。涙液は上・下眼瞼縁の内側にある涙点という小孔から涙小管，涙囊，鼻涙管を経て鼻腔へ排出される。この涙道とよばれる排出経路のなかで，涙小管が内眼角（目頭）皮下を走行するため外傷時に損傷を受けやすい。

　耳下腺は耳前部皮下にあり，産生された唾液を口腔内に供給している。その導管である耳下腺管は頬部皮下を走行し，口腔内の頬粘膜部に開口しているため，頬部の外傷時に損傷を受けることがある。

4）顔面の骨

　顔面の骨（顔面骨）は一塊（ひとかたまり）の骨ではなく，薄い骨が組み合わさった立体的な梁

図2　顔面の筋肉

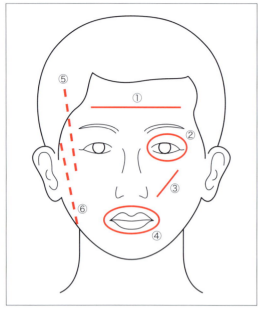

①：前頭筋，②：眼輪筋，③：頬筋群，④：口輪筋，⑤：側頭筋，⑥：咬筋

図3　顔面の神経，血管

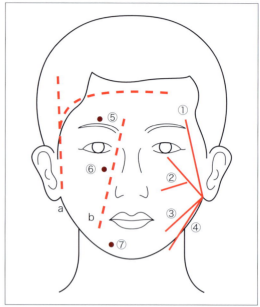

①：顔面神経側頭枝，②：顔面神経頬骨・頬筋枝，③：顔面神経下顎縁枝，④：顔面神経頚枝，⑤：三叉神経第1枝（眼窩上神経），⑥：三叉神経第2枝（眼窩下神経），⑦：三叉神経第3枝（オトガイ神経）
a：浅側頭動脈（静脈），b：顔面動脈（静脈）

構造をなしている．顔面骨がこのような構造をしているのは，眼球や顔面後方の頭蓋にあって生命維持に重要な働きをしている脳幹部を外傷から保護するためである．すなわち，外力が顔面に作用したとき，骨折によってその外力を顔面骨で吸収して，眼球や脳幹部に伝わらないようにしている．したがって，顔面骨は軽微な外力でも骨折しやすい構造となっているのが，他部位の骨との大きな相違である．臨床的に顔面骨として扱われている主なものとしては，鼻骨，頬骨，上顎骨，下顎骨がある．その他，眼窩を構成する篩骨（しこつ），涙骨（るいこつ），蝶形骨（ちょうけいこつ）などがある（図1）[1]．

2　顔面軟部組織損傷

1）救急処置

　サッカーのプレー中にみられる顔面軟部損傷としては，スパイクや他選手との接触などによる打僕で生じる裂挫創である．前述のごとく顔面の皮膚，皮下組織は血流に富んでいるため，浅い裂挫創でも多量の出血をみることもあるが，拍動性の動脈出血でない限り圧迫により止血が可能である．なお，拍動性の出血がある場合は直ちに医療機関に治療を委ねる必要がある．止血されれば，創を水道水で洗浄しテーピングによる固定を行う（図4）．もし，創接着剤（ダーマボンド®など）が用意されていれば創およびサージカルテープ上に塗布する．次に，綿ガーゼを乗せテープで圧迫固定する．可能であれば伸展性のある粘着テープを使用するとよい．再出血がなければプレーの続行は可能である．眉毛周辺の損傷が最も多くみられるが，これは眉毛下の骨（眼窩上部）が突出しているためである．

　競技終了後は専門医による縫合処置を受けたほうがよい．治癒後瘢痕の肥厚を防止するため，少

図4 テーピングの実際

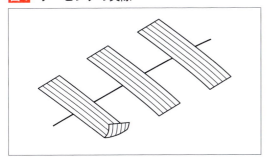

テープは間隔をあけて貼付し,創からの血液や滲出液を排出しやすくする。テープはまず片側の創縁に貼付し,これを対側に引き寄せながら対側の創縁に貼付する。

なくとも3カ月間は創部をテーピング固定する必要がある。また,この期間のプレー中には同部をサポーター,ヘアーバンドなどで保護することが望ましい。

擦過傷もよくみられる損傷である。通常,自然に治癒(上皮化)するが,創に付着した土砂などを除去しないでおくと皮下に土砂が埋入した状態で治癒し,土砂が皮下に透見される状態となる(外傷性刺青)。受傷時に必ず洗浄によって除去する必要がある。洗浄でも取れなければ専門医による処置を受ける必要がある。

外傷救急処置のための必要物品を示す(表1)。この程度は常時準備しておいたほうがよい。

2) 合併損傷

サッカーのプレー中の打撲による損傷では,皮下深部の筋層にまで及ぶことは稀である。しかし,創底に筋組織や骨らしきものが見えるようならば,神経や導管などの合併損傷も想定して直ちに専門医の治療を受けなければならない(図5)[2]。

3 顔面骨骨折

サッカーのプレー中の顔面骨骨折は,軟部組織損傷と同様に選手間の接触による打撲が原因である場合が多い。したがって,交通外傷時のような

表1 救急処置に必要な物品

	目 的
①綿ガーゼ	創傷の止血や被覆
②弾力包帯	ガーゼや副子の固定
③サージカルテープ(ステリストリップ®)	創傷の救急固定
④伸縮性粘着テープ	ガーゼの固定,圧迫
⑤飲料水(ペットボトル)*	創傷の洗浄

*水道設備があれば不要

図5 合併損傷を伴いやすい部位

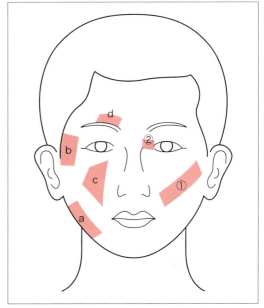

①:耳下腺管損傷,②:涙小管損傷
a:顔面神経下顎縁枝損傷,b:顔面神経側頭枝損傷,
c:顔面神経頬筋枝損傷,d:三叉神経(眼窩上神経)損傷
(川上重彦.顔面外傷.治療.1995;77:651-6.より改変)

重篤な骨折例は少なく,治療の緊急性も比較的低いが,近年,サッカー人口の増加によるものか,受傷者数は増加傾向にある。

1) 鼻骨骨折

正面から外力を受けた場合に生じる。最も多くみられる骨折である。鼻は腫脹,変形し,鼻出血も生じることが多い(図6)。患部に触れて,選手が痛みを訴えることや,骨の突出,陥没,可動性があれば骨折と考えてよい。現場での救急処置

図6 鼻骨骨折による鼻変形

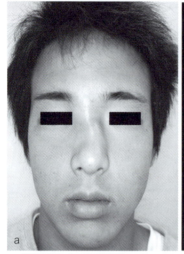
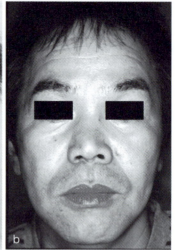

a：斜鼻変形，b：鞍鼻変形

図7 頬骨骨折

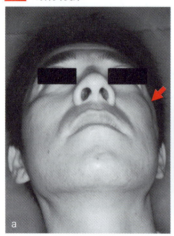
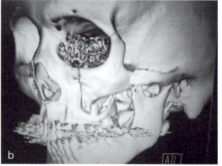

a：軸位像，b：3DCT
左頬骨隆起（➡）が対側と比べて平坦化している。

は，鼻出血が止まるまで選手を仰臥位（仰向け）にする。また，鼻孔からの出血は本人に綿ガーゼで吸収させる。可能ならば，患部を冷却して腫脹の防止に努めるのが望ましい。打撲によって頭蓋内へ損傷が及ぶことも想定しなければならないので，出血が止まった時点で医療機関に搬送したほうがよい。

2）頬骨骨折

側方から外力を受けた場合に生じる。鼻骨骨折に次いで多くみられる骨折である。頬部は著しく腫脹し，頬骨の偏位による顔面の変形や頬部の知覚障害，同側眼球の運動障害などが生じるが，受傷時にこれらの異常を確認する必要はない。頬部を打撲したときの救急処置としては，患部のアイシングによる腫脹の防止である。その後，専門医

図8 眼窩底骨折による眼球運動障害

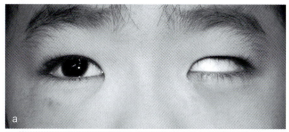
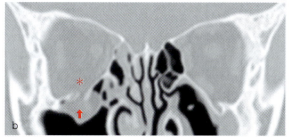

a：上方視した時に右眼球が上転しない（上転障害）。
b：CTで眼窩底骨折を認める（＊）。眼窩脂肪および下直筋は上顎洞内へ陥頓している（→）。
（西尾明子，山下昌信，田口梨絵，他．小児眼窩底線状骨折の検討．形成外科．2012；55：1337-43．より）

を受診し骨折の有無を確認すればよい（図7）。ただし，後述のように嘔吐がみられる場合は，直ちに専門医療機関を受診するほうがよい。

3）眼窩骨折

眼球近傍に外力が加わったとき，眼窩の下壁や内壁が骨折して眼窩内容（眼球の周りの脂肪や筋組織）が副鼻腔に落ち込んだ状態となる。これは吹き抜け骨折（blow out 骨折）とよばれ，サッカー中にも生じることがある。眼球の陥没，眼球運動の障害などがみられるが，一般的には緊急性はない。患部のクーリングをして，後に専門医を受診すればよい。しかし，眼球を動かしたときに著しい痛みが生じたり，嘔吐がみられたりする場合は，外眼筋（眼球を動かす筋肉）が骨折部で著しい損傷を受けている可能性が高い（図8）[3]。放置すると筋損傷が非可逆的になる（治らなくなる）ので，直ちに専門医の診断・治療を受けなければならない。学童によくみられるので，学童サッカーの指導者は留意が必要である。

4）下顎骨骨折

下方から外力を受けた場合に生じる。外力を直接受ける体部（中央部）よりも，脆弱な関節突起（あごの関節部）に介達外力による骨折が生じやすい。関節突起部の骨折では耳前部の腫脹，体部骨折ではオトガイ部の腫脹が生じる。骨折の部位に関わらず咬合（噛み合わせ）の異常がみられ，その他，歯列（歯並び）不正，開口障害（口が開かない，開けにくい）などの異常が生じる。治療に緊急性はないので，救急処置は患部のアイシングでよい。

5）その他の顔面骨骨折

その他の顔面骨骨折としては，上顎骨（うわあご）骨折がある。これはLe Fort型骨折として知られているが，重度の外力が顔面中央に作用した結果生じるもので，サッカーなどのスポーツでの受傷は極めて稀である。代表的な症状は咬合の異

図9 鼻骨骨折後のプロテクター

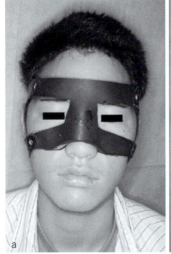 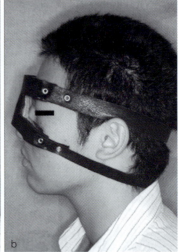

a：正面像，b：側面像
(Morita R, Shimada K, Kawakami S. Facial protection masks after fracture treatment of the nasal bone to prevent re-injury in contact sports. J Craniofac Surg.2007；18：143-5.より)

常である．また，前額中央に外力を受けて前頭洞の前壁が骨折することもある．症状は前額部の陥没であり，顔面骨骨折と同様の治療（整復と固定）が行われる．なお，これらの治療はともに緊急性はない．

6）リハビリテーション

骨折整復後のトレーニング，競技復帰については明確な指針はないが，通常は整復後1週間で患部の著しい腫脹は消退するので，トレーニングの再開に問題はない．競技復帰には骨癒合を考慮して4～5週間は待機するほうがよい．ただし，早期の復帰を本人が望むならば，筆者らは骨折部位に応じたプロテクター，副子を装着させて競技復帰を許可している（図9）[4]．

（川上重彦・森田礼時）

文　献

1) 上条雍彦. 頭蓋. 口腔解剖学 1 骨学. p4, アナトーム社, 1966.
2) 川上重彦. 顔面外傷. 治療. 1995；77：651-6.
3) 西尾明子, 山下昌信, 田口梨絵, 他. 小児眼窩底線状骨折の検討. 形成外科. 2012；55：1337-43.
4) Morita R, Shimada K, Kawakami S. Facial protection masks after fracture treatment of the nasal bone to prevent re-injury in contact sports. J Craniofac Surg. 2007；18：143-5.

頚部・体幹（1）解剖とバイオメカニクス

脊柱は頚部7，胸部12，腰部5個の脊椎が仙骨・骨盤の上に積み重なって形成され，不安定な構造をしている。積み木が積まれたような不安定な脊柱を安定させるためには，各椎骨に直接付着する体幹深部筋群（ローカル筋，インナーマッスル）と，胸郭と骨盤を直接つなぐ体幹浅層筋群（グローバル筋，アウターマッスル）の2種類の体幹筋の両者の活動が重要となる。

1 体幹筋と頚部・体幹の障害

図1に代表的な体幹筋を示す。腹横筋はシート状に腹壁を取り囲み，脊柱に近いところでは腰背筋膜につながり腰椎の突起（横突起，棘突起）に連結する。そのため腹横筋が収縮すると腰背筋膜の緊張が高まり，5つの腰椎を左右から均等に引っ張ることで腰椎の安定性が高まる。また多裂筋は各々の腰椎の突起間をつなぎ各分節ごとの細かい挙動を可能にする。一方，脊柱起立筋や腹直筋をはじめとするグローバル筋は胸郭と骨盤の間の大きく，速い運動を起こす役割をもつ。

何らかの運動をするときには，ローカル筋を先に収縮させ，脊柱を安定させた状態で，グローバル筋を使った大きく速い運動を行うことがそのパフォーマンスを高めるために有利であり，同時に脊椎への負荷を減らすことができ腰痛や頚部痛などの障害を予防することにもつながる。

もしローカル筋が適切に働かずグローバル筋より遅れて活動することを繰り返していると，腰椎の安定性は保たれず，腰椎の特定の部位に負担が加わり，その継続によって，椎間板障害や椎間関節障害などの関節障害としての腰痛を発症することになる（図2）[1]。

またグローバル筋の過活動によって遠心性の収縮が繰り返されると筋筋膜性腰痛や筋付着部障害を発症する。さらに，強大な遠心性収縮が作用すると体幹筋肉離れを生じることもある（図2）[1]。

図1 体幹筋

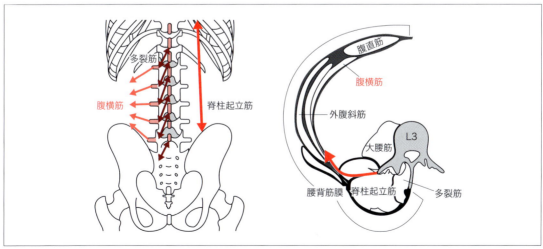

体幹筋は脊椎に直接付着する深部筋と直接付着しない浅層筋に分けられる。腹横筋は腰背筋膜を介して5つの腰椎の横突起を両側同時に牽引し，不安定な腰椎柱に安定性を与える役割をもつ。

図2 体幹安定化機能不全症候群としての腰部障害発生機序

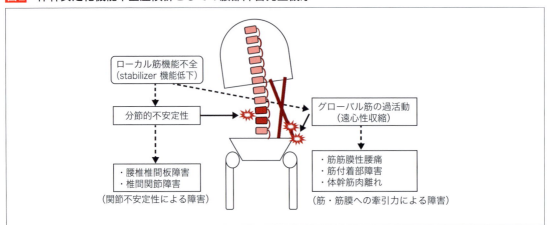

ローカル筋機能不全によって腰椎分節的不安定性が生じ，腰椎椎間板障害や椎間関節障害を生じる。またグローバル筋の過活動や不安定性によって生じる遠心性収縮によって筋性腰部障害を招く。

（金岡恒治，腰痛の病態別運動療法 体幹筋機能向上プログラム，文光堂，2016，より改変）

図3 骨盤挙動が腰椎に与える影響

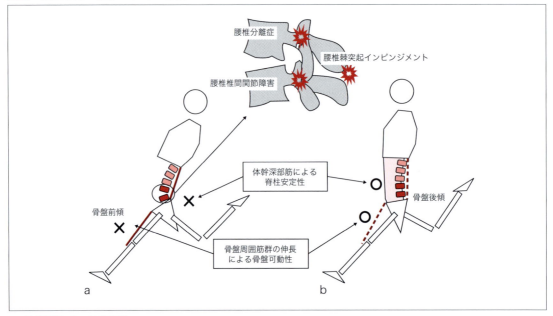

a：骨盤前傾，b：骨盤後傾
体幹深部筋機能低下，骨盤周囲筋タイトネスによる骨盤前傾肢位でキック動作を行うことによって下位腰椎に局所的な伸展挙動が生じ，伸展型腰痛の発症につながる。

2 骨盤挙動と頚部・体幹の障害

また脊柱の運動には骨盤挙動が大きな影響を与える．図3aの様にキック動作の際に骨盤が過度に前傾すると腰椎の前弯は強くなり，下位腰椎の特定分節（多くはL4/5分節）に伸展負荷が加わることによって，腰椎椎弓に疲労骨折が生じ，進行することで腰椎分離症を生じる．また，椎間関節の障害や，棘突起同士がぶつかり合うこと（棘突起インピンジメント）で腰痛を生じるようになる．

図3aは大腿直筋のタイトネスがあり，キック動作の際に骨盤が前傾してしまっている．そのためサッカー選手は股関節周囲筋群のストレッチによって伸張性を高め，図3bのように骨盤を過度に前傾させることなくキック動作を行えるようにする必要がある．

また体幹深部筋の活動により脊柱を安定させることによって，キック動作により下位腰椎に負荷が集中することを防ぐことができるため，キック動作の際には体幹深部筋の活動を促すことが腰部障害の予防にも役に立つ．

（金岡恒治）

文献

1) 金岡恒治．腰痛の病態別運動療法 体幹筋機能向上プログラム．文光堂，2016．

頚部・体幹（2） 頚部，胸部，腰部外傷

1 脊椎・脊髄損傷

脊椎とは脊柱（背骨）の骨の部分を指し，体を支える前方の椎体と脊髄神経を保護する後方の椎弓からなる．椎体と椎弓に囲まれた骨のトンネルを脊柱管といい，その中を中枢神経である脊髄が通る（図1）．

脊椎損傷とは脊椎の骨折，脱臼のことで，脊髄損傷は脊柱管内の脊髄の損傷を意味する．

脊椎損傷の受傷機序としては圧縮外力，伸延外力，回旋外力などがあり（図2），脊椎の骨折，脱臼によって脊髄が圧迫されることによって脊髄損傷が起こる．

また，脊椎損傷を伴わない脊髄損傷（非骨傷性脊髄損傷）も存在し，もともと脊柱管が狭い人では，軽微な外力で脊髄損傷を起こすことがある．

1）脊椎・脊髄損傷の疫学

脊椎・脊髄損傷の発生率は1年間で人口100万人あたり40人程度とされている．受傷原因はさまざまであるが，交通事故，高所からの転落，転倒が多い．スポーツで発生する脊髄損傷は5％程度とされており，スポーツの種類では水泳（飛び込み），スノーボード・スキー，ラグビー，柔道などが多いと報告されている[1]．

サッカーでの報告は少ないが，受傷機転として，ヘディングの競り合いなどジャンプからの着地の際に，頭部から転落した場合などに生じる可能性がある．

2）症　状

脊髄損傷の症状は損傷されるレベルによってさまざまだが，頚髄損傷では四肢・体幹の，胸腰髄損傷では下肢の運動まひや感覚障害，排尿，排便障害などが生じる．上位の頚髄損傷では呼吸筋まひを生じることもある．

非骨傷性脊髄損傷の多くは，転倒で前額部を打撲して頚椎の後屈を強制された際に生じ，上肢を

中心とした運動まひと知覚障害（手のびりびりするような感覚異常が多い）を生じる。上肢を支配する神経線維は脊髄の中心部を通るため，中心性脊髄損傷ともいう。もともと脊柱管が狭い人（発育性狭窄という）や，脊柱の靱帯骨化症を合併した人に起こりやすく，最近，高齢者での発症が増加傾向にある。

3) スポーツ現場での対応
　（頚髄損傷を例にとって）

①迅速な評価

受傷機転から重症の頭頚部外傷が疑われる場合は，まずは意識の確認をしたうえで，気道の確保，呼吸状態の確認，循環（脈）の確認を行い，続いて運動まひや手足の感覚をチェックする[2]。意識が清明でまひがない場合でも，他部位の外傷の痛みは訴えても頚部痛を訴えない場合もあるので，注意が必要である。

②頚部の固定

脊髄損傷が疑われる場合には，まず頚部を固定したうえで搬送するが，傷病者を動かす際，頚部と体幹の位置関係を変えないよう，身体を1本の棒のように扱う（all in one pieceという）ことが重要である。これは不用意に頚部を動かすことによって生じる脊髄への二次損傷の予防に非常に重要な対応である。搬送には，可能であればバックボードやスクープストレッチャー（図3）を用い，ヘッドイモビライザーや頚椎カラーを併用するとよい。Jリーグでは公式戦の会場にスクープストレッチャーの設置を義務づけている。

図1　頚椎の構造

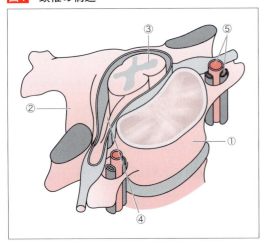

①：椎体，②：椎弓，③：脊髄，④：神経根，⑤：椎骨動静脈
（永島秀樹．頚椎．中村利孝，松野丈夫（監），井樋栄二，吉川秀樹，津村弘（編）．標準整形外科学 第13版．p503．医学書院，2017．より改変）

図2　脊椎損傷の受傷機序

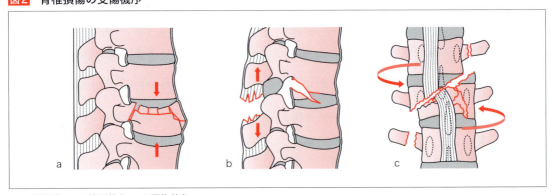

a：圧縮外力，b：伸延外力，c：回旋外力
（中村博亮．脊椎・脊髄損傷．中村利孝，松野丈夫（監），井樋栄二，吉川秀樹，津村弘（編）．標準整形外科学 第13版．p843．医学書院，2017．より）

図3 スクープストレッチャー

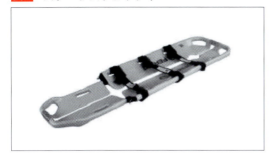

4）プレー継続，救急搬送の判断

頸部痛やまひが全くなければプレー続行を許可することもあるが，強い頸部痛や四肢のしびれ，一過性であっても四肢のまひがあればプレーはやめさせる。上記のような症状があれば，CTやMRIなどの設備の整った病院を受診させるが，四肢まひを伴うような重症の場合は脊椎・脊髄損傷の緊急対応ができる救命救急センターのある施設へ救急搬送するのが望ましい。

5）治療とスポーツ復帰

骨折，脱臼を伴う脊髄損傷に対する治療は脊髄の圧迫と脊椎の不安定性（ぐらつき）を除去する目的で，原則として手術治療（脊椎固定術）を行う。

骨折，脱臼のない非骨傷性脊髄損傷では手術治療と保存治療の成績に差がないことから，保存治療が優先されている。しかし，もともと脊柱管が狭い症例では，いったん脊髄の症状が軽快しても繰り返し再燃するものや，徐々に進行する例もあり，手術治療（主として神経除圧術）の適応となることがある。

スポーツ復帰については，まひの程度，治療（手術）の方法によってさまざまだが，まひが残らなかった症例では，保存治療で3～4週，手術治療では術後3～6カ月程度で復帰可能としている。問題はまひが遺残した場合で，まひの程度によっては，競技復帰を断念せざるを得ない場合もある。

このように，脊髄損傷はいったん生じると損傷の程度によっては回復が見込めない場合もある。選手にとって，スポーツ復帰はおろか，人生を左右する大きな負担となるため，その危険性の認識，初期対応は非常に重要である。

2 バーナー症候群

頸部に強い側屈の外力が加わり，上肢に焼けつくような放散痛が生じるものをバーナー症候群とよぶ。受傷機転としては，外力が加わった側の肩が引き下げられて，頸部が反対側に側屈することで腕神経叢が牽引されて起こる場合と，頸部が側屈した側の椎間孔が狭くなり，椎間孔を通る頸部神経根が挟まれて生じる場合がある。ラグビー，アメリカンフットボールなどのコンタクトスポーツに頻度が高く，サッカーでは少ない。症状は数分で治まるものから数週間持続するものまである。予後は良好だが，しびれが持続している間はコンタクトを中止させる。予防には頸部周囲筋の筋力強化が有用とされている[3]。

3 頸椎椎間板ヘルニア，頸椎症

椎体を連結する椎間板は，中心部の髄核というゲル状の組織と，髄核を円周状に囲む線維輪という比較的硬い線維軟骨の組織から構成される（図4）。椎間板は加齢や繰り返す負荷，外傷などによって経年的に組織が劣化する。これを椎間板変性といい，既に20代から起こるといわれている。サッカー選手ではヘディングを繰り返すことで，椎間板変性がより加速されるといわれている。

椎間板ヘルニアは，椎間板中心部の髄核が，変性に伴って生じた線維輪の亀裂から外へ飛び出した状態をいう。頸椎症は，椎間板変性に伴い椎間板の高さが減じ，骨棘（骨の出っ張り）という椎体辺縁部の骨が増殖した状態になることをいう（図5）。

図4 椎間板の構造

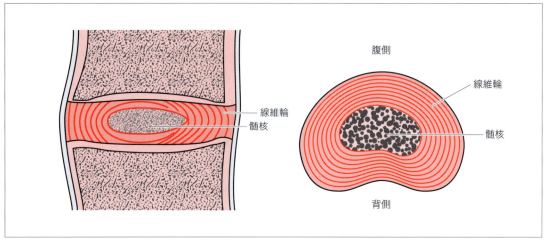

（金田清志（編），新図説臨床整形外科講座　第4巻 胸腰椎，腰椎・仙椎，骨盤，p191，メジカルビュー社，1995．より改変）

図5 頚椎椎間板ヘルニアと頚椎症

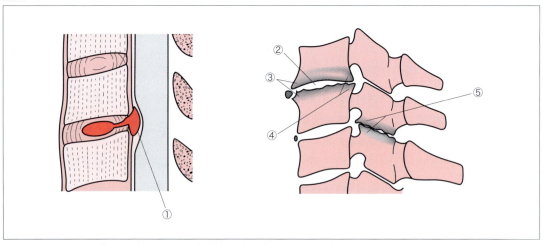

①：椎間板ヘルニア，②：椎間板腔狭小化，③：前方骨棘，④：後方骨棘，⑤：椎間関節骨棘
（大木勲，玉置哲也，松井宣夫（編），整形外科診療プラクティス，P336，金原出版，1995．および中村博亮．脊椎・脊髄損傷．中村利孝，松野丈夫（監），井樋栄二，吉川秀樹，津村弘（編），標準整形外科学 第13版，p520，医学書院，2017．より）

1）症　状

　局所症状としては頚部や肩甲部の痛みや凝りが多く，いわゆる寝違えや頚椎捻挫と区別がつきにくい。ヘルニアや骨棘が脊髄の分枝である神経根を圧迫すると，片側上肢への放散痛やしびれ，ときに筋力低下が出る。これを神経根症という。

　ヘルニアや骨棘が脊髄そのものを圧迫すると，手足のしびれや，箸が使いにくい，ボタンがかけにくい，書字が困難など，手指の巧緻運動障害，歩行障害が出現する。これを脊髄症という。神経根症，脊髄症，いずれも後屈すると症状が増強することが特徴である。

サッカー選手でときどき経験するのは局所症状と神経根症状である。神経根症では、ときに夜間の睡眠を妨げるほどの痛みを訴えることもある。また、脊髄症はもともと脊柱管が狭い場合（発育性狭窄）に起こりやすい。

2）治　療

局所症状と神経根症状は、局所の安静、消炎鎮痛剤等の薬物治療や、ブロック治療などの保存治療でほとんどが軽快する。神経根症で、2, 3 カ月の保存治療を行っても無効な場合や、筋力低下が進行するものでは手術を行うことがある。

脊髄症の場合は自然に軽快することはほとんどないため、原則として手術治療の適応となる。頚椎椎間板ヘルニアでは前方固定術が、頚椎症で脊柱管が狭い場合は後方からの除圧術が選択されることが多い。

スポーツ復帰までの期間は遺残するまひの程度によって異なる。重症度によっては復帰を諦めざるを得ない場合もある。回復の程度が良好であっても、通常、復帰までは最低、術後3カ月かかると考えたほうがよい。また、脊髄症では、罹病期間が長いほど回復の程度も不良となるので、手術適応の場合は手術のタイミングも重要となる。

4 体幹の損傷[4]

1）胸腰椎損傷

胸郭に囲まれて可動性の小さい胸椎と可動性の大きい腰椎の移行部（第11胸椎～第2腰椎）は胸腰椎移行部とよばれ、力学的に弱いため、交通事故や高所からの転落など、高エネルギーの外力が加わると損傷されやすい。スポーツではスノーボードなどでよくみられる。

損傷型では圧迫骨折、破裂骨折、脱臼骨折などに分けられ、骨折、脱臼によって脊髄が圧迫されると脊髄損傷が起こる（図6）。まひがない場合はギプスやコルセットによる保存治療を行うこともあるが、まひがある場合や保存治療で疼痛が遷延する場合には手術治療（脊椎固定術）が選択される。

2）肋骨骨折

肋骨骨折はスポーツだけでなく、日常診療でもよくみられる骨折である。直達外力または介達外力によって起こる。サッカーのようなコンタクトスポーツでは直接打撲や転倒による間接的な外力によって生じる。身体を繰り返して回旋するスポーツでは、ときに疲労骨折を生じることもある。

症状は深呼吸や咳払いなどで起こる骨折部の疼痛であるが、骨折部以外の胸郭を圧迫すると骨折部の痛みを誘発するという介達痛も特徴的である。

治療は胸郭の動きを制限する目的で胸壁バンドやテーピングによる固定を行うが、コンタクトスポーツへの復帰には3週程度かかる。

3）外傷性気胸・血胸

胸腔はもともと陰圧のため、肋骨骨折の際に骨折端が胸膜や肺実質を損傷すると、肺が虚脱し、胸壁と肺の間に空気が貯留する。これを気胸という。出血を伴って胸腔に血液が貯留する場合を血胸という。症状は、胸痛や、肺が十分拡張しないために呼吸困難を伴う。軽症例では安静による経過観察のみで治癒するが、肺の虚脱が著明な場合は、胸腔内にチューブを挿入して持続的に胸腔内を吸引する胸腔ドレナージが行われる。

4）腰椎横突起骨折

腰椎の横突起は胸椎でいえば肋骨にあたる。サッカーでは膝蹴りなど直接の打撲で起こることが多いが、体幹の回旋で起こることもある。横突起骨折単独では、体幹の回旋を制限するなど保存治療で治癒する。肋骨骨折と同様、コンタクトスポーツへの復帰は3週程度かかる。

（原田俊彦）

図6　胸腰椎損傷

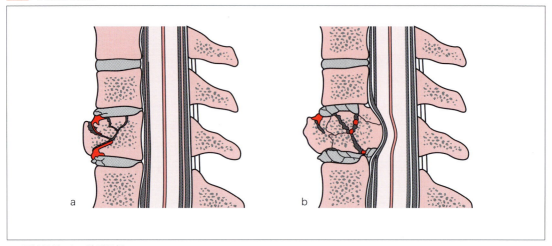

a：圧迫骨折，b：破裂骨折
(中村博亮．脊椎・脊髄損傷．中村利孝，松野丈夫（監），井樋栄二，吉川秀樹，津村弘（編）．標準整形外科学　第13版．p849，医学書院，2017．より)

文献

1) 末綱太．スポーツ外傷による脊椎・脊髄損傷の頻度および受傷機転．脊椎脊髄．2018；31：166-71.
2) 坂根正孝．スポーツ現場の頚椎外傷の実際と処置における留意点．Sportsmed．2016；28：7-20.
3) 若野紘一，阿部均．頚椎新鮮損傷．Orthopaedics．1996；9：1-8.
4) 中村利孝，松野丈夫（監）．標準整形外科学　第13版．pp780-2，医学書院，2017．

頚部・体幹（3） 腰部障害

本項においては，サッカー選手における代表的腰部障害として，腰椎椎間板ヘルニア・腰椎終板障害・腰椎分離症の3疾患（図1）を取り上げて解説する。

1 腰椎椎間板ヘルニア

腰椎椎間板ヘルニア（lumbar disc herniation；LDH）の好発年齢は20～40歳代であり，わが国の1,216例の調査では10～30歳代で約75％を占めると報告されている[1]。また，10歳未満では非常に稀であり，これまでに報告されているのは9例（うち4例は明らかな外傷歴あり）のみである[2]。よって10～40歳の，サッカー選手としての現役世代で好発すると考えられる。わが国のLDH診療ガイドラインによると，スポーツとLDHとの間に明らかな関連は認められず，現時点ではスポーツがLDH発生を誘発するとも抑制するともいえないとされている[3]。

LDHはスポーツ選手ならずとも比較的よく遭遇する。よって本疾患に関する病態などの記載は他書に譲り，ここではスポーツ選手に対する手術についてのみ述べる。ドイツのトップアスリート929名を対象としたアンケート調査において，LDHに限らず「腰痛に対する効果のある治療は？」に対する回答では，手術治療は含まれてさえいなかった[4]。しかしながら，HsuらによるNFL・NBA・NHL・MLBのLDHを抱えた342人の選手における調査では，手術治療を受けた選手のほうが選手生命は長いという報告もみられる[5]。

LDH手術後のスポーツ復帰率は，一般的な手術法（Love法）では52.6～69.7％，経皮的髄核摘出術（PD）では59～76.9％である。またスポーツ復帰までに要する期間は，Love法では6.5～10.9カ月，PDでは1.8～3.1カ月である。最近では脊椎内視鏡を用いた低侵襲手術が主となっており，麻殖生らはmicroendoscopic discectomy（MED）法では術後2カ月以内に約90％がスポーツ復帰できていると述べている[6]。またYoshimotoらはMED法の現場復帰について，平

図1 発育期から若年者における代表的腰部疾患

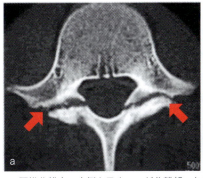
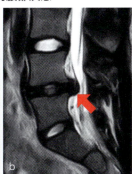
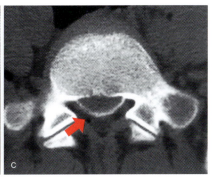

a：腰椎分離症の症例を示す。➡が分離部である。
b：L4-5高位の腰椎椎間板ヘルニアの症例を示す。椎間板の変性と後方（脊柱管）への突出がみられる（➡）。
c：後方終板障害の症例を示す。脊柱管へ突出した軟骨性終板が骨化し，脊柱管狭窄を来している。

均約11週で復帰しており，約65％の選手がパフォーマンスレベルを落とさず復帰できたと報告している[7]。

近年では，局所麻酔下に8mmの皮膚切開でヘルニアを摘出する経皮的内視鏡下椎間板ヘルニア摘出術（percutaneous endoscopic discectomy；PED）という手法が導入された。術後24時間以内に退院できるいわゆるday surgeryであり，スポーツ選手への応用も報告されている[8,9]。PEDはこれまでの術式に比べ，背筋群への侵襲性は圧倒的に低く，今後，スポーツ選手への椎間板ヘルニア手術の主流になり得ると思われる。

2 腰椎終板障害

腰椎終板障害は，筆者らの施設のスポーツ外来で行った調査によると，腰部障害症例2,227例中543例（24.4％）に及んだ。発生年齢は8〜18歳（平均12.3歳）であり，椎体の発生部位とその広がりによって，6つの型（限局性前方型，広範性前方型，限局性中央型，広範性中央型，限局性後方型，および広範性後方型）に分類される[10]。これらのうち，限局性後方終板障害と腰椎椎間板ヘルニアは混同されがちな病態であるが，13歳以下ではほとんどが前者であり，次第に後者が増え，18歳頃にはほとんどが後者となる。

1）治療法とスポーツ復帰について

治療の基本は保存治療である。具体的には，スポーツ活動を中止し，腰椎軟性コルセットを処方する。保存治療抵抗性の症例には手術も考慮される。

手術適応となるのは，主には限局性後方型あるいは広範性後方型の終板障害であるが，手術治療についてはcontroversialである。その理由は，後方に突出した終板を摘出するためには，腰椎の制動性に関わる後縦靱帯を切除しなければならないことが多く，術後不安定性を生じる恐れがあること[11]，一方，手術をしない場合には脊柱管狭窄を起こした結果，tight hamstringsを生じるなど，後のスポーツ活動のパフォーマンスに影響を与えることがあり[12]，どちらを選択しても患者の予後に懸念を残すためである。

かなり古い報告になるが，終板障害のスポーツ復帰率をみると，全体では86.4％が現役スポーツに復帰し，3.8％がスポーツを変更し，9.8％が何らかの理由でスポーツを中止していた[10]。

3 腰椎分離症

腰椎分離症（以下分離症）は，主に椎弓の関節突起間部（以下pars）に起こる疲労骨折であり，スポーツを愛好する青少年に多発する。生体力学的検討から，分離症を発生させやすい体幹運動は，腰椎伸展・回旋運動であると考えられる[13,14]。このような運動はサッカー競技において反復されている運動であり，分離症がサッカー競技者に高頻度に発生していることにも矛盾しない。

分離すべり症は，分離に引き続き起こるすべり症のことであり，成長期に起こる[15]。その原因としては，成長軟骨板の力学的成熟度の関与が考えられ[16]，骨年齢が低いほど分離すべりは起こりやすい。言い換えると，低年齢で分離が完成した場合には，分離すべりにつながりやすいと考えられる。

分離（すべり）症がみられる頻度は，その対象群により異なる。わが国の一般成人においては約6％（男性8％，女性4％）にみられる[17]。サッカー選手をはじめとしたスポーツ選手を対象とした調査では，10％以上の発生頻度であり，一般人よりも高い[18]。さらにプロサッカー選手においては30〜40％台もの高い頻度の報告もあり[18]，その競技レベル，サッカーに費やした時間により発生頻度が変わることを示唆している。

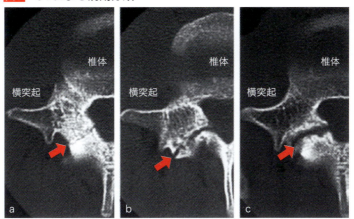

図2 CTによる病期分類

a：初期。部分的骨透亮像やhair line様の亀裂が認められる。
b：進行期。明瞭な亀裂を伴うが分離部周囲の骨硬化は認めない。
c：終末期。分離部周囲に骨硬化がみられる，いわゆる偽関節像である。
➡が骨折部（分離部）である。

2）症状とその原因について

①腰痛

分離症の症状とその原因は，病期によって大きく異なる。初期〜進行期における腰痛の原因は，疲労骨折の進行に起因するものである。症状としては，後屈時・回旋時に増強する腰痛であることが多い。筆者らの症例では97.2％がスポーツ後あるいはスポーツ中に腰痛を自覚していた。

終末期いわゆる偽関節としての分離部の痛みは，分離に隣接する椎間関節との交通による椎間関節炎や，分離部に分布している侵害受容器である自由神経終末の関与が考えられている[19,20]。

②下肢痛

ときに根性疼痛を呈し，腰椎椎間板ヘルニアと誤診されることがある。長管骨の疲労骨折では，疲労骨折部の出血・浮腫が周囲軟部組織に及ぶことはよく知られている。同様の現象が初期〜進行期では骨折部周囲に生じる。本疾患の骨折部周囲には神経根が存在するため，根性疼痛を呈することもある[21]。

3）理学所見について

罹患棘突起の圧痛はほぼ全例にみられ，自覚症状消失後も続くことが多い。またKemp signやextension stress testでの疼痛誘発は高頻度に認める。よって，①腰椎後屈・回旋で増強する腰痛，②Kemp sign陽性，③限局した棘突起の圧痛，などの理学所見を示す場合には，腰椎分離症を強く疑い検査を進める。

4）画像所見について

一般に，分離像は単純X線写真の斜位像で"スコッチテリア犬の首輪"として判断される。しかしながら，単純X線のみでは偽陰性となることも多く，臨床所見より分離症を強く疑う場合には後述のようにCTやMRIが有用である[22]。

筆者らはCTを用いた病期分類により治療方針を立てるため，分離症を疑う所見のある場合には全例CT撮影をするようにしている（図2）。初期では関節突起間部において部分的骨透亮像やhair line様の亀裂が認められる。進行期では明瞭な亀裂を伴うが分離部周囲の骨硬化は認めない。

図3 15歳男子サッカー選手の症例

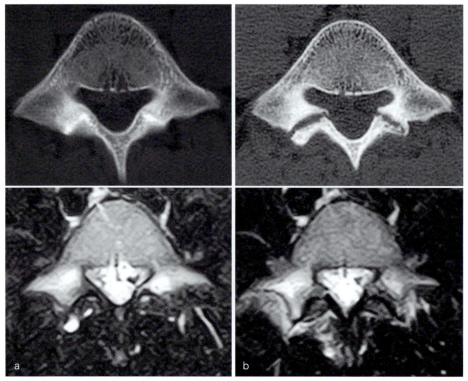

a：初診時。初期と診断し，スポーツ休止，硬性装具での治療を勧めるも，サッカー継続の意志が強く，治療拒否。
b：6カ月後。疼痛が持続するため再診した。再診時には両側終末期に近い進行期となっていた。

終末期はいわゆる偽関節像である[23]。

また，腰椎分離症は早期発見が骨癒合率上昇につながる。さらなる早期発見のためにはMRIが有用である。この理由として，MRIでは，単純X線やCTで分離部の骨折線がはっきりする前に，椎弓根の骨髄内に輝度変化を認める（図3）[24,25]。筆者らはこの時期を超初期として捉え，治療に用いている。

5）治療法

腰椎分離症の治療にあたっては，それぞれの病期・病態に応じた知識と治療が必要である。

①保存治療

（超）初期，進行期の症例では，骨癒合を目指した治療となる。進行期でもMRIで椎弓根に輝度変化がみられる場合は骨癒合を目指した治療を行う。筆者らの施設では，確実なスポーツ中止を指導するとともに，腰椎硬性体幹装具による固定を行う。

ここで骨癒合を目的とする場合の体幹装具について述べる。既に述べたように，生体力学的検討からは，分離症発生には腰椎伸展および回旋運動の関与が大きいことが示唆され，骨癒合にはこれらの運動を制御できる体幹硬性装具が至適であるといえる。またスポーツへの復帰ならびに硬性体幹装具の装着期間については，まず約3カ月間の装具装着が必要であると考えている[26,27]。

終末期の治療においては，保存治療で骨癒合を得られないため，疼痛を管理しつつスポーツ復帰

を支援する．痛みが強い場合はNSAIDsを処方する．また，スポーツ中の腰椎伸展に伴う腰痛を軽減させる目的で，スポーツ用のナイトブレイスを使用する．腰椎の伸展のみを制限するため，ほとんどの症例でスポーツ中の装着が可能である．これらの保存治療によりスポーツ復帰が可能であり，手術を要する場合は少ない．しかしながら保存治療で管理できない腰痛に対しては，後述の低侵襲性の分離部修復術を適応とする．

②**手術治療**

分離部修復術の手術方法はこれまでに各種報告されている．特にスポーツ選手に手術治療が考慮される場合，背筋群にできる限り低侵襲な手技が理想とされるため，筆者らはこれまで種々の工夫を続けてきた[28-30]．ただし，筆者らが腰椎分離症に対して手術適応とするのは，終末期分離で疼痛が強く，保存治療抵抗性の患者のみである[31]．すべての時期において保存治療を優先する．

6）リハビリテーション

骨癒合が期待できる症例では，確実なスポーツ中止を指導するとともに腰椎硬性体幹装具による固定を行うが，治療後に早期復帰を目指すためには，この治療期間におけるリハビリテーションが非常に重要である．ただし，現状ではこの期間における科学的根拠に基づいたリハビリテーションプログラムは確立されていない．

筆者らが調べたこれまでのdetrainingに関する報告からまとめると，有酸素能力は約2週間で低下し始めるため，遅くとも治療開始後3週目にはtrainingを開始したい．筋力は約2～8週間で低下するため，遅くとも3～8週間以内には開始したい．また柔軟性は約3～5週間で低下するため，3～6週間以内には開始したい．しかしながら，あくまでも治療中におけるtrainingであるという観点から，局所（罹患腰椎）の安静を阻害しないようリハビリテーションを実施しなければならず，現状では「治療中にどこまでしていいのか？」については，わかっていない．筆者らの動作解析を用いた研究結果では，急激な加速（ダッシュ）をしないジョギング程度であれば，分離部に及ぼす影響は少ないと考えている[32]．

また，保存治療にて無事骨癒合が得られたとしても，競技復帰後に再度疲労骨折を起こすことも多い．筆者らの対象群で約26.1％という再発率が認められた（反対側・他の脊椎高位を含む）．幸いにも再発例は初期で発見されることが多く，全例骨癒合が得られたが，今後の課題として重要視すべき結果であった[27]．筆者らは，このような疲労骨折（分離症）を起こすような発育期の患者には何らかの身体特性があると考え，全身の柔軟性また体幹筋の持久力についてチェックした．その結果，全般的に「股関節周囲の柔軟性の低さまた体幹筋の持久力の低さ」がみられた．また各競技種目別にも特異性がある印象であった[33]．

「治療中にどこまでしていいのか？」「競技復帰への基準は？」「再発を防ぐためには何をしていいのか？ 何をしたらダメなのか？」など，まだまだ解決できていない重要な課題が多いが，何よりも発育期の子どもたちがこのような状態にならないように予防策を立て，スポーツを楽しめる環境を作ることが重要である．

（酒井紀典・西良浩一）

文　献

1) 桐田良人．腰痛症・診断（高位診断を中心とした臨床診断について）．あすへの整形外科展望 1975［年版］．pp132-45，金原出版，1975．
2) Dang L, Liu Z. A review of current treatment for lumbar disc herniation in children and adlescents. Eur Spine J. 2010；19：205-14.
3) 日本整形外科学会，日本腰痛学会（監）．腰痛診療ガイドライン2012．南江堂，2012．
4) Schulz SS, Lenz K, Büttner-Janz K. Severe back pain in elite athletes：a cross-sectional study on 929 top athletes of Germany. Eur Spine J. 2016；25：1204-10.
5) Hsu WK, McCarthy KJ, Savage JW, et al. The professional athlete spine initiative：outcomes after lumbar disc

herniation in 342 elite professional athletes. Spine J. 2011;11:180-6.
6) 麻殖生和博,吉田宗人.スポーツ選手の腰部椎間板ヘルニアに対する内視鏡手術.Orthopaedics. 2006;19:23-8.
7) Yoshimoto M, Takebayashi T, Ida K, et al. Microendoscopic discectomy in athletes. J Orthop Sci. 2013;18:902-8.
8) Sairyo K, Chikawa T, Nagamachi A. State-of-the-art transforaminal percutaneous endoscopic lumbar surgery under local anesthesia: discectomy, foraminoplasty, and ventral facetectomy. J Orthop Sci. 2018;23:229-36.
9) Yamashita K, Higashino K, Sakai T, et al. Revision percutaneous endoscopic lumbar discectomy under the local anesthesia for the recurrent lumbar herniated nucleus pulposus in a high class athlete: a case report. J Med Invest. 2016;63:135-9.
10) 三宅亮次,井形高明,加藤真介,他.発育期腰椎分離症に対する保存的治療とスポーツ復帰.整・災外.1996;39:829-34.
11) Higashino K, Sairyo K, Katoh S, et al. Long-term outcomes of lumbar posterior apophyseal end-plate lesions in children and adolescents. J Bone Joint Surg Am. 2012;94:e74.
12) Miyagi R, Sairyo K, Sakai T, et al. Persistent tight hamstrings following conservative treatment for apophyseal ring fracture in adolescent athletes: critical appraisal. J Med Invest. 2014;61:446-51.
13) Sairyo K, Katoh S, Komatsubara S, et al. Spondylolysis fracture angle in children and adolescents on CT indicates the facture producing force vector: a biomechanical rationale. Internet J Spine Surg. 2005;1:2.
14) Sakai T, Yamada H, Nakamura T, et al. Lumbar spinal disorders in patients with athetoid cerebral palsy: a clinical and biomechanical study. Spine. 2006;31:E66-70.
15) Sairyo K, Katoh S, Ikata T, et al. Development of spondylolytic olisthesis in adolescents. Spine J. 2001;1:171-5.
16) Kajiura K, Katoh S, Sairyo K, et al. Slippage mechanism of pediatric spondylolysis: biomechanical study using immature calf spines. Spine. 2001;26:2208-12.
17) Sakai T, Sairyo K, Takao S, et al. Incidence of lumbar spondylolysis in the general population in Japan based on multidetector computed tomography scans from two thousand subjects. Spine. 2009;34:2346-50.
18) Sakai T, Sairyo K, Suzue N, et al. Incidence and etiology of lumbar spondylolysis: review of the literature. J Orthop Sci. 2010;15:281-8.
19) Nordström D, Santavirta S, Seitsalo S, et al. Symptomatic lumbar spondylolysis. Neuroimmunologic studies. Spine. 1994;19:2752-8.
20) Sairyo K, Sakai T, Mase Y, et al. Painful lumbar spondylolysis among pediatric sports players: a pilot MRI study. Arch Orthop Trauma Surg. 2011;131:1485-9.
21) Sairyo K, Sakai T, Amari R, et al. Causes of radiculopathy in young athletes with spondylolysis. Am J Sports Med. 2010;38:357-62.
22) Morimoto M, Sakai T, Goto T, et al. Is the Scotty dog sign adequate for diagnosis of fractures in pediatric patients with lumbar spondylolysis? Spine Surg Relat Res. in press.
23) Fujii K, Katoh S, Sairyo K, et al. Union of defects in the pars interarticularis of the lumbar spine in children and adolescents. J Bone Joint Surg. 2004;Br 86:225-31.
24) Sairyo K, Katoh S, Takata Y, et al. MRI signal changes of the pedicle as an indicator for early diagnosis of spondylolysis in children and adolescents. A clinical and biomechanical study. Spine. 2006;31:206-11.
25) Sakai T, Sairyo K, Mima S, et al. Significance of magnetic resonance imaging signal change in the pedicle in the management of pediatric lumbar spondylolysis. Spine. 2010;35:E641-5.
26) Sairyo K, Sakai T, Yasui N, et al. Conservative treatment for pediatric lumbar spondylolysis to achieve bony healing using a hard brace: which type and how long? J Neurosurg Spine. 2012;16:610-4.
27) Sakai T, Tezuka F, Yamashita K, et al. Conservative treatment for bony healing in pediatric lumbar spondylolysis. Spine. 2017;42:E716-20.
28) Higashino K, Sairyo K, Katoh S, et al. Minimally invasive technique for direct repair of the pars defects in young adults using a spinal endoscope: a technical note. Minim Invasive Neurosurg. 2007;50:182-6.
29) Sairyo K, Sakai T, Yasui N. Minimally invasive technique for direct repair of pars interarticularis defects in adults using a percutaneous pedicle screw and hook-rod system. J Neurosurg Spine. 2009;10:492-5.
30) Yamashita K, Higashino K, Sakai T, et al. The reduction and direct repair of isthmic spondylolisthesis using the smiley face rod method in adolescent athlete: Technical note. J Med Invest. 2017;64:168-72.
31) 酒井紀典,西良浩一.腰椎分離症.MB Orthopaedics. 2016;29:111-7.
32) Goto T, Sakai T, Sugiura K, et al. Dash-associated spondylolysis hypothesis. Spine Surg Relat Res. in press.
33) Iwaki K, Sakai T, Hatayama D, et al. Physical features of pediatric patients with lumbar spondylolysis and effectiveness of rehabilitation. J Med Invest. in press.

肩関節

1 解剖と機能

肩関節は，上腕骨頭と肩甲骨関節窩との関節である肩甲上腕関節，腱板と肩峰との間のスペースである肩峰下滑液包，さらに関節構造はないものの胸郭上を動く肩甲骨と，胸郭との間の可動部分である肩甲胸郭関節からなる。肩甲上腕関節はいわゆる球関節であるが，同じ球関節である股関節と比べると臼蓋に対し骨頭が相対的に大きいため，骨性支持が少なくその安定性は軟部組織の支持性に大きく依存する（図1）。したがって，股関節に比べると関節可動範囲も大きく，極めて機能的な関節であるといえる。この肩甲上腕関節において，上腕骨頭と肩甲骨関節窩を最も内側で連結している関節包は，それ自体が関節上腕靱帯とよばれ靱帯として機能しており，肩甲上腕関節の静的な安定性に大きく寄与している（図2）。

腱板筋群は肩甲骨の前面，上面，後面より起こり，上腕骨の小結節および大結節に停止し，肩甲骨と上腕骨の両者を連結する（図3）。また，腱板疎部より関節内に入り込む上腕二頭筋長頭筋腱と連動して，肩甲上腕関節の動的な安定性を担っている。この腱板筋群と肩峰および三角筋との間のスペースが肩峰下滑液包（別名，第2肩関節）とよばれ，肩甲骨の動きが悪くなると容易に肩峰下面と腱板の大結節付着部が衝突を起こし（肩峰下インピンジメント）肩関節の疼痛の原因となる（図3）。

さらに，この肩甲骨を含めた上肢（上肢帯）は，胸郭との骨性の連結は鎖骨のみ，すなわち，肩鎖関節と胸鎖関節を介して体幹と連結されており，それ以外の連結はすべて筋肉によることは特

図1 股関節と肩関節

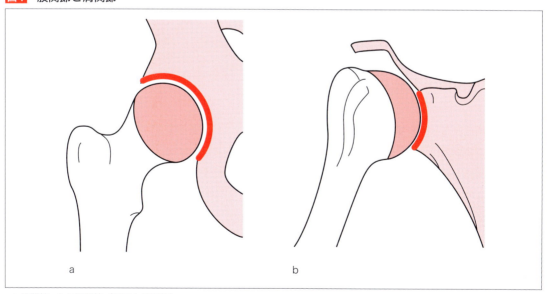

a：股関節，b：肩関節（肩甲上腕関節）
肩甲上腕関節は骨頭に対し臼蓋（関節窩）の面積が小さいため，軟部組織支持に依存する機能的な関節であり，骨性支持に依存する股関節とは対照的である。

図2 肩甲上腕関節

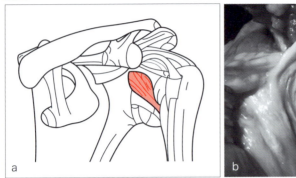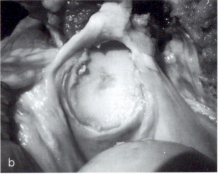

a：関節外からみたところ，b：骨頭を外して関節内をみたところ
関節内には上腕二頭筋長頭腱が入り込み，関節包自体がそのまま関節包靱帯として関節唇を介し，関節窩と連結している。

図3 腱板筋群と肩甲上腕関節の断面図

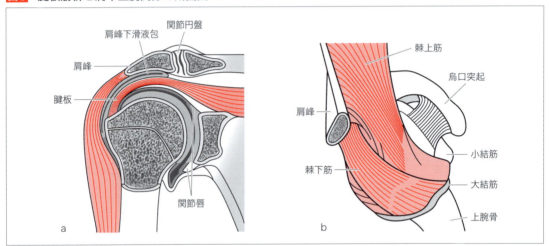

a：肩甲上腕関節の前額断面図，b：腱板筋群

筆すべき事実である。そして，肩甲骨はその胸郭上を周囲筋の筋機能に大きく依存しながら動いており，この胸郭と肩甲骨の可動部分を肩甲胸郭関節とよび，この部分の可動性が肩関節機能に多大な影響を与える。

肩周辺において，疼痛の発生場所は主に肩甲上腕関節内か肩峰下滑液包，あるいは肩鎖関節であることが多いが，これらの疼痛発生の原因あるいは誘因として，姿勢や胸郭・体幹の関節機能，筋機能が大きく関与してくることは，この構造を考えれば容易に想像がつくであろう。肩関節は，足関節や膝関節に比べると，全身の他部位からの影響を受けやすい極めて機能的な関節であるということに注目すべきである。したがって，肩に疼痛を訴える選手をみた場合，局所の画像所見のみに捉われることなく，機能診断，特に肩甲胸郭関節機能の評価が極めて重要となる。

2 肩関節の外傷

1) 肩関節脱臼

サッカーにおける肩関節の外傷で最も頻度の高いものは，肩関節脱臼である．接触プレーで腕をもっていかれたり，タックルを受けて転倒したりした際に腕をつき受傷するケースが多い．また，ゴールキーパーでは，ボールセーブのためのダイビングで受傷するケースも少なくない．本症は，10代，20代の若年で発症すると反復性に移行しやすい[1]．初回の肩関節脱臼は原則保存療法で対応するが，受傷後3週程度は外固定を要する．この際，通常の内旋位固定よりも，井樋らの外旋位固定のほうが反復性への移行率が低いことが報告されており，試みてみたい方法である[2]．しかしながら，保存療法の後，スポーツ復帰後に再脱臼を来した場合，あるいは不安定感や脱力が頻回となりプレーに支障を来している場合は，以下に述べる反復性肩関節不安定症の状態であり，根治には手術を要する．

2) 反復性肩関節脱臼・亜脱臼（不安定症）

外傷を契機に肩関節脱臼・亜脱臼を来し，その後も脱臼・亜脱臼や不安定感が頻発する場合をいう．プレーに支障を来している場合は手術を要する[3]．

①検査と診断

画像評価としては単純X線と3D-CTおよびMR関節造影を行う．単純X線は，下垂位内外旋に加え（図4），関節窩骨形態を評価するために筆者らが考案した新しい撮影法を行うと，ある程度の骨形態評価が可能である（図5）．3D-CTでは手術中に正確な評価のできない関節窩骨形態を正確に知ることができるため，必須の検査である（図6）．また，MR関節造影では，関節窩と前方関節唇の剥離であるバンカート（Bankart）病変の評価と上方関節唇の剥離であるSLAP病変などの合併軟部組織の評価を行うが（図7），これらの軟部組織病変に対する確定診断は，関節鏡視によらなければならない（図8）[4]．

②保存療法

本症に対する保存療法は，原則として大きな効果は期待できない．ただし，選手が手術を望まない場合には，テーピングや前記の肩甲胸郭関節機能，特に肩甲骨の可動性を維持していく理学療法にてある程度の効果は期待できる．しかしながら，脱臼や亜脱臼を繰り返したり不安定感でプレーに支障があるようであれば，早急に手術を行ったほうがよい．

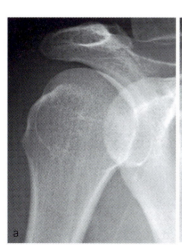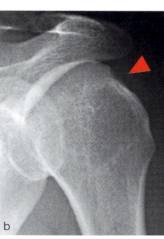

図4 両肩単純X線正面像 肩関節内旋位
a：健側，b：患側
Hill-Sachs病変（上腕骨頭後上方部の陥凹）を認める（▶）．
（高橋憲正．反復性肩関節脱臼の診断．実践 反復性肩関節脱臼―鏡視下バンカート法のABC．pp47-57，金原出版，2010．より）

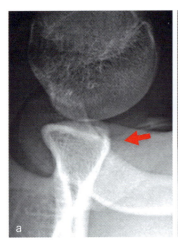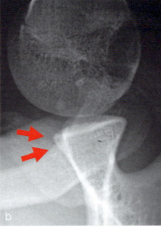

図5 新撮影法による関節窩前縁部の描出

a：患側，b：健側
健側に比べ患側では，関節窩前縁部に骨の欠損が認められる（➡）。
（高橋憲正，反復性肩関節脱臼の診断，実践 反復性肩関節脱臼─鏡視下バンカート法のABC，pp47-57，金原出版，2010．より）

図6 関節窩の3D-CT 正面像

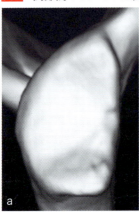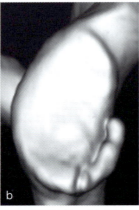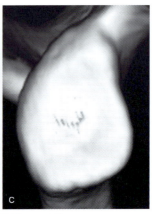

a：磨耗型関節窩（骨折はないが，正常関節窩に比べると前縁が磨り減っている）
b：骨性Bankart 症例（関節窩前縁の骨折がみられる），c：正常関節窩
（高橋憲正，反復性肩関節脱臼の診断，実践 反復性肩関節脱臼─鏡視下バンカート法のABC，pp47-57，金原出版，2010．より）

図7 本症に典型的なMRA（造影MRI）

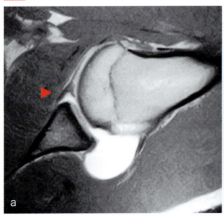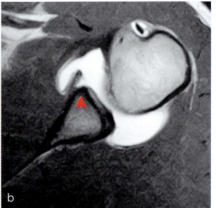

a：ABER（外転外旋）位，b：下垂位
前方関節唇の関節窩からの剥離（▶）が明らかである。ABER位では上腕骨頭がやや前方（左上方）にシフトしている。
（高橋憲正，反復性肩関節脱臼の診断，実践 反復性肩関節脱臼─鏡視下バンカート法のABC，pp47-57，金原出版，2010．より）

図8 バンカート病変の鏡視像（右肩）

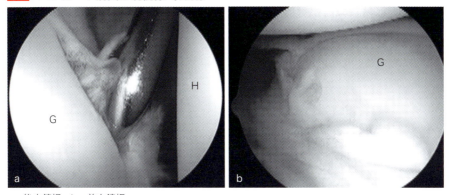

a：後方鏡視，b：前方鏡視
Gは関節窩，Hは上腕骨頭を示す。
（菅谷啓之．Bankart病変に対する鏡視下手術．実践 反復性肩関節脱臼―鏡視下バンカート法のABC．pp100-6，金原出版，2010．より）

図9 右肩のバンカート修復のイメージ

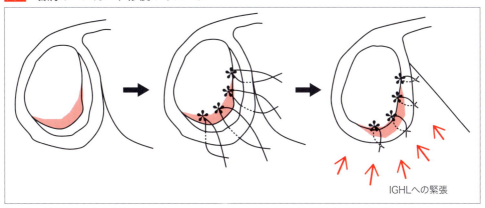

複合体の剥離は2時から7時半まで行い，モビライゼーションと同時に関節窩頚部の新鮮化を行う。また，関節窩の3時～7時半付近は，関節窩面上の軟骨も除去（■部）しておく。修復後は，この部分に複合体が乗り上げるようになり，IGHLに十分な緊張がかかる（右）。
＊：アンカー刺入位置
（菅谷啓之．Bankart病変に対する鏡視下手術．実践 反復性肩関節脱臼―鏡視下バンカート法のABC．pp100-6，金原出版，2010．より）

③**手術療法**

　手術は全身麻酔下で行うが，筆者は半座位のビーチェアポジションを好んで用いており，執刀前に行う麻酔下徒手テスト（EUA：筋弛緩が得られた状態での関節不安定性テスト）にて健側の患者が本来もつ関節弛緩性も調べ，患側との弛み具合の差を評価しておく。

　まず，鏡視診断にてバンカート病変および上腕骨頭後上方部の骨性陥凹であるHill-Sachs病変の有無と性状，広がりを確認し（図8），SLAP病変や関節包断裂などの合併病変の有無も確認する。ほとんどの症例で，下関節上腕靱帯（IGHL）の弛緩が認められるため，手術はこのIGHLの再緊張を得ることが最も重要になる（図9）。関節窩より剥離弛緩した関節唇と下関節上腕靱帯（関節唇靱帯複合体）は，右肩を時計にたとえると2

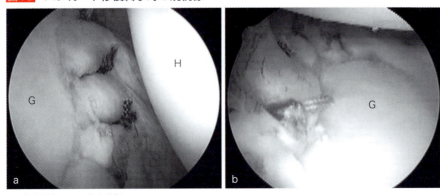

図10 バンカート修復終了時の鏡視像
a：後方鏡視，b：前方鏡視
Gは関節窩，Hは上腕骨頭を示す。
(菅谷啓之，Bankart病変に対する鏡視下手術．実践 反復性肩関節脱臼―鏡視下バンカート法のABC，pp100-6，金原出版，2010．より)

時から7時くらいの位置まで剥がし，関節窩上の軟骨を3時から7時半の位置に相当する関節軟骨を3〜5mm幅で切除し，スーチャーアンカーとよばれる縫合糸つきのビスを用いて剥がした関節唇を関節窩面に再逢着することで，弛緩した下関節上腕靱帯（IGHL）の再緊張を得る（バンカート修復）（図9，10）[5]。サッカー選手の場合は，激しいコンタクトプレーや転倒して手をつくことが多いため，補強措置としての腱板疎部縫合を追加する[6]。これにより，肩甲上腕関節の容量を減少させ，関節包の固有受容器を利用したバイオフィードバックを促し，再受傷の頻度を大きく減らすことができる[7]。

④後療法

術後外固定は3週であるが，6週で日常生活がほぼ不自由なく行える。個人差があるが，術後4〜6週でランニングやボールキックが可能となり，術後3カ月でコンタクトプレー以外の練習やトレーニングが可能となる。この頃からアスレティックリハビリテーションを開始し，6カ月で競技復帰としている。関節鏡視下手術は手術器具の進歩が著しく，スーチャーアンカーもより小さく，アンカー（ビス）自体が時間経過とともに骨に置換されるものも既に承認され使用されており，術後4カ月程度でも競技復帰可能となる症例もある。ただし，完全なパフォーマンスとなるためには肩甲胸郭関節機能の正常化が不可欠であり，使用器材にかかわらずアスレティックリハビリテーションが重要であることは当然である[8]。

3）関節唇損傷

①受傷機転と病態

脱臼や亜脱臼したわけではないが，ゴールキーパーがボールセーブのために飛び込んだ際などに肩関節を捻転して受傷することがある。肩関節を屈曲強制されることにより，上腕二頭筋付着部が剥離してSLAP損傷となることがある（図2，11）。受傷機転がはっきりしていて，3カ月以内の保存療法で軽快しない場合や，慢性的に疼痛を繰り返す場合には，画像診断（MRA）を行った後，鏡視下手術を行う。

②治療

保存療法としては，やはり肩甲胸郭関節機能の正常化を図る。多くの場合，患側肩甲骨の可動性が低下しており（図12），まずこれらの機能異常の修正を行う[9]。不安定症がなければほとんどの症例で保存的に症状は軽快するが，明らかな引

図11 上方関節唇損傷（SLAP損傷）の鏡視像

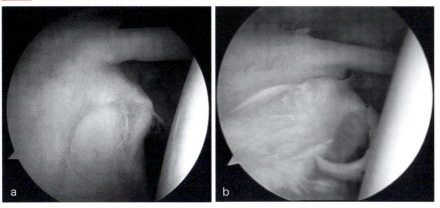

a：SLAP病変 type Ⅱ。上方関節唇が大きく剝離している。
b：SLAP病変 type Ⅲ。上方関節唇の剝離に加え，バケツ柄状の関節唇断裂がみられる。

図12 肩甲胸郭関節機能評価としての
combined abduction test（CAT）およびhorizontal flexion test（HFT）

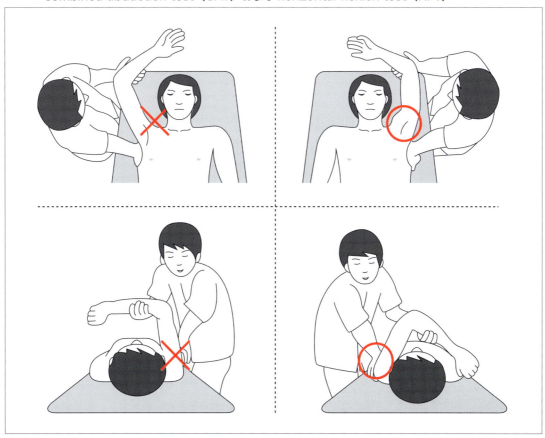

上段：CAT，下段：HFT，左：患側，右：健側
肩甲骨を押さえながら外転（CAT）および水平内転（HFT）を行うと，有症状の患側では健側に比べて明らかな可動域制限がみられる。

肩関節　141

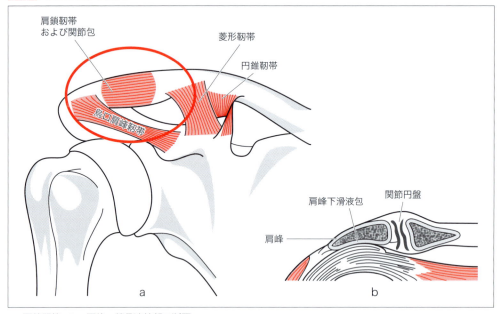

図13 肩鎖関節の構造

a：肩鎖関節，b：肩峰・鎖骨連結部の断面
肩鎖靱帯により鎖骨と肩峰が連結されているが，肩峰と鎖骨遠位端との間には関節円板と呼ばれる半月板様のクッションがある。また，鎖骨は烏口突起より起こる烏口鎖骨靱帯により連結されており，肩鎖関節脱臼ではこの靱帯の破綻の程度によって鎖骨遠位端の跳ね上がりの程度が異なる。

っかかり感や外転外旋最終域および屈曲最終域での疼痛がとれない場合は手術を行う。手術は，病態，すなわち剥離範囲と程度によるが，いわゆるクリーニングで済む場合と修復を要する場合がある。クリーニングで済んだ場合には術後2～3カ月程度で復帰できるが，修復を要した場合は復帰まで4～6カ月を要する。

4）肩鎖関節脱臼

①解剖と病態

肩鎖関節は，肩鎖靱帯により肩峰と鎖骨が連結され，両者の間には関節円板とよばれる半月板様のクッションが存在する（図3，13）。また烏口突起と鎖骨間には烏口鎖骨靱帯（菱形靱帯と円錐靱帯）が存在し両者を連結している（図13）。

転倒などにより肩を直接強打することで，鎖骨が上方に（亜）脱臼するのが肩鎖関節脱臼であるが，これは烏口鎖骨靱帯の損傷程度による。すなわち，肩鎖靱帯・烏口鎖骨靱帯ともに断裂がなく肩鎖関節が整復位にとどまるもの（捻挫），烏口鎖骨靱帯が部分断裂を来し鎖骨遠位端が亜脱臼位にあるもの，烏口鎖骨靱帯の完全断裂により鎖骨遠位端が大きく上方へ脱臼しているものに分類される（図14）。

②治療

捻挫や亜脱臼までであれば，通常保存的に治療する。3週程度の外固定を行うが，疼痛の状況に合わせて固定期間を短縮したり延長したりする。原則的に痛みさえ気にならなくなればプレー可能であるが，普通は疼痛が消退するまで6～12週程度の期間を要する。

烏口鎖骨靱帯が完全断裂し，鎖骨が完全脱臼位であれば手術を考慮する。術式は多彩であり，さまざまな術式が報告されている（図15）。しかしながら，どの術式でも直視下手術では烏口突起

図14 肩鎖関節脱臼のTossy分類

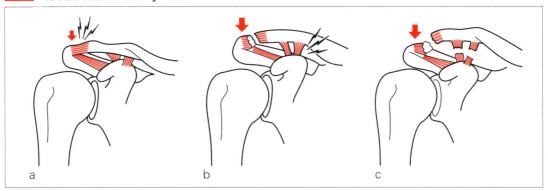

a：Grade Ⅰ。肩鎖靱帯の損傷だけであり，脱臼や亜脱臼はみられない。
b：Grade Ⅱ。肩鎖靱帯に加え，烏口鎖骨靱帯の損傷（不全断裂）があり肩鎖関節は亜脱臼となる。
c：Grade Ⅲ。烏口鎖骨靱帯が完全断裂となり，鎖骨遠位端は大きく跳ね上がる。

図15 肩鎖関節脱臼の手術（直視下法）

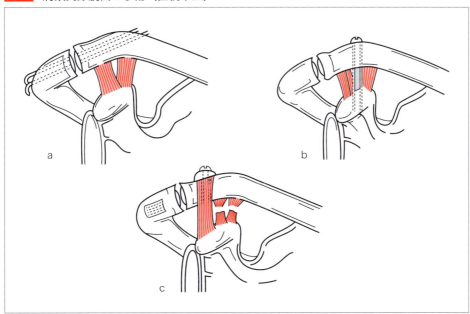

a：Phemister変法。烏口鎖骨靱帯を縫合後，肩鎖関節をワイヤー固定する。
b：Bosworth変法。烏口鎖骨靱帯を縫合後に鎖骨と烏口突起基部をスクリュー固定する。
c：川部（Copeland & Kessel）法。烏口肩峰靱帯を骨つきで鎖骨上に移行する術式である。
直視下法ではいずれの術式も三角筋前方線維を大きく展開する必要があり，手術侵襲は大きくなる。

を露出する際の三角筋前方線維に対する侵襲を大きくせざるを得ない．そこで，最近では三角筋に一切損傷を加えずに，人工靱帯などを用いて行う鏡視下法が開発されており，サッカー選手などのアスリートには適した方法であると思われる．

5）鎖骨骨折

肩鎖関節脱臼と同様に肩を直接強打することなどにより発生する．多くの場合，保存的に治癒するため，手術が行われることは多くないが，骨癒合までに通常3〜4カ月かかり，また，骨折のタイプによっては骨癒合が遷延化する場合もあるので，アスリートの場合はケースに応じて手術療法を選択したほうがよい場合もある．治療者側は，骨折の部位，タイプを考慮したうえで，選手が最短で復帰できる治療方針を選択すべきである．

3 肩関節の障害

サッカー選手にみられる肩関節の障害は多くはないが，プレー中の外傷を自覚できずにインピンジメント症状や前述の関節唇損傷のような症状を訴える場合がある．そのような場合はまず例外なく肩甲胸郭関節機能障害があるため，図12のようなテストで評価し，理学療法にて患側肩甲骨の可動性を引き出すようにすると，ほぼ例外なくプレーに支障がなくなる[9]．肩甲胸郭関節機能が正常であるにもかかわらず症状がある場合は，肩甲上腕関節内の解剖学的破綻が疑われるため，MRAなどで精査を行う．

（菅谷啓之）

文献

1) Rowe CR. Acute and recurrent anterior dislocations of the shoulder. Orthop Clin North Am. 1980；11：253-70.
2) Itoi E, Hatakeyama Y, Sato T, et al. Immobilization in external rotation after shoulder dislocation reduces the risk of recurrence. A randomized controlled trial. J Bone Joint Surg Am. 2007；89：2124-31.
3) 菅谷啓之．肩関節脱臼（反復性脱臼）．月刊トレーニングジャーナル．2006；317：48-9.
4) 高橋憲正．反復性肩関節脱臼の診断．実践 反復性肩関節脱臼―鏡視下バンカート法のABC．pp47-57，金原出版，2010.
5) 菅谷啓之．Bankart病変に対する鏡視下手術．実践 反復性肩関節脱臼―鏡視下バンカート法のABC．pp100-6，金原出版，2010.
6) 高橋憲正，菅谷啓之，松木圭介，他．反復性肩関節前方不安定症に対する鏡視下手術 補強手術としての鏡視下腱板疎部縫合術の有用性．関節鏡．2005；30：57-60.
7) 藤井康成．反復性肩関節脱臼の基礎．実践 反復性肩関節脱臼―鏡視下バンカート法のABC．pp38-46，金原出版，2010.
8) 高村隆，黒川純，菅谷啓之．肩関節不安定症におけるアスレティックリハビリテーションの実際．実践すぐに役立つアスレティックリハビリテーションマニュアル．pp31-5，全日本病院出版会，2006.
9) 菅谷啓之．上肢のスポーツ障害に対するリハビリテーション．関節外科．2010；29：148-58.

肘関節

1 解剖とバイオメカニクス

肘関節は上腕骨と前腕の尺骨および橈骨で屈曲伸展運動を行い，近位橈尺関節において前腕の回内運動（手の平を下に向ける），および回外運動（手の平を上に向ける）を行う（図1)[1]。上腕骨と尺骨からなる腕尺関節は蝶番関節で，橈尺関節は車軸関節である。

肘関節の主な支えは，前方は尺骨鉤状突起と上腕二頭筋や上腕筋，後方は尺骨肘頭や上腕三頭筋，内側は内側側副靱帯や前腕屈筋群（橈側手根屈筋，尺側手根屈筋，浅指屈筋などの手や指を曲げる筋肉），外側は外側側副靱帯や前腕伸筋群（橈側手根伸筋，尺側手根伸筋，総指伸筋などの手や指を伸ばす筋肉）などである。

2 肘関節の外傷

肘関節や前腕部での外傷では，神経や血管の損傷を合併することが多いので注意する。なかでも循環障害（血流障害）は緊急性を要する合併症であるので，最も注意すべきである。循環障害の有無を確認するためには，橈骨動脈の拍動を触れることが重要である。ギプス固定などのために橈骨動脈の拍動を触れることができない場合には，手指や爪の色調，手指の腫れ，感覚障害，運動障害などで確認する。また，患者自身の疼痛，包帯やギプスによる圧迫感などの訴えも重要な指標になる。

重篤な循環障害として，区画（コンパートメント）症候群とフォルクマン（Volkman）拘縮がある。区画（コンパートメント）症候群は，前腕の筋肉損傷や阻血のため筋膜に囲まれた区画内の圧が上昇することによって，局所の腫脹や新たな循環障害を来す症候群である。循環障害による水疱（水ぶくれ）形成や手指の屈曲位拘縮（かたまる）が起こる（図2a)[2-4]。フォルクマン拘縮は，前腕深部の屈筋群の阻血や壊死によって手指の屈曲位拘縮が永続する状態である。

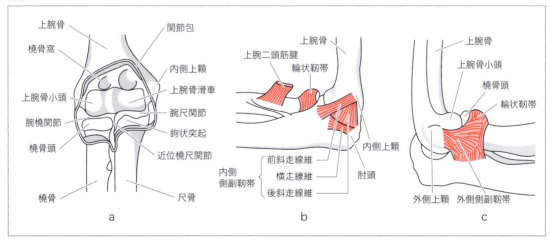

図1 肘関節の解剖

a：前方より，b：内側より，c：外側より

図2 循環障害と手の感覚支配

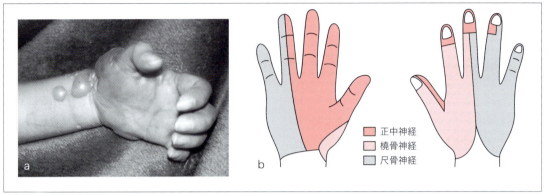

a：区画（コンパートメント）症候群。循環障害による水疱形成や手指の屈曲位での拘縮が起こる。
b：手の感覚支配領域

　肘関節部の外傷では，橈骨神経，正中神経，および尺骨神経のまひを合併することがある。橈骨神経まひでは手関節や手指の伸展運動ができなくなる。正中神経まひでは母指（親指），示指（人差し指），中指などの感覚障害と母指の対立運動（つまみ動作）ができなくなる。尺骨神経まひは手指の内在筋（手にある小さな筋肉）のまひのため，手指の内転（手指を伸ばした状態で閉じる）や外転運動（手指を伸ばした状態で開く）ができなくなる。

1）小児上腕骨顆上骨折

　幼児から学童期の小児が，転倒して手を伸展位でついたときに受傷する頻度の高い骨折である（図3a）。骨片の転位（ずれ）が大きい場合には，肘関節部に激しい痛みと腫れが生じる。また，血管や神経の障害を高頻度（転位の大きな症例の20〜30％）に合併するので注意を要する。

　転位の少ない骨折は，X線透視下に徒手整復してギプス固定を行う。整復後も循環障害の出現には十分注意を払う。骨片の転位が大きい場合には，全身麻酔下に骨接合術を行う。血管や神経の損傷がある症例では，骨接合術と同時に血管や神経に対する処置を行う[4]。

　約4週間のギプス固定を行った後，自動運動を開始する。暴力的な他動運動は，異所性仮骨形成（筋肉など骨以外の部分に余分な骨ができる状態）の原因となり，かえって肘関節の運動を障害することがあるので行ってはならない。

2）小児上腕骨外側顆骨折

　本骨折も上腕骨顆上骨折と同様，小児が伸展位で手をついて転倒した際に発生する。しかし，上腕骨顆上骨折と異なり，骨端線（成長軟骨）損傷を合併する頻度が高く，前腕伸筋群の収縮のため，骨片が回転して転位することが多い（図3b）。また，関節内骨折であるので，肘関節の腫脹や疼痛などの症状が軽微なことがあり，見逃しやすいので注意を要する。

　ほとんど転位がない（ずれが1mm以下）場合には，上腕部から手まで約6〜8週間ギプス固定を行い，その後，自動運動を開始する。経過中に転位が増大することがあるので，1週ごとにX線撮影を行う必要がある。転位が明らかな場合には関節面を整復し，鋼線を用いて観血的骨接合術を行う[4]。

　関節内骨折であるため，固定性が不十分であると骨癒合が遅れる。骨癒合不全のまま長期経過した偽関節（骨癒合が得られず，グラグラした状態）では，外反肘変形（上腕に対して前腕が外側

図3 上腕骨遠位部骨折

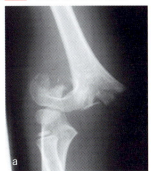
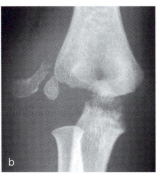
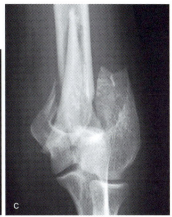

a：上腕骨顆上骨折，b：上腕骨外側顆骨折，c：上腕骨遠位部（肘関節内）骨折

に変位した状態）や，それに合併した遅発性尺骨神経まひ（小児期の骨折であるが，成人してから尺骨神経まひが発生する），あるいは関節面の不整による変形性肘関節症を生じる．

3）成人上腕骨遠位部骨折

成人の上腕骨遠位部骨折では，肘関節内骨折になることが多い（図3c）．このため，肘関節機能を温存するためには，正確に関節面の適合性を得ることが重要である．プレートやスクリューを用いた観血的骨接合術を行い，早期から可動域訓練を開始する．小児の上腕骨顆上骨折と同様，高頻度で神経まひや循環障害を合併症することがあるので注意を要する．

4）肘頭骨折

肘頭部を強打したときに生じることが多い（図4a）．近位骨片は上腕三頭筋に牽引され，中枢へ転位しやすい．ほとんど転位がなく関節面の不整がない場合には，上腕部から手まで約4週間のギプス固定を行った後，自動運動を始める．

骨片が転位している場合や粉砕骨折の場合には，観血的骨接合術を行う．鋼線とワイヤーを用いた引き寄せ締結法（tension band wiring）で腕尺関節の適合性を確実に得ることが大事である（図4b）．

5）橈骨頭骨折

肘関節伸展位や軽度屈曲回内位で手をついたときに，橈骨頭に軸圧と外反力が加わって生じる（図4c）．内側支持機構である内側側副靱帯などの損傷を合併することがある．成人では橈骨頭の関節面を含む肘関節内骨折が多いが，小児では頚部での骨折が多い．

関節面の不整がほとんどない場合，あるいは，頚部の骨折で橈骨の長軸に対する橈骨頭の傾きが軽度の場合（小児では年齢によって許容範囲が若干異なる）は保存的に加療する．上腕部から手まで，約3週間ギプス固定を行った後に自動運動を始める．

骨片の転位が大きい場合や粉砕骨折の場合には，観血的骨接合術（図4d）を行う．DTJスクリュー®など，ヘッドレススクリューを用いて，関節面の適合性を確実に得ることが大事である．粉砕が著明で骨接合術が困難な場合や陳旧例（何年も経過した症例）では，橈骨頭切除術や人工橈骨頭置換術が考慮される．

6）外傷性肘関節脱臼

肘関節伸展位で手をついたときに前腕が後方に転位する脱臼が多い（図5a～c）．肘関節周辺の骨折を合併することもある．肘関節の著明な疼痛

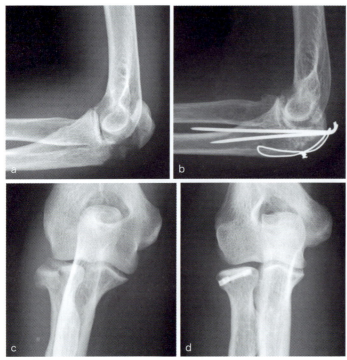

図4 肘関節部における橈骨と尺骨の骨折
a：肘頭骨折
b：肘頭骨折。引き寄せ締結法による骨接合術後。
c：橈骨頭骨折
d：橈骨頭骨折。DTJスクリュー®による骨接合術後。

と腫脹，肘頭部の後方突出を認め自動運動はできない。神経まひや循環障害を合併することがある。

肘関節伸展，あるいは軽度屈曲位で前腕を末梢方向に牽引すると容易に整復できる。上腕部から手までギプス固定を約3週間行う。

側副靱帯や肘関節の内側屈筋群，および外側伸筋群などの軟部組織損傷を合併する肘関節脱臼では，肘関節の不安定性が残存することがある。徒手整復術後に容易に再脱臼するなどの不安定性が強い場合や，肘関節内側に広範囲の皮下出血があり，内側屈筋群に陥凹を触知する場合，MRIにおいて屈筋群の広範囲に著明な筋挫滅が疑われる場合には，靱帯の一次修復術を行う（図5d～f）。内側および外側側副靱帯は上腕骨側の付着部で断裂していることが多いので，suture anchor（チタン製インプラントに糸がついたもの）を骨へ打ち込み，これを利用して靱帯修復を行う。特に，アスリートでは将来の肘関節不安定性を危惧するため，積極的に手術を適応する場合が増えている。

陳旧性側副靱帯損傷で肘関節の不安定性が強い場合には，靱帯再建術を考慮する。

3 肘関節の障害

1）離断性骨軟骨炎

離断性骨軟骨炎は，肘関節のほかに膝関節や足関節にも好発し，10代によくみられる。上腕骨小頭の離断性骨軟骨炎は野球選手によくみられる外側型野球肘の1つである[5]。はっきりした原因は不明であるが，反復する圧迫ストレスにより軟骨下骨に血流障害が生じ，関節軟骨や軟骨下骨が損傷されると考えられている。完全に骨軟骨片が離断し，関節内遊離体（関節鼠）となった場合には，嵌頓症状を引き起こすことがある。X線像にて上腕骨小頭部に限局した骨透亮像（骨陰影が薄

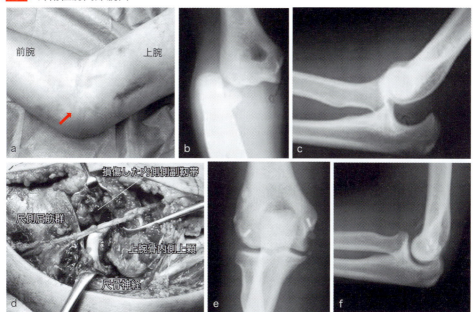

図5 外傷性肘関節脱臼

a：肘関節後方脱臼。内側に広範囲の皮下出血があり前腕屈筋群の陥没がみられる。b：肘関節後方脱臼正面像，c：肘関節後方脱臼側面像，d：肘関節後方脱臼に対してsuture anchorを利用し，内側および外側側副靱帯を修復した。写真は内側の術中所見。e：術後肘関節正面像，f：術後肘関節側面像

くなった状態）を認める（図6a）。

初期には肘関節の運動を禁止し安静をとらせる。安静のみでも比較的良好に骨軟骨の修復が起こる症例も多い。しかし，骨軟骨片が遊離するような病期が進行した症例には，外科的治療として骨釘やスクリューによる遊離骨軟骨片の再固定，病巣部の掻爬および遊離体摘出，骨軟骨移植などを行う（図6b～d）。

2）肘頭骨端線閉鎖不全・肘頭疲労骨折

上腕三頭筋の強い牽引力と，肘頭と上腕骨の衝突が影響していると考えられている。後方型野球肘の1つで，成長期では肘頭骨端線閉鎖不全（成長軟骨が正常に骨化せずに開いたまま残存する疲労骨折に近い状態）として，成人では肘頭疲労骨折としてみられる[5]。

肘頭骨端線閉鎖不全も肘頭疲労骨折も治療の原則は，投球などのスポーツ活動中止による安静である。安静による保存的治療に抵抗する症例では，スクリューによる内固定などの骨接合術が必要になる。長期間の安静が困難な高いレベルの選手の肘頭疲労骨折では，早期復帰と再骨折の危険回避の点から積極的にスクリューを用いた骨接合術を行うことを勧めている。

3）上腕骨外側上顆炎（テニス肘）

テニス選手によくみられることから，この名がつけられているが，肘から前腕，手を酷使する人に発生する筋・腱（付着部）炎である。上腕骨外側上顆炎（テニス肘）の他に，上腕骨内側上顆炎もある。上腕骨外側上顆炎（テニス肘）はテニスのバックハンドストロークのように，手関節背屈位で前腕回内を強制する動作で起こり，外側上顆での橈側手根伸筋付着（起始）部炎である[5]。上腕骨内側上顆炎は肘関節への外反力と前腕の屈筋群の緊張により起こり，内側上顆での尺側手根屈

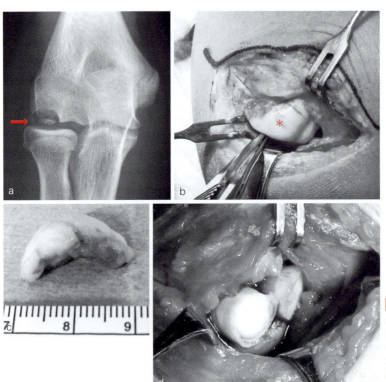

図6 上腕骨小頭離断性骨軟骨炎
a：上腕骨小頭に限局した骨透亮像を認める（➡）b：遊離した骨軟骨片（＊）を摘出した。c：摘出した骨軟骨片，d：骨軟骨欠損部に大腿骨顆部より骨軟骨柱を2本移植した。

筋や回内筋の付着（起始）部での炎症である。筋・腱および腱付着部での加齢による変化も影響していると考えられる。安静，温熱療法，消炎鎮痛薬の内服，副腎皮質ステロイドの局所注射などの保存的治療が有効である。

4）変形性肘関節症

変形性肘関節症は，関節内骨折や離断性骨軟骨炎などに続発するものや，上肢を酷使するスポーツ選手，肉体労働者に発生するものがある。疼痛，腫脹，関節液貯留，可動域制限などの症状がある。消炎鎮痛薬の内服，副腎皮質ステロイド関節注射などの保存的治療を行う。症状が進行した場合には，関節形成術や人工関節形成術を行う。

5）肘部管症候群

尺骨神経が肘部管で障害される絞扼性神経障害（神経が靱帯などで圧迫されて縛られた状態になって傷害される）である。変形性肘関節症に合併することがある。保存的治療に抵抗する場合には神経剝離術などの外科的治療を行う。

（藤岡宏幸・田中寿一）

文 献

1) 上羽康夫．深部解剖学．手 その機能と解剖 第3版．pp63-259，金芳堂，1996．
2) 金子和夫．整形外科外傷学 外傷総論．標準整形外科学 第13版．中村利孝，松野丈夫（監），井樋栄二，吉川秀樹，津村弘（編），pp710-44，医学書院，2017．
3) 加藤博之．整形外科外傷学 軟部組織損傷．標準整形外科学 第13版．中村利孝，松野丈夫（監），井樋栄二，吉川秀樹，津村弘（編），pp745-58，医学書院，2017．
4) 金子和夫．整形外科外傷学 骨折・脱臼．標準整形外科学 第13版．中村利孝，松野丈夫（監），井樋栄二，吉川秀樹，津村弘（編），pp759-830，医学書院，2017．
5) 金谷文則．整形外科疾患各論 肘関節．標準整形外科学 第13版．中村利孝，松野丈夫（監），井樋栄二，吉川秀樹，津村弘（編），pp446-61，医学書院，2017．

前腕・手関節・手指

1 解剖とバイオメカニクス

前腕の骨は橈骨と尺骨で，その近位（肘関節部）および遠位（手関節部）で橈尺関節を形成し，骨間膜（橈骨と尺骨を連結する硬い膜）や回内筋および回外筋の働きで，回内（手の平を下に向ける）と回外（手の平を上に向ける）の運動をする（図1）[1]。手の骨は8個の手根骨とその遠位部の中手骨，および指節骨からなり，手関節は遠位橈尺関節，橈骨手根関節，手根間関節で形成されている。手関節の背屈掌屈の運動は橈骨手根関節と手根間関節で行われている。

手指の運動を行う筋肉は，前腕に起始を有して手に至る深指屈筋，浅指屈筋，総指伸筋などの外在筋（前腕部から手まで手関節を跨いで長い距離を走行し，手指を動かす筋肉）と，手の中に起始と停止を有する内在筋（手関節より抹消にあって手指を動かす筋肉）がある。外在筋は手指の屈曲伸展などの大きな力を発生させる働きを担い，内在筋はつまみ動作などの手の繊細な巧緻運動に重要な働きをする。

2 前腕・手・手指関節の外傷

1）前腕骨折（橈骨，尺骨骨幹部骨折）

前腕骨骨幹部骨折は，手をついて転倒したときの介達外力によって生じる場合と，凶器で殴られるなどの直達外力による場合があり，橈骨あるいは尺骨の単独骨折と両骨骨折がある（図2）[2]。

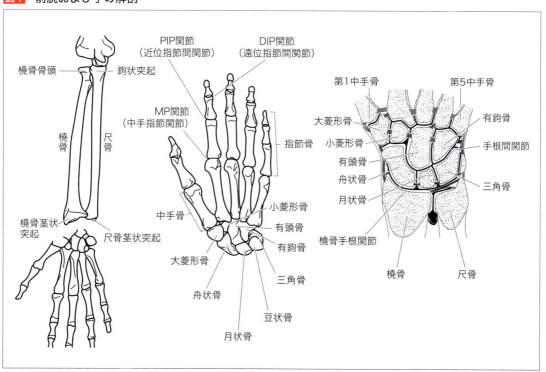

図1　前腕および手の解剖

前腕の骨折では，骨片が骨間膜や筋肉に牽引されて，屈曲変形や回旋変形を来しやすく，前腕部の著しい腫脹と疼痛を生じる。血管や神経の障害，区画（コンパートメント）症候群やフォルクマン（Volkmann）拘縮などの合併に注意を要する[3]。

小児の若木骨折（小児の骨は粘りがあるため，若い木が折れるようにしなって折れる）や成人の転位がほとんどない骨折では，上腕から手までギプス固定を6〜8週間行う。10歳未満の小児の場合には多少の転位があっても，骨癒合や自己矯正力が良好なので，保存的治療が優先される。しかし，成人では，前腕での骨折は不安定な骨折が多く，偽関節（通常の骨癒合期間を過ぎても骨が癒合せずにグラグラした状態になる）や変形癒合に陥ることが多いので，プレートなどを用いた観血的骨接合術が推奨される。

前腕骨折の特殊な形のものとして，モンテジア（Monteggia）骨折やガレアッチ（Galeazzi）骨折がある（図3）。

モンテジア骨折は，尺骨骨幹部骨折に肘関節部での橈骨頭脱臼を伴う骨折である（図3a, b）。前腕部および肘関節部に疼痛と腫脹があるが，前腕の疼痛と変形が強いため尺骨骨折のみと診断し，橈骨頭脱臼を見逃すことがあるので注意を要する。また，橈骨神経まひを合併することが多い。モンテジア骨折の治療では，尺骨の変形と転位をできるだけ正確に整復し，橈骨頭脱臼を整復

図2 前腕（橈骨および尺骨）骨折

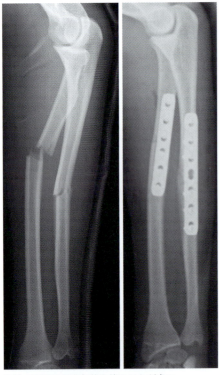

骨片の回旋や屈曲転位を伴うことが多い。
不安定な骨折が多いので手術適応となることが多い。

図3 モンテジア骨折とガレアッチ骨折

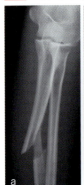 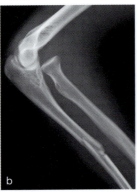 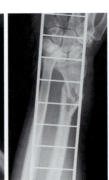 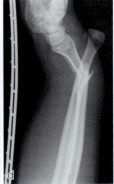

a：モンテジア骨折，正面像，b：モンテジア骨折，側面像
c：ガレアッチ骨折，正面像，d：ガレアッチ骨折，側面像

図4 橈骨遠位端骨折

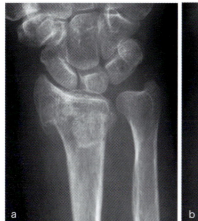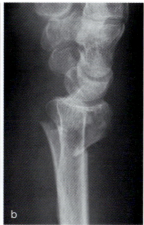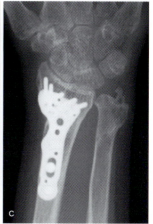

a：正面像。短縮変形がみられる。b：側面像。背側への転位がみられる。
c：橈骨遠位端骨折に対するプレート固定

して上腕から手までギプス固定を行う。整復位の保持が困難な症例では，プレートや鋼線を用いて尺骨を内固定した後に，橈骨頭脱臼を整復する。

ガレアッチ骨折は，橈骨骨幹部骨折に手関節部での尺骨遠位端の脱臼を伴う骨折である（**図3c, d**）。橈骨骨折の整復を確実に行うと同時に尺骨遠位端の脱臼も整復することが重要で，観血的治療の適応となることが多い。

2）橈骨遠位端骨折 〔コーレス（Colles）骨折〕

手関節背屈位で手をついて転倒した際に生じる非常に頻度の高い骨折である（**図4**）[2]。小児では骨端線（成長軟骨）損傷や若木骨折の形をとることがある。前腕に対して手が背側に偏位し，近位骨片が前腕遠位掌側に突出する。

基本的には徒手整復とギプス固定による保存治療が行われる。上腕から手までのギプス固定を2〜3週間，さらに，前腕から手までのギプス固定を2〜3週間行う。手指の拘縮（関節が固くなって動かない状態）を来さないように，ギプス固定中も積極的に指の運動を行う。

手関節内骨折や骨折部の粉砕が強く不安定な骨折では，プレート固定などの観血的治療が必要である。本骨折の合併症として，手根管症候群（正中神経まひ）や長母指伸筋腱皮下断裂，CRPS（complex regional pain syndrome；複合性局所疼痛症候群）などがある。

3）舟状骨骨折

手根骨骨折のなかで最も頻度が高く，転倒した際に手をついて受傷することが多い。疼痛や腫脹などの症状が軽度で，X線像上も骨折線がわかりにくいことがあるため，手関節捻挫として見逃されることがある。サッカー選手では，転倒して手をついたときや，ゴールキーパーがボールをパンチングしたときなどに生じる[2,4]。手関節橈側の嗅ぎたばこ窩（anatomical snuff box）に限局した圧痛を確かめ，X線検査では手関節4方向撮影のほか舟状骨撮影を行って確認する（**図5a**）。骨折線が不明瞭でも臨床的に骨折が疑わしい場合はギプス固定を行い，約2週間後に再度X線検査をする。また，CTやMRIを積極的に活用して確実な診断を行う。

転位の少ない骨折には前腕から手までのthumb spica cast（母指基節部まで固定）を行う。

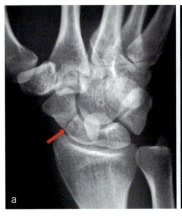
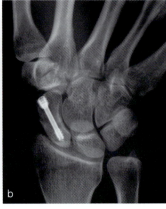

図5 舟状骨骨折
a：舟状骨骨折（➡）がみられる。
b：DTJスクリュー®による骨接合術を行った。

図6 有鉤骨鉤骨折

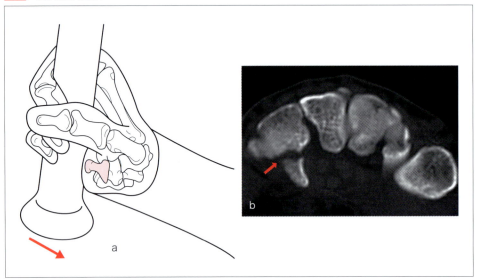

a：グリップエンドによる衝撃で有鉤骨鉤（▨部）が骨折する
b：CT所見。矢印は骨折部。

しかし，舟状骨骨折は手関節内骨折で骨折部の安定化が得られにくく，舟状骨への血流の問題などもあり，骨癒合が遷延しやすく骨癒合不全（偽関節）になりやすい。このため，スポーツ選手などでは積極的に観血的骨接合術が行われることが多い（図5b）。また，偽関節例では骨移植を併用した骨接合術を行う。

4）有鉤骨鉤骨折

ゴルフのクラブや野球のバットのグリップエンドからの衝撃による骨折である（図6）。単純X線撮影では骨折線は描出されにくいので，CTやMRIが有効である。受傷直後には正確な診断が得られず陳旧例となることも多い。鉤基部の骨折では，屈筋腱断裂や尺骨神経まひを合併することがある。新鮮例ではギプス固定による保存的治療が行われるが陳旧例では鉤切除術が行われる。

5）手指の骨折・脱臼

手指の骨折や脱臼は，転倒して手や指をついた

図7 指の骨折と脱臼

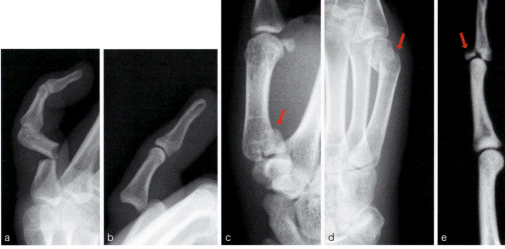

a：基節骨骨折, b：指PIP関節脱臼, c：ベネット骨折, d：ボクサー骨折, e：槌指骨折

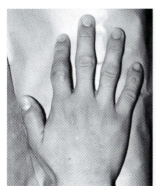

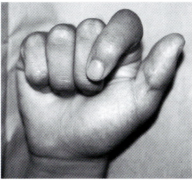

図8 手指の骨折の回旋変形

手指を伸展した状態では変形がわかりにくいが，指を屈曲すると示指と中指が重なるので，指の回旋変形があることがわかる。

り，強打したりしたときに受傷する。手や指の疼痛，腫脹，変形が強いので診断は容易である。骨間筋や屈筋および伸筋の作用によって背側あるいは掌側へ転位する（図7）。

ベネット（Bennett）骨折は，母指基部のCM関節（大菱形骨と第1中手骨との関節）内骨折で，掌尺側の小骨片を残して第1中手骨が長母指外転筋腱に牽引され橈背側に転位する骨折である。

ボクサー骨折は，手拳を作って強打したときに生じる中手骨頚部骨折で，第5中手骨によくみられる。

槌指（Mallet finger）は，球技などで突き指をして発症する。末節骨背側での伸筋腱付着（停止）部損傷で，腱断裂のみの場合と裂離骨折を伴う場合がある。

手指の骨折や脱臼は，基本的には，徒手整復およびアルフェンス®シーネ（アルミにスポンジがついた副木）固定による保存的治療が原則である。関節拘縮を最小限とする肢位での固定が推奨される。回旋転位はわずかであっても，指屈曲時に交叉現象を来すので正確に整復することが重要である（図8）。できるだけ早期（受傷後約3〜4週）にシーネを除去し，隣接指とのテープ固定

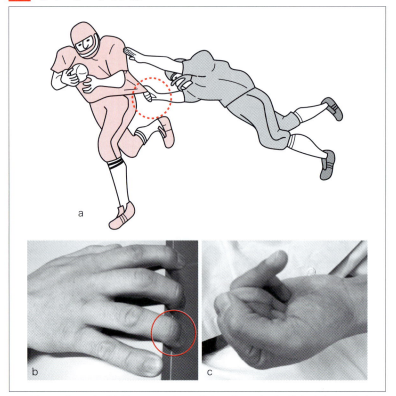

図9 ジャージーフィンガー

a：手指を屈曲して相手を捕まえるときに，指を屈曲して相手の着衣（ジャージー）をつかんだ状態で，大きな外力で他動的に過伸展されたときに発生する。
b：手指で相手の着衣を握るときには，主に環指と小指に力が入るが，環指が小指より長く引っ掛かりやすいので受傷しやすい。
c：環指の深指屈筋腱断裂のため，環指のMP関節やPIP関節は屈曲できるが，DIP関節の屈曲ができない。

（buddy taping）による手指の運動を開始する。

骨折の整復位保持が困難な症例や関節内骨折，靱帯断裂を伴う脱臼などは観血的治療の適応となる。

6) 月状骨周囲脱臼

月状骨周囲脱臼は，転倒や転落などの際に手をついて，手関節および手根部が高度に背屈を強制されたときに，舟状月状骨靱帯や橈骨舟状有頭骨靱帯などの損傷を来して生じる。舟状骨や橈骨茎状突起などの骨折や正中神経まひを伴う場合がある。診断は，手関節の単純X線2方向で行うが，もともと手根骨が扁平な形であるので，その重なり具合がわかりにくいこともある。本病態を念頭に置いておかなければ，診断を誤ることがあるので注意を要する。

受傷後早期であれば，手を牽引して脱臼した手根骨を押し込むことにより，容易に整復できる。整復位の保持にはギプス固定や経皮的鋼線固定術が行われる。脱臼の整復が困難な場合や整復しても安定性が得られない場合には，観血的に靱帯修復を行う。

7) 三角線維軟骨複合体損傷（TFCC損傷）

手関節尺側の靱帯構造を一括してTFCC（triangular fibrocartilage complex）とよぶ。三

角線維軟骨，関節円板，尺側側副靱帯，掌・背側橈尺靱帯，尺側手根伸筋腱腱鞘から構成される。TFCC損傷は，手掌からの軸圧とともに過度の回内・回外が強制されて発症する。手関節尺側部痛を訴え，同部の圧痛と前腕回旋時の轢音が認められる。診断には，MRI，関節造影や関節鏡検査が有効である。新鮮例では外固定を行うが，症状が残存する例や陳旧例では関節鏡視下部分切除や尺骨短縮術などが行われる。

8）腱断裂

多くの腱断裂は開放性損傷と合併して発生し，指を運動することができなくなるので診断は容易である。血管や神経の合併損傷を見落としてはいけない。また，開放性損傷を伴わない腱断裂として深指屈筋腱の手根管内での断裂，深指屈筋腱の末節骨停止部での断裂（ジャージーフィンガー），長母指伸筋腱の手関節背側の橈骨リスター（Lister）結節部での断裂などがある。

ジャージーフィンガー（jersey finger）は，ラグビーやサッカーなどにおいて，指を屈曲して相手の着衣（ジャージー）をつかんだ状態で，大きな外力で他動的に過伸展されたときに発生する（図9）。手指で相手の着衣を握るときには，主に環指と小指に力が入るが，環指が小指より長く引っ掛かりやすいので環指の深指屈筋腱が断裂することが多い。試合終了後に指の屈曲障害に気がつくこともある。

いずれの腱断裂もできるだけ，早期に腱縫合術や修復術を行うことが必要である。

3 手・手指の障害

1）変形性関節症

手指の変形性関節症は示指から小指のDIP関節やPIP関節，および母指CM関節によくみられる。手指DIP関節の変形性関節症をヘバーデン（Heberden）結節，PIP関節の変形性関節症をブシャール（Bouchard）結節という[5]。いずれの変形性関節症でも罹患関節の発赤，腫脹，疼痛があり，徐々に関節の屈曲変形や側方転位を来す。X線像では関節裂隙の狭小化，辺縁部の骨棘形成がみられる。

手関節の変形性関節症は，舟状骨骨折偽関節や橈骨遠位端骨折変形癒合，キーンベック（Kienböck）病の進行期などの病態に続発する。舟状骨と月状骨の間の靱帯の損傷や，舟状骨骨折後の偽関節のために舟状骨と月状骨の部位から変形性関節症が生じる病態は，SLAC（scapholunate advanced collapse）wristとよばれる。

2）キーンベック病（月状骨軟化症）

月状骨の無腐性壊死を来す疾患で，手をよく使用する青壮年の男性に多い。手関節背側の腫脹や疼痛，手関節の運動障害などがみられる。X線像では月状骨は骨硬化を伴って扁平化し，病期の進行に従って分節化がみられる。

保存的治療は装具やギプスによる外固定などがある。手術療法は病期に従って，血管束移行術，橈骨短縮術，部分手関節固定術，腱球置換術などが選択される。

3）腱鞘炎

屈筋腱の狭窄性腱鞘炎は，MP関節レベルで靱帯性腱鞘の肥厚により屈筋腱が絞扼されて起こる。手指の屈曲伸展運動に伴い弾発現象がみられるため，弾発指（ばね指）ともいわれる。

ドケルバン（de Quervain）病は手関節背側第1区画内を通過する長母指外転筋腱および短母指伸筋腱の狭窄性腱鞘炎をいう。橈骨茎状突起部に圧痛や捻髪音を認める。

いずれの腱鞘炎も治療の原則は保存的治療である。副子固定，副腎皮質ステロイドの腱鞘内注射などが有効である。保存的治療の効果がみられないものには腱鞘切開術を行う。

4）手根管症候群
（carpal tunnel syndrome）

　手関節部で，手根骨と横手根靱帯に囲まれた手根管内を指屈筋腱とともに通過する正中神経が，手根管で圧迫され，障害される病態で，絞扼性神経障害のなかで最も頻度が高い．中高年の女性に好発し，原因不明の特発性のものが多い．妊娠，橈骨遠位部や手根骨における骨折・脱臼，関節リウマチによる滑膜炎，人工透析に続発するアミロイドーシス（アミロイド物質が靱帯などの組織に沈着する状態）などによって起こることもある．

　正中神経の感覚支配領域である母指から環指橈側の2分の1の掌側部のしびれと疼痛を来す（p146図2b参照）．夜間痛を訴えることもある．母指球筋が萎縮し母指対立運動（つまみ動作）が障害される．手根管部でのTinel徴候（手根管部を掌側から叩くと正中神経の走行に沿って放散痛がある）やPhalenテスト（手関節掌屈位に保つとしびれなどの症状が増悪する）などの所見と電気生理学的検査が診断に有用である．

　保存的治療としては安静（副子固定など），消炎鎮痛薬やビタミンB_{12}の内服，副腎皮質ステロイドの手根管内注射を行う．これら保存的治療で効果のない場合や母指球筋の萎縮のある場合には，横手根靱帯を切離して手根管開放術を行う．

（藤岡宏幸・田中寿一）

文　献

1) 上羽康夫．深部解剖学．手 その機能と解剖 第3版．pp63-259，金芳堂，1996．
2) 金子和夫．整形外科外傷学 骨折・脱臼．標準整形外科学 第13版．中村利孝，松野丈夫（監），井樋栄二，吉川秀樹，津村弘（編），pp759-830，医学書院，2017．
3) 加藤博之．整形外科外傷学 軟部組織損傷．標準整形外科学 第13版．中村利孝，松野丈夫（監），井樋栄二，吉川秀樹，津村弘（編），pp745-58，医学書院，2017．
4) 藤岡宏幸，田中寿一．舟状骨骨折．スポーツ外傷・障害の理学診断・理学療法ガイド 第2版．臨床スポーツ医学編集委員会（編）．pp285-90，文光堂，2015．
5) 金谷文則．整形外科疾患各論 手関節と手．標準整形外科学 第13版．中村利孝，松野丈夫（監），井樋栄二，吉川秀樹，津村弘（編），pp462-98，医学書院，2017．

骨盤・股関節（1） 解剖とバイオメカニクス

　股関節は下肢からの荷重・動きなどを体幹そして上肢に伝達したり，上肢から体幹の動きを下肢に伝える重要な役割をもっている．人間の身体はすべてバランスを考えて理解する必要があるが，「骨盤・股関節」は特に上下の動きを結びつける重要な部分であるので，これらの動きをバランスよく考えて理解することが大切である．したがって，骨盤・股関節の機能解剖では体幹とどのような連結をしているのか，大腿以下ではどのように結びつきあっているのかを考えて理解することが肝要である．そうすることで，骨盤・股関節周囲にかかる負荷を容易に理解することができる．

　もう一つ大切なことは「成長」である．骨盤・股関節の役割とその機能は成長とともに考えると理解しやすい．

1 骨盤・股関節の機能解剖

1）成　長

　骨盤は腸骨・恥骨・坐骨の3つの骨から構成される（図1）．これらの骨は成長とともに癒合し寛骨となる．骨盤は左右の寛骨と後方は仙骨（仙腸関節）からなり，前方は左右の恥骨が線維性に結びつき（恥骨結合），いわゆる骨盤輪を構成する．この構造が後述する鼠径部痛（groin pain）の原因と深い関連をもつので理解しておくことが必要となる．股関節の受け皿である寛骨臼は，上方は腸骨，前方は恥骨，後・下方は坐骨から構成される（図1矢印）．股関節の大腿骨頭は球状で10代前半まではその成長の中心である骨端線によって二分されている．したがって，力学的に骨

図1　骨盤・股関節の骨格

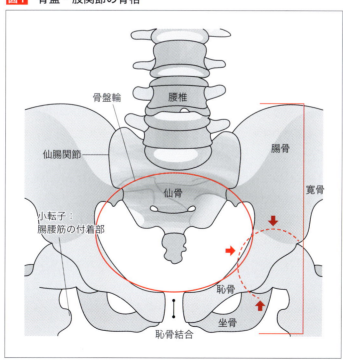

端線部分は弱い（p168図3参照）。特に10〜12歳頃は成長するわりには同部が弱いため，後述する大腿骨頭すべり症の発症と深い関連があることを理解しておく必要がある。女性では思春期において骨盤の横径が増大するため，後述する弾発股の発症と関連（腸脛靱帯：図2）があることも理解しておく必要がある。

2）骨盤と体幹の結びつき

骨盤と体幹とは，骨性には仙骨にのっている脊椎で結ばれている。筋は，前方は腹直筋，後方は脊柱起立筋，側方は外側より外腹斜筋・内腹斜筋・腹横筋でつながっている（図3）。また腸腰筋は腰椎横突起の前方と腸骨前方から起き大腿骨小転子に停止する（図4）。股関節を屈曲するが，後述する大腿直筋と同様にキック動作時に重要な筋となるだけでなく，腰椎の前方の安定性にも大きく関与する。したがって，腸腰筋の柔軟性の獲得と筋力アップが，腰部障害の予防に重要となる。

3）骨盤と下肢の結びつき（図4・表1）

縫工筋は腸骨の上前腸骨棘から起き，斜め内側に大腿骨の前面を走り，膝関節内側の鵞足に付着する。股関節の外旋と屈曲を行い，インサイドキック動作時に働く。大腿直筋は大腿四頭筋のうちの一つであるが，起始部が下前腸骨棘にあり股関節を跨いでいるために，膝関節の伸展だけでなく股関節の屈曲も行う。またインステップキック時に重要な筋である。腸腰筋については既に説明したが，この筋肉の拮抗筋は大殿筋である。大殿筋は腸骨稜後方半分と仙骨から起き，大腿骨近位後面（殿筋粗面と腸脛靱帯）に停止する。

股関節の内転を行う筋肉群は，恥骨筋・短内転筋・長内転筋・大内転筋である。恥骨筋は恥骨枝上縁から起き，大腿骨近位後面に停止する。短内転筋は坐骨枝中央下縁から起き，大腿骨近位後面恥骨筋の付着より後面に停止する。長内転筋は恥

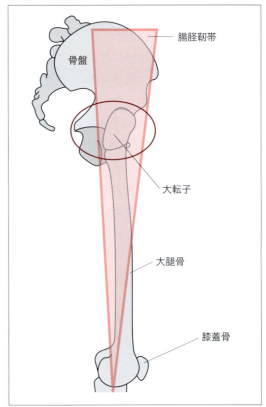

図2 股関節（側面）

大転子と腸脛靱帯が擦れることで，弾発股を発症する要因となる（◯部）。

骨結合より起き，大腿骨後面中央に停止する。大内転筋は坐骨枝より起き，大腿骨内上顆上縁に停止する。股関節内転筋群の拮抗筋としては中殿筋と小殿筋がある。どちらも大腿骨近位部大転子に付着するが，起始部は，中殿筋は主に腸骨陵前方半分，小殿筋は主に中殿筋の内側腸骨翼の後方半分である。

膝関節屈筋群であるいわゆるハムストリング（坐骨神経支配）は，股関節においては伸展作用がある。ハムストリングは内側と外側に分かれる。内側ハムストリングには半膜様筋・半腱様筋があり，ハムストリングには含まれないが薄筋も重要である。それぞれ膝内側に鵞足を作って脛骨近位内側に停止する。起始部は半膜様筋・半腱様

図3 骨盤背部の筋群

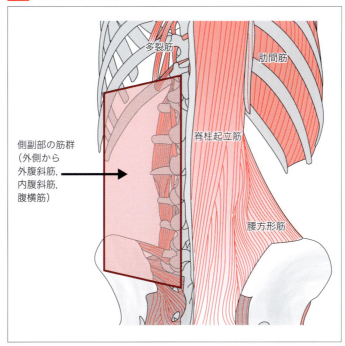

図4 大腿部の前・後面

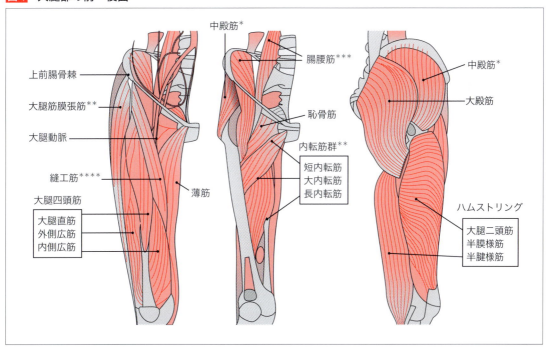

＊で示した筋は以下の動きにかかわる．
＊股関節の外転　＊＊股関節の内転　＊＊＊股関節の屈曲　＊＊＊＊股関節の外旋と屈曲

表1 骨盤・股関節の筋

	筋の名称		起始部	停止部	作用
前面	大腿四頭筋	外側広筋	大転子	脛骨粗面	膝伸展
		内側広筋	大腿骨内側		
		中間広筋	大腿骨前面		
		直筋	下前腸骨棘 臼蓋縁前上方	脛骨粗面	膝伸展，股関節屈曲
	縫工筋		上前腸骨棘	鵞足（脛骨近位内側）	股関節屈曲・外旋，膝屈曲
後面	薄筋		坐骨結節	鵞足	膝屈曲，股関節伸展・内転
	半腱様筋		坐骨結節	鵞足	膝屈曲，股関節伸展
	半膜様筋		坐骨結節	脛骨近位内側後面	膝屈曲，股関節伸展
	大腿二頭筋	長頭	坐骨結節	腓骨頭	膝屈曲，股関節伸展
		短頭	大腿骨後面	腓骨頭	膝屈曲，股関節伸展
内側	短内転筋		坐骨枝	大腿骨近位後面	股関節内転
	長内転筋		坐骨枝	大腿骨遠位後面	股関節内転
	大内転筋		坐骨枝	大腿骨内上顆状縁	股関節内転
外側	大腿筋膜張筋		上前腸骨棘	腸脛靱帯	股関節屈曲・外転・内旋，膝関節屈曲伸展，下腿外旋
深層外旋六筋	梨状筋		仙骨前面・大坐骨切痕縁	大転子先端内側	股関節外旋
	上双子筋		坐骨棘・小坐骨切痕	大転子内側	股関節外旋
	下双子筋		坐骨結節		股関節外旋
	内閉鎖筋		閉鎖孔の周囲寛骨の内面	大転子窩	股関節外旋
	外閉鎖筋		坐骨の外面閉鎖孔周囲	大転子窩	股関節外旋
	大腿方形筋		坐骨結節	転子間稜	股関節外旋

筋ともに坐骨結節であるが，薄筋は恥骨結合の前面で，やや下方から起きる（薄筋がハムストリングでない理由である）。また薄筋は股関節の内転作用もあり，鼠径部痛の原因の一つとなる。外側は大腿二頭筋である。長頭は坐骨結節から起始し，短頭は大腿骨背側中央から起き，腓骨頭にともに停止する。

主要血管は大腿動脈（図4）であり大腿骨頭の前面内側を走行し膝窩動脈となる。神経は前面の大腿神経と後面の坐骨神経である。皮神経である外側大腿皮神経は，上前腸骨棘の内側を走行するが，周囲の筋肉と絞扼性の神経障害を引き起こすことがあるので注意を要する。大腿以下の静脈は静脈のうっ滞を起こしやすく，血栓を作りやすい。血栓があると浮腫むが，このときマッサージを行うと生じた血栓を中枢に押しやることになり，肺動脈塞栓症を引き起こすことになるので注意を要する。マッサージ等を行う際は，浮腫んだ原因を考慮して行う必要がある。

（宮川俊平）

骨盤・股関節（2） 骨盤・股関節周囲の外傷

中学・高校世代には筋腱の骨付着部での裂離骨折が多い。その理由として，「成長」があるために運動をしなくとも相対的に筋腱が伸張されることがある。そこに運動という負荷が加わるために，さらに筋腱に負担（緊張）がかかってくることである。したがって，筋腱のタイトネスの状態を把握しておく必要があるので股関節周囲の筋群の解剖と筋の作用を十分に把握しておく必要がある（図1，p162表1）。そして解剖とサッカーに特有な動作を考えることによって，どこに「裂離骨折」が起きやすいかが容易に推定される。

1 下前腸骨棘（大腿直筋起始部）

股関節の前面には，サッカーのキック動作に不可欠な大腿四頭筋の一つである大腿直筋（起始部：straight originは下前腸骨棘，reflect originは臼蓋縁前上方，停止部：膝蓋骨を介し脛骨粗面）がある（図1）。主な役割は膝伸展であるが，股関節の屈曲にも関わっている。

インステップキックにおいては，テイクバック時に股関節伸展・膝屈曲位になるのでこの筋は最大伸展される（図2a：起始部および停止部には

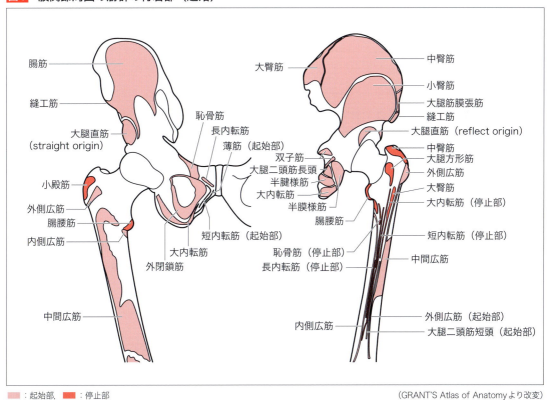

図1 股関節周囲の筋群の付着部（起始）

（GRANT'S Atlas of Anatomyより改変）

図2 サッカーキックにおける下前腸骨棘の裂離骨折の機序（インステップ時の大腿直筋に加わる力）

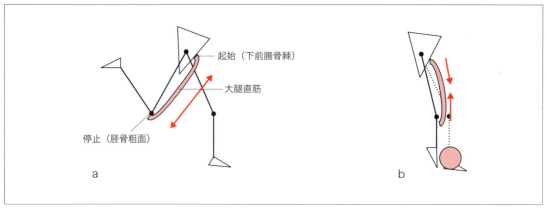

a：踏み込み時。大腿直筋は伸展される。
b：インパクト時。大腿直筋は収縮するが，インパクトの瞬間は筋の緊張が急激に高まる。下前腸骨棘に強い牽引力が加わる。

牽引力が加わる）。次に自動的に股関節屈曲・膝伸展（直筋が収縮して）方向に動き，インパクト時にはボールの抵抗が加わるために，直筋には等尺性収縮力（遠心性収縮）（図2b）が加わる。そのため直筋に加わる張力は急激に上昇する。したがって直筋の起始である下前腸骨棘には牽引力がさらに加わり，同部での裂離骨折が生じ易くなる。しかし，reflect originがあるため転位は少なく保存的な治療が選択されることが多い。脛骨粗面にも同様の力が加わるが，いわゆる裂離骨折は少ない。しかし小さな軟骨の剝離を生じ，膝蓋靱帯内の遊離体となることがある。

　下前腸骨棘の裂離骨折は一般的にはダッシュ時が多いが，受傷機転から同部の裂離骨折を容易に疑うことが可能である。確定診断は単純X線撮影股関節2方向（側面はラウエンシュタイン像）で判断可能であるが，CTの3D像は裂離骨片の大きさや転位の程度の把握には有力な画像解析の手法である（図3）。

2 上前腸骨棘と腸骨稜

この部位には上方からは腹斜筋腱が，下方からは縫工筋（上前腸骨棘），大腿筋膜張筋，中殿筋が付着する。

　縫工筋の起始部は上前腸骨棘，停止部は鵞足である。腱性の部分は少なく幅は細く薄い筋である。インサイドキック時に股関節外旋で股関節を強く屈曲（例えばインサイドキックでセンタリングを行う動作）するときに作用する。大腿筋膜張筋の起始は腸骨稜前部，停止は大腿筋膜（腸脛靱帯）を介しGerdy結節（脛骨粗面の外側）である。股関節内旋で股関節を屈曲するときに作用する。

　これらのように上前腸骨棘には縫工筋，大腿筋膜張筋，中殿筋や腹斜筋腱が付着するので単独での裂離骨折は少なく，これらの筋が相互に作用して起こると考えられるが，発生は稀である。また縫工筋の停止である鵞足には薄筋と半腱様筋がともに停止するが，裂離することは少ない。大腿筋膜張筋もそれほど筋力はないため，Gerdy結節での裂離骨折も少ない。

3 坐骨結節

坐骨結節には膝の屈筋である大腿二頭筋長頭，

図3 3D画像（下前腸骨棘）

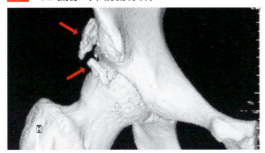

剥離骨片の大きさや転位の程度が明瞭である（➡）。

図4 坐骨結節の裂離骨折

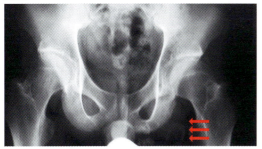

膝屈筋腱が同部に集まっているので，成長期に強い負荷が加わると裂離骨折（➡）を起こしやすい。

図5 単純X線正面写真
（18歳サッカー選手の骨盤）

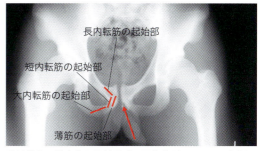

恥骨結合の狭小化と骨棘形成，硬化像が認められ，左側の恥骨結合下部には裂離骨折の痕（➡）が認められる。

半膜様筋，半腱様筋が起始する。停止部は，大腿二頭筋は腓骨頭（短頭と合流して），半腱様筋は鵞足，半膜様筋は脛骨近位内側である。内外側の屈筋が坐骨に集まっているため，同部の裂離骨折が起きることがある。膝伸展位で股関節を急激に屈曲（高いボールを蹴ったりトラップするなど）したときに起こりやすい（図4）。

4 恥骨上枝・下枝

恥骨枝には薄筋，長内転筋，大内転筋，小内転筋が付着するが，裂離骨折は少ない。図5の骨盤は小学生時代からトップレベルでサッカーを行っている選手の18歳時のものであるが，恥骨結合の裂隙は狭小化しており，骨棘の形成も認められる。また，恥骨枝に小さな骨片の剥離が認められる。高校時代には「鼠径部痛症候群」の既往が

あった。成長期にダッシュやカット，ターンを多用すると内転筋群に負荷がかかり，軟骨が主と思われる起始部の細かな裂離が発生すると考えられる。

5 大転子

大転子には中・小の殿筋が付着するが裂離骨折を起こすことは少ない。

6 小転子

股関節の屈曲に関わる最大の筋は腸腰筋であり，起始は腰椎横突起前面・腸骨前面，停止は大腿骨小転子である。キック時の最大の力源となる。下前腸骨棘の裂離骨折よりは頻度が少ない。腱性部が少なく，1関節筋（厳密にいえば多関節筋であるが）の要素があることが，裂離骨折が少ない要因と考える。1例報告がある程度である。確定診断は直筋と同様であり，治療も保存的治療が選択されることが多い。

以上の他に股関節周囲には以下の筋がある。

1）大殿筋

起始は腸骨稜後方・仙骨・腸脛靭帯で，停止は大腿骨後方の粗面である。股関節を伸展させるが，裂離骨折は少ない。

2）股関節深層外旋六筋

梨状筋，上下双子筋，内・外閉鎖筋，大腿方形筋があるが，股関節は骨性に安定した関節であることからこれらの筋の役割が少ないように思われていたが，カットやターンの動きにおいて股関節の安定に寄与していることが再認識され，これらの筋力強化も行われるようになっている。筋性の部分が多いため裂離骨折は稀であると考えられるが，肉離れの報告は散見される。

7 まとめ

裂離骨折の診断や機序を考えるときには，常にサッカー動作と解剖を念頭に置いて診断・治療を進めていく必要がある。予防にはこれらの筋のストレッチを練習前に行い，これらの筋腱のタイトネスの評価を行うことが重要である。

（宮川俊平）

骨盤・股関節（3） 骨盤・股関節周囲の障害

1 股関節形成不全（図1）

いわゆる先天性股関節脱臼（現在は発育性股関節形成不全という）は日本人，特に女児に多い先天性の股関節疾患として古くから知られている。早期発見・早期治療が原則の疾患である。整復後に問題となるのが股関節形成不全である。股関節の形成が悪く，幼少時には問題となることは少ないが思春期に身体が大きくなり運動量が増加してくると，正常な場合に比べ股関節に負荷がかかってくる（表1）。人によっては強い股関節痛が出現する場合がある。既往に「先天性股関節脱臼」がある場合は思春期に単純X線撮影を行い，股関節形成の程度を確認しておく必要がある。

2 ペルテス病（Perthes disease）（図2）

原因は不明であるが，大腿骨頭への血流障害による骨頭の壊死が主な病態である。3～5歳に発症率が高く，男児に多い。学童期でも発症するが，8歳以降の発症は予後不良となることが多い。可能な限り発症早期に発見して治療を開始することが重要である。特に誘因なく歩き方や走り方がおかしい場合は医療機関に受診して確認する必要がある。10歳台の発症は後述する大腿骨頭すべり症との鑑別が必要となる。

1）症　状

症状としては跛行でみつかることが多いが，痛みとしては股関節痛，「足のつけ根の痛み」という表現はほとんどなく，「膝の内側が痛い」と訴えることが多い。このような症状を訴える場合は単純性股関節炎・ペルテス病・大腿骨頭すべり症を常に思い起こすことが重要である。

図1 股関節形成不全と変形性関節

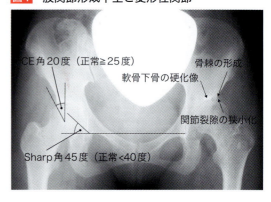

表1 股関節疾患の診断のポイント

年齢	疾患名	性差（男：女）	身体的所見	画像診断	治療
幼児 （3〜5歳）	単純性股関節炎 ペルテス病 （骨頭壊死）	1：1 5：1	膝内側の痛み （関連痛）	MRI （鑑別診断）	安静 免荷
児童 （10〜12歳）	骨頭滑り症	5：1	ドレーマン徴候 肥満	2方向単純X線像	ピンニング
思春期以降	股関節形成不全	1：05	運動時股関節痛	単純X線像	筋力強化 股関節形成術

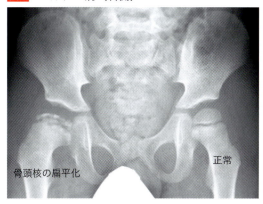

図2 ペルテス病（右側）

骨頭核の扁平化　　　　　正常

2）診　断

症状は跛行と「膝の内側の痛み」である。身体所見としては「可動域制限」である。股関節の屈曲制限は初期には認められないが、外転・内旋制限が認められる。画像診断としては股関節単純X線撮影で診断できるが、初期は所見に乏しいので専門医の読影が必須である。MRIは確定診断として有用である。ペルテス病を疑った場合は、少なくとも1〜2カ月は経過をみる必要がある。

3 大腿骨近位骨端線離開・大腿骨頭すべり症（図3）

学童期前半はペルテス病の発症が多いが、この疾患は二次成長が始まる10〜12歳に発症することがほとんどである。大腿骨頭の骨端面部は成長する部分で力学的に弱く、二次成長期は身長や体重の増加率が1番高い時期であり、荷重関節である股関節にかかる負荷も急増する。やや肥満傾向のある男児に多く発症する。スポーツたとえばサッカー・バスケットボールなどで急なストップ・ターンをするときに股関節に急に負荷がかかり「外傷性のすべり症」を起こすこともある。

1）症　状

跛行や股関節痛（10〜12歳になるといわゆる「つけ根の痛み」を訴える）が主である。小学校高学年で股関節痛を訴えてきた場合は注意する必要がある。

2）身体所見

この疾患に特徴的な所見は「ドレーマン徴候」である。仰臥位で股関節を屈曲していくと股関節が勝手に外旋していく徴候をいう。

3）診　断

画像診断は単純X線撮影である。正面と側面の2方向撮影することが重要である。正面のみでは診断できない。側面、特に大腿骨頚部に対しては、大腿骨頭壊死の診断治療のときに用いる「杉岡式側面撮影：開排位」が有効で、骨端部のわずかな「すべり」も確認できる。

4 バネ股（弾発股）とFAI

1）概念と病態

股関節を動かしたときに引っ掛かる感じ（弾発

図3 右側大腿骨頭すべり症

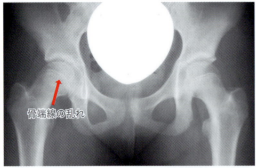
骨端線の乱れ

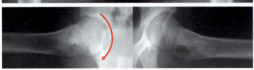

現象）がある場合に「弾発股（snapping hip）」というが，原因はさまざまである。原因としては，関節内と関節外に分けられる。

関節内の原因として，「関節唇」の関節内への捲り込みや，変性断裂した関節唇が関節内に入り込んで起きることがある〔近年，FAI（femoro-acetabular impingement：診断基準，**表2**[1]）として注目されている〕。また骨軟骨腫症，離断性骨軟骨炎（ペルテス病や大腿骨頭壊死症が原因となることが多い）が挙げられる。

関節外の原因としては，腸恥滑液包炎などの滑液包の炎症による腸腰筋腱の引っ掛かりや，腸脛靭帯と大転子部の引っ掛かりによるものがある。弾発股の原因は多くあるため，弾発現象を訴えた場合は家族歴・既往歴（発育性股関節脱臼，ペルテス病等）を聞く必要がある。

2) 自覚症状

股関節屈伸時に引っ掛かる感じ，あるいは引っ掛かりと，ときには疼痛を伴うこともある。動く範囲で動かしていくうちに，その引っ掛かりが取れることが多い。関節内遊離体や断裂した関節唇の捲れ込みの場合は，医療機関で徒手的に外してあげないと取れない場合がある。腸脛靭帯と大転子の引っ掛かりは，大転子部を触診しながら股関節を屈曲させれば容易に弾発現象を感じることができる。

3) 他覚的所見

通常可動域制限は認められないが，ある特定の動きを行うと引っ掛かりを認めることがある。股関節を屈曲しながら内外旋を加える等の複合動作で「弾発現象」をみる必要がある。

4) 必要な検査と所見

正面単純X線撮影は必須の検査である。関節唇の状態以外はこの検査で確認できる。遊離体をみつけるにはCTが有用である。MRIは骨壊死や関節唇の描写に優れている。

5) 診断のポイント

詳細な病歴の聴取と身体所見，特に関節可動域と複合動作での「弾発現象」を再現できることがポイントである。

6) 鑑別診断のポイント

弾発現象の起きる原因を念頭に置いて診察を進めていくことが重要である。

7) 治療法

弾発現象の原因に準じた治療となる。大転子部と腸脛靭帯との障害の場合，滑液包切除や腸脛靭帯の延長などの手術療法が考慮される。FAIについては診断基準が日本股関節学会から提示されているので参照していただきたい。

5 骨折（疲労骨折）

激しい練習を伴うスポーツの場合，急性あるいは慢性の鼠径部痛を引き起こす骨折には，疲労に起因する骨盤周囲の剥離骨折や，大腿骨頸部の疲労骨折がある。疲労骨折は長距離走者やジョガー，特に女性に多くみられる。

骨盤においては，恥骨上・下枝の恥骨結合に近い部分での骨折が多い（**図4，5**）。痛みはランニング中あるいは後に鼠径部，殿部や大腿部に生

表2 FAIの診断指針（狭義）

画像所見	・Pincer typeのインピンジメントを示唆する所見 　①CE 角 40°以上 　②CE 角 30°以上かつARO 0°以下 　③CE 角 25°以上かつcross-over sign陽性 ・Cam typeのインピンジメントを示唆する所見 　CE 角25°以上 　主項目：α angle（55°以上） 　副項目：Head-neck offset ratio（0.14未満），Pistol grip変形，Herniation pit 　（主項目を含む2項目以上の所見を要する）
身体所見	・前方インピンジメントテスト陽性（股関節屈曲・内旋位での疼痛の誘発を評価） ・股関節屈曲内旋角度の低下（股関節90°屈曲位にて内旋角度の健側との差を比較） ※最も陽性率が高く頻用される所見は前方インピンジメントテストである。Patrickテスト（FABERテスト，股関節屈曲・外転・外旋位での疼痛の誘発を評価）も参考所見として用いられるが，他の股関節疾患や仙腸関節疾患でも高率に認められる。また，上記の身体所見も他の股関節疾患で陽性となり得ることに留意する必要がある。
診断の目安	上記の画像所見を満たし，臨床症状（股関節痛）を有する症例を臨床的にFAIと判断する。

FAI（狭義）：あきらかな股関節疾患に続発する骨形態異常を除いた大腿骨－寛骨臼間のインピンジメント
除外項目：既知の股関節疾患，股関節手術の既往のなかには二次性に大腿骨－寛骨臼間のインピンジメントを来し得るものもあるが，それらについては本診断基準をそのまま適用することはできない。

（日本股関節学会．大腿骨寛骨臼インピンジメント（FAI）の診断について（日本股関節学会指針），より改変）

図4 下前腸骨棘の剝離骨折

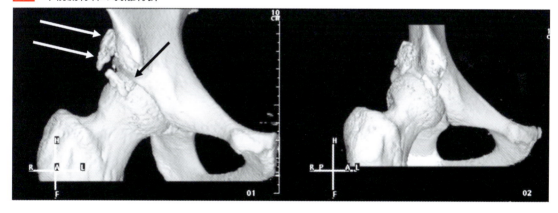

じる．この場合，股関節の外転・外旋が痛みのため制限される．

大腿骨の頸部の疲労骨折は長距離走者やハードル選手，スキーヤー，フットボール選手にみられる．この障害は，初期では単純X線像では骨折がはっきりしない場合が多い．この痛みは鼠径部痛から膝部に至る場合がある．

6 梨状筋症候群

1）症　状

いわゆる坐骨神経痛はさまざまな原因で起こり得る症状である．その原因を考慮すべきであるが，ここでは股関節骨盤周辺が原因となる坐骨神経痛について述べる．

2）病　態

これは坐骨神経が梨状筋を貫くときに，梨状筋の肥大や筋膜の状態によって坐骨神経が絞扼され，坐骨神経痛と大殿筋の筋力低下を来す．診断にはMRIや筋電図検査等で確定できる．殿筋に

図5 恥骨枝の疲労骨折

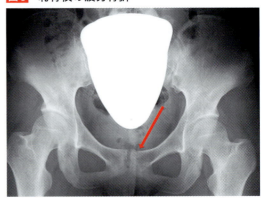

いく神経のうち下殿神経は梨状筋を通過下の後に大殿筋に分枝するので，梨状筋症候群のときは大殿筋の筋力低下がみられる．

（宮川俊平）

文　献

1) 日本股関節学会．大腿骨寛骨臼インピンジメント（FAI）の診断について（日本股関節学会指針）．

骨盤・股関節（4） 鼠径部痛症候群

1 はじめに

　サッカー選手に生じる鼠径周辺部の痛み（鼠径部痛：グロインペイン）は，他の競技に比べて痛みが慢性化して問題になりやすい。これまで多くの国でさまざまな診断・治療が試みられてきたが，今でも診断・治療法，予防法は確立していない。過去に筆者らは潜在する鼠径ヘルニア（スポーツヘルニア）が慢性鼠径部痛の原因になるという考え方に基づいて，鼠径管後壁補強修復手術（スポーツヘルニア手術）による治療を施行したが，積極的なアスレティックリハビリテーションによる保存療法の発達とともに手術を施行する割合は減少し，2001年以降は筆者らが手術を施行した例はない。

　2001年以降筆者らは，痛みの原因となる器質的病変がMRI等の検査で鼠径周辺部に認められない場合，鼠径部痛の病態を「上半身～下半身の可動性・安定性・協調性に問題を生じた結果，骨盤周囲の機能不全に陥り運動時に鼠径部周辺にさまざまな痛みを起こす症候群（鼠径部痛症候群＝グロインペイン症候群）」と定義して診断，治療，リハビリテーション（以下リハビリ），予防を行ってきた。2001年までMRI等の検査で器質的病変が見つかる例は約15％だった。しかし，近年の画像診断，解剖所見，理学療法の研究で鼠径部痛の病態の解明はブレイクスルーを迎えつつある。胸郭～体幹～骨盤ユニットの機能不全が恥骨結合を含む恥骨周囲の微細損傷・機能不全と関連し，MRIで恥骨浮腫・恥骨周囲の微細損傷などの器質的病変を診断できるようになってきた現在では，MRI等の検査で約90％の症例に器質的病変を診断できるようになった。そのため現在は，これまで器質的病変が認められないことを前提に定義していた鼠径部痛症候群の定義を修正して，「何らかの理由で生じた全身的機能不全が鼠径周辺部の器質的病変発生に関与し，運動時に鼠径周辺部にさまざまな痛みを起こす症候群」という器質的病変を含む新たな概念で定義し直して，鼠径部痛の診断，治療，リハビリ，予防をさらに発展させることに取り組んでいる[1-4]。

　国際的には2014年 Doha Agreement Meeting[5]で痛みの原因は「内転筋関連・恥骨関連・腸腰筋関連・鼠径関連」の4つに分けて考えられている。しかし，筆者らのMRI画像研究，解剖研究，リハビリ研究の結果，上記の4つの分類は機能的には同じ根源を有するものであり，診断，治療，予防は上記の4つに分けるのではなく，全身の機能不全からアプローチするべきであると考えている。

2 鼠径部痛を生じる機能不全・機能不全に至る原因

　鼠径部痛の診断，治療を行うためには，まず詳細な問診で痛みが発生する数カ月から数年前まで遡って，機能不全を起こす要因となった外傷・障害やトレーニング内容を確認することが重要である。ほとんどの症例で，痛みを生じる前に何らかの外傷・障害やトレーニング内容が原因で機能不全を生じていたことを推察できる。機能不全を生じてもすぐには器質的病変や痛みを生じないが，機能不全の状態で運動を続けると，やがて器質的病変や痛みを生じるようになる。機能不全はあるが痛みを発生していない状態をCook[6]が dysfunction & no pain（DN）と表現している。DNを早期に発見し修正すれば，鼠径部痛の予防

図1 可動性・安定性・協調性が良好なキック動作

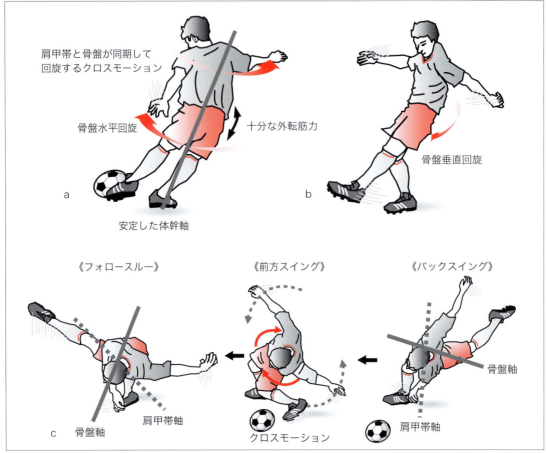

a：後面からみた図，b：側面からみた図，c：頭上からみた図

になる。慢性化した鼠径部痛は休んだだけでは機能不全が改善せず，たとえ器質的病変が修復しても復帰が難しい。逆に機能不全が改善すれば，器質的病変が修復しなくても復帰可能な例が存在する。

可動性・安定性・協調性が良好な状態で行われるサッカーのキック動作においては，肩甲帯と骨盤が連動して効果的に回旋する（筆者らはこの連動性を「クロスモーション」とよんでいる）ことによって，股関節だけの動作ではなく，肩甲帯〜体幹〜骨盤の有効な回旋力によってキック動作が行われている（図1）。一連のキック動作で，キックする足の反対側の上肢が先に動作をリードすることによって，効果的な上肢〜肩甲帯〜胸郭〜骨盤〜下肢への運動連鎖が生まれ，それによって横隔膜が機能的に動いてコアの蓋をする。横隔膜が効果的にコアの蓋をするとともに腹横筋，内腹斜筋・骨盤底筋群などのコアのインナーマッスルが活動する。その活動が骨盤の機能的な動きを産み出し，キック動作時に大腿骨が屈曲内旋しても大腿骨頭と股関節臼蓋がインピンジメントを起こさず，大腿骨頭が股関節臼蓋に対して求心位で動作する。機能不全のために効果的な運動連鎖が困難になると，体幹から下肢に力が伝達するべきと

ころを，逆に下肢から体幹方向に力が伝達するリバースアクション（逆作用）が生じ，下肢の動作時に体幹・骨盤・恥骨結合に歪みを生じ，器質的病変や痛みを生じる原因になると考えている。

3 現場に必要な治療と予防の視点

例えば，鼠径部痛で離脱する選手が，急に毎月のように発生した場合，選手個人に問題があるのではなく，チームのトレーニング方法の変更や環境の変化が原因で機能不全を生じている可能性があり，機能不全を起こした原因を探して修正することがチームとしての治療，予防につながる。

オフ中のトレーニングや自主練習が原因で鼠径部痛を生じる選手もあり，その場合は，前述の通り数カ月から数年前まで遡って選手の個人的な原因を突き止める必要がある。

4 難治性鼠径部痛にみられる器質的病変と病態

筆者らの施設を受診したスポーツ選手の鼠径部痛947例のうち16～40歳の545例（男460例，女85例）のMRI所見から，「内転筋腱恥骨付着部微細損傷[7-9]・恥骨浮腫[10-13]・恥骨結合円盤上部の膨隆」の3つの発生（図2）は互いに密接に関連していることが判明した。また復帰まで経過観察した324例について検討した結果，この3つの病変のいずれかが存在する例は，この3つの病変のいずれも存在しない他の器質的病変例（剥離骨折，疲労骨折，肉離れなど）に比べて，復帰に要する期間が有意に長かった。恥骨結合円盤上部の膨隆は恥骨結合の機能的破綻を示すものと考えられるので，恥骨周囲微細損傷，恥骨結合の形態的・機能的破綻，骨盤機能不全が互いに関与しあって慢性化するのが難治性鼠径部痛の病態と考えられる（図3）。

また筆者らの研究[14]で腸腰筋腱周囲炎は腸腰筋肉離れに比べて復帰に長期間を要し，なおかつ「内転筋腱恥骨付着部微細損傷・恥骨浮腫・恥骨結合円盤上部の膨隆」の3つと密接な関連を認めたので，腸腰筋腱周囲炎も難治性鼠径部痛の機能不全に関わる病態と考えられる。

5 難治性鼠径部痛はなぜ生じるのか？

Branciら[13]によると，無症候性のサッカー以外のアスリート20名に比べ，無症候性のサッカー選手17名において恥骨結合の骨硬化，恥骨不整像，恥骨結合円盤上部の膨隆所見など恥骨結合の退行性変化が有意に高率に発生しており，サッカーの競技自体が恥骨結合の慢性的な退行変性を導く可能性があることを考察している。また4週以上症状が続いた内転筋関連鼠径部痛のサッカー選手28名では，無症候性のサッカー選手17名よりも有意に高率に恥骨結合円盤上部の膨隆と重症度の高い恥骨浮腫を発生していることを報告している。しかしBranciら[9]の検討で，内転筋腱恥骨付着部微細損傷については症例数が少なく臨床的意義は不明としている。

筆者らが検討した545例の研究結果では，内転筋腱恥骨付着部微細損傷がある症例は内転筋腱恥骨付着部微細損傷がない症例よりも有意に復帰に時間を要しており，内転筋腱恥骨付着部微細損傷のある例に恥骨浮腫と恥骨結合円盤上部の膨隆が有意に多かった。筆者らもBranciらと同様に，片脚立位でキックや切り返し動作を繰り返す競技においては，恥骨結合周囲に微細な損傷の繰り返しを生じ，結果的に恥骨結合の歪みや機能不全を生じていると考えている。

6 鼠径部痛の機能不全を評価して修正するリハビリ

リハビリ分野では，胸郭の可動性と体幹機能，上肢～肩甲帯～胸郭～骨盤～下肢への運動連鎖を

図2 難治性鼠径部痛症例

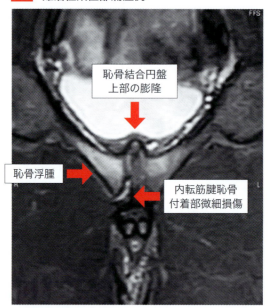

図3 難治性鼠径部痛の病態

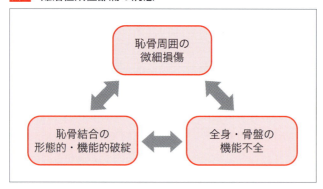

評価して改善させるさまざまな取り組みが行われ，進歩を続けている。呼吸と胸郭，横隔膜の機能を改善させることで，下肢の動作に先行してコアのインナーユニットによる体幹の安定化が適切に行われ，それによって主動作筋であるアウターユニットは少ない活動量で安定かつ円滑な動作遂行がなされる。医師が鑑別診断を行い，トレーナー，セラピストが機能不全の評価と改善のリハビリを協力して行うことが，鼠径部痛の診断，治療，リハビリ，予防において極めて重要である。

7 選手・コーチングスタッフ・メディカルスタッフが三位一体で行う予防

機能不全を改善させるリハビリは予防としても有用である[15]。メディカルスタッフは，可動性，安定性の問題点を早期に発見して，修正する。可動性においては股関節内旋制限の有無をチェック（図4）して股関節外旋拘縮（内転筋腱恥骨付着部微細損傷が関与する）を早期に除去する。安定性においては特に股関節外転筋力が低下していないかどうかをチェック（図5）して，選手自身が

図4 股関節内旋制限（外旋拘縮）のチェックと修正

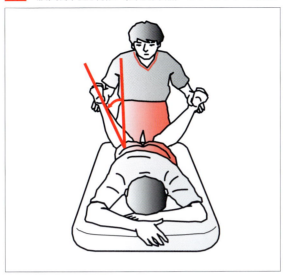

図5 徒手抵抗による外転筋力の評価

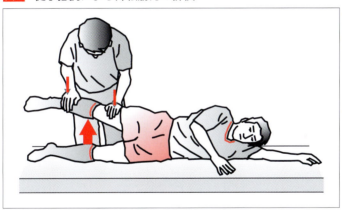

体重を乗せてもびくともしないのが健常な筋力である。

修正に取り組む。外転筋力低下は単なる筋力低下ではなく，胸郭の可動性低下，横隔膜の機能不全，コアのインナーマッスルの機能低下，筋の拘縮などが関与していることが多いので，全身的な機能訓練が予防になる。

コーチングスタッフはコアのインナーマッスルの機能維持，体幹の軸を安定化させるスタビリゼーション訓練を取り入れる。準備運動では，体幹の軸が安定化した状態でクロスモーションを行うためにどこかにつかまるか，選手2人が1組になり，片手支持の前後スイング（図6）と両手支持の内外スイング（図7）を左右それぞれ10回ずつ行うことを推奨する（合計1分あれば可能である）。選手・コーチングスタッフ・メディカルスタッフが協力して上半身〜下半身の可動性・安定性・協調性を良好な状態に保ち，骨盤の機能を維持すること，早期に問題点を修正することが，鼠径部痛だけでなくさまざまな外傷・障害の予防と

図6　クロスモーションによる片手支持の前後スイング

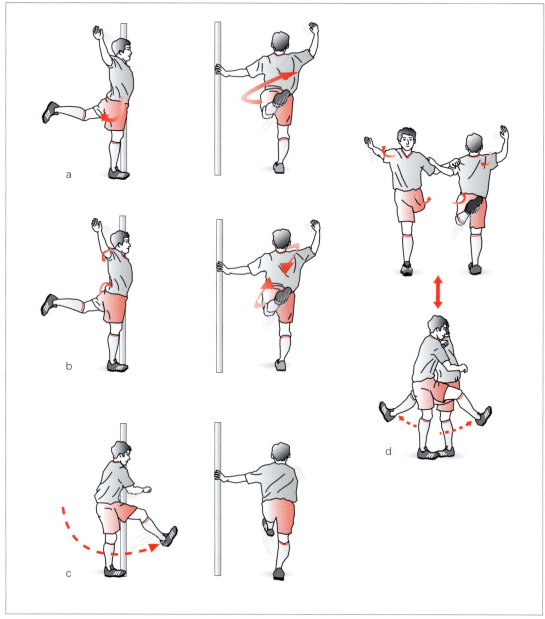

a：骨盤垂直回旋（左），骨盤水平回旋（右）。
b：後方スイングする足は反対側の肩へ向かうことによって効果的にクロスモーションが行われる。
c：回旋した骨盤の復元力による前方スイング。
d：練習・試合前のグラウンド上では選手同士が互いの肩につかまって行う。

図7 クロスモーションによる片手支持の内外スイング

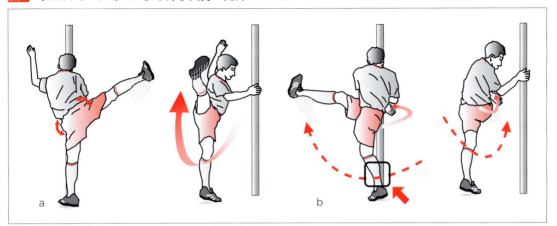

a：外転筋力をしっかり使って足を高く上げる．b：内転筋をなるべく使わないで，骨盤水平回旋によって内方スイングする．
練習・試合前のグラウンド上では，選手同士が互いの肩につかまって行う．

して有用であり，復帰後のパフォーマンス発揮および再発予防に有用である．

（仁賀定雄）

文　献

1) 仁賀定雄．鼠径部痛症候群の定義は修正される 器質的疾患の発生要因を解明して診断・治療・リハビリ・予防を行う概念に進化する．日臨スポーツ医会誌．2017；25：143-9．
2) 仁賀定雄．スポーツと骨盤・鼠径部痛 病態と診断．臨スポーツ医．2018；35：48-53．
3) 仁賀定雄．股関節周囲・骨盤の痛みとその対応．無刀流整形外科 メスのいらない運動器治療．柏口新二（編），pp134-47，日本医事新報社，2017．
4) 仁賀定雄，魚水麻里．Groin painの診断と治療 主として股関節内病変を有しない例について．Orthopaedics．2018；31：7-14．
5) Weir A, Brukner P, Delahunt E, et al. Doha agreement meeting on terminology and definitions in groin pain in athletes. Br J Sports Med. 2015；49：768-74.
6) Cook G（原著），中丸宏二，他（監訳）．ムーブメント ファンクショナルムーブメントシステム 動作のスクリーニング，アセスメント，修正ストラテジー．pp118-22, pp318-40, NAP, 2014．
7) Brennan D, O'Connell MJ, Ryan M, et al. Secondary cleft sign as a marker of injury in athletes with groin pain：MR image appearance and interpretation. Radiology. 2005；235：162-7.
8) Murphy G, Foran P, Murphy D, et al. "Superior cleft sign" as a marker of rectus abdominus/adductor longus tear in patients with suspected sportsman's hernia. Skeletal Radiol. 2013；42：819-25.
9) Byrne CA, Bowden DJ, Alkhayat A, et al. Sports-related groin pain secondary to symphysis pubis disorders：correlation between MRI findings and outcome after fluoroscopy-guided injection of steroid and local anesthetic. AJR Am J Roentgenol. 2017；209：380-8.
10) Robinson P, Barron DA, Parsons W, et al. Adductor-related groin pain in athletes：correlation of MR imaging with clinical findings. Skeletal Radiol. 2004；33：451-7.
11) Falvey EC, King E, Kinsella S, et al. Athletic groin pain（part 1）：a prospective anatomical diagnosis of 382 patients-clinical findings, MRI findings and patient-reported outcome measures at baseline. Br J Sports Med. 2016；50：423-30.
12) Verrall GM, Slavotinek JP, Fon GT. Incidence of pubic bone marrow oedema in Australian rules football players：relation to groin pain. Br J Sports Med. 2001；35：28-33.
13) Branci S, Thorborg K, Bech BH, et al. MRI findings in soccer players with long-standing adductor-related groin pain and asymptomatic controls. Br J Sports Med. 2015；49：681-91.
14) Tsukada S, Niga S, Nihei T, et al. Iliopsoas disorder in athletes with groin pain：Prevalence in 638 consecutive patients assessed with MRI and clinical results in 134 patients with signal intensity changes in the iliopsoas. J Bone Joint Surg Am. 2018；3：e0049.
15) 仁賀定雄．鼠径部痛症候群．スポーツ傷害のリハビリテーション 第2版．山下敏彦，武藤芳照（編），金原出版株式会社，pp180-3，2017．

大腿・下腿の筋損傷

サッカーにおける代表的な筋損傷には，「筋打撲傷」と「肉離れ」がある．筋打撲傷は，相手選手の膝や脛が大腿前面やふくらはぎに入って起こるものである．肉離れはキックやダッシュおよび切り返し動作などで，大腿部やふくらはぎに生じやすい．

以下に大腿前面の筋打撲傷と，代表的な肉離れである，ハムストリングスの肉離れについて，それぞれの解剖とメカニズム（受傷機転）を挙げて説明する．最後に大腿・下腿の他の筋での肉離れについても触れる．

1 大腿前面の筋打撲傷

1）大腿前面の解剖

大腿前面には，大腿四頭筋（大腿直筋，内側広筋，外側広筋，中間広筋）がある（図1a）．大腿直筋は，股関節の前を通り，大腿骨を跨いで，膝蓋骨と膝蓋腱を介して脛骨粗面に付着している．この走行から，大腿直筋が股関節（屈曲）と膝関節（伸展）に関係していることがわかる．

また大腿部中央の横断面像（図1b）でみると，大腿直筋の深部に中間広筋が位置し，大腿骨を包み込んでいるのがわかる．

図1 大腿四頭筋の解剖（右足）

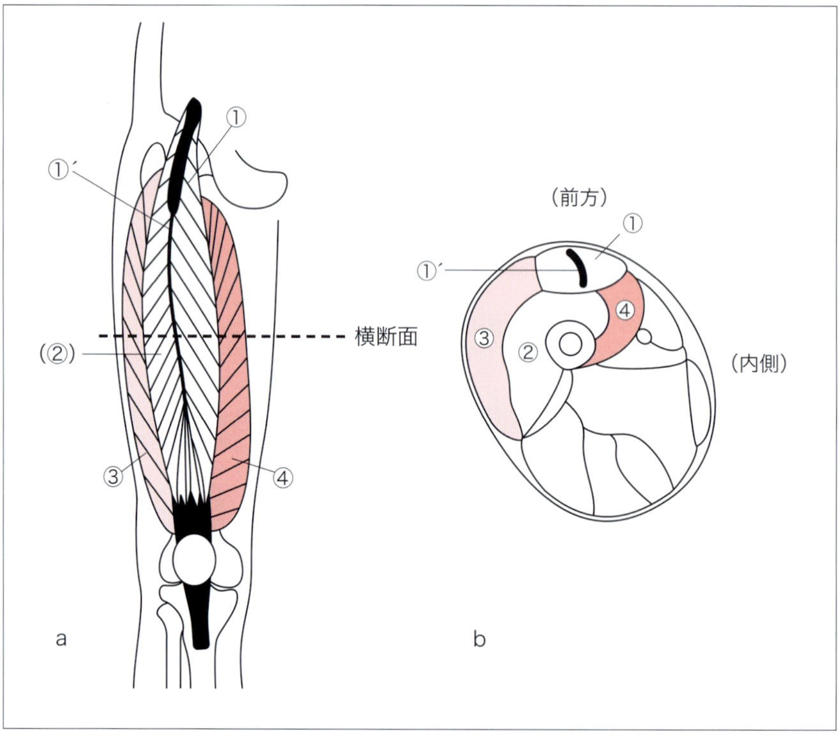

a：①大腿直筋（中央腱膜①´が特徴的），②中間広筋（①の深部），③外側広筋，④内側広筋．黒塗り部は腱・腱膜部を示す．
b：中央部の横断面（下から見た図）．①´は大腿直筋の中央腱膜．

2）筋打撲傷のメカニズム

いわゆる"ももかん"ともよばれている筋打撲傷は，直達外力によって起こる（図2a）。この際の損傷は，表面より骨に近い深部に生じやすい（図2b）。これは相手の頭や膝と自分の大腿骨の間で筋肉が挟まれた際に，断面積の狭い自らの骨により近い部分が損傷されるためである。したがって大腿前面では深部にある中間広筋が損傷されやすい。

3）筋打撲傷の診断と治療

筋打撲傷は，受傷機転の聴取によって容易に診断できる。重症度の判定には筋線維の損傷程度よりは，膝関節の屈曲角度が決め手となる。筋を強打した結果として生じる出血が血腫や浮腫を形成し，筋の腫脹が起こる（図3，4a）。筋の腫脹が大きいほど，膝関節の屈曲が制限されるわけである。さらに慢性化すると，損傷部に骨が形成されたり（骨化性筋炎：図3c），損傷した筋が硬くなったり（拘縮）して，膝関節の屈曲制限が生じ，復帰に長期間を要することになる。

したがって，筋打撲傷が起こったときの適切な処置としては，膝の屈曲角度を確保し打撲後の出血を最小限に抑えることである。このため，受傷後できるだけ早期に膝関節を屈曲させる（図4）。膝屈曲を保持することにより，損傷した筋の緊張を高め，血腫形成を抑制するのである。実際には，受傷直後の膝関節屈曲角度を120°まで獲得できれば数日の安静でスポーツ復帰が可能であり，図3aの症例は，画像上の異常は残っていても翌日に復帰している。

一方，受傷後の膝屈曲が90°以上不可能な場合には，3週間以上を必要とする。図3cの症例は，受傷後1カ月経っても膝の屈曲角度は80°であり，骨化性筋炎を合併し，復帰に2カ月を要した。

以上により，明らかに筋打撲傷を受傷した場合には，早期に練習や試合を中止し，膝関節を可及的に屈曲し固定することを勧める。

図2 大腿前面の筋打撲傷（受傷場面の模式図）

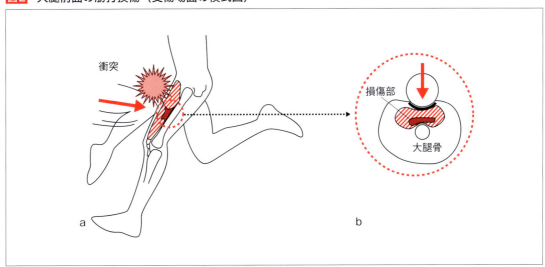

a：相手との衝突により，相手の膝が大腿前面に入り受傷した場面。
b：受傷部分の横断面。大腿四頭筋の深部（中間広筋）が損傷しやすい。

図3　大腿前面の筋打撲傷のMRI（STIR）

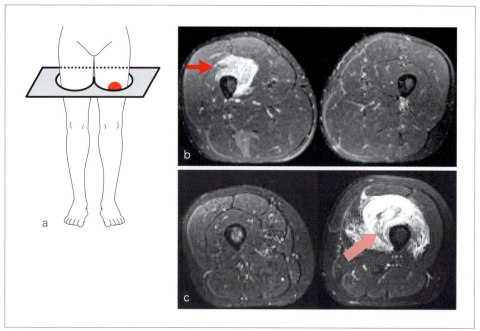

a：大腿中央部の横断面像を示す模式図。
b：軽症例（受傷翌日）。右中間広筋内に高信号域（血腫）がみられる（➡）。
c：中等症例（受傷1カ月後）。中間広筋内に高信号域（血腫）と，その中に袋状に低信号域（骨化部）が存在している（➡）。

図4　筋打撲傷後の血腫形成と安静（固定）肢位

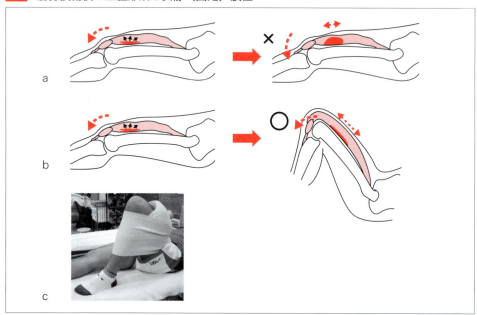

a：膝伸転位では筋の緊張が少なく，血腫が拡大しやすい。⇒膝屈曲制限。
b：膝屈曲位では，筋緊張が高まり，血腫が拡大しにくい。⇒膝屈曲可能。
c：筋打撲傷直後の推奨固定肢位。膝屈曲120°を目標とする。

2 ハムストリングスの肉離れ

サッカーでの肉離れは，ハムストリングス（特に大腿二頭筋長頭）に最も多い。

1）ハムストリングスの解剖

ハムストリングスは，内側の半膜様筋と半腱様筋，それに外側の大腿二頭筋からなる（図5）。半腱様筋と大腿二頭筋の長頭は，坐骨結節から起こり，共通の腱で股関節の後方を下る。半膜様筋は同じく坐骨結節から腱膜となって，大腿中央部まで半腱様筋を腱膜で包むように走って，脛骨の内側後方に付着する。半腱様筋は遠位では文字通り細長い腱となって脛骨近位内側に付着する（鵞足を形成）。大腿二頭筋長頭は，遠位部で短頭と合流して腓骨頭に付着する。いずれも股関節（伸展）と膝関節（屈曲）に関係している。大腿二頭筋長頭では近位腱膜（①´）の損傷の有無や程度が，肉離れの重症度に大きく関係する。

2）筋の形態

肉離れを理解するには，まず筋の形態について確認しておかなければならない。筋の形態には，主に紡錘状筋（平行線維筋）と羽状筋とがある（図6）。羽状筋は，筋線維が腱膜部に一定の角度をもって付着している筋である。紡錘状筋が速さを生み出すのに有利なのに対して，羽状筋は大きな力を生み出すのに有利といわれている。このため強い筋力を必要とする筋は，羽状筋の形をとることが多く，同時に損傷の危険性も高くなる。ハ

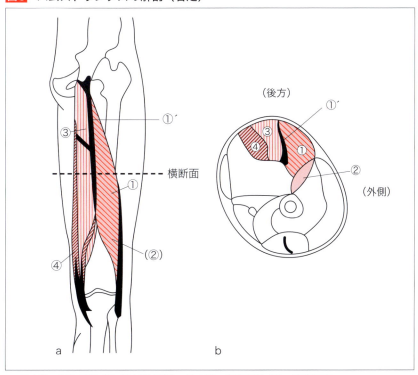

図5 ハムストリングスの解剖（右足）

a：①大腿二頭筋長頭（①´は近位腱膜），②大腿二頭筋短頭（①の遠位深部）
③半腱様筋（途中に腱画を有する），④半膜様筋。
b：中央部の横断面（下から見た図）。①´は大腿二頭筋長頭の近位腱膜。

図6 筋収縮の模式図

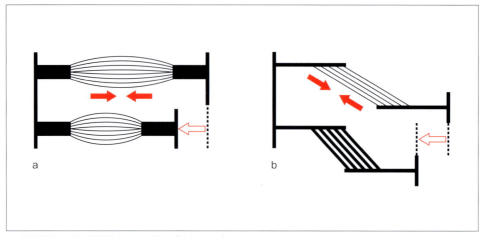

a：紡錘状筋は平行線維筋ともよばれ，「速さ」に適している。
b：羽状筋は「力」を発揮するのに適している。

ムストリングスでは大腿二頭筋長頭と半膜様筋が羽状筋で，半腱様筋と大腿二頭筋短頭は紡錘状筋である（図5）。もちろん，肉離れはほとんど前者（羽状筋）に生じる。

3）肉離れの3要素

肉離れは，自らの筋力（拮抗筋の力）あるいは介達外力によって，抵抗下に筋が過伸展されて発症する。肉離れを起こす筋の多くは前述のように羽状筋であり，これが遠心性収縮により，筋腱移行部（または筋と腱膜の移行部）で損傷する（図7b）。この羽状筋，遠心性収縮および筋腱移行部の損傷が肉離れの3要素である。

4）肉離れのメカニズム

ハムストリングスの肉離れを例にとると，疾走中では，振り出した足を，接地に備えて制御する動作時に起こりやすい（図8a）。さらに接地時には，地面からの床反力と骨盤の前傾により，ハムストリングスに強い遠心性収縮が起こる（図8b）。このような動作は，ステップや切り返し動作の際に生じやすい。

また稀ではあるが，スリップ動作（図9a）や，後方から押し出されて止まろうとする際（図9b）には，さらに強い過伸展損傷が生じやすく，ハムストリングス付着部の損傷が起こることもある。これらもスポーツの現場では肉離れとして扱われている。いずれにしても，肉離れを理解するポイントは，羽状筋，遠心性収縮および筋腱移行部である。

5）肉離れの診断

肉離れを起こした選手は，鋭い，力の抜けるような痛みを感じることが多い。エピソードだけでも肉離れが生じたことは容易に推測できる。

肉離れは，近年の画像診断（特にMRI）の進歩により，3つのタイプに分けられることがわかってきた（図10）。Ⅰ型は出血所見のみが認められる軽症型であり，Ⅱ型は筋腱移行部（特に腱膜）損傷型，そしてⅢ型は稀ではあるが，筋腱付着部損傷型（断裂や裂離損傷）である。

これらは筋機能にも影響するが，Ⅰ型では出血によって筋の内圧が上昇し，痛みを誘発するもの

図7 肉離れの3要素

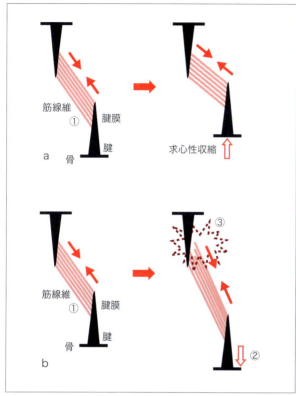

a：正常な筋線維の収縮
b：遠心性収縮による損傷
　①羽状筋。腱膜に筋線維が斜めにある角度（羽状角）で付着している。
　②遠心性（伸張性）収縮。筋は収縮しようとしているが，他動的に伸張される。
　③筋腱（腱膜）移行部の損傷。

図8 ハムストリングスの肉離れ（受傷場面の模式図）

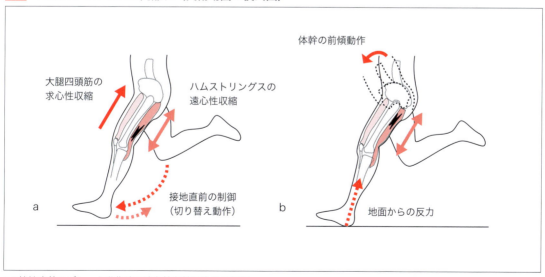

a：接地直前のブレーキ動作時の遠心性収縮で生じる場面。
b：接地時の床反力と体幹の前傾による遠心性収縮で生じる場面。

図9 伸展強制によるハムストリングス付着部損傷

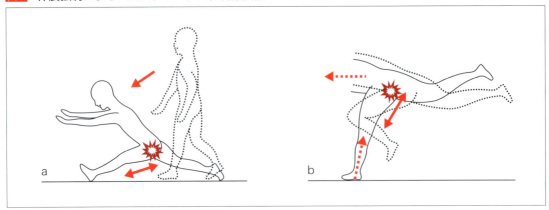

a：スリップ動作などで前後開脚を強制されて生じる場合。
b：強力な前方推進力に対して止まろうとして着地した際に生じる場合。

図10 大腿二頭筋長頭近位部肉離れのMRI分類（STIR）

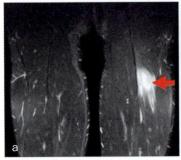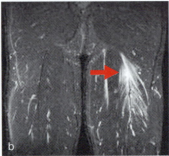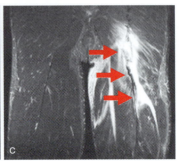

a：Ⅰ型（軽症型）。腱膜は損傷されず，筋線維部での損傷である。
b：Ⅱ型（中等症型）。筋腱移行部，特に腱膜の損傷が明らかである。
c：Ⅲ型（重症型）。坐骨結節付着部での損傷で，完全断裂（裂離）例もある。

の，筋機能にはほとんど影響しない。このためストレッチ痛はあっても軽度であり，早期の回復が見込まれる。それに対してⅡ型では，筋腱移行部の破綻により機能障害が明らかとなり，ストレッチ痛を伴う筋力低下を生じる。図11は典型的な大腿二頭筋長頭の肉離れⅡ型のMRIである。経過を追っていくと，近位腱膜（図5の①´）の損傷部が連続性をもつようになり，最終的には紡錘状に肥厚して均一な低信号を示すようになる。このように肉離れは，筋線維の損傷というより，腱膜の損傷が特徴である。さらにⅢ型は腱損傷と同様であり，筋の機能は著しく損なわれる。図12に3つのタイプを模式図で示した。

それぞれのタイプの予後は，Ⅰ型が1〜2週でスポーツが可能となるのに比べて，Ⅱ型では復帰に1〜3カ月（平均6週）を要する。さらにⅢ型は手術による修復を検討しなければならず，保存療法でも数カ月を要する。

6）肉離れの治療

肉離れの初期治療は，重症度に関係なくRICE（Rest, Icing, Compression, Elevation）である。肉離れのリハビリテーションは，痛みのピークが

図11 大腿二頭筋長頭近位部肉離れの経過MRI（STIR）

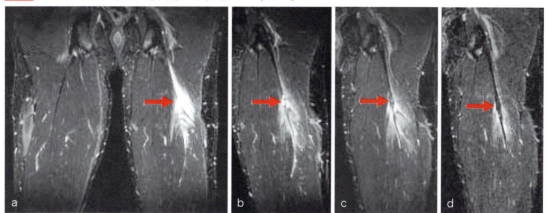

a, b：受傷翌日の腱膜損傷は，2週後には一部に連続性がみられている。
c：4週後には，損傷部は肥厚しているが，まだ信号強度は不均一である。
d：6週後には，修復部は紡錘状で，信号強度は均一な低信号となっている。

図12 MRI所見から推察した肉離れの病態

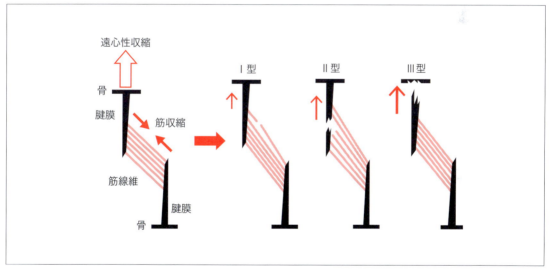

Ⅰ型：筋線維部のみ。
Ⅱ型：筋腱移行部損傷。特に腱膜損傷。
Ⅲ型：腱性部（付着部）の完全断裂。

過ぎたら開始する。Ⅰ型は可及的にリハビリテーションを進めていってよい。ストレッチ痛が明らかなⅡ型は，筋のストレッチ感覚の回復を目安に，段階的なリハビリテーションを行っていく。Ⅲ型に関しては，整形外科医と相談して治療法を決定し，後療法はⅡ型に準ずる（図13）。

いずれのタイプでもスポーツ復帰する際の基準として，患部の痛みがなくなること，柔軟性や筋力の左右差がなくなること，フィットネス・テスト（例えばスプリント走，持久走など）で十分な回復が得られること，などを設けておくとよい。

図13　肉離れの診断と治療のフローチャート

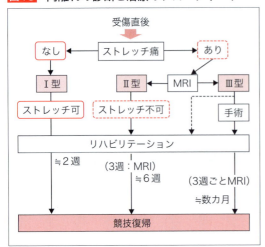

図14　大腿直筋の肉離れ（受傷場面の模式図）

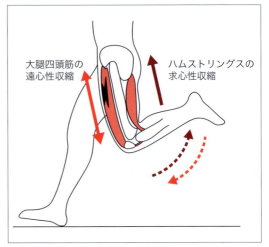

疾走中，後方に蹴り上げた脚を切り返して，前方に振り上げる際に，大腿四頭筋に遠心性収縮が生じる。サッカーでは，蹴る動作（シュートやロングキック）でも同様な遠心性収縮が生じる。

3　その他の大腿・下腿部の肉離れ

1）大腿四頭筋の肉離れ

　大腿四頭筋のうち，大腿直筋が最も肉離れが起こりやすい。前述のように大腿直筋は股関節と膝関節を跨ぎ，それぞれの屈曲や伸展に関与している。図1に示すように，大腿直筋は，中央腱膜（①´）を有しており，この中央腱膜の損傷の有無や程度が，肉離れの重症度に大きく関係している。

　大腿直筋の肉離れは，後方に振り上げた足を前方に蹴りだす切り替え時に起こりやすい。この瞬間には大腿直筋に強い遠心性収縮が働くためであり（図14），このような動作はキックやダッシュの際にみられる。

　典型例はやはりⅡ型であり，近位の中央腱膜の損傷である（図15a）。この腱膜損傷の修復が復帰へのカギとなる。さらに重症例になると付着部損傷となる（図15b）。

2）その他の大腿部肉離れ

　股関節内転筋群では，インサイドキックの際などに起こる長内転筋の肉離れが典型例であり，やはりⅡ型の腱膜損傷に注意すべきである。そのほか股関節外旋筋群にも生じる。

3）下腿（下腿三頭筋）の肉離れ

　下腿の後面（ふくらはぎ）には下腿三頭筋（腓腹筋内側頭・外側頭と深部のヒラメ筋）があり，遠位ではアキレス腱となって踵に付着している（図16）。やはり重要なのは腱膜であり，腓腹筋内側頭の遠位腱膜（①´）やヒラメ筋内の腱膜（③´）はⅡ型の肉離れの判定に重要である。

　サッカーで多いのは，疾走中に起こるヒラメ筋や腓腹筋内側頭の肉離れである。いずれも典型例は腱膜損傷であり，ヒラメ筋は腱膜が複数あるので，これらの損傷に注意すべきである（図16③´，図17a）。腓腹筋内側頭では，遠位の腱膜が損傷されやすい（いわゆるテニスレッグ：図16①´，図17b）。診断や治療はハムストリングス肉離れに準ずる。

（奥脇　透）

図15 大腿直筋の肉離れのMRI（STIR）

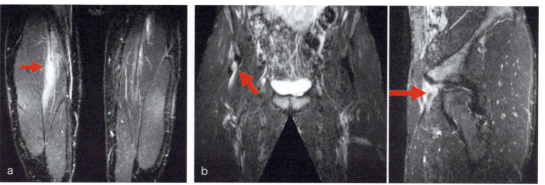

a：右Ⅱ型の症例。冠状断像。中央腱膜の損傷（➡）。
b：右Ⅲ型の症例。冠状断＋矢状断像。直頭腱の裂離（部分）損傷（➡）。

図16 下腿三頭筋の解剖（右足）

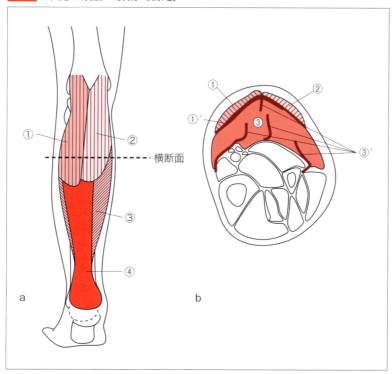

a：①腓腹筋内側頭，②腓腹筋外側頭，③ヒラメ筋，④アキレス腱。
b：中央部の横断面（下から見た図）。ヒラメ筋は複数の腱膜（③´）を有する。

図17 下腿三頭筋の肉離れのMRI（STIR）

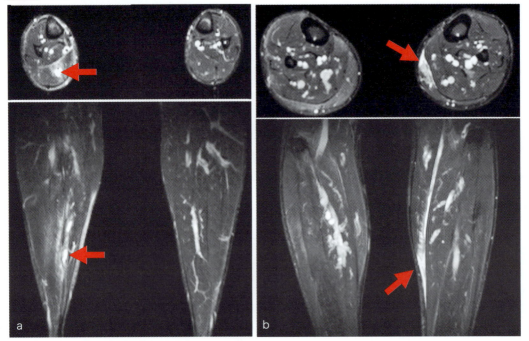

a：右ヒラメ筋Ⅱ型の症例。冠状断＋横断像。中央腱膜の損傷（→）。
b：左腓腹筋内側頭Ⅲ型の症例。冠状断＋横断像。遠位腱膜付着部の部分損傷（→）。

文　献

1) 奥脇透．大腿部の外傷（肉離れ，筋打撲傷）．臨スポーツ医．2016；33：860-4．
2) 奥脇透．肉離れの現状．臨スポーツ医．2017；34：744-9．

膝関節（1） 解剖とバイオメカニクス

膝関節は人体最大の荷重関節であり，運動時に大きな負荷が加わることからスポーツ損傷（外傷と障害）の好発部位である。膝関節スポーツ損傷を理解するためには，膝の解剖学的特徴を理解する必要がある。

1 骨の形態

膝関節は大腿骨，脛骨，膝蓋骨の3つの骨から構成されている。一見すると単純な構造にみえるが，その構造と機能は複雑である。大腿骨と膝蓋骨間を膝蓋大腿関節，大腿骨と脛骨間を大腿脛骨関節とよんでいる（図1）。膝蓋骨は大腿骨前面にある膝蓋骨溝に存在し，大腿四頭筋の力を下腿に伝える滑車の役割をしている。運動時には非常に大きな力が加わるため，膝蓋骨は人体中最も厚い関節軟骨を有している。

大腿骨顆部は側面からみると球状の形態を示し，その前後で曲率半径が異なる（図2）。伸展位では曲率半径が大きく接触面積が大きいため安定性が高くなり，屈曲位では曲率半径が小さくなり，可動性に優れるが安定性は低下する。球状の大腿骨顆部に相対する脛骨側は比較的平坦である（図3）。このように大腿と脛骨の骨性適合性は不良であるが，大腿骨顆部は脛骨上で回転運動とともに転がり運動を伴い，広い可動域を獲得している（図2）。さらに回旋（捻れ）運動を許容することで，下肢の複雑な運動に対応している。

2 半月板

適合性の不良な大腿脛骨関節の隙間を補うものが，内外側に存在する半月板である（図3）。半月板は上から見ると，内側半月板がC字状，外側半月板はO字状であり，それぞれが内外側の脛骨関節面を広く覆っている（図4）。その主な役割は関節の接触面積を広げることによる荷重の分散（クッションの役割）であるが，関節安定性や

図1 膝関節のX線写真

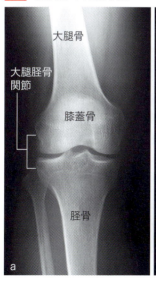
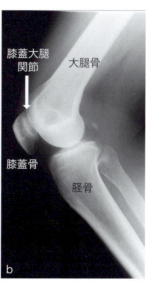
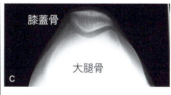

a：膝関節正面像。大腿骨と脛骨間が大腿脛骨関節。b：側面像。大腿骨と膝蓋骨間が膝蓋大腿関節。c：軸射像。膝蓋骨は膝蓋骨溝に存在し，滑車の役割をしている。

図2 膝関節の運動

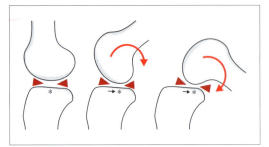

大腿骨顆部は脛骨上で回転運動とともに転がり運動を伴い，広い可動域を獲得している．大腿骨の接触部位（＊）は屈曲とともに後方に移動する．半月板（▶）はそれに伴い後方移動する．

図3 半月板のMRI像

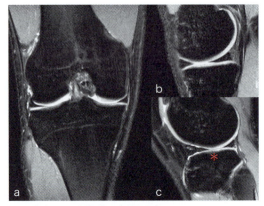

a：正面像，b：側面像，内側半月板
c：側面像，外側半月板
脛骨外側顆は内側顆に比較し凸面を示す（＊）．

図4 内側外側半月板（右膝，上方から）

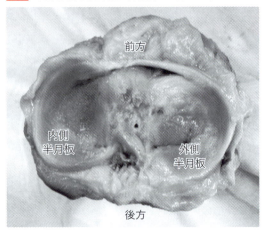

潤滑などにも寄与している．従来，半月板は血行に乏しく治癒しにくい組織と考えられていたが，その外縁1/3には血流があり，適切に治療することにより治癒することも可能である．

3 靱 帯

他の荷重関節とは異なり，膝関節は支持性のほとんどを靱帯に依存している．関節内に存在する前十字靱帯（anterior cruciate ligament；ACL）と後十字靱帯（posterior cruciate ligament；PCL），関節外の内外側に存在する内側側副靱帯（medial collateral ligament；MCL）と外側側副靱帯（lateral collateral ligament；LCL）が主要な靱帯である（図5）．膝関節は大腿骨と脛骨という長いレバーアームをもった長管骨間に存在するため，これらの靱帯損傷が生じやすいのも特徴である．

ACLは，大腿骨外側顆から脛骨へ関節内を前内側へ斜走する帯状の靱帯であり，大腿骨に対して脛骨が前方に移動することを抑制している．ACLは，スポーツ活動中にしばしば損傷される．

PCLは，関節内をACLと交差するように大腿骨内側顆から脛骨後方へ走行する靱帯である．PCLは大腿骨に対して脛骨が後方に移動することを抑制しており，この役割は特に屈曲位で大きい．

MCLは，大腿骨内側上顆から脛骨内側に至る帯状靱帯である．その主な役割は外反抑制であり，同時に下腿外旋の制御も担っている．MCL後方の後斜走靱帯も内側の支持機構として重要である．

LCLは大腿骨外側上顆から腓骨頭に至る靱帯であり，その主な役割は内反制動である．LCLを含めた膝関節外側の解剖は複雑であり，まとめて膝関節の後外側支持機構とよばれている．LCL

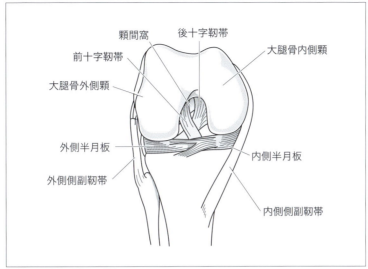

図5 膝関節の主要靱帯

関節内には前十字靱帯（ACL）と後十字靱帯（PCL），関節外には内側側副靱帯（MCL）と外側側副靱帯（LCL）が存在する。

が単独で損傷されることは少なく，他の靱帯とともに損傷されることが多い。

4 筋　肉

　膝関節に関与する主な筋肉は，大腿前面の大腿四頭筋，大腿後面のハムストリング，内転筋と下腿の筋（膝窩筋，腓腹筋）である。これらの筋群は関節運動だけではなく，関節の動的安定性にも寄与している。

　大腿四頭筋は膝の伸展筋であり，大腿直筋，外側広筋，内側広筋，中間広筋からなり，膝蓋骨-膝蓋腱を経由し脛骨粗面に付着する。このなかで大腿直筋のみが股関節を乗り越え骨盤に付着する二関節筋である。

　ハムストリングは膝の屈筋群で，外側にある大腿二頭筋と，内側にある半腱様筋・半膜様筋に分けられる。すべて二関節筋であり，スポーツ選手の肉離れの好発部位としてしばしば問題となる。

　腓腹筋はヒラメ筋とともにアキレス腱となり踵骨に停止しているが，近位では大腿骨に付着し膝を屈曲させる二関節筋である。膝窩筋は関節後面に存在し，膝の屈曲・下腿の内旋を行う。

〈石橋恭之〉

膝関節（2） 成長期の障害

　膝蓋大腿関節には運動時に大きな力が加わるが，成長期においては膝蓋腱よりも柔らかい骨端軟骨にストレスが集中することで障害が生じる。代表的な疾患がオズグッド病（Osgood-Schlatter病）であり，オーバーユース障害の一つである。その他にも有痛性分裂膝蓋骨やシンディング ラーセン-ヨハンソン病なども日常診療でよく遭遇する成長期の疾患である（図1）。脛骨粗面部や膝蓋骨に痛みや圧痛を有し，しばしば"成長痛"として放置されることも多い。しかし，成長期の子ども達の競技力向上に影響を与えたり，長期にスポーツ活動を休止させることで競技を変更したり，ドロップアウトの要因となるため適切な対処が必要である。

1 オズグッド病（Osgood-Schlatter病）

　オズグッド病は，スポーツを活発に行う発育期の男子（10～15歳）に好発し，両側性が多い。女子の頻度は少ないが，男子より1～2年程度発症が早い。症状は脛骨粗面部の圧痛，運動時痛，腫脹である（図2）。通常，安静時痛はないが，この部位の隆起が著しいと正座や床に膝を接することが困難となる。

1) 病態

　オズグッド病は，成長期の急激な身長の増大により，大腿四頭筋の相対的な過緊張が生じ，大きな牽引力が脛骨粗面に加わることによって発症すると考えられている。発症初期には運動時痛は強くはなく，運動終了後の違和感や熱感，脛骨粗面部の腫脹などがみられる。進行期になると，痛みのためスポーツ活動が制限される。予後は症例によってさまざまであるが，一般的には脛骨粗面部の骨化が終了すれば症状は消退する。遊離骨片が遺残した終末期例では，症状がさらに遷延する場合がある。この場合，膝蓋腱炎や滑液包炎など周囲の軟部組織の炎症による症状が合併している場合が多い。

2) 診断

　成長期の子どもが外傷なしに膝関節痛，特に膝前面痛を訴えたらまずオズグット病を疑い，脛骨粗面上に圧痛がないかどうかを確認する。膝を立てた状態で観察すると脛骨粗面部の隆起が明らかとなる（図2）。通常，関節可動域は正常である

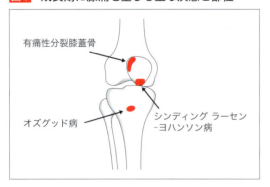

図1　成長期に膝痛を生じる主な疾患と部位

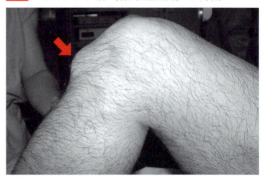

図2　オズグッド病（骨片遺残例）の外観

脛骨粗面部の膨隆（➡）が明らかである（骨片遺残例）。

図3 オズグッド病の単純X線像

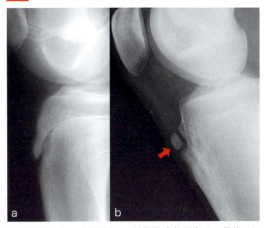

a：初期例。脛骨粗面部はまだ軟骨成分が多く，骨片はX線像では明らかではない。b：遺残性オズグッド病。分離した遊離骨片が確認できる（➡）。

が，膝蓋腱炎と同様に，抵抗を与えながら膝最大屈曲位から自動伸展を指示すると，脛骨粗面部の疼痛を訴える。検査ではまず単純X線撮影を行う。脛骨粗面部の遊離骨片を確認すれば診断は確定する（図3）。しかし，発症初期にはその変化を捉えることはしばしば困難である。その場合は，MRIや超音波検査が診断に有用である[1]。

3）治療

発症初期または進行期の場合には，スポーツ活動の休止や他の選手と別メニューでの患部外トレーニングを指示する。特に，遊離骨片の形成が明らかでない時期には，遺残骨片を形成させないためにも患部の安静が望ましい。先にも述べたように，その発症には成長期の相対的な筋の過緊張が誘因となるため，毎日のストレッチングは必須である。骨片を形成せずに分離部が癒合すれば，比較的短期間（2カ月程度）でスポーツ活動を再開できる。

一方，遊離骨片を形成し慢性的な痛みをもつ場合には，スポーツ活動中の違和感や痛みは長期間続くことが多い。このような場合には，局所のアイスマッサージ，非ステロイド性消炎鎮痛薬の外用や内服，オズグッド用サポーターなどを使用しながら，スポーツを継続させる。

オズグッド病の治療の原則はあくまでも保存治療である。しかし成長終了後にも遺残骨片による痛みが続く場合には，遊離骨片の摘出や骨棘切除術が行われることもある。

4）予防・再発予防

オズグッド病治療の要点は，発症と再発の予防である。選手の成長の記録を確認し，成長スパート（growth spurt）が始まった（年間の身長増進が8cm以上）と判断される場合はオズグッド病の発症リスクが高い時期であることを認識する。この時期の子どもたちに対しては，当然ながら運動負荷を減らすことが根本的な予防となる。まず試合などのスケジュールが過密でないかに注意する。サッカーのみならず，陸上記録会など学校体育で別種目が追加されている場合もあり，これら複数の種目によりオーバーユースとなる場合も考える。

予防法として成長期の選手には，運動前後の大腿四頭筋，ハムストリングのストレッチングを指導する（図4）。ストレッチングは正しい肢位で，20秒以上行うようにさせる。さらに，朝夕の自宅でのストレッチングを習慣づけさせることにより，過成長による相対的な筋腱の短縮を予防する。

2 有痛性分裂膝蓋骨

有痛性分裂膝蓋骨も，成長期の10～15歳の男子に多いスポーツ障害である（図5）。分裂膝蓋骨は成長過程で膝蓋骨の骨化核が癒合せず分離したものと考えられているが，これがスポーツ活動時の四頭筋の牽引力などによって有痛化した場合，有痛性分裂膝蓋骨と診断される。膝蓋骨の外側上方が分離した二分膝蓋骨のタイプがほとんど

図4 代表的なストレッチング

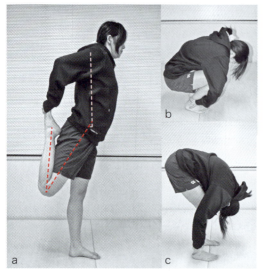

a：大腿四頭筋ストレッチ。膝を曲げると同時に股関節を伸展させる。b, c：ハムストリングのストレッチ。

図5 分裂膝蓋骨単純X線像

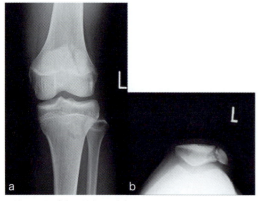

X線正面像（a），軸射像（b）で分離骨片は明らかである。

図6 シンディング ラーセン-ヨハンソン病

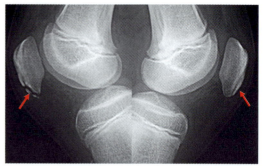

11歳男子。両膝蓋骨の前下方に分離した骨片を認める（➡）。

片の固定を行う方法（固定術），分裂骨片を切除する方法（切除術），また外側膝蓋支帯を切離する方法（外側支帯切離術）等が行われる。外側支帯切離術は術後の制限も少なく，成人例でなければ接合術を行わなくても分離部の癒合が得られることが多い[2]。

3 シンディング ラーセン-ヨハンソン病（Sinding Larsen-Johansson病）

オズグッド病と同様の機序で，膝蓋骨側に発生する障害である。より若年の8〜12歳の男子に好発する（図6）。運動時や運動後に膝前面痛を訴える。単純X線側面像で膝蓋骨遠位前面に不規則な骨分離像を認める。予後は良好で，運動制限のみで症状，画像所見とも速やかに改善するが，シンディング ラーセン-ヨハンソン病においても下肢のストレッチ指導を行う（図4）。

（石橋恭之）

である。症状は分裂部の運動時痛，圧痛，骨性膨隆であり，X線像では新鮮骨折との鑑別が必要である。本症もオズグッド病と同様に，成長期の急激な身長増加による四頭筋の相対的拘縮が発症に関与している。治療の基本はストレッチングを中心とした保存治療である（図4）。疼痛が強くスポーツの継続が困難な場合には，手術療法も考慮する。手術は分裂部の軟骨や線維組織を除去し骨

文献

1) Hirano A, Fukubayashi T, Ishii T, et al. Magnetic resonance imaging of Osgood-Schlatter's disease: the course of the disease. Skeletal Radiol. 2002；31：334-42.
2) 津田英一，石橋恭之，原田征行，他．有痛性分裂膝蓋骨に対する鏡視下外側支帯切離術の経験．スポーツ傷害．1999；4：25-7.

膝関節（3） 膝の外傷

1 靱帯損傷（総論）

　膝関節の靱帯は，アスリートのパフォーマンスに関連する極めて重要な機能を有している．膝靱帯損傷の診断と治療には，靱帯の解剖と機能が大きく関係している．そのため，受傷状況の詳細な聴取を行い，徒手検査を行うことで診断が可能となる．また，単独損傷の場合と，他の靱帯損傷や半月板損傷を合併している場合で，同じ靱帯でも治療方針が異なる場合がある．さらに膝関節の靱帯の2本以上を損傷する複合靱帯損傷は重症の外傷であり，受傷後に適切な治療を行わなければ，膝関節機能の重大障害を来す場合があるため，適切な診断と初期治療は非常に重要である．

　膝靱帯損傷のなかで最も頻度が高く，スポーツ選手の問題となるのが前十字靱帯（anterior cruciate ligament；ACL）損傷である．スポーツ復帰のためには手術治療を要し，復帰までに長期間かかるうえ，受傷前のパフォーマンスに復帰できる選手は60〜70％に留まるとの報告もある．ACL損傷には，性別や骨形態，下肢や体幹の運動パターン，神経筋コントロール機能，練習用具や環境といったさまざまな発生要因が挙げられ，何らかのリスクファクターを有するものが受傷しやすいと考えられている．近年では，予防プログラムが開発され，実際にACL損傷の危険を伴う動作パターンが修正されたという報告[1]や，ACL損傷の発生頻度を低下させたという報告もあり[2]，今後はACL損傷予防への取り組みが普及することが期待される．

2 靱帯損傷（各論）

1）前十字靱帯（anterior cruciate ligament；ACL）損傷

①受傷機転と症状

　ACL損傷の多くがスポーツ中に受傷するが，相手との接触なく受傷する非接触型損傷（ノンコンタクト損傷）が70％以上を占めるとされている．また，女性は男性に比較して2〜8倍高頻度で受傷する．受傷はジャンプの着地やカッティング動作，ストップ動作時に多く，受傷時には膝関節は外反（膝が内側に入る），内旋といった特徴的な肢位が報告されている[3]．断裂音（pop音）を生じることもある．自覚症状として脱臼感（膝がずれる，または抜ける感覚）を訴える．受傷直後には，疼痛，腫脹と膝関節内の血腫（関節内に血液が溜まる）による膝蓋跳動がみられる．慢性期には，疼痛や腫脹は改善し歩行も含めて日常生活動作は可能となるが，ジャンプ着地やカッティングなどのスポーツ動作時に膝の不安定感を生じる．これは膝くずれ（giving way）とよばれる．膝くずれにより半月や軟骨損傷が引き起こされると疼痛が生じ，長期間を経過すると二次性の変形性関節症（軟骨の摩耗）を来すこととなる．

②検査と診断

　問診により詳細な受傷状況を把握する．関節に針を刺して関節血腫が確認されれば，ACL損傷の可能性は極めて高くなる．膝屈曲約20度とし，一方の手で大腿骨遠位を保持して，もう一方の手で脛骨を前方に引き出すLachman test（ラックマンテスト）（図1），膝屈曲90度とし，母指で関節裂隙を触りながら脛骨の前方移動量を評価する前方引き出しテスト（図2），膝関節伸展位か

図1 Lachman test

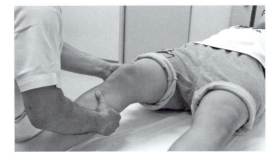

図2 前方引き出しテスト

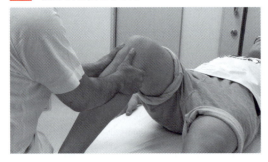

図3 Pivot-shift test

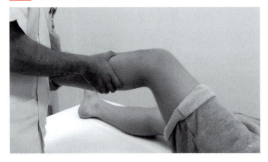

図4 ACL損傷のMRI

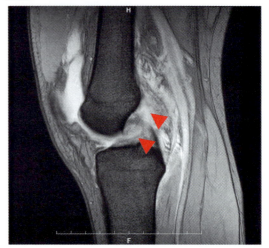

ACLは全体に高信号を呈し，膨化しており線維の連続を認めない（▶）。

ら一方の手で下腿を内旋させて，もう一方の手で膝外反を加えながらゆっくり屈曲していくpivot-shift test（ピボットシフトテスト）（図3）などの徒手検査は診断に有用である。必ず，健側と比較して評価を行う。急性期では疼痛や可動域制限により前方引き出しテストやpivot-shift testは施行困難なことが多く，Lachman testが最も有用である。KT-1000®などの計測装置は，脛骨前方移動量の定量評価が可能であり，健側と比較することで高い診断率を有すると同時に，術後の安定性の評価においても有用である。MRIはACLの連続性が保たれていないことと（図4），ACL損傷に伴う骨挫傷（bone bruise）やPCLの弓状変形（bowing）といった二次的な所見により診断する。さらに半月板損傷や軟骨損傷などの合併損傷の診断にも有用である。

③治療方針

　ACLは一度損傷すると自己治癒能力に著しく乏しく，自然治癒は困難である。通常，不安定性が残存しても慢性期になると，歩行などの日常生活動作には支障がない場合もみられる。しかし，スポーツ動作ではACL機能不全による膝くずれが起こり，半月板損傷や軟骨損傷が生じて，二次性の変形性膝関節症を来す。そのためスポーツの継続を望む場合や日常生活でも不安定症状を有する場合は，手術（再建術）の適応となる。骨端線（骨の成長線）が残存する小児では，手術による骨端線損傷のリスクを回避するために，基本的にスポーツ活動の制限といった保存療法を行い，骨端線が閉鎖するまで手術を待機する。

④治療法

a. 保存的治療

　手術を行わない場合や待機する場合，ジャンプやカッティング，ストップなど膝くずれが再現しやすい動作を避け，半月板や軟骨の合併損傷を予防する．ACL損傷の病態を患者に十分に理解させ，合併損傷を続発させないように活動性を制限させることが重要である．高校3年生など最終学年の学生スポーツ選手で手術を行うと目標とする大会に間に合わないような条件では，待機手術として筋力訓練を行い競技復帰を許可する場合もあるが，新たな半月板損傷や軟骨損傷のリスクを十分説明する必要がある．

b. 外科的治療

　ACL本来の機能を再獲得するためには，外科的治療が必須である．断裂した靱帯を縫合する修復術の成績は不良であるため，再建術が第一選択である．受傷から長期を経過した場合，半月板損傷や軟骨損傷などの合併損傷の発生率が高まるため，特に活動性の高い症例では，膝関節可動域の改善が得られた後，速やかに再建術を行うことが推奨される．術前に膝関節の可動域制限がないことが重要であり，特に内側側副靱帯損傷合併時などでは，疼痛のため可動域訓練が困難な場合があり，可動域が正常化するまで再建術を待機する場合がある．損傷した半月板が嵌頓して，膝の動きを制限（ロッキング）している場合には，軟骨損傷の原因となるため，早期に手術を行い半月板を整復する必要がある．術前に大腿四頭筋の筋力が弱い場合，術後の筋力回復も不良なため，術前の運動療法により筋力訓練を行うことは重要である．

　手術では，主に骨付き膝蓋腱またはハムストリング腱を同側の膝から採取し再建に用いる．膝蓋腱を用いた場合，術後早期の膝伸展筋力が低下し，屈筋腱を用いた場合，術後早期の膝屈曲筋力が低下するが，術後2年の臨床成績は両者で差を認めない[4]．再建材料の選択にあたっては，受傷からの時期や体格，スポーツ種目やポジションも考慮する必要がある．術後は約3カ月でジョギングを許可，5～6カ月でスポーツ動作を開始する．スポーツ復帰時期は，術後約9カ月を目標とする．再建した靱帯の再受傷や対側膝の受傷頻度は高率であり，術後の再損傷を予防することは重要な課題である．

2）内側側副靱帯（medial collateral ligament；MCL）損傷

①受傷機転と症状

　MCL損傷は，ACL損傷に次いで頻度の高い膝靱帯損傷である．受傷機転はラグビーや柔道などでの相手選手との接触などにより，膝や大腿の外側から直接外力が加わって生じる接触型損傷（コンタクト損傷）が多い．また，サッカーやスキーなどでは，相手選手との接触がない，ジャンプ動作やターン動作時に生じる非接触型損傷（ノンコンタクト損傷）もみられる．サッカーではサイドステップなどの動作時に，スパイクのピンが引っ掛かって，膝が内に入った状態で体重が加わり受傷する場合もある．受傷時には膝外反（膝が内に入る）に，通常，脛骨外旋が組み合わさって受傷する．MCL損傷にはACL損傷および外側半月板損傷といった合併損傷が多いため，診断や治療には注意を要する．

②検査と診断

　受傷状況を詳しく聴取することが重要である．断裂音（pop音）を聴取することもある．所見では膝関節内側のMCLに一致した圧痛と，外反ストレスによる膝内側の疼痛と不安定性を確認する．疼痛が強い場合には，可動域制限，特に伸展制限がみられる．通常，膝関節の腫脹はないか，あっても軽度である．損傷の重症度判定は外反ストレステスト（図5）で行い，Ⅰ～Ⅲ度損傷に分類される．Ⅰ度損傷は膝関節完全伸展位および屈

図5 外反ストレステスト

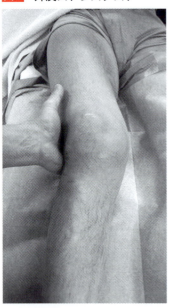

図6 MCL損傷のMRI

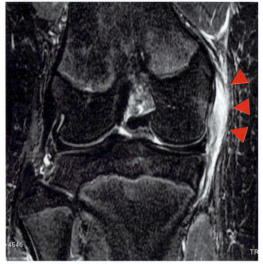

MCLの大腿骨側で線維の不連続を認め，周囲に高信号を認める（▶）。

曲30°ともに外反不安定性を認めず，Ⅱ度損傷は伸展位では不安定性はないが，屈曲30°で不安定性を認める。Ⅲ度損傷は伸展位・屈曲30°ともに不安定性を認める。必ず，健側との比較を行う。MCL単独損傷では，Ⅰ度またはⅡ度の場合が多い。Ⅲ度損傷では他の靱帯損傷を合併することが多く，なかでもACL損傷の合併が多い。そのため，膝の前後方を含めた不安定性の有無を確認する。MRIはMCLの損傷部位や重症度の評価，他の靱帯損傷や半月板損傷の合併損傷の確認に有用である（図6）。

③治療方針

MCL単独損傷は比較的治癒しやすいため，保存療法が原則である。Ⅰ度またはⅡ度の大腿骨側または実質部のMCL損傷は，通常，装具療法や可動域訓練，筋力訓練といったリハビリテーションといった保存療法が行われる。Ⅰ度損傷では0〜3週でスポーツ復帰が可能となる。Ⅱ度損傷では受傷後6〜8週間程度での復帰を目標とする。復帰に際しては，疼痛，可動域や筋力が回復し，外反不安定性あるいは自覚的な不安定感が消失することが臨床的な目安となる。

Ⅲ度損傷ではMCL損傷の損傷部位と合併損傷に応じて治療方針を決定する。大腿骨側または実質部の損傷であれば保存療法を行うが，脛骨側の断裂の場合には手術治療を考慮する。大腿骨側のⅢ度MCL損傷とACL損傷の合併の場合には，ACL再建術が適切に行われれば，MCL損傷は保存的に治療しても良好な治癒が得られる[5]。PCL損傷，またはACL損傷，PCL損傷の両方の合併例に対しては急性期にMCLを含めた関節外組織の修復を行い，その後，リハビリテーションにより可動域の回復が得られた後に，ACL再建やPCL再建を行う[6]。陳旧性MCL損傷で高度の不安定性を有する場合には前進術やつり上げ修復術[7]，または再建術が行われる。再建術に関してはいくつもの手術方法が報告されているが，陳旧例の手術成績は必ずしも良好であるとはいえないため，早期に適切な診断と治療を行うことが重要である。

3）後十字靱帯（posterior cruciate ligament；PCL）損傷

①受傷機転と症状

PCL損傷は高所からの転落や交通事故などの高エネルギー外傷で発生することが多い。スポーツによる受傷では，ラグビーや柔道といった激しい接触を伴うスポーツ，アルペンスキーなど高速で行われるスポーツで発生する。転倒した際などに，膝屈曲位で，脛骨近位部に前方から後方に強い力が加わり受傷する。急性期には膝後面の疼痛や関節内の腫脹を認めることもある。腫脹，疼痛のため可動域制限を認めることもある。慢性期には，疼痛や腫脹は改善し歩行も含めて多くの日常生活動作に支障はなくなる。

②検査と診断

詳細な受傷状況を聴取することで診断が予測される。PCL単独損傷では不安定感などはっきりした症状が少なく，スポーツ活動も可能な場合もあり，見逃されることもある。急性期では膝後面の圧痛や，ときに皮下出血を認める。また，関節内の血腫を認めるが，その量はACL損傷に比べて少量である。診断は膝90度屈曲位で脛骨近位が後方へ落ち込むposterior sagging（図7）や，母指で関節裂隙を触りながら脛骨の後方移動量を評価する後方引き出しテストなどの徒手検査により可能である。後方引き出しテストは不安定性の程度によりⅠ度からⅢ度に分類されており，通常単独損傷ではⅠ度またはⅡ度が多いとされている。X線でgravity sag view[8]を撮影し，患側と健側で比較を行うことは診断に有用である（図8）。MRIはPCL損傷の診断（図9）とともに他の靱帯損傷や半月損傷などの合併損傷の診断にも有用である。

図7 Posterior sagging

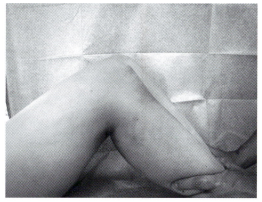

右膝の脛骨が後方へ落ち込んでいる。

図8 Gravity sag view

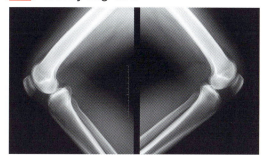

右膝（左）で脛骨の後方移動が確認できる。

図9 PCL損傷のMRI

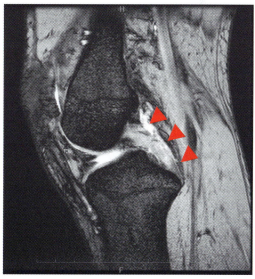

PCLは全体に高信号を呈している（▶）。

③治療方針

　単独損傷の場合には保存療法が原則となる。急性期には装具療法と大腿四頭筋訓練を中心としたリハビリテーションを行う。損傷したPCLのうち，弛緩した状態ではあるが，連続性を有し，後方制動機能をある程度残している例が多くあるとされている。過伸展や脛骨の後方への負荷を禁止して，受傷から2週以内の急性期は膝の深屈曲を避けて可動域訓練を行う。また，レッグカールなどハムストリングスの訓練は禁止する。筋力訓練はPCLへのストレスを考慮してスクワット，ランジ，レッグエクステンションなどの大腿四頭筋の訓練が中心となる。受傷後約10～12週でジョギングやハムストリングの筋力訓練，スポーツ特異的動作の確認を行い，受傷後16～24での競技復帰を目標とする。

　不安定性が高度なⅢ度の症例は，合併損傷に応じて治療方針を決定する。また，保存療法を施行しても不安定感が残存し，スポーツ復帰が困難な場合は手術（再建術）を考慮する。手術では，ハムストリング腱[9]や骨付き膝蓋腱を用いて再建術を行う。PCL再建術後のスポーツ復帰には約9カ月を要する。

4）外側側副靱帯（lateral collateral ligament；LCL）損傷

①受傷機転と症状

　単独LCL損傷は少なく，ACLやPCLとの合併損傷が多い。膝関節外側部に疼痛がみられ，疼痛が強い場合には可動域制限がみられる。ACLやPCLとの合併損傷の場合は，重度の複合靱帯損傷であり，膝窩動脈や腓骨神経も損傷されていないかを確認する必要がある。

②検査と診断

　診断は，膝関節外側のLCLに一致した圧痛と内反ストレスによる膝外側の疼痛と不安定性を確認する（図10）。また胡坐位（あぐらのような

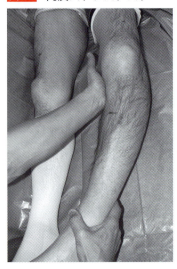

図10　内反ストレステスト

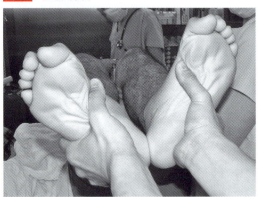

図11　Dial test

肢位）でLCLを触診し，緊張を確認する。膝外側の損傷では，複数の支持組織から構成される後外側支持機構（posterolateral complex；PLC）の損傷を考慮しなければならない。膝屈曲90度で後方不安定性がみられず，膝屈曲30°で後方不安定性がある場合には，PLC損傷を疑う。PLC損傷に対する徒手検査としてdial testが有用である。膝関節30度，90度屈曲位，足関節を中間位にして，足部を把持して下腿を外旋させることで左右差を評価する（図11）。

　膝窩動脈損傷の有無を確認するため，足背動脈

図12 LCL損傷のMRI

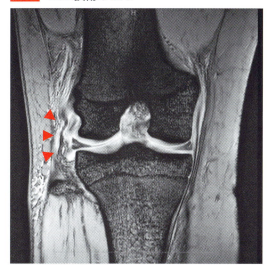

LCL線維は波状に描出され損傷が疑われる（▶）。

の触知と足部の冷感を確かめる。また，腓骨神経まひの有無を確認するため，足関節と母趾の背屈運動と知覚障害の有無を確認する。LCL損傷は腓骨頭の裂離骨折を伴う場合も多く，X線やCTで骨片の有無を確認する。MRIはLCL損傷（図12）のみならず，PLCの損傷や他の靭帯損傷，半月板損傷を評価するのに有用である。

③治療方針

LCLの単独損傷は極めて稀であり，PLCやACL損傷，PCL損傷を合併しているケースがほとんどであるため，治療に関しては他の合併損傷を含めて総合的に判断する必要がある。後斜靭帯（post oblique ligament；POL）損傷やPCL損傷を合併している場合には，急性期に関節外組織を解剖学的に修復し，PCL再建は二期的に行う[5]。LCL損傷とACL損傷を合併している場合には，LCLの修復とACL再建を同時に行うことが可能である。腓骨神経まひを合併する場合には，修復を行う際に腓骨神経の走行を確認する。

陳旧性LCL損傷で高度の不安定性を有する場合には再建術が考慮される。再建術に関してはいくつもの手術方法が報告されているが，手術成績は必ずしも良好であるとはいえないため，早期に適切な診断と治療を行うことが重要である。

3 半月・骨軟骨損傷

1）半月板損傷

①受傷機転と症状

スポーツによる半月板損傷はACL損傷に合併して生じることが多いが，ストップ動作やターン動作，ジャンプからの着地動作において膝関節に異常な回旋力が加わることで半月板単独の損傷を生じることもある。しかし受傷機転が明らかでない半月板損傷もある。特に外側円板状半月は線維配列が正常半月板と異なるために易損傷性であり，約60％の症例では受傷機転が不明とされている[10]。

典型的な症状は歩行，階段昇降や運動時（荷重時）の膝関節痛である。血流のある辺縁部の損傷では関節血腫を伴うこともある。損傷形態によっては動作時のロッキングや引っかかりを生じることもある。

②検査と診断

半月板損傷の診断では関節裂隙に一致した圧痛や膝蓋跳動（関節水腫や関節血腫）の有無を触診する。ロッキング（大腿骨と脛骨に挟まっている）を呈している場合には，主に伸展制限を認めるが，疼痛性の伸展制限を認めることもあり筋緊張を和らげた状態で評価することが望ましい。伸展制限の評価には患者を腹臥位として踵の高さを左右で比較するheel height distance（HHD）も有用である。

徒手検査ではMcMurrayテスト，Apleyテスト，Jonesテストなどが知られている。McMurrayテストは膝関節内反外旋位，膝関節外反内旋位にて屈伸させたときに疼痛やクリックが誘発されると陽性であるが感度は約70％，特異度は約30％と低

図13 内側半月板損傷のMRI

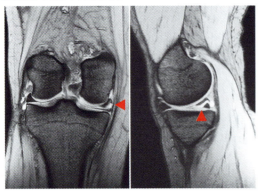

関節面に達する輝度変化を認める（▶）。

いため診断には注意を要する。

　画像診断では急性期の半月板損傷において単純X線検査で異常所見を認めることは少ないが，慢性例においては軟骨障害に伴った骨棘形成や関節裂隙の狭小化といった所見が認められることがある。外側円板状半月を有する症例では，外側関節裂隙の開大，大腿骨外顆・脛骨外側プラトーの平坦化等の所見が認められることがある。半月板損傷の診断にはMRIが最も有用であり，Mink分類[11]で輝度変化が関節面に達するgrade Ⅲを通常半月板損傷と診断する（図13）。MRIは半月板損傷のみならず，軟骨損傷や靱帯損傷といった合併損傷の有無に関しても多くの情報が得られる。

③治療方針

　半月板損傷の治療は靱帯損傷を合併する場合と靱帯損傷を合併しない半月板単独損傷では治療方針が異なる。靱帯損傷を合併する場合は靱帯の機能不全に対する治療を行わなければ半月板の治癒も期待できず，膝関節不安定性に起因する再断裂のリスクも高くなる。実際の治療は保存療法と手術療法に分けられ，現在では半月板の温存を目的とした治療が主流である。

　半月板損傷に対する保存療法は無効なことも多いとされているが，年齢や断裂形態によっては自然治癒が期待できる場合がある。ロッキング症状や引っかかりなどのメカニカルな症状がなく，損傷部位が血行野（半月に血流のある部分：外側1/3の領域）[12]にある比較的小さな断裂であれば自然修復を期待した保存治療の適応となる。しかし，保存治療は治療期間が長く，半月板の修復という点では確実性に劣るため治療経過によっては外科的治療への移行も考慮する必要がある。一方，ロッキング症状や引っかかりなどのメカニカルな症状を認める症例や早期に確実なスポーツ復帰を目指す症例では外科的治療を優先する。

a. 保存療法

　保存療法では運動制限を行いながら薬物療法，運動療法，物理療法，装具療法などを行う。薬物療法の一つとしてヒアルロン酸関節内注射があり，ヒアルロン酸は半月板の細胞増殖や再生を促進することも報告されている[13, 14]。また，痛みが強い症例ではステロイド薬の関節内注入も有効であるが，頻回の使用は軟骨破壊によるステロイド性関節症や化膿性関節炎の危険性もあるため，疼痛のコントロールが極めて困難な場合に回数を制限して使用するべきである。運動療法では疼痛のない範囲での可動域訓練や筋力訓練を行い，関節の拘縮や筋萎縮を予防する。

b. 外科的治療

　保存療法に抵抗する症例やロッキング症状や引っかかりなどの症状がある症例では外科的治療を選択する。外科的治療は鏡視下手術が一般的であり，半月板部分切除，（亜）全切除，縫合術が選択肢となる。半月板の機能温存の観点からは可能な限り縫合術を行うことが望ましいが，無血行野（内側2/3の領域）の損傷や損傷した半月板の変性が強い場合は部分切除術を施行せざるを得ない場合もある。この場合の切除範囲は最小限にとどめるべきであり，過剰な半月板切除は関節軟骨への負荷が増大することによる関節症性変化の進行

図14 内側半月板損傷

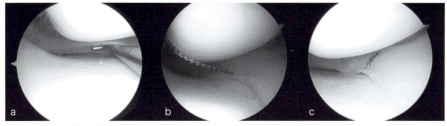

a：内側半月板後節辺縁部に損傷を認めた。
b：inside-out法で縫合。
c：縫合後。

図15 ACL損傷に合併した外側半月板損傷

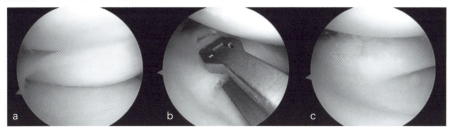

a：外側半月板後節に損傷を認め，断裂部は容易に前方へ引き出された。
b：all-inside法で縫合。
c：縫合後。

の危険性が高くなるため，若年者や活動性の高いスポーツ選手では安易に切除を行うべきではない。

半月板縫合術にはinside-out法（図14），all-inside法（図15），outside-in法がある。Inside-out法は力学的に最も安定するとされているが，損傷形態や損傷部位，損傷部の不安定性などを考慮して適切な方法を選択する。Outside-in法は前節の損傷を縫合する場合に有用である。

術後リハビリテーションは切除術では翌日から荷重を許可し，大腿四頭筋訓練，可動域訓練を行い術後6〜8週でスポーツ復帰を許可する。縫合術では術後3週間程度の外固定と免荷を行ったのちに部分荷重，可動域訓練を開始し術後4〜6カ月でスポーツ復帰を許可する。

このように切除術と縫合術では競技復帰までの期間が大きく異なることから，それぞれの術式の長所と短所を含めて患者へ適切なインフォームド・コンセントを行ったうえで治療法を選択する必要がある。

2）骨軟骨損傷

関節軟骨は荷重や膝関節運動に伴う応力や剪断力を吸収する重要な役割を果たしているが，組織学的な特徴として血流に乏しく，損傷時の自己修復能力が低いことが挙げられる。骨軟骨損傷にはACL損傷や膝蓋骨脱臼に伴う外傷性の損傷，靭帯損傷や半月板損傷後の二次的損傷，離断性骨軟骨炎（OCD）などがある。本項では思春期から青年期に好発し，治療頻度が比較的高いOCDについて解説する。

①受傷機転と症状

OCDは関節軟骨の一部が軟骨下骨とともに分離・遊離する疾患であり，発症要因としては繰り返し生じる微小外傷が関与しているという説が有

図16 単純X線像

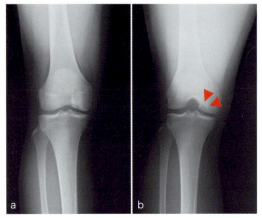

a：膝関節正面像，b：顆間窩撮影
顆間窩撮影では病巣部がより明瞭に描出されている。

図17 トモシンセシス

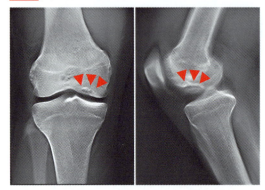

分離した骨軟骨片および母床の骨硬化像が明瞭である。

力であるが，現時点では明らかにされていない。70％以上の症例は大腿骨内側顆に発生し，大腿骨外側顆の発生は15％程度である。頻度として稀ではあるが大腿骨滑車，膝蓋骨にも発生する。大腿骨外側顆に発生する場合は円板状半月と合併することが多い。

症状は病期の進行に伴い変化することがあり，初期では自覚症状がない場合も多い。病巣が不安定（分離・遊離）になると運動時の強い痛みやロッキング症状，引っかかり感が出現し，関節水腫も認めるようになる。

②検査と診断

単純X線の膝関節正面，側面像では見落とされることがあり，後方に病巣が存在する症例では顆間窩撮影が有用である（図16）。近年ではトモシンセシスも普及してきており，正面像のみならず側面像でもOCDの評価に有用である（図17）。

CTは単純X線での評価が難しい膝蓋骨や大腿骨滑車の病巣の評価に有用である。また，病巣部の大きさや部位を正確に評価できるため術前計画を立てる際に必要な検査である。

MRIは単純X線で描出できない初期の病巣部を早期に描出することが可能である。病巣部と母床との間に関節液が流入している場合は病巣部の不安定性を示唆する所見である。

病期分類はInternational Cartilage Research Society（ICRS）分類[15]による関節鏡評価が用いられることが多い（図18）。これは関節軟骨の連続性，病巣部の安定性，転位の有無に基づいた分類であり術式選択に有用である。

③治療方針

関節面の骨軟骨欠損が生じると高頻度に二次性の関節症性変化を招くため，治療の目的は骨軟骨欠損を起こさせないことである。治療法は年齢（若年者では治癒しやすく，成人になるほど治癒しにくい）や病期，病巣部の大きさや部位などを総合的に判断したうえで決定する必要がある。成長期に好発する本疾患では骨端線が残存している症例も多く，治療の際には骨端線の評価が重要となる。

a. 保存療法

骨端線閉鎖前の小児や病巣部が安定している症例では保存治療の適応であり，運動制限や免荷を行いながら筋萎縮を予防するためのリハビリテーションを行う。保存療法の治療期間は一般的に2〜6カ月とされるが症例によってはさらに長い期

図18　International Cartilage Research Society（ICRS）分類

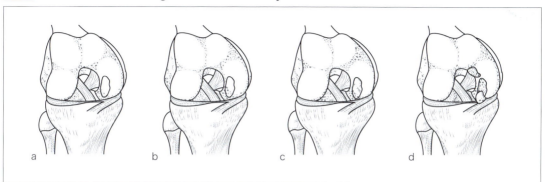

a：ICRS-OCD Ⅰ。関節軟骨は連続し，病巣部は安定している。
b：ICRS-OCD Ⅱ。関節軟骨は一部不連続だが，病巣部は安定している。
c：ICRS-OCD Ⅲ。骨軟骨片は不連続で病巣部は不安定だが転位していない。
d：ICRS-OCD Ⅳ。骨軟骨片は剝離し，転位している。

図19　自家骨軟骨柱による病巣固定（Berlet法）

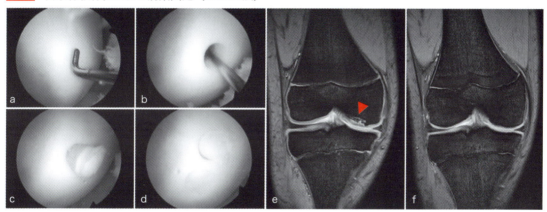

a：病巣部の膨隆と軟骨面にわずかに亀裂を認めた（ICRS-OCD Ⅱ）。
b：ソケットを作成し母床にドリリングを施行。
c：自家骨軟骨柱（φ6mm）を挿入。
d：合計3本の自家骨軟骨柱で病巣部を固定。
e：術前MRI。
f：術後1年のMRIでは病巣部の癒合は良好。

間を要することもある。特に活動性の高いスポーツ選手にとっては精神的ダメージも大きく，早期復帰を目的とした症例や疼痛の改善が不十分な症例では外科的治療を考慮する。

b．外科的治療

病巣部が安定しているICRS-OCD Ⅰや若年症例のICRS-OCD Ⅱに対しては鏡視下ドリリング（病巣部への血行を改善させて癒合を促す手術）が適応となる。ICRS-OCD Ⅱ，Ⅲでは年齢や病巣部や母床の状態を考慮し，遊離していない骨軟骨片をPLLAピン（吸収性ピン）や骨釘，骨軟骨柱[16]などを用いて固定する（図19）。ICRS-OCD Ⅳでも可能な限り骨軟骨片の再固定を行うが，遊離した骨軟骨片の損傷や変性が著しい場

図20 自家培養軟骨移植術

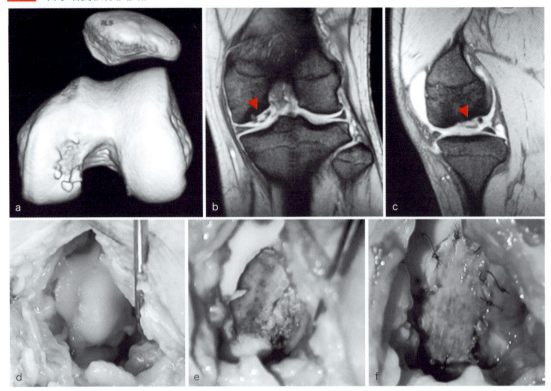

a：術前3D-CT：大きな病巣と遊離体を認めた。
b, c：術前MRI：病巣部と母床の間に関節液の流入を認めた。
d：病巣部には軟骨面に亀裂を認め不安定性を認めた。
e：病巣部の郭清。
f：培養軟骨を挿入し骨膜を縫合。

合，母床の骨硬化が著しい場合，骨軟骨片を整復した際に適合性が不良な場合は自家骨軟骨柱移植術（モザイクプラスティー）を行う[17]。これは非荷重部の関節面から自家骨軟骨柱を採取し病巣部へ移植する手術であり，正常な関節軟骨（硝子骨）で関節面を修復させることができる。術後リハビリテーションは1カ月前後の免荷が必要であり，スポーツ復帰には4〜6カ月を要する。

ICRS-OCD Ⅳのなかでも病巣部が大きい症例では自家培養軟骨移植術を行われるようになり（図20），良好な臨床成績が報告されている[18]。近年では病巣が深い症例に対して自家骨を用いた母床の再建に自家培養軟骨移植術を併用する術式も報告されており[19,20]，これまで治療に難渋していた重症例に対してもさまざまな選択肢が出てきている。しかしながら自家培養軟骨移植術では運動再開までに術後約1年を要するという問題点もありスポーツ選手に対する治療として普及するにはさらなる研究が必要と考えられる。

（石橋恭之）

文 献

1) Sasaki S, et al. Effects of core muscle training on neuromuscular control of lower limb and trunk. J athlete trai, In press.
2) Petushek EJ, Sugimoto D, Stoolmiller M, et al. Evidence-

based best-practice guidelines for preventing anterior cruciate ligament injuries in young female athletes : a systematic review and meta-analysis. Am J Sports Med. 2018. Epub ahead of print.
3) Koga H, Nakamae A, Shima Y, et al. Mechanisms for noncontact anterior cruciate ligament injuries : knee joint kinematics in 10 injury situations from female team handball and basketball. Am J Sports Med. 2010 ; 38 : 2218-25.
4) Sasaki S, Tsuda E, Hiraga Y, et al. Prospective randomized study of objective and subjective clinical results between double-bundle and single-bundle anterior cruciate ligament reconstruction. Am J Sports Med. 2016 ; 44 : 855-64.
5) Shelbourne KD, Porter DA, et al. Anterior cruciate ligament-medial collateral ligament injury : nonoperative management of medial collateral ligament tears with anterior cruciate ligament reconstruction. A preliminary report. Am J Sports Med. 1992 ; 20 : 283-6.
6) 木村由佳, 津田英一, 石橋恭之. 新鮮複合靱帯損傷に対する一次修復術. 整外Surg Tech. 2015 ; 5 : 669-76.
7) Koga H, Muneta T, Yagishita K, et al. Surgical management of grade 3 medial knee injuries combined with cruciate ligament injuries. Knee Surg Sports Traumatol Arthrosc. 2012 ; 20 : 88-94.
8) Shino K, Mitsuoka T, Horibe S, et al. The gravity sag view : a simple radiographic technique to show posterior laxity of the knee. Arthroscopy. 2000 ; 16 : 670-2.
9) Kimura Y, Tsuda E, Hiraga Y, et al. Intraoperative laxity measurements using a navigation system in anatomical double-bundle posterior cruciate ligament reconstruction. Knee Surg Sports Traumatol Arhrosc. 2015 ; 23 : 3085-93.
10) Ellis HB Jr, Wise K, LaMont L, et al. Prevalence of discoid meniscus during arthroscopy for isolated lateral meniscal pathology in the pediatric population. J Pediatr Orthop. 2017 ; 37 : 285-92.
11) Mink JH, Levy T, Crues JV 3rd. Tears of the anterior cruciate ligament and menisci of the knee : MR imaging evaluation. Radiology. 1988 ; 167 : 769-74.
12) Arnoczky SP, Warren RF, et al. Microvasculature of the human meniscus. Am J Sports Med. 1982 ; 10 : 90-5.
13) Nakata K, Shino K, Hamada M, et al. Human meniscus cell : characterization of the primary culture and use for tissue engineering. Clin Orthop Relat Res. 2001 ; 391 (suppl) : S208-18.
14) Murakami T, Otsuki S, Okamoto Y, et al. Hyaluronic acid promotes proliferation and migration of human meniscus cells via a CD44-dependent mechanism. Connect Tissue Res. 2018. Epub ahead of print.
15) Brittberg M, Winalski CS. Evaluation of cartilage injuries and repair. J Bone Joint Surg Am. 2003 ; 85-A (suppl 2) : 58-69.
16) Berlet GC, Mascia A, Miniaci A. Treatment of unstable osteochondritis dissecans lesions of the knee using autogenous osteochondral grafts (mosaicplasty). Arthroscopy. 1999 ; 15 : 312-6.
17) Peterson L, Minas T, Brittberg M, et al. Treatment of osteochondritis dissecans of the knee with autologous chondrocyte transplantation : results at two to ten years. J Bone Joint Surg Am. 2003 ; 85-A (suppl 2) : 17-24.
18) Ochi M, Uchio Y, Kawasaki K, et al. Transplantation of cartilage-like tissue made by tissue engineering in the treatment of cartilage defects of the knee. J Bone Joint Surg Br. 2002 ; 84 : 571-8.
19) Bhattacharjee A, McCarthy HS, Tins B, et al. Autologous bone plug supplemented with autologous chondrocyte implantation in osteochondral defects of the knee. Am J Sports Med. 2016 ; 44 : 1249-59.
20) Minas T, Ogura T, Headrick J, et al. Autologous chondrocyte implantation "sandwich" technique compared with autologous bone grafting for deep osteochondral lesions in the knee. Am J Sports Med. 2018 ; 46 : 322-32.

膝関節（4） 膝の障害

1 膝蓋腱炎（ジャンパー膝）

　スポーツ活動時には膝伸展機構（大腿四頭筋腱－膝蓋骨－膝蓋腱－脛骨粗面）に過大な負荷が繰り返し加わっている。このため膝蓋骨周囲の大腿四頭筋腱や膝蓋腱に生じるオーバーユース障害がジャンパー膝である。ジャンパー膝の多くは膝蓋腱近位部に生じるため膝蓋腱炎とほぼ同義である。オズグット病の好発年齢以降（15～18歳）に生じやすく、バレーボールなどジャンプ動作の多いスポーツに好発する。サッカー競技においても、ジャンプ・着地動作、キック時に膝蓋腱に強大な張力が加わるためジャンパー膝を生じることがある。

1）診　断

　痛みは日常生活ではほとんどないが、動作時に膝前面痛が生じる。膝蓋骨下端の膝蓋腱中央からやや内側にかけて圧痛があり、軽度の腫脹を認めることもある。膝関節可動域は正常であるが、選手に膝を伸展させる際に検者が足部に抵抗を加えたり、立位で患肢に体重をかけながら膝を屈伸（squatting test）させたりすると、痛みが再現される。特に最大に屈曲した位置からの伸展で疼痛を訴えることが多い。症状が強い場合には疼痛のため最大屈曲ができなくなったり、大腿四頭筋筋力を十分発揮できなくなったりする。さらに症状が強くなると大腿四頭筋の筋萎縮も生じる。筋萎縮が疑われる場合には、両大腿周径を測定し、左右差をみる。ジャンパー膝の機能障害の程度でphase 1～3に分けられる（表1）[1]。X線検査では異常を認めないことがほとんどであるが、長期経過例では膝蓋腱の内部の石灰化や骨化などの変化を認めることもある（図1a）。MRIでは膝蓋腱の肥厚と高信号化を認めることが多く（図1b）、大腿四頭筋腱部のジャンパー膝では膝蓋骨近位部に高信号が確認できる（図1c）。

2）治　療

　基本的にはオーバーユース障害であるため、局所の安静が守られれば軽快する。しかし、サッカー選手にとっては安静にすること自体が困難な場合もあり、どのようなタイミング・方法で局所の安静をとるかがポイントとなる。まず、局所状態や試合スケジュールなどを把握して、詳細な治療計画を立てることが大切である。症状が軽い場合には、練習前に大腿四頭筋の十分なストレッチングを行い、練習中は膝関節の深い屈曲動作はなるべく避け、練習後はアイシングなどで炎症の鎮静化を図る。筋力トレーニングはハムストリングス中心のメニューに変更し、大腿四頭筋訓練は屈曲角度の比較的浅い範囲で行う。症状が強い場合には、練習レベルを落として炎症の鎮静化を待つ。症状の強いまま復帰しても、良いパフォーマンスは得られない。MRIで明らかな腫脹を認めるような場合には、スケジュールを考慮しながら炎症症状が沈静化するまでの数週間程度、徹底的に局所の安静をとらざるを得ない場合もある。膝蓋腱部へのステロイドの局所注射は著効するが、腱断裂を来すこともあるのでスポーツ選手には施行す

表1 ジャンパー膝の病期分類
（Blazinaの機能障害に基づく分類）

Phase 1	活動後のみの痛み。著しい機能障害はない。
Phase 2	活動中・活動後の痛み。満足なレベルでの競技は可能。
Phase 3	活動中・活動後の痛み。更に長引く疼痛、満足なレベルでの競技が困難。

(Blazina ME, Kerlan RK, Jobe FW, et al. Jumper's knee. Or（thop Clin North Am. 1973；4：665-78.より改変)

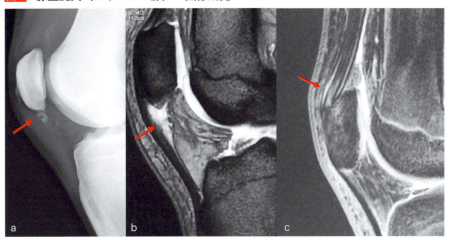

図1 膝蓋腱炎（ジャンパー膝）の画像所見

a：18歳バレーボール選手，膝蓋骨下方に石灰化像（→）を認める。b：15歳男子バスケットボール選手，膝蓋腱近位部は肥厚し，高輝度像を呈している（→）。c：17歳男子バレーボール選手，膝蓋骨近位部の四頭筋腱部周囲に高輝度像を認める（→）。

べきではない。最近はエコー下での腱周囲への局所麻酔剤や生理食塩水の注入も試みられている。

2 膝蓋骨疲労骨折

膝蓋骨疲労骨折は比較的稀な疲労骨折であるが，痛みの部位からジャンパー膝としばしば誤診されることがあり，鑑別が必要である。典型的には膝蓋骨遠位1/3の横骨折であり（図2），同部に圧痛がないかを確認する。初期は骨折線が明らかではないこともあり，その場合MRIやCTが有用である。完全骨折に至り転位が生じた場合には手術を要する。膝前面痛を来すため，ジャンパー膝との鑑別が必要である。

3 オズグッド病（Osgood-Schlatter病）

オズグッド病は，スポーツを活発に行う発育期の男子（10～15歳）に好発する成長期の代表的オーバーユース障害の一つである（p192「成長期の障害」参照）。成長痛として看過せず，適切な対応が必要である。

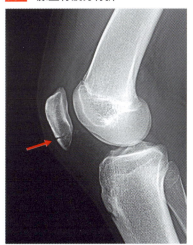

図2 膝蓋骨疲労骨折

膝蓋骨遠位1/3に骨折線（→）を認める。

3 腸脛靭帯炎（ランナー膝）

腸骨から脛骨にかけて大腿部の外側部を走る腸脛靭帯が，ランニング動作などに伴う膝関節の屈伸動作により大腿骨外側顆の上を前後方向にスライドするより炎症を起こす疾患である。中長距離ランナーに多く発症することからランナー膝とよ

図3 Grasping test

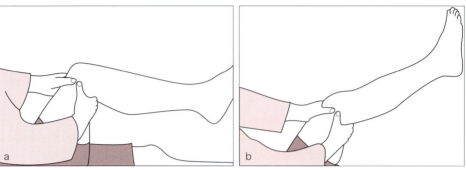

患者を臥位とし，検者の両母指で腸脛靱帯を圧迫しながら（a），膝を自動伸展させる（b）。このとき，痛みが生じれば陽性である。

ばれているが，サッカーやバスケットボールなどの球技スポーツでも生じる。身体的素因として内反膝，過回外足などが指摘されている。

1) 診 断

大腿骨外側顆周囲に圧痛を認めることが多いことから，外側半月板損傷や膝窩筋腱炎との鑑別が必要である。通常，膝関節可動域は正常で，腫脹や熱感を認めることもほとんどない。患者を臥位とし検者の両母指で腸脛靱帯を圧迫しながら膝を自動伸展させると痛みが生じる（grasping test）（図3）。通常，X線検査では異常は認めない。典型例ではMRIで腸脛靱帯の肥厚や大腿骨外側顆周辺の高輝度像（滑液包炎）を認める（図4）。同部に局所麻酔剤を注射（キシロカインテスト）することで痛みが消失すれば診断が確定する。

2) 治 療

腸脛靱帯炎も膝蓋腱炎と同様オーバーユース障害であるので，局所の安静が基本である。予防として，腸脛靱帯を含めた運動前後の十分なストレッチングが推奨される。O脚などの下肢アラインメントが発症に関与していることも指摘されており，靴の中敷き（外側高の足底板）の工夫や走行フォームの変更などが行われる。下り坂のトレーニングが症状を悪化させるといわれており，トレーニングメニューの確認も必要である。運動後は

図4 腸脛靱帯炎のMRI

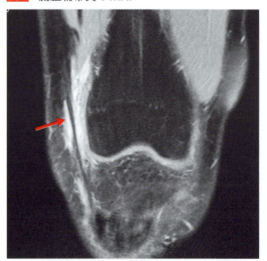

腸脛靱帯（➡）周囲に高輝度像を認める。

アイシングなどで炎症の沈静化を図る。このような保存治療で改善しない症例では，局所麻酔剤とステロイド薬の局所注射が著効する。ジャンパー膝と異なり，腱断裂などの危険性は少ないため，症状が強い場合には試みてもよい。

4 膝窩筋腱炎

膝窩筋腱炎はランニングを主とするスポーツに多く，サッカー選手にしばしばみられる。ランニングや下り坂での痛みを訴える。膝窩筋の付着部

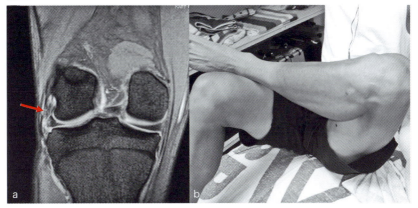

図5 膝窩筋腱炎症例
a：プロサッカー選手。MRIで膝窩筋腱周囲（➡）が高信号となっている。
b：Figure 4 positionで痛みが再現される。

は外側側副靱帯（LCL）の大腿骨付着部の前方にあり，同部に圧痛を認める。部位が近いことから腸脛靱帯炎や外側半月板損傷との鑑別が必要である。患側を胡座位（股関節屈曲・外転・外旋）にするFigure 4テストで痛みが誘発される。臨床所見とMRIで膝窩筋腱周囲の高信号を認めれば診断は確定する（図5）。治療は運動制限の他，膝窩筋腱付着部周囲に局所麻酔剤とステロイド剤の注射が有効である。

5 鵞足炎

鵞足は，縫工筋，半腱様筋，薄筋の3つの筋の付着部が合わさって内側側副靱帯を覆うように脛骨内側部に付着している。その付着部の形態が鵞鳥の足に似ていることから鵞足とよばれる。ランニングやジャンプなどの動作を繰り返すことにより，鵞足部が炎症を起こして疼痛を来すオーバーユース障害である。鵞足の脛骨付着部の炎症とそれより近位の滑液包炎を生じている場合があるが，臨床的に区別することは困難である。

1）診　断

脛骨内側部の鵞足付着部周囲に圧痛を認め，滑液包炎を伴っている場合には腫脹を認めることもある。同部は脛骨の疾走型疲労骨折の好発部位であり圧痛のみでは鑑別できない。膝関節を屈曲させ，足部を抑えて抵抗を与えながら膝関節をさらに屈曲させると鵞足炎では疼痛を訴える。一方，疲労骨折の場合はhop test（片脚ジャンプ）が陽性となることが多い。X線検査では通常異常を認めないが，鵞足付着部は外骨腫（良性の骨腫瘍）での好発部位であり，その突出による機械的刺激で生じる二次性の鵞足炎もしばしば認める（図6）。MRIは疲労骨折との鑑別にも有用である。鵞足炎では明らかな所見を認めないこともあるが，滑液包炎を伴っている場合には，その部分の腫脹や高信号を認める。

2）治　療

オーバーユース障害であるので，局所の安静が基本である。炎症が強い場合にはトレーニングレベルを下げたり内容を変更したりして，患部の炎症が治まるのを待つ。鵞足炎は膝関節を屈曲するハムストリングスの作用に由来するため，運動前後にハムストリングスの十分なストレッチングを行う。症状の強い時期は，大腿四頭筋の筋力訓練を中心に行い，ハムストリングスの負荷を減らす。運動後はアイシングなどで炎症の鎮静化を図

図6 外骨腫に伴う鵞足炎（17歳男子野球部）

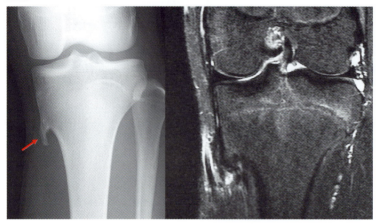

a：脛骨内側部に外骨腫を認める（➡）。b：鵞足周囲に高輝度像を認める。

る。また鵞足周囲への局所注射は有効である。外骨腫による二次性の場合，保存治療で症状の改善が得られなければ腫瘍切除を行う。

6 膝蓋骨不安定症・反復性膝蓋骨脱臼

関節の脱臼は，通常大きな外力が加わることによって生じるが，膝蓋骨脱臼や亜脱臼を生じる症例の多くは，脱臼を来す解剖学的素因を有している。その解剖学的素因には，外反膝，高位膝蓋骨（膝蓋腱が長い），脛骨粗面の外方偏位，全身関節弛緩性など多くのものが挙げられるが，症例により素因は多様である。このような脱臼素因をもった症例が，一度脱臼を来すことにより脱臼を繰り返すようになったものが反復性膝蓋骨脱臼である。中学～高校生時に発症することが多く，女子に多く発症年齢も男子に比べやや早い傾向にある。脱臼形態や不安定性の程度はさまざまであり，まとめて膝蓋骨不安定症とよばれることがあるが，臨床的には表2のように分類されている。スポーツ選手ではジャンプや着地動作，方向転換時に膝関節の不安定感や膝前面痛を訴えることが多く，症状の強い例ではジャンプ力の低下や大腿四頭筋の筋萎縮なども来す。脱臼・亜脱臼を繰り

表2 膝蓋骨不安定症の分類と病態

分類	病態
外傷性膝蓋骨脱臼	脱臼素因はほとんどなく，強い外力により脱臼したもの。
ELPS (excessive lateral pressure syndrome)	不安定性はないが外側の膝蓋大腿関節の圧迫力が増大したもの。
反復性膝蓋骨脱臼	通常は整復位にあるが，ときに脱臼を生じるもの。
習慣性膝蓋骨脱臼	ある角度で必ず膝蓋骨が脱臼位になるもの。
恒久性脱臼	膝蓋骨が常に脱臼位にあるもの。

返すと膝蓋大腿関節の軟骨の摩耗も進み，運動機能低下のみならず，階段昇降など日常生活でも疼痛を訴えるようになる。

1）診 断

膝関節伸展位で膝蓋骨を徒手的に外側に押す脱臼不安感テスト（apprehension test）を行うと不安感を訴える。また椅子に座らせた状態（膝屈曲90°）から膝を伸ばさせると，膝蓋骨が外方に偏位するのが観察されることが多い（active patellar subluxation test）（図7）。関節軟骨が摩耗し膝蓋大腿関節症を来した症例では，膝蓋骨を大腿骨に圧しながら膝蓋骨を動かすと疼痛や軋音

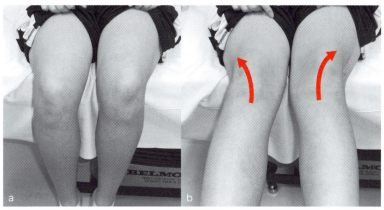

図7 反復性膝蓋骨脱臼症例

膝を屈曲位（a）から自動伸展（b）させると膝蓋骨が外方に偏位する。

を生じる．X線検査では膝蓋骨軸射像で膝蓋骨の外方偏位が確認できることもあるが，膝蓋大腿関節の適合性の評価にはCTの方が有用である．X線ではその他に大腿骨滑車（膝蓋骨溝）の形成不全があるかどうかを確認する．

2）治　療

初回膝蓋骨脱臼に対しては，一般的に保存治療が行われることが多い．まず，内側広筋を主体とした大腿四頭筋訓練，また膝蓋骨の外方偏位を予防する膝装具を装着する．しかし脱臼不安感が強い症例，脱臼を繰り返す症例（反復性膝蓋骨脱臼），また解剖学的素因の強い症例に対しては手術治療が行われる．素因に応じてさまざまな手術方法が行われてきたが，内側膝蓋大腿靭帯再建術や脛骨粗面移行術が行われることが多い．

7　有痛性分裂膝蓋骨

膝蓋骨が幾つかの骨片に分裂しているものを分裂膝蓋骨とよび，多くは二分膝蓋骨である．スポーツ活動などで分裂部に負荷が加わり疼痛を生じた場合，有痛性分裂膝蓋骨とよばれ，オズグット病と同様に成長期の膝痛の原因となる（p192「成長期の障害」参照）．

8　タナ障害

膝蓋大腿関節と大腿脛骨関節の間にはヒダが存在するが，内側のヒダが棚状になったものをタナと称している．過去には膝痛の原因として関節鏡視下に切除されることが多かったが，日本人の約半数以上に認められ症状を呈することはほとんどない．稀にタナが膝蓋骨と大腿骨内側顆に挟まれ肥厚すると，痛みや弾発現象を生じることがある．

診断は膝蓋骨内側部に索状の組織を触れ圧痛がある場合，また膝蓋骨を圧迫しながら膝関節を屈伸すると疼痛やクリックを生じる．X線検査では異常所見を認めないためタナ障害が疑われる場合にはMRIで膝蓋大腿関節（軸位像）を評価する．タナ障害は繰り返し負荷による滑膜の炎症であり，運動負荷の軽減やアイシング，ストレッチングにより沈静化することが多い．改善のない場合には局所注射や関節鏡による切除術が行われる．しかし，膝痛を来す他の疾患の除外が重要である．

（石橋恭之）

文　献

1) Blazina ME, Kerlan RK, Jobe FW, et al. Jumper's knee. Orthop Clin North Am.1973 ; 4 : 665-78.

下腿・足関節・足部（1）　解剖とバイオメカニクス

1　骨・関節構造とバイオメカニクス

　下腿は前内側の太い脛骨と後外側の細い腓骨の2本の長管骨からなる。脛骨近位端は比較的平坦な脛骨高原となり，大腿骨遠位，膝蓋骨とともに膝関節を形成している。脛骨遠位端は脛骨天蓋となり，内側に連続した脛骨内果，腓骨外果，距骨滑車とともに距腿関節を形成している。脛骨骨幹部は丸みを帯びた三角柱状を呈し，厚い骨皮質で覆われている。腓骨遠位端は骨断面が楕円状となり，脛骨外側と遠位脛腓関節（結合）を形成している。

　足関節（距腿関節）は，脛骨，腓骨，距骨からなる。その下（遠位）には距骨下関節とよばれる距骨と踵骨で形成された距踵関節が存在している。

　腓骨は足関節の外側に位置し，体重の約5～10%を支えているとされている。腓骨遠位は隆起し外果を形成し，足関節捻挫による骨折で最も損傷する頻度が高い部位である。脛骨は内側に位置し体重の約90～95%を支えている。脛骨遠位は内側で内果，後方で後果を形成している。

　外果は内側に，内果は外側に距骨との関節面を形成し，脛骨天蓋は距骨滑車に適合した凹面形状で関節面を形成することで，下腿からの荷重伝達と距腿関節の可動性を担っている。つまり足関節は腓骨と脛骨によるほぞ穴に距骨（ほぞ）がはまり込んだ「ほぞ接ぎ構造」を呈していることにより，非常に高い骨性安定性を保っている（図1）。そのため脛骨と距骨滑車の適合性がわずかでもずれると，負荷がかかる範囲が大きく変化し，容易に局所の関節症性変形を来すことになる。

　距骨は，後方に比べて前方の横径が約3～5mm大きく後方すぼみの台形を呈しており（図2），足関節の背屈時には横径の大きい前方部分が「ほぞ穴」に入り込むことで安定した骨性構造が得られる。内果および外果は足関節の安定性と方向性を保つ役割を果たしている。脛骨天蓋は側面から

図1　足関節の骨・関節構造（ほぞ接ぎ構造）

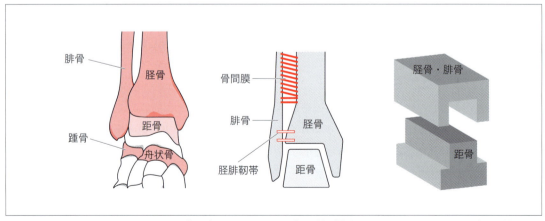

足関節は腓骨と脛骨によるほぞ穴に距骨（ほぞ）がはまり込んだ「ほぞ接ぎ構造」を呈している。そのため高い骨性安定性を保っている。

図2 距骨滑車面の横径

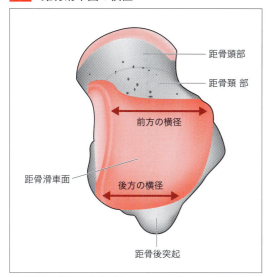

距骨滑車の横径は前方が約3〜5mm大きくなっているため，背屈位では横径の大きい前方部分が「ほぞ穴」の中に入り込むことで強い骨性安定性を呈している。

見ると約10°の前方開きになっており前方へ不安定な構造になっている。内果が前後方向に長く上下方向に短いのに対し，外果は前後方向に短く内果よりも遠位に1cmほど長い。

脛骨・腓骨間には骨間膜とよばれる幅の広い靭帯様構造と，脛腓靭帯（前下脛腓靭帯と後下脛腓靭帯）がみられ，遠位脛腓間結合が形成されている。腓骨外果は水平・垂直方向にわずかな可動性を有しており，距腿関節の動きや荷重環境に応じた骨性制動を微妙に調整する役割を果たしている。外果は足関節背屈時に外側・上方へ移動し，底屈時には逆に内側・下方に移動することで，動きのない内果と協調して距骨の安定性を保っている（図3）。これらより内果はstatic stabilizer，外果はdynamic stabilizerとしての機能をもつとされている。外側支持機構としての外果の役割は非常に重要である。

足関節の運動には骨構造が大きく関与している。前述したような内・外果の位置に関する特徴に加え，距骨滑車の形状は外側から内側にかけて大きな半円錐型で表現され，距骨滑車内側では前方1/3と後方2/3の曲率半径に差がみられる。こ

図3 遠位脛腓間結合による腓骨の動き

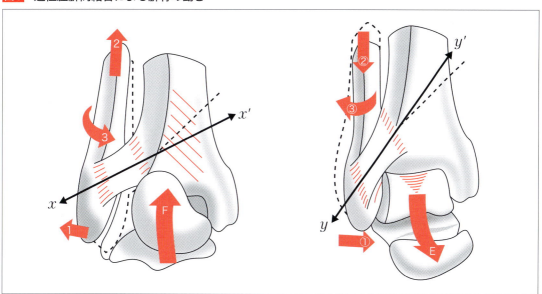

腓骨は，足関節背屈時（F）には外側（1），上方（2）に偏位しつつ内旋（3）するのに対し，足関節底屈時（E）には内側（①），下方（②）に偏位しつつ外旋（③）する。

（Kapandji AI. Anatomie Fonctionnelle: Tome 2. 6th ed. MALOINE, 2009. より改変）

図4 距腿関節・距骨下関節の運動軸

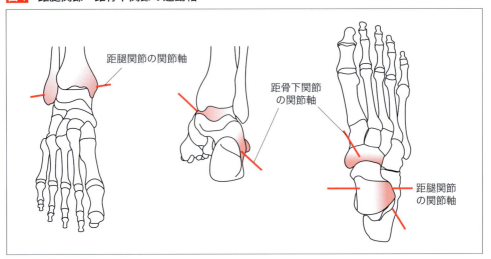

れらの構造により底背屈の運動軸は関節面に対し平行ではなく，外側から内側にかけて約10度上方にさらに約6度前方に偏位している（図4）。この運動軸の偏位により足関節背屈位では軽度の外がえしを，底屈位では軽度の内がえしを伴っている。健常時の足関節可動域は背屈15～20度，底屈40～55度である。

距骨下関節の主な可動は内がえしと外がえし（回内外）であるが，足関節が固定された肢位でよく機能する。急勾配や大きく開脚した状態での立位，歩行時やランニング時の急な方向転換など，特に不安定な足場でのバランスを維持するために作用している。ピッチがぬかるんだ状態でのトレーニングや，サイドステップなど横の動きがあるアジリティートレーニングを行う際には，距骨下関節に多くの負担がかかることになる。踵骨の骨軸は距骨の頸部軸に対して30～35度前方外側に開いた方向にあり，距骨下関節の運動軸は踵骨の外側後方から距骨下関節を通って前方内側かつ上方に向かい，水平面から約42度，矢状面から約16度傾斜していると考えられている（図4）。関節運動はこの運動軸に垂直に起こっており，内がえし（回外）とは内反と内転の複合運動であり，外がえし（回内）とは外反と外転の複合運動であるといえる。距骨下関節の可動域はおおむね内がえし20～23度，外がえし10～12度とされている。

足部では，ショパール関節は距舟関節が前方に凸状であるのに対し，踵立方関節はわずかに後方

図5 足部の骨格構造

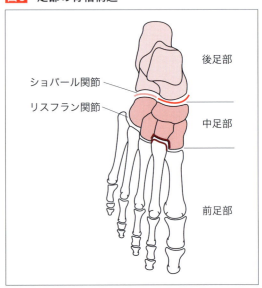

図6 下腿・足関節・足部の筋・腱の走行

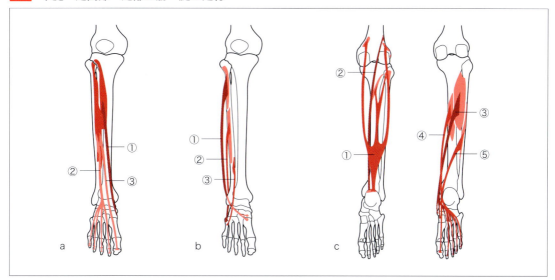

a：**足関節・足趾伸筋群** ①前脛骨筋，②長趾伸筋，③長母趾伸筋
b：**腓骨筋群** ①長腓骨筋，②短腓骨筋，③第三腓骨筋
c：**足関節・足趾屈筋群** ①下腿三頭筋，②足底筋，③後脛骨筋，④長趾屈筋，⑤長母趾屈筋

に凸状を呈しており，非常に安定した骨性構造を呈している。さらに足根中足関節ともいわれるリスフラン関節は，5個の中足骨と内側・中間・外側楔状骨および立方骨から構成され，第1〜3中足骨がそれぞれ内側・中間・外側楔状骨と，第4・5中足骨が立方骨と関節を形成している。そのなかで第2中足骨は他の中足骨に比べ長く，近位端は内側・外側楔状骨に挟み込まれた「ほぞ接ぎ」状の安定した構造になっているのが特徴である（図5）。

2 筋・腱の走行

下腿には足関節・足趾運動筋群の起始部が存在する（図6）。下腿から足関節前面にかけては伸筋群（前脛骨筋，長母趾伸筋，長趾伸筋，第3腓骨筋）が走行し，上伸筋支帯と下伸筋支帯により保持されている（図7）。

足関節背屈には足関節前面を走行する前脛骨筋が主導筋として働き，底屈には下腿三頭筋（アキレス腱）が主導筋として働く。アキレス腱は踵骨結節のやや外側に付着していることから，底屈時に踵骨は内反・内旋を伴うことになる。足関節の

図7 足関節前面での筋の走行

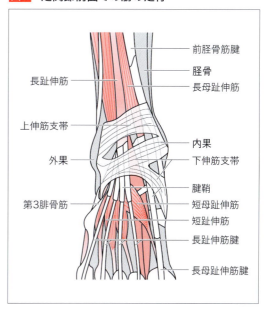

図8 足関節・足部外側の解剖（靱帯）

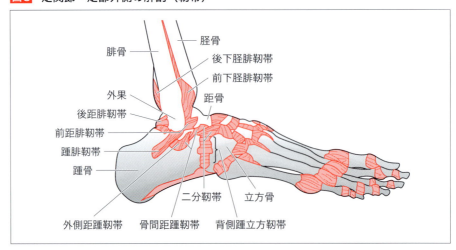

図9 足関節・足部内側の解剖（深層）

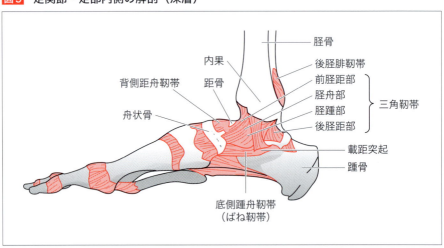

内外側に走行する後脛骨筋および長・短腓骨筋は内がえし・外がえし運動に関連し，接地時のバランス安定性に重要である。長・短腓骨筋腱が接する腓骨後縁には，表層が軟骨性骨膜に覆われた腓骨筋腱溝が存在し，その外側縁は線維軟骨性隆起により安定化されている。この線維軟骨性隆起が破綻することで腓骨筋腱脱臼が発生する。短腓骨筋腱は第5中足骨基部に停止し，長腓骨筋腱は立方骨外側で底側に屈曲し足底内側へと向かう。

3 靱帯構造

足関節外側には外側靱帯（前距腓靱帯，踵腓靱帯，後距腓靱帯），脛腓靱帯（前下脛腓靱帯，後下脛腓靱帯），二分靱帯，外側距踵靱帯などがあり（図8），内側には三角靱帯（前・後脛距部，脛舟部，脛踵部），背側・底側距舟靱帯がある（図9）。外側靱帯のなかで，踵腓靱帯は外果最下端のやや前方から始まり，腓骨筋腱の母床を形成しつつ踵骨外側を後方に向かって走行しており，足関節と距骨下関節両方の安定性に寄与してい

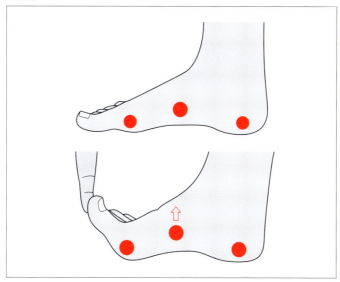

図10 足底腱膜の巻き上げ機現象（windlass mechanism）

母趾を背屈させることで足の内側縦アーチは増加する。

る．三角靱帯は足関節内側の安定性を保っているが，脛踵部は踵骨の載距突起に付着しており距骨下関節の安定性にも寄与している．また載距突起から舟状骨結節にかけての底側踵舟靱帯は「ばね靱帯」ともよばれ，内側縦アーチの保持に関与している．

4 足アーチ構造

足部の縦アーチは踵骨，距骨，舟状骨，楔状骨，第1～3中足骨からなる内側アーチと，踵骨，立方骨，第4～5中足骨からなる外側アーチに分けられる．そのなかでも内側アーチは高く，舟状骨が頂点として要石の役割を果たしているのに対し，外側アーチは低くほとんど接地している．内側アーチを形成するのは個々の骨の形態によるところが大きいが，各骨間の結合は比較的緩く歩行時のショックアブソーバーの役割や，地面の形状に適合する役割を果たしている．縦アーチの動的支持機構としては，母趾外転筋，短母趾屈筋，短趾屈筋，足底方形筋，小趾外転筋など主として足の固有筋が担っており，静的支持機構としては主に足底腱膜，長足底靱帯，ばね靱帯が担っている．母趾を背屈させることで足の内側縦アーチが増加する現象は，足底腱膜の巻き上げ機現象（windlass mechanism）とよばれている（図10）．足の横アーチについては，主として靱帯による静的支持機構をもつ中足骨頭レベルに対し，中足骨基部では母趾内転筋が，3個の楔状骨および立方骨から形成される中足部では長腓骨筋と後脛骨筋が，それぞれ動的支持機構として働いている．

（熊井　司）

文献

1) 高倉義典．足の解剖．足の機能解剖．図説足の臨床 改訂版．高倉義典，北田力（編），pp12-27，メジカルビュー社，1998．
2) Sarrafian SK. Anatomy of the foot and ankle. Lippincott, Philadelphia, 1993.
3) Schuenke M, Schulte E, Schumacher U, et al. Thieme atlas of anatomy. Thieme, New York, 2006.
4) 熊井司．足関節・後足部の解剖．足の外科の要点と盲点（整形外科Knack&Pitfalls）．岩本幸英（監），山本晴康（編），pp2-10，文光堂，2006．
5) Neumann DA. Ankle and Foot. Kinesiology of the musculoskeletal system : Foundations for rehabilitation. 2nd ed. pp573-626, Mosby, St. Louis, 2010.

下腿・足関節・足部（2） 下腿の外傷・障害

本項ではサッカーにて起こり得る下腿の外傷・障害である下腿骨折（疲労骨折含む），シンスプリント，コンパートメント症候群，アキレス腱断裂，アキレス腱周囲炎について述べる。

1　下腿骨折（疲労骨折含む）

1）下腿骨折

相手選手と衝突することによる直達外力で起こる脛骨・腓骨骨折ものと，メゾナーブ骨折のように介達外力によって起こるものがある。メゾナーブ骨折は足関節の内果の痛みが強いため，足関節のX線しか撮影されず腓骨骨折が見逃されることがある。見逃さないためには足関節の荷重位X線による脛腓関節の開大や，腓骨近位の圧痛を疑いの目をもって確認することである。

開放骨折に対しては，骨折部の感染，骨髄炎の発生を防ぐため，受傷後のgolden timeといわれる6～8時間以内の可及的早期に洗浄とデブリドマンを行うことが重要である。一旦骨髄炎に陥った場合は，低酸素状態を改善し抗菌薬の骨髄移行を高めるために，高気圧酸素療法の適応になることもある（保険適用あり）。

2）下腿疲労骨折

下腿疲労骨折は，17歳前後にピークがある。走り込みが原因になることも多く，練習環境の変わる4～5月に多くみられる。女性アスリートの三主徴（low energy availability，無月経，骨粗鬆症）に注意する必要がある。

①疾走型

疾走型疲労骨折は脛骨上1/3に多くみられる。硬いグラウンドや路面における走り込みなどで起こるといわれている。保存療法で良好な経過をたどるが，その原因を取り除くことも必要である。MRIにて早期の発見が可能になってきている。脛骨下1/3にもみられ，これらは後述のシンスプリントとの鑑別も必要になる（図1）。

②跳躍型

跳躍型疲労骨折は難治性であり，短期間の安静での運動再開では再発することが多い。吸収型疲労骨折であり仮骨形成に乏しい。骨折線は下腿中央前方から後方に向けて入り，慢性化すると嘴様に前方に突出する。ときには競技中に完全骨折に

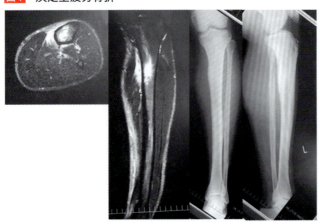

図1　疾走型疲労骨折

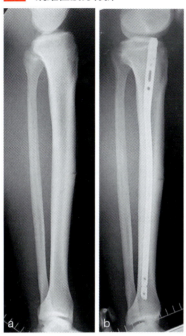

図2 跳躍性疲労骨折

a：術前，b：術後

至ることもある。慢性化した場合やプレーパフォーマンスが低下した場合には，手術療法が選択されることがある。髄内釘固定が有効であり横止めスクリューは不要である。髄腔が狭小化しているため髄内釘の太さのサイズに注意し，術中は髄腔リーミング時にthermal necrosisによる皮膚壊死に注意する。横止めスクリューは不要である[1]（図2）。

近年では体外衝撃波や超音波骨折治療器が使用されることもある。

2 シンスプリント

シンスプリント：shin splint（過労性脛部痛：medial tibial stress syndrome）とは，"硬い路面でのランニングや底屈筋の過負荷によって誘発される下腿の違和感や疼痛であり，コンパートメント症候群と疲労骨折を除いたもの"である。脛骨下腿内側遠位1/3に発生することが多く，疾走型疲労骨折の遠位発症の場合，臨床症状のみで鑑別することは困難なことがある。MRIでは脂肪抑制法において，脛骨内側から後方の骨皮質周囲から筋膜にかけて高信号域が認められ骨髄内の輝度変化はない。これに対して疲労骨折は骨髄内の輝度変化が早期からみられることがある[2]。

治療は安静，消炎鎮痛薬の内服，アイシングなどで局所の炎症を治め，ストレッチングや足底板などでのアライメント矯正，トレーニング環境や強度の変更を行い競技への復帰を目指す[3]。慢性化すると長期間の安静を要し疲労骨折へ移行する可能性もあるので，早期診断・早期治療が必要である。

3 コンパートメント症候群

下腿には筋膜，骨，骨間靱帯に囲まれた4つのコンパートメント（区画）がある。コンパートメント症候群とはコンパートメントの内圧が上昇し，筋壊死や神経障害を起こすもので，急性型と慢性型がある。前方区画に起こりやすく，前脛骨区画症候群とよばれる。

1）急性コンパートメント症候群

外傷による出血や浮腫が原因となる。骨折や打撲・筋挫傷（図3）だけではなくランニングやジャンプなどの激しい運動によっても起こり得る。症状は局所の著しい疼痛で，経過とともに増悪する。強い疼痛のほか，腫脹，知覚障害，強い圧痛などがみられる。処置が遅れれば筋肉壊死や神経まひを起こす。筋区画内圧が30mmHg以上（正常5～10mmHg）であれば本疾患と診断される。

治療として安静・アイシングが基本となるが，圧迫や挙上は循環障害を助長する可能性があるため見合わせる。筋区画内圧が50mmHgを超える場合や，長時間にわたり30mmHgを超える場合は，組織の壊死や神経まひを避けるため，筋膜切開（＝減張切開）が行われる。高気圧酸素療法の

図3 筋挫傷

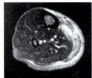
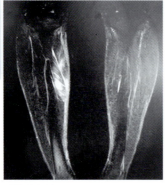

筋内に出血のpoolingがみられる。

使用が保険適用にもなっており，手術が回避できる可能性があるため早期に病院で行われる環境が整った場合は行うとよい[4]。ただし，市販されている高気圧酸素カプセル（1.2～1.3気圧）のものはほぼこの疾患には無効であり，緊急性の高い場合は，早急に手術に踏み切らねばならないことを付け加える。

2）慢性コンパートメント症候群

慢性型は運動中のみの可逆性の内圧上昇であり，安静時には症状がない。運動開始後に疼痛があり，運動を中止すると軽快する。診断は区画内圧の測定を行い内圧の上昇を確認する。慢性型では保存療法として一定期間のスポーツ禁止があるが運動再開とともに再発することが多く，筋膜切開術の適応となる場合がある[5]。

4 アキレス腱の障害・外傷

1）アキレス腱断裂

アキレス腱断裂は，踏み込み・ダッシュ・ジャンプなどの動作でふくらはぎの筋肉（下腿三頭筋）が急激に収縮したときや，着地動作などで急に筋肉が伸ばされたりしたときに発生する。腱の退行性変性（いわゆる老化現象）が基盤にあると考えられている。30～50歳のスポーツ愛好家に多く，レクリエーション中の受傷が多いのが特徴

だが，トップアスリートに発生することもある。症状としては，"後ろから蹴られた"，"ボールが当たった"感覚などを訴え，断裂部の腫脹，疼痛，陥凹が認められる。腹臥位で腓腹筋を把握するThompson test（トンプソンテスト）で，足関節の底屈が認められない場合を陽性とし診断することができる（図4a）。エコーやMRIでは断裂部位の状態が明らかになり，確定診断や経過観察に用いられることもある。

治療は保存療法と手術療法がある。保存療法にはギプス療法や装具療法があり，固定期間は約6～8週間である。手術療法はスポーツ選手や早期の回復を望む場合に選択され，断裂部を縫合する手術が行われる（図4b）。縫合方法や後療法にはさまざまな種類があるが，保存療法に比べ早期の可動域訓練が可能である。早期復帰や再断裂のリスク低減の観点からアスリートには手術療法が選択されることが多い。手術療法では感染，術創部皮膚の壊死や離開などの合併症の可能性があり，一方保存療法では長期固定に伴う深部静脈血栓症や腱の癒着などの可能性があるため一長一短である。治療法の選択はそのメリットとデメリットを十分に理解したうえで行う必要がある[6]。

5 アキレス腱周囲炎（アキレス腱炎）

アキレス腱への負荷に起因する腱の炎症や変性のため，アキレス腱やその付着部に疼痛が起こるスポーツ障害である。初期では運動開始時や運動後に疼痛があるが，進行すると安静時にも痛みが持続する。画像診断はMRIやエコーにて行う（図5）。

治療は保存療法が行われ，局所の炎症を治めるために安静，アイシング，消炎鎮痛薬の内服を行うほか，超音波療法などの理学療法を施行する。足底板などでアライメントの矯正を行いアキレス腱への負荷を軽減し，トレーニングを再開する。

図4 アキレス腱断裂

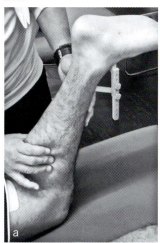
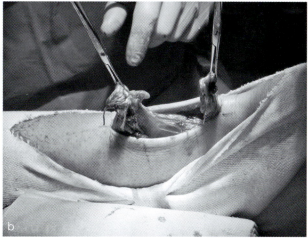

a：トンプソンテスト，b：断裂したアキレス腱（術中写真）

図5 アキレス腱周囲炎

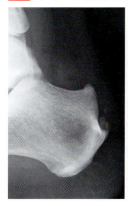
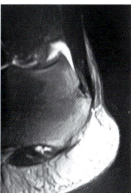

保存療法に抵抗し再発を繰り返す例には，癒着剥離や腱鞘切開術などの手術療法が施行される場合もある[7]。

近年では，体外衝撃波・ヒアルロン酸注入・PRPが本疾患に有用である可能性が示唆されている。難治性の場合に行うことがあるが，保険適用は未だ認められておらず慎重な適応基準の確立などが望まれる。

（立石智彦）

文献

1) 内山英司．跳躍動作による疲労骨折．臨スポーツ医．2016；33：366-71.
2) 鳥居俊．下腿疲労骨折とシンスプリントの鑑別．関節外科，2012；31（suppl-2）：317-8.
3) 八木茂典．下腿のスポーツ障害に対するリハビリテーション．MED REHABIL．2015；182：61-9.
4) 深井厚．下腿のスポーツ障害 病態・評価・治療．MED REHABIL．2015；182：54-60.
5) 柳下和慶．スポーツ外傷の高気圧酸素治療の適応と治療法．医事日報．2016；4829：58.
6) 内山英司．アキレス腱断裂の治療．Sportsmed．2015；27：2-25.
7) 松井智裕，熊井司．アキレス腱付着部症の診断と治療．関節外科．2017；36：44-51.

下腿・足関節・足部（3）足関節および足部の外傷・障害

サッカーで生じる外傷・障害の多くは下肢にみられ（約67〜88％），なかでも足関節・足部における頻度が高いとされている。足関節・足部のスポーツ外傷・障害のなかで，特に足を診るにあたってのポイントは，①足がもつ固有の機能（足底接地により直接の地面反力を受けることや足アーチ構造など）を考えて診察することと，②皮下組織が少なく，ほとんどの構造物を容易に触診できることである[1]。足は直接地面に接する器官であるため，スポーツ外傷・障害の多くは地面との接地・荷重に関連したものである。そのため，受傷時の足の肢位を確認することが必要であり，さらに，座位やベッド上での非荷重での診察のみで判断するのではなく，実際に荷重させて疼痛部位を確認する必要がある。場合によっては，ジャンプ，ターン動作やランニングをさせて，足部接地の状況や動的アライメントを評価する必要がある。また，皮膚上からの触診で，腱，靱帯，関節，骨隆起などほとんどの構造物を手で触れることができる。そのため，どの部位にはどういった疾患が起こり得るのかをあらかじめ熟知しておくことで，X線検査など補助診断に頼らずともほとんどの疾患の予測が可能である[1]。圧痛点から考えられる代表的疾患（外傷および障害）を図1に示す。

本項では一度の大きな外力により生じる外傷と，繰り返しの外力によって生じる障害を分けて紹介する。

1 足関節・足部の外傷

1）足関節・足部のいわゆる「捻挫」

足関節・足部の外傷のなかで最も頻度が高いのはいわゆる「捻挫」であり，すべてのサッカー足部外傷の50％以上を占める。最も典型的な足関節外側靱帯損傷だけでなく，外がえし強制による内側靱帯損傷の頻度が高いのがサッカーによる「捻挫」の特徴であり[2]，利き足に多く，接触プレーでの発症が70％を超えるとされている。また，いわゆる「足関節捻挫」と訴えて来院する選手のなかには，さまざまな疾患が隠れているので，それらの疾患を念頭に置いた観察が望まれる（表1）。

①足関節・足部捻挫の病態

サッカー中の足関節・足部捻挫の受傷機序としては，以下のような3つの機序を理解しておく必要がある（図2）。

a. 内がえし捻挫

足関節の内がえし強制によって生じる捻挫であり，足関節捻挫のなかでは最も頻度が高い。内がえし捻挫によって損傷される靱帯は，腓骨遠位端（外果：外くるぶし）を中心とする外側靱帯が最も多く，そのなかでも前距腓靱帯と踵腓靱帯の損傷が多くみられる（図3）。外側靱帯損傷の重症度分類については，靱帯の損傷程度や損傷靱帯の組み合わせによりI〜III度に分類されたものがいくつか知られており簡便で理解しやすいが，サッカーの現場ではあまり役立たない印象がある。

内がえしによるいわゆる「捻挫」で発生する損傷として，二分靱帯損傷や踵骨前方突起骨折，背側踵立方靱帯損傷，第5中足骨基部骨折，距骨骨軟骨損傷なども念頭に置いて観察する必要がある。

b. 外がえし捻挫

足関節の外がえし強制によって生じる捻挫であり，内がえし捻挫と比べ全体での頻度は少ないが，サッカーの競技特性を考えると無視できない。切り返し動作時に，足が固定された状態で体

図1 圧痛部位から考えられる代表的な足関節・足部の外傷・障害

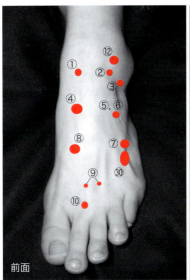
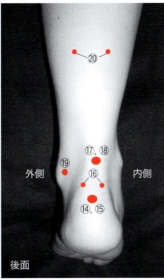
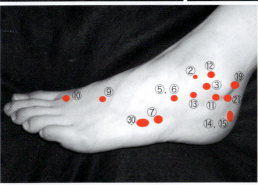
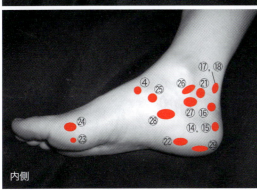
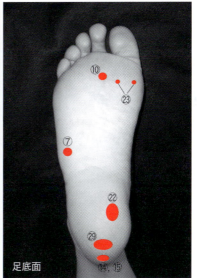

①：距骨骨軟骨損傷（内側型），②：距骨骨軟骨損傷（外側型），③：前距腓靱帯損傷，④：第1ケーラー病/舟状骨疲労骨折，⑤：踵骨前方突起骨折/二分靱帯損傷，⑥：踵・舟状骨癒合症，⑦：第5中足骨基部骨折，⑧：リスフラン靱帯損傷，⑨：疲労骨折（中足骨），⑩：フライバーグ病，⑪：踵腓靱帯損傷，⑫：前下脛腓靱帯損傷，⑬：足根洞症候群，⑭：アキレス腱付着部症，⑮：踵骨骨端症，⑯：アキレス腱滑液包炎，⑰：アキレス腱断裂，⑱：アキレス腱炎，⑲：腓骨筋腱脱臼，⑳：腓腹筋肉離れ，㉑：有痛性三角骨，㉒：足底腱膜炎，㉓：母趾種子骨障害，㉔：外反母趾/強剛母趾，㉕：有痛性外脛骨，㉖：足根管症候群，㉗：距・踵骨癒合症，㉘：Jogger's foot，㉙：踵部脂肪識炎/脂肪体委縮，㉚：Jones骨折

軸が捻じれることにより足関節が外旋し，外がえし強制される。外がえし捻挫により内果（内くるぶし）下方の内側靱帯（特に前方線維）の損傷が起こり，さらに重症になると前下脛腓靱帯や脛腓骨間膜が損傷される。

外がえしによるいわゆる「捻挫」で発生する損傷として，外脛骨障害や前下脛腓靱帯損傷も念頭に置いて観察する必要がある。

表1 「足関節捻挫」の裏に隠れているさまざまな疾患

- 距骨骨軟骨損傷／距骨離断性骨軟骨炎
- 腓骨筋腱脱臼
- 二分靭帯損傷／踵骨前方突起骨折
- 前下脛腓靭帯損傷
- 距骨外側突起骨折
- 第5中足骨基部骨折
- 有痛性外脛骨
- 有痛性三角骨（後方インピンジメント症候群）
- 衝突性外骨腫（前方インピンジメント症候群）
- 足根骨癒合症

c. 足部軸圧による捻挫

　足関節底屈時（つま先立ちの状態）に足部に軸圧が加わるような受傷起点では，リスフラン靭帯が損傷されやすい。リスフラン靭帯は内側縦アーチの維持に重要な靭帯であり，荷重時の遺残性疼痛となることも多く注意を要する。

　足部軸圧による「捻挫」で発生する損傷として，中足骨骨折やリスフラン関節脱臼骨折も念頭に置いて観察する必要がある。

② 足関節・足部捻挫の治療

a. 急性期の処置

　新鮮損傷では保存療法が原則である。急性期にはPRICE〔Protection（保護），Rest（安静），Ice（冷却），Compression（圧迫），Elevation（挙上）〕を徹底して行う。特に受傷直後の出血による腫脹を最小限にすることが重要であり，適切な部位の圧迫を優先して行う。荷重時痛が強く荷重が不可能な場合には，必ず病院を受診し適切な診断を受ける必要がある。

　診断にはストレスX線が必要とされていたが，最近では携帯性に優れた超音波機器の開発により，現場でも迅速かつ正確に損傷程度を把握することが可能となっている（図4）。

b. 保存療法

　的確な急性期処置ののち，靭帯損傷が軽度で不安定性を伴わない場合にはサポーターによる固定を行い，完全な靭帯損傷による不安定性を認める場合には2〜3週間の下腿ギプス固定を行う。いずれの場合も荷重は腫脹が軽減し荷重時痛がなくなれば許可する。足関節捻挫を受傷してから6カ月間は再受傷しやすいとされており[3]，ギプス除

図2 足関節・足部捻挫の3つの受傷肢位

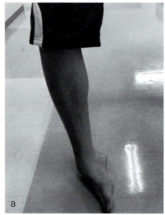
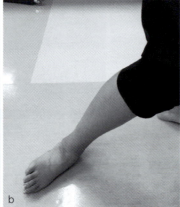
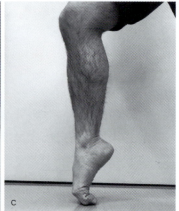

a：内がえし捻挫，b：外がえし捻挫，c：足部軸圧による捻挫
足関節・足部の捻挫は，大きく3つの受傷肢位に区別される。それぞれのタイプで特徴的な症状があるため理解しておく必要がある。

図3 足関節・足部外側にみられる代表的な靭帯

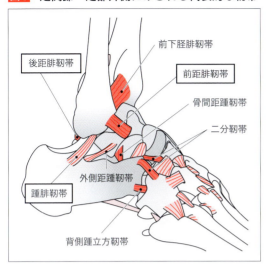

後距腓靭帯
前下脛腓靭帯
前距腓靭帯
骨間距踵靭帯
二分靭帯
外側距踵靭帯
踵腓靭帯
背側踵立方靭帯

去後早期の筋力やバランス能力の回復が不完全な時期には，サポーターやテーピングによる保護を推奨している．

c．リハビリテーション

いったん損傷した靭帯，関節包などの軟部組織が修復されるには一定の時間が必要である．損傷組織に負担のかからない状況での局所安静が守らなければならない．一方で，可能な限り早期から患部外トレーニングを再開し，他組織の機能を廃用・劣化させないようにする工夫も必要となる．そのためには損傷した組織がどういう経過で治癒していくのか，またどういった状態で負荷がかかるのかを理解しておくことが不可欠である．選手本人からの感覚的なフィードバックも重要であるが，治療を行っている医師と入念に話し合ったうえで，復帰に向けたリハビリテーションを進めていく必要がある．また復帰時期の判断には，局所の修復のみで評価するのではなく，体幹安定性，バランス機能，俊敏性，持久性といった身体機能の回復状況を確認することが重要である．

ギプス固定期間中から足趾の屈曲・伸展・外転（開足趾），ギプス内での足関節外がえし運動（内側靭帯損傷時には内がえし運動），レッグカールなどを行い，足部・下腿の筋力維持・強化を試みる．ギプス除去後早期は，内がえし方向（内側靭帯損傷時には外がえし方向）の動きを制限し，リスフラン関節・ショパール関節での可動性をしっかりと回復させる．底屈に関しても過度な可動域訓練は行わず，疼痛が出ない範囲で自動運動から開始する．外がえし・内がえし運動とアーチ形成に関連した腓骨筋・後脛骨筋と，地面を把持するための足趾内在筋の筋力強化は，足関節・距骨下関節の安定化に重要な要素となるため積極的に行う（図5）．開放性運動連鎖（open kinetic chain；OKC）での運動から開始し，個々の筋が作用する運動方向を再教育したうえで，協調した筋活動

図4 超音波機器による外側靭帯損傷の評価

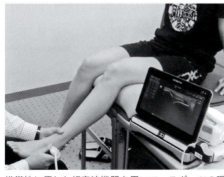 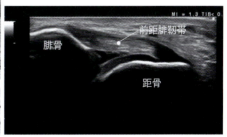

腓骨　前距腓靭帯　距骨

携帯性に優れた超音波機器を用いて，スポーツの現場でも外側靭帯損傷を評価することが可能である．

図5 足部内在筋の強化訓練

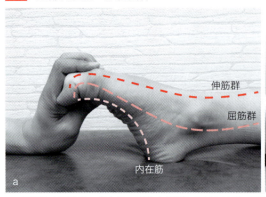
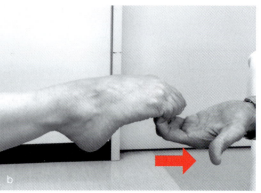

a：足関節底屈位で外在筋の活動を抑制しながら足趾の運動をさせる。足関節底屈位では伸筋群は伸張位となり，屈筋群は短縮位となるため筋活動は抑制される。よってこの肢位での足趾屈曲は内在筋の活動が優位となる。
b：抵抗運動

を行わせるための低負荷での閉鎖性運動連鎖（closed kinetic chain；CKC）運動訓練へと移行する。筋力と可動域が健側の80％程度に改善すれば，ランニングを開始して徐々に速度を上げていく。動的アライメントの評価ではknee in/out，toe in/outなど，接地時の足関節への回旋ストレスを考慮した動作指導を行う。直線的な動きが問題なくできるようになれば，大きく8字走行やピボットターン，切り返し動作などのチェックと修正を重ねる。この時期になればサポーターなどの装具は運動時以外には外すようにする。装具を装着し続けることは筋力強化の制限因子になるため注意が必要である。

d. 予防

いったんチームに合流した後にも，再受傷を予防するための対策が必要である。上述したような機能回復のためのリハビリテーションの内容を理解させ，定期的なセルフチェックを継続させるようにする。さらにトレーニングや試合前のセルフコンディショニングの重要性について指導する。チーム全体で行う準備運動の前に，各自で個々の障害歴を考慮した足関節・足部の準備運動を行うことが重要である。このような準備運動は，育成年代から習慣化されることが望ましい。FIFAが作成した外傷・障害予防の準備運動プログラムである「The 11＋」も推奨されている。

2）腓骨筋腱脱臼

本疾患は足関節捻挫として見逃されやすく，受傷後も歩行できることが多いためそのまま放置されてしまい，診断時には既に習慣性となっていることも少なくない。現場の医療従事者には，発症時の正確な診断が要求される。選手は「足関節を捻挫した」という感覚よりも，むしろ「足をぐっと踏ん張った際にバキッと音がして痛みが走った」といった感覚を訴える。サッカーでは特に切り返し動作時のピボット側に多くみられ，受傷後の外果（外くるぶし）後方の痛みと腫脹が特徴的である（図6）。圧痛は外果後方にあり，内がえし捻挫時の外果前方と部位が明らかに異なることで鑑別できる。足部が背屈位に固定された状態で，下腿が外旋強制されることで腓骨筋の強い反射性収縮が起きて生じることが多い。

外果後方にある上腓骨筋支帯の破綻が本態であるため[4,5]，受傷後直ちに保存治療（ギプス固定）が行われれば手術に至らずに治癒する可能性は十分にある。単に足関節捻挫として扱われ，そのまま

図6 腓骨筋腱脱臼

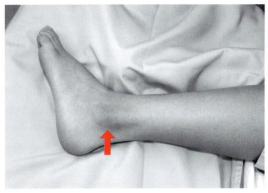
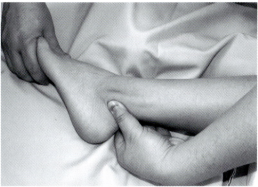

腓骨筋腱脱臼後，数日して来院した際の所見。外果後方の腫脹と腓骨筋腱の不安定性が確認できる。

固定されずに経過観察されてしまい，現場に復帰することで再発を繰り返し習慣性になることが多い。習慣性腓骨筋腱脱臼では，仮性嚢が形成されるためサポーター固定やテーピングでは無効なことが多く，手術治療が必要となる可能性が高くなる。

3）有痛性外脛骨（外傷後発症）

外脛骨は足部過剰骨の一つであり，舟状骨結節の内下方に存在するため副舟状骨（accessory navicular）ともよばれている。後脛骨筋腱の一部が付着しているため足縦アーチと関連した病態も念頭に置く必要がある。健常人でも約15％にみられることから外脛骨自体がすべて症候性になるとは考えられず，捻挫などの外傷を契機に発症したり，ランニング，ジャンプ，インサイドキックといった微細な負荷の繰り返しや，成長期における後脛骨筋腱の過牽引などで有痛性になることが多い。身長が伸びる小学高学年～骨端線閉鎖時期前後に発症することが多く，成長期のサッカー少年が捻挫したあとや練習量が増加した背景をもつ場合に足部内側痛を訴えると，本症を疑って観察する。

足関節内果のわずか前下方に骨隆起があり，その部位に疼痛，圧痛を認める（図7）。圧痛は背側にはほとんどみられず底内側に強くみられる。荷重時痛が強い場合には歩行不能となることもある。初期治療として十分な免荷期間をとらないと長期にわたり痛みが残存することもある。捻挫後の発症では急性期処置ののち約2週間の免荷歩行をさせ，その後，アーチサポートを目的としたインソールを着用させて徐々に荷重歩行を許可する。成長期の過度のスポーツ活動による発症では，多くが骨成長停止後に自然治癒することを説明し，可能であれば運動量の調整やインソールの着用を行う。どうしてもスポーツの継続や早期復帰を希望する場合には手術治療を行うこともあるが，単に過剰骨を切除するだけといった安易な手術ではなく，腱付着部の修復と足アーチ機能の改善が要求されるため，復帰には予想以上に長期間を要する。

4）距骨骨軟骨損傷

本症は足関節捻挫の6.5％以上，足関節外側靱帯損傷の約19％に合併するとされており，捻挫後の遺残性疼痛を呈する疾患として知っておくべきである。足関節捻挫の受傷時に診断されることは少なく，捻挫後の治療でいったん疼痛は治まったものの，運動量の増加とともにいつまでも足関節の腫脹と疼痛が継続する場合には，本症を疑って再度医療機関を受診させる。

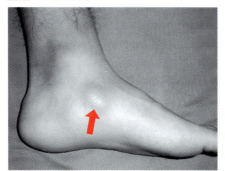

図7 有痛性外脛骨

足関節内果の前下方に骨隆起があり，その部位に底内側からの圧痛が認められる。

足関節捻挫の際に距骨滑車面が脛骨天蓋部に衝突することで軟骨もしくは骨軟骨が損傷する。MRIやCTによる評価が必要となり，一定の免荷期間や手術が必要となることがある。

2 足関節・足部の障害

1）足関節前方インピンジメント症候群（footballer's ankle）

古くから衝突性外骨腫，フットボーラーズアンクルともよばれる疾患で，脛骨下端および距骨に生じた骨棘が衝突することや，骨棘間に滑膜などの軟部組織が挟まれることにより疼痛が生じる。骨棘が生じる原因としては，関節軟骨辺縁部において微小外傷が繰り返し生じることで，その修復起点として骨が形成され骨棘になると考えられている。微小外傷の原因としては，サッカーのキック動作による直接の外力もあれば，ジャンプの着地などで足関節が過背屈された状態で多大な荷重が加わるような状況も考えられている。また，足関節不安定症による距骨前方亜脱臼や距骨内旋（図8），下腿三頭筋のタイトネスによるopen book型の足関節背屈運動といった動的アライメント不良も原因として考えられている[6]。古くは

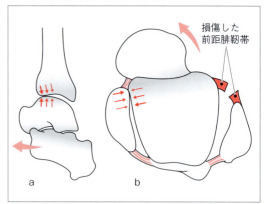

図8 足関節前方インピンジメント症候群と足関節不安定性との関連

a：距骨が前方に亜脱臼することで脛骨下端と距骨滑車が衝突する。
b：前距腓靱帯が損傷することで距骨が内旋し，内果前縁と距骨内側が衝突する。Toe in positionでも同じように内果前縁と距骨内側が衝突する。

ボールキックによる足関節底屈強制による関節包により牽引されることが原因で骨棘ができるtraction spur説が考えられていたが，解剖学的研究から現在は否定されている[7]。

一般的な症状としては，足関節背屈時の前内側痛を認めることが多いが，骨棘の部位によっては前外側痛を訴えることもある。前方に移動しつつ足を強く踏み込むことによって，足関節は背屈強

図9 足関節前方インピンジメント症候群の3DCT

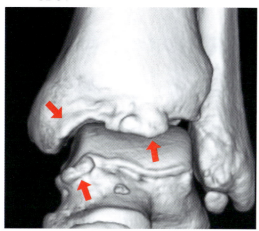

脛骨下端前縁，内果前縁，距骨頸部内側に骨棘が確認できる。

制され疼痛が増強する。水腫により足関節腫脹を来していることも多く，MRIで確認される。最も有用な画像検査は骨情報を明確に写し出すCTであり，特に3DCTでその形状や部位が特定される（図9）。また，超音波検査では動態を確認することにより，骨棘どうしの衝突や軟部組織が挟み込まれる様子を確認することができる。

保存療法では，足関節運動と動的アライメントの確認および再教育を行い，足関節機能の向上を目指す。足関節を背屈させる際に距骨が後方へ滑りこむような回転運動を行わせる。そのため他動背屈運動に際しては，踵骨を把持して牽引しながら距骨を関節内に押し込んでいくように行う（図10）。距腿関節のアライメント異常の多くは距骨が脛骨に対して内旋や内反，前方移動を呈していることが多く，走行時や着地時の動的アライメント異常は股関節の内外旋可動域制限が原因になることも多い。足関節不安定症を認める場合には，足関節の安定性をサポートする腓骨筋などの外在筋の機能強化および協調性訓練に加え，足部内在筋のストレッチと強化を行うことも重要である。下腿三頭筋など足関節後面の底屈筋にタイトネスがある場合には，ストレッチやモビライゼーションを行って柔軟性を獲得する必要がある。プレー中には過背屈を制限するようなテーピングも有効であるが，長時間の効果は見込めない。保存療法が無効である場合には手術加療が行われるが，関節鏡下での骨棘および滑膜の切除術が一般的である。

2）足関節後方インピンジメント症候群（有痛性三角骨，距骨後突起障害）

足関節底屈により脛骨下端後縁と踵骨結節上面

図10 足関節前方インピンジメント症候群に対する可動域訓練

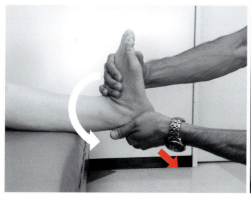 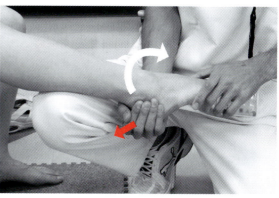

足関節を背屈させる際には，距骨が後方へ滑り込むような回転運動をイメージして行う。そのため他動背屈運動に際しては踵骨を把持して牽引しながら距骨を関節内に滑り込ませていく。

図11 足関節後方インピンジメント症候群（有痛性三角骨）の3DCTとMRI

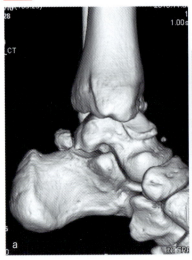
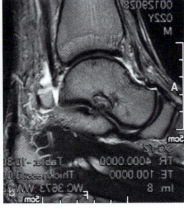

a：3DCTにより距骨後方に大きな三角骨が確認できる。
b：MRIでは三角骨と長母趾屈筋腱周囲の水腫が確認できる。

で衝突（インピンジメント）が起こる。三角骨障害が代表的であるが，巨大な距骨後突起（Stieda's process）や後突起骨折も原因となることがある。足関節を過底屈する競技（クラシックバレエやサッカーなど）に多く発症し，サッカーの場合，インステップキックでの後方痛，違和感としての訴えが多い。三角骨のすぐ内側には長母趾屈筋腱が走行しているため，三角骨に可動性を認める場合には長母趾屈筋腱とも緩衝し腱鞘炎を起こしていることもある。足関節後方の腫脹と母趾屈伸時のクリックとして自覚される。

単純X線やCTで三角骨を確認し，MRIで三角骨周囲の液体貯留や三角骨や後突起の骨髄浮腫，長母趾屈筋腱腱鞘内水腫などを確認する（図11）。キシロカインテストにて診断を確定することもある。長母趾屈筋腱に炎症が波及している場合には，足関節底屈位で母趾を他動的に動かすことで疼痛とノイズを訴えることもある。

腫脹など急性期症状が強い時期には，安静・アイシング・非ステロイド性消炎鎮痛薬の処方を行う。加えて，足関節底屈時のアライメント修正と，三角骨と脛骨での軟部組織の挟み込みを軽減

させる目的で足関節後面にある底屈筋のストレッチングを比較的早期から行う。疼痛が軽減したら距腿関節・距骨下関節の可動域訓練を開始する。足関節不安定症があると動揺性のある三角骨が動いて症状を誘発することがあるため，足関節周囲筋・内在筋のストレッチ・筋力強化も行い，バランスディスクやクッションを使用して足部のバランス能力向上につとめる（図12）。サッカーでのキック動作を行う場合には，過底屈を制限するためのテーピングを巻いてプレーを行うことも有用である。保存療法で軽快しない症例では，鏡視下治療の検討が必要である。鏡視下三角骨切除術の成績は良好で，術後6週程度での競技復帰が期待できる[8]。

3）第5中足骨疲労骨折

第5中足骨近位にみられる疲労骨折は，サッカー選手に多くみられ，いわゆるJones骨折として認知されている（図13）。疲労骨折とは，一般に骨折を生じない程度の微力な力学的ストレスが繰り返し作用した結果，骨折を生じるものである。いったん発症すると骨癒合が遷延し偽関節となりやすく，再発（再骨折）の頻度が高いことか

図12 足関節後方インピンジメント症候群に対するバランス訓練

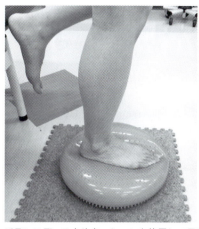
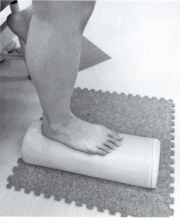
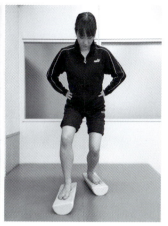

バランスディスクやクッションを使用して足部のバランス能力の向上につとめる。

図13 第5中足骨疲労骨折（Jones骨折）のX線像

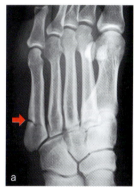
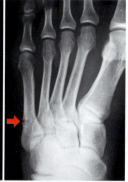
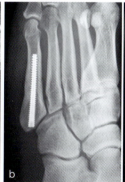
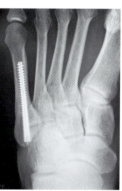

a（受傷時）：第5中足骨近位骨幹部の底外側に骨折線がみられる。
b（術後）：螺子固定により骨癒合が確認できる。

らアスリートにとっては長期にわたって悩まされる疾患である。通常，早期診断とともに保存療法が選択されるが，診断時期が遅れると手術療法となる可能性が高くなる。再発を予防するためには，個々の症例の要因をしっかりと見極めたうえで治療する必要がある。

足外側，特に第5中足骨基部周囲の違和感，軽度の疼痛を訴えるが，初期には症状は軽微なことも多く，スポーツ活動をそのまま継続していることが多い。初期には，骨に亀裂が入った程度で通常のランニングでは痛みがほとんどないことが多く，患側でのターンや切り返し動作時にのみ疼痛を訴える。サイドステップ，ランニング，ジャンプなどを多用するスポーツ種目で，運動量の増加とともに第5中足骨周囲に違和感を訴えるようになった選手には，本疾患を念頭に置く必要がある。第5中足骨を上方から押しても痛みを訴えないことが多く，外側および底側からの圧痛が特徴的である。

不全骨折に対してはまず保存療法が行われる。通常，下腿ギプス固定による6〜8週間の免荷歩行が望ましいとされているが[9]，スポーツ選手では競技の継続を望むケースが多く，インソールによる足圧分散やアライメント調整とともに，足趾

図14 距踵骨癒合症

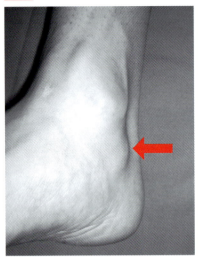

内果（内くるぶし）のすぐ後下方に骨性隆起がみられ圧痛を伴う。

筋力の強化や超音波治療器を用いた治療を行う。骨癒合の遷延がみられる場合には、体外衝撃波治療も有効とされている[10]。競技レベルの高いアスリートに対しては手術療法を選択することが多い。完全骨折と、不全骨折であっても遷延癒合を呈する症例や再骨折症例に対しては手術療法が行われる。

4）距・踵骨癒合症

本症は距骨と踵骨が線維軟骨性に先天癒合した状態であり、活動性が高くなる学童期に症状が出現する疾患である。癒合部位は距踵関節内側であり骨性隆起を伴うことから、サッカーでのインサイドキック時に直接ボールがあたって痛みを訴えるようになる。症状は可動域制限と疼痛であるが、癒合は不完全であるため若干の可動性がみられ、捻挫や過度のスポーツ活動により偽関節様の病態を呈するようになる[11]。内果（内くるぶし）のすぐ後下方に隆起がみられ（図14）、その部位に疼痛を訴えるようであれば本症を疑う。

CTやMRIで病態を把握し、まずは保存療法で対応する。明らかな外傷を契機に発症したものは安静のためサポーターやギプスで約2週間の固定を行う。運動量の制限とともにアーチサポートとヒールカップをつけたインソールが有効である。

5）踵骨骨端症（Sever病）

本症は成長期のスポーツ障害の一つであり、10歳前後の学童期に発症する疾患である。踵の骨が成長する部位に荷重による衝撃とアキレス腱による持続的な牽引負荷がかかり、踵骨結節部に痛みを生じる。サッカー中に痛みを訴えたら、まず安静を指示しヒールアップをつけたインソールを処方する。疼痛の軽減がみられたら、徐々に下腿三頭筋のストレッチングを行い再発予防に努める。

（熊井　司）

文　献

1) 熊井　司．問診・視診・触診．高倉義典監修．図説 足の臨床．改訂3版 東京：文光堂; 2010. p34-39.
2) Morgan BE. Et al. An examination of injuries in major league soccer. The inaugural season. Am J Sports Med. 2001. 29（4）:426-30.
3) Bahr R, et al. Incidence of acute volleyball injuries: a prospective cohort study of injury mechanisms and risk factors. Scand J Med Sci Sports. 1997. 7（3）:166-171
4) Eckert WR et al. Acute rupture of peroneal retinaculum. J Bone Joint Surg. 1976. 58-A: 670-673.
5) Kumai T et al. The histological structure of the malleolar groove of the fibula in man: its direct bearing on the displacement of peroneal tendons and their surgical repair. J Anat. 2003. 203（2）: 257-62.
6) 松井智裕　他．足関節前方インピンジメント症候群（衝突性外骨腫）の成因についての一考察．整形外科．2012. 63（4）: 354-357.
7) Tol JL, et al. Etiology of the anterior ankle impingement syndrome: a descriptive anatomical study. Foot Ankle Int. 2004. 25: 382-386
8) Noguchi H, et al. Arthroscopic excision of posterior ankle bony impingement for early return to the field: short-term results. Foot Ankle Int. 2010. 31（5）: 398-403.
9) Hunt KJ.: Orthopaedic Knowledge Update: Foot and Ankle 5. American Academy of Orthopaedic Surgeons, Rosemont 2014; pp346-349.
10) Alvarez RG. Et al.: Extracorporeal shock wave treatment of non- or delayed union of proximal metatarsal fractures. Foot Ankle Int. 2011; 32:746-754.
11) Kumai T. et al. Histopathological study of nonosseous tarsal coalition. Foot Ankle Int. 1998. 19: 525-531.

9章 テーピング・シューズ・インソールの知識

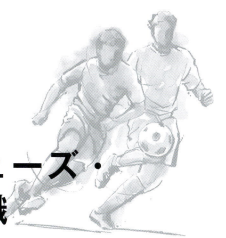

日本におけるテーピング

1 テーピングとは

　スポーツテーピングは、指や手首、足などの関節に巻いて傷害を受けやすい部位を補強し、その動きを制限することでケガや障害を予防し、再発を防ぐ目的で行われる。ギプスのように関節をガチガチに固めるのではなく、プレーに支障を来さない範囲で、無理な力が加わっても捻挫を起こさないよう関節の動きを制限するものである。

　一度ケガをすると、身体を動かすことによってまたケガをするのではないかという不安が残ることがある。そうなるとプレーに集中できないばかりか、本来もっている力も十分に発揮することはできない。テーピングをすると心理的な安心感が出てくるため、プレーに集中することができる。しかし、過度の期待は禁物であり、テーピングをしたからといってケガが治るわけではなく、絶対にケガをしないというわけでもない。

2 テーピングの目的と効果

1) テーピングの目的
①障害の予防

　競技特性によって、受傷しやすい部位が異なる。こうした部位を補強し、ケガの発生を予防する目的がある。

②障害の再発予防

　障害を起こした部位は、筋力・柔軟性・安定性が低下しているため、再発しやすくなっている。こうした部位を補強し、保護する目的がある。

③応急処置

　医療機関を受診するまでの応急処置として行う場合もある。固定・圧迫を目的として行う。

④リハビリテーションの補助

　機能回復過程において受傷部位を支持し、疼痛を緩和することを目的として行う。

2) テーピングの効果
①関節可動域の制限

　本来の正常な関節運動を極端に制限せず、意図的に異常な動きを制限する。

②受傷した部位（関節・筋肉・靱帯・腱）の補強

　受傷して弱くなった関節や筋肉、靱帯、腱などに行うと、その部位がサポート（支持）され、補強することができる。

③固定・圧迫
　受傷した部位を固定してさらなる悪化を防いだり，全体的，部分的な圧迫により内出血や腫脹を抑える。
④疼痛の緩和
　受傷部位をサポート（支持）して動揺による痛みを和らげる。
⑤精神的な安心感
　受傷を経験した選手は再受傷しないか不安感をもっている。そういった不安を取り除く。

3）注意事項

①対象者の身体的特性を考慮する
　人により形態は異なる。体型に沿ってシワやタルミができないようにスムーズにテーピングを行う。
②対象となる競技特性を考慮する
　競技種目により運動動作，競技時間などは異なる。その競技動作を極端に制限することなく，また長い時間競技する選手に対しては血行障害や疲労の問題を考慮してテーピングを行う。
③グラウンドコンディションを考慮する
　屋外か屋内か，土か芝か，全天候性か，晴れか雨か，といったグラウンドコンディションを考慮する。
④部位に合ったテープを選択する
　関節可動域の制限や固定を目的とするとき，関節運動の大きい部位や柔軟性を必要とするときなど，部位や目的により使用するテープは異なる。
⑤目的に合ったテーピング肢位を決定する
　制限したい関節運動や筋肉運動に応じて関節角度を決定する。
⑥テープの張力を一定にする
　テープによるストレスポイントを作らないように注意する。循環障害，筋・腱障害を起こさないように十分注意する。

⑦テーピング終了後の確認
　強く巻き過ぎて血行を防げてないか，筋肉を締めつけてないか，目的に合った制限ができているか，痛みはないか，などを確認する。何か問題があれば必ず新たに巻き直す。
⑧テーピングを過信しない
　テーピングに頼り過ぎてはいけない。適応するものに対しては非常に良い効果を与えるが，すべての障害に適応するとは限らない。また，予防や再発予防においては筋力トレーニングや関節・筋肉の柔軟性を高めることをまず行うべきで，その補助としてテーピングを使用する。
⑨部位にシェービングを施す
　テーピングを行う部位の体毛をカミソリや電気シェーバーできれいに剃り落とす。これによりテープを除去するときの不快感を和らげ，固定力が増す。
⑩ワセリンを塗ったカット綿を当てる
　足の甲，アキレス腱部，膝窩部など，テープと皮膚間に好ましくない摩擦を生じる部位にワセリンを塗ったカット綿やガーゼを当て，摩擦を防止する。
⑪洗浄・消毒を行う
　テーピングを行う部位が汚れている場合や，油や軟膏が付着している場合は，石けんやアルコールで洗浄する。また，外傷（裂傷，擦過傷）がある場合は，消毒して救急絆創膏などを貼る。
⑫禁忌
　以下の場合は禁忌となるので，まず病院を受診する。
　①骨折の疑いがある場合
　②患部に腫れがある場合
　③正常歩行できない場合
　④皮膚の状態が悪い場合

3 各カテゴリーにおけるテーピングの考え方

1) プロサッカーにおけるテーピング

　日本リーグからJリーグに移行する頃より，各クラブにメディカルスタッフを配置することが義務づけられた．ドクターとトレーナーが選手のコンディショニング全般を管理するようになり，チーム強化のサポートをするうえで，外傷・障害管理におけるテーピングの目的が変化した．Jリーグ発足前は「ケガでプレーが難しいケースでもテーピングによってプレーをさせる」ことがテーピングの目的，技術として求められていた．しかし，現在では，選手の高いパフォーマンスを維持・発揮させるために，「いかにケガを予防させるか，再発させないか」という目的が最優先事項として考えられている．しかし，シーズン終盤・中断期など長期の休みの前などリーグ戦時期によっては，ケガの状態にもよるが，予防が目的というより関節を固定してプレーさせるケースが稀にある．ただし，関節内の障害に対しては無理をさせないことが大前提である．

2) 育成年代におけるテーピング

　Jリーグ発足前の育成年代では，勝利至上主義に偏るチームが多く，「ケガをした＝テーピング固定で無理な状況でもプレーをさせる」というケースが頻繁にあった．そして強いチームほどその傾向が強く，チームの中心選手やレギュラークラスの選手がその対象となるケースが多かった．そのため，卒業後に後遺症が原因でプレーをしばらく休止するケースや，高いパフォーマンスを発揮できない選手がみられた．Jリーグ発足後，下部組織が整備され，選手育成の方針が「プロで通用する選手・海外で活躍する選手の育成」となった．そのため，成長期特有の障害も含めケガに対して慎重に対応することになり，指導者が痛みによるパフォーマンスの低下に対して注意深くなった．現在では，ケガの予防・再発予防が主な目的でテーピングが行われている．

　選手の将来性を考慮し，今無理すべきか，それとも数年先のことを考えてプレーを止めるべきか，選手のマインドも含めた成長に繋がるサポートとして正しい判断をすべきである．そこでは，医学的根拠（ドクターやトレーナーによる）を踏まえて，指導者・保護者・当事者が話し合うことも大切である．

3) 一般・シニア世代（余暇を楽しむためのサッカー）のテーピング

　高校までのサッカーは，学校体育またはクラブチームに所属してプレーする．卒業後は，大学体育会に所属しない場合は，サークルや仲間内で結成されるクラブチームでプレーする．その場合は，余暇を楽しむためにサッカーをプレーすることが目的となるため，ケガに対しての配慮が欠けるケースが多い．つまり，テーピングをして無理にプレーするプレーヤーが多い．テーピングをすることでケガをした部位の痛みが消えただけでは，完治しているとはいえない．患部の筋力や関節可動域などが十分に回復していないと，古傷の再発・他の部位のケガを誘発する可能性が非常に高い．

　よくあるケースの例を挙げる．学生時代に半月板損傷や前十字靱帯断裂の手術をして，ある程度のリハビリを経て復帰した選手が，学生時代にサッカー選手を引退．その後社会人となり仲間内でサッカーを楽しむ．あるとき突然膝が腫れる（いわゆる膝関節内に水が溜まる状態）．しばらくは，テーピングをしながら可能な限りプレーを続けるが，その後痛みが強くなり日常生活にも支障を来す．整形外科を受診し，「変形性膝関節症」と診断される．この突然の膝の腫れは，40歳代に起こることも少なくない．

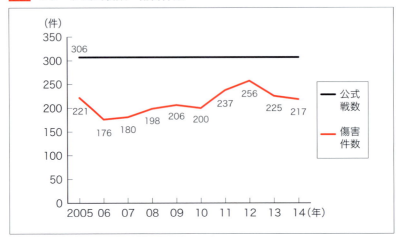

図1 Jリーグ公式戦数・傷害件数

このカテゴリーの特徴として，加齢に伴う体力・筋力・柔軟性の低下がある．しかし，ケガに関しては，現役当時の経験をもとに自己判断をして，その当時と同じように回復すると考えがちになる．そして，病態の悪化，他の部位の障害に進行させてしまう場合が多い印象である．どのカテゴリーでも同じことがいえるが，ケガの詳細をある程度把握したうえでテーピングをするべきである．つまり，テーピングしながらプレーをしても医学的には支障はないか，支障があるとしたら，どのような症状であればプレーを中止すべきか，など整形外科医やサッカーの専門ドクターの診察を受ける必要がある．その際にテーピングをしてのプレーを許可されたときに，テーピングのリスクを必ず確認すべきである．そして，そのリスクを受け入れられないのであれば，サッカーのプレーへの欲求を抑えるように努力しなければならない．

4 サッカーのケガとテーピング[1]

Jリーグの2005～2014年のデータでは，公式戦数が306試合に対して，傷害数は約180～250件で推移した（図1）．特にその60～70％は下肢の傷害であるが（図2），その部位別にみると，大腿部，足関節，膝関節において傷害の発生率が高い（図3）．傷害の種類別にみると，打撲，靱帯損傷，捻挫，肉離れ，骨折の順に発生率が高い（図4）．

5 テーピングの実際

サッカーでテーピングが多く行われる場面は以下の4つである．

①打撲・捻挫・肉離れ直後のRICE処置（全カテゴリー共通）

②足関節の捻挫再発防止また予防（全カテゴリー共通）

③膝関節内側側副靱帯（リハビリ補助）

④膝関節の固定（一般・シニア世代）

ここでは，上記①～④に沿って以下のテーピングの実際の方法と注意点を紹介する．

1）RICE処置

2）足関節内反捻挫予防（基本）

3）足関節内反捻挫予防（ヨーロッパ式）

4）膝関節内側副靱帯補強（リハビリ補助）

5）膝前十字靱帯補強（膝関節の前後の動揺性に対する補強）

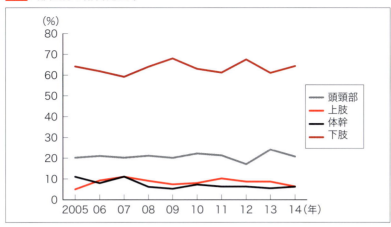

図2 部位別の傷害発生率

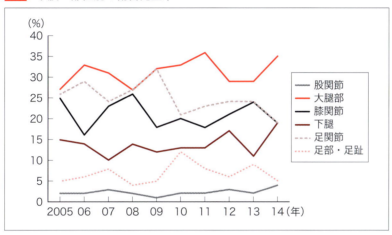

図3 下肢・部位別の傷害発生率

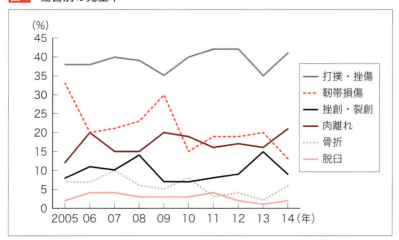

図4 傷害別の発生率

6）外反母趾
7）フィギュアエイト
8）ヒールロック
9）アンダーラップ

1）RICE処置

打撲・捻挫・肉離れの急性期，特に受傷直後に行う応急処置の方法である。Rest（安静：ここでは患部の安静という），Ice（冷却：患部を冷やす），Compression（患部圧迫：圧迫をすることで出血を抑える），Elevation（挙上：患部を心臓より高い位置へ上げる），頭文字を取ってRICE処置という。

①目的

受傷直後の患部は，捻挫であれば靭帯，打撲・肉離れであれば筋肉や腱の組織が破壊され，毛細血管から出血が生じる。その出血を放置すると次第に患部が腫れ上がる。患部が腫れるとその後の血流が阻害され，組織の修復が遅れる。そこで受傷直後の応急処置次第で患部の回復が早まることが期待される。それがRICE処置であり，腫れを最小限に抑えることが目的である。

②よくあるケース（誤った処置の例）

受傷直後，しばらくは患部の痛みが続く。そのため痛みのコントロールとしてアイシングが有効であることから，アイシングを続けて患部を挙上させることをRICE処置としているケースが多い。これは，圧迫をしていないため止血ができておらず，結局は腫れてしまう。

また，試合中足関節捻挫をした場合に，試合後圧迫固定とアイシングをしながら帰宅させたとする。しかし，電車移動であれば，足を引きずりながら帰宅することになる。これは，患部に負荷がかかっているので，患部の安静にならない。本来であれば，足は地面に着かないようにしたい。

③RICE処置で使用するもの

・自着性バンテージ

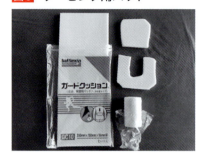

図5　テーピング用パッド

・テーピング用パッドやや固め（図5：バンテージで圧迫したときに潰れない程度の硬さのもの）
・氷嚢またはビニール袋で作ったアイシングパック

④RICE処置の実際

原則として，RICE処置は受傷後24〜72時間の間に行う。腫れを最小限に抑えるために最も重要なのは，圧迫（止血）であり，関節であれば，関節を固定しながら圧迫する。受傷直後からその当日は痛みが強くなるケースが多いが，その場合は圧迫固定した状態でのアイシングでは冷却作用が弱くなる。痛みが強い場合は，圧迫固定を一時的に外して，患部を直接冷やす。患部の皮膚の感覚が鈍くなってきたらアイシングを中止して再度圧迫固定をする。1時間以上経過したら，再びアイシングを行う。これを就寝まで繰り返すが，この間，可能な限り歩いたりせず安静にしなければならない。就寝時は，必ず圧迫固定と挙上を行う。

ここでは，サッカーで特に多い「足関節内反強制による捻挫」，「大腿部前側の打撲」でのRICE処置におけるテーピングを紹介する（図6，7）。

2）足関節内反強制捻挫予防（基本）

サッカーにおいて最も多く利用される足関節捻挫のテーピング法である。巻き方にはさまざまな方法があるが，目的も選手によって微妙に異な

図6 RICE処置(足関節内反捻挫)

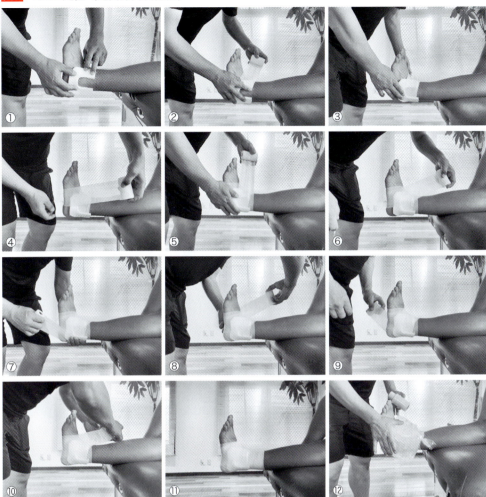

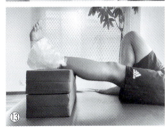

①:パッドをU字型にカットして,外果に当てる(損傷した靱帯部を圧迫するため)。
②:パッド側(外果)から内側に向けて巻く。
③:パッドがずれ落ちないように2周ほど巻く。
④:3周目で足関節前面を通過し,足底を内側から入り,足底を通過して小趾側(外側)に通す。そのとき小趾側を引きあげるようにする。
⑤:小指側から足関節前面を通過せるが,パッドを圧迫させる強さで引っ張りながら内果へ。そこから1周させる。
⑥:そのまま同じように足底内側→小趾側(外側)へ。パッドを圧迫しながら,かつ少しずらしながら巻く。
⑦:そのままアキレス腱部を通り外側の踵を通る。パッドの圧迫は同様。
⑧:足底を通り,足底の内側から足関節前面へ向かう。
⑨:そのまま外果の上あたりを通過し,アキレス腱部を通って踵の内側から足底へ。
⑩:足底の外側からパッドを圧迫しながら,足関節前面を通り,⑥~⑩をもう一度繰り返す。
⑪:バンテージが余っていれば,満遍なくパッドを圧迫させるように調整する。これで圧迫と固定が完了する。
⑫:アイスパックを外側に当て,アイシング用ラップやバンテージで止める。
⑬:最後に足を挙上させて,安静にする。就寝時は,圧迫固定の状態で挙上させる。

図7　RICE処置（大腿部前側の打撲）

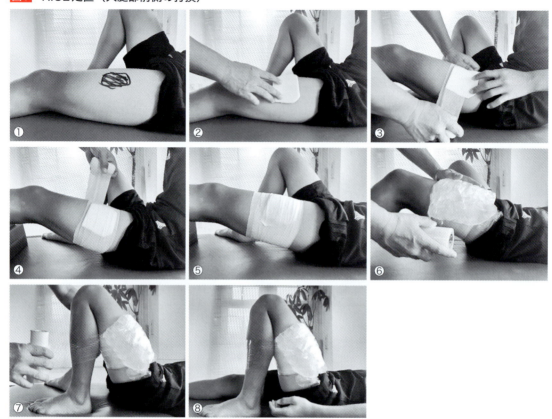

①：黒い印が打撲した部位。
②：打撲した部位を覆う大きさにパッドをカットして，その部位に当てる。
③：自着性バンテージでパッドを圧迫するように強く巻く。
④：満遍なく圧迫する。
⑤：圧迫が完了。
⑥：圧迫した状態でアイシングを行う。
⑦：アイスパックが大腿部に固定されたら，可能な限り膝を屈曲させ，その状態で固定させる。
⑧：完了。大腿部前面の打撲は，翌日打撲部の筋が緊張するため，その緊張を防ぐために写真のように膝を屈曲させて固定する。就寝時は，足関節と同じように足を挙上させる。

り，固定の強さやテープの種類によっても巻き方に違いが出る．ここでは，足関節の不安定性がありしっかり固定する必要があるケースとして，基本的な巻き方を紹介する（図8）．

足関節の固定をすると，テーピングの固定の強さやフィット感に慣れるまでプレーの際に違和感を感じる選手が多く，パフォーマンスに影響を及ぼすことがある．しかし，習慣性の捻挫や過去に重度の捻挫を起こしたケースでは，足関節の不安定性（いわゆる足関節が緩い状態）がみられ，予防の観点からテーピングを巻いてプレーをする必要がある．理想的なテーピングとは，プレーに影響がなく違和感を感じないテーピングであるが，つまり固定力が弱い巻き方になる．実際にはそのようなテーピングは足関節の動きの制限が少ない（固定力が弱い）ため，捻挫の予防の観点からは勧められない．

3）足関節捻挫（ヨーロッパスタイル）

近年ヨーロッパで活躍する日本人選手が増え，そういった選手が多用する巻き方を紹介する．これはアンダーラップの代わりに自着性バンテージを使う．そのテープ自体に固定力があるため，少ないテープでフィット感もあり，最低限の補強をする方法である（図9）．

4）膝関節内側側副靱帯補強（リハビリ補助）

内側側副靱帯損傷は，膝のケガで特に多い．単独損傷かつ損傷がⅠ度の場合，リハビリ回復期に，膝が内側に入る恐怖感からくる代償動作の予防目的で活用される．特にカーブ・ジグザグ・サイドステップなどのドリルや，ボールの蹴り始めの際に活用される（図10）．

5）膝前十字靱帯補強（膝関節の前後の動揺性に対する補強）

一般のプレーヤーには，前十字靱帯断裂で手術を受けたプレーヤー，不全断裂のプレーヤー，または断裂していても手術を受けていないプレーヤーなどが多数いる．そのなかでも余暇に練習や試合をするプレーヤーがいる．仕事などでリハビリが十分行われず，筋力が回復しないままのプレーヤーが非常に多い．本来であれば，医師の診察を受けてリハビリをするべきだが，少しでも関節内への負担を軽減させることを目的としてテーピングを行う（図11）．

しかし，この方法で競技またはプレーを続けていると，患部の関節に変形が生じたり，患部以外の部位にも生じる可能性があることを忘れてはならない．プレーが可能な状態であっても，定期的に整形外科医の診察を受けることが大切である．

6）外反母趾

サッカー選手は足のサイズにぴったり合うタイプのスパイクを好む．それに加えて，股関節や体幹の機能低下により，足部のプロネーション（回内）が起こることで，外反母趾になる選手が多い．また，同じ要因で足関節捻挫が起きやすいともいわれている．外反母趾予防のテーピングを実施してから，足関節のテーピングを巻く選手も多い（図12）．

7）フィギュアエイト

足関節のテーピングにも含まれているが，フィギュアエイトと後述のヒールロックだけで予防テーピングをする選手も多い（図13）．

8）ヒールロック

ここでは，前述のフィギュアエイトを併用する方法を紹介する（図14：見やすくするためにアンダーラップを使用していない）．

9）アンダーラップ

図15を参照．

（並木磨去光・菊島良介）

文献

1) 池田浩，福林徹，福岡重雄．最近10年間におけるJリーグでの主な外傷統計．日臨スポーツ医会誌．2012；20：418-21.

協力：ニチバン株式会社（ニチバンバトルウィンドットコム）

図8 足関節内反強制捻挫予防（基本）

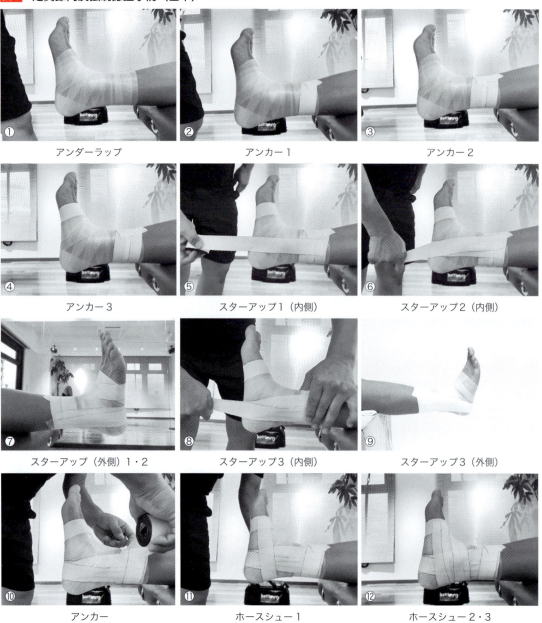

① アンダーラップ　　② アンカー1　　③ アンカー2
④ アンカー3　　⑤ スターアップ1（内側）　　⑥ スターアップ2（内側）
⑦ スターアップ（外側）1・2　　⑧ スターアップ3（内側）　　⑨ スターアップ3（外側）
⑩ アンカー　　⑪ ホースシュー1　　⑫ ホースシュー2・3

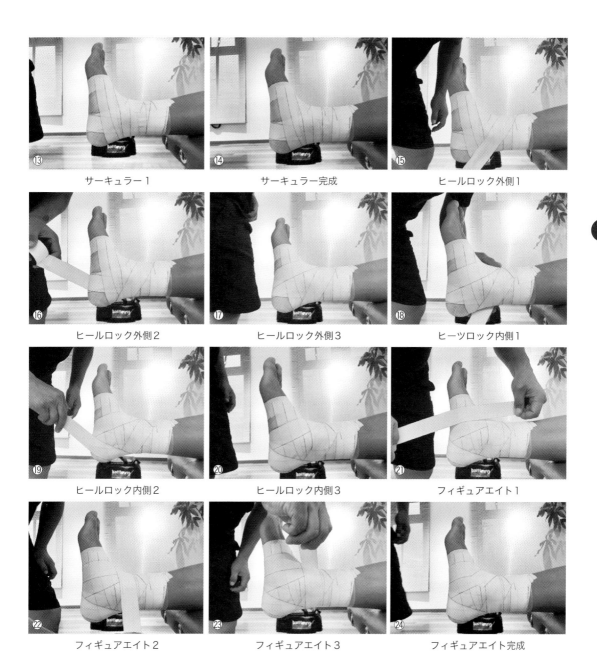

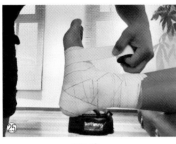
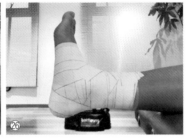

　　　　アンカー　　　　　　　　　完成

①：アンダーラップを巻いた状態。アンダーラップにねじれがなく，隙間がないようにする。
②：スネの骨上からスタート。方向はやや斜め下に向かい，1周して斜め上に向かって戻りスタート位置に重ねる。
③：1本目の下半分または1/3に重ねて1周させる。
④：足部の中央に1周，または足底に隙間をあけるよう巻く。
⑤：1本目のアンカーの上端から内くるぶしの後ろ半分が隠れるように，足底に対して垂直の方向にテープを引っ張りながら貼り，踵の中心を通り，外側のアンカーまで同じように，垂直方向に外側全体を引き上げるように強く引っ張る。
⑥：1本目のスターアップに5mm程度重ねて，前側から斜め下方向に向かってテープを貼る。踵の下で1本目と重ね，外側に向かって強く引っ張る。
⑦：2本目のスターアップは，1本目のつま先側にずらしてスタートしているが，外側では踵側に斜めにずらして終わる。
⑧：3本目は，1本目に5mm程度重ねて，踵側から斜めに貼る。2本目同様，踵の下で重ね，外側に向かって強く引っ張る。
⑨：3本目は，1本目よりつま先側に斜めにずらして終わる。
⑩：②のアンカー1と同じ位置または少し上に1本巻く。スターアップの仮止めの役割である。
⑪：スターアップの補強。足部のアンカーテープ上から始め，踵骨に1～2cmかける。角度に注意する。
⑫：2本目は1本目に半分重ねる。引っ張る強さに注意する。3本目は，2本目と半分重ねる。
⑬：内果の少し上から1周巻く。
⑭：足の形状に合わせて，1本目に半分重ねて上側に1周巻く。そのまま同じようにアンカーの先端まで1周ずつ巻く。
⑮：下腿前面（脛骨部）からスタート。内果の少し上を通って引っ張る。
⑯：次にアキレス腱部の上を通り踵の外側に対して斜め下方へ。その際アキレス腱部を強く圧迫し過ぎないよう注意して引っ張る。
⑰：足の裏でテープが浮かないようにしながら内側を通り，足の甲に向かって引っ張り，そこでカットする。
⑱：下腿前面（脛骨部）からスタート。外果の少し上を通るようにしてテープを引っ張る。
⑲：そのままアキレス腱部を通り，踵の内側に対して斜めにテープを通して足の裏へ向かう。このとき，テープが前過ぎたり後ろ過ぎないように注意する。踵骨を覆うようにするのが理想である。その際アキレス腱部を強く圧迫し過ぎないように注意する。
⑳：足の裏でテープが浮かないようにしながら外側を通り，足の甲に向かって引っ張り，そこでカットする。
㉑：内側の縦アーチのラインに対してテープを垂直に合わせてスタート。先端が外果の少し上に位置し，足底中心部を通す（テープが浮かないように注意する）。
㉒：そのまま外側を強く引き上げながら，足関節前面を通過し，内果の上を通る。
㉓：そのまま1周させ，足関節前面でカットする。
㉕：ホースシューの先端が剥がれないよう，アンカーテープを貼る。
使用テープ：非伸縮性コットンテープ（38mm幅），アンダーラップ

図9　足関節内反捻挫（ヨーロッパ式）

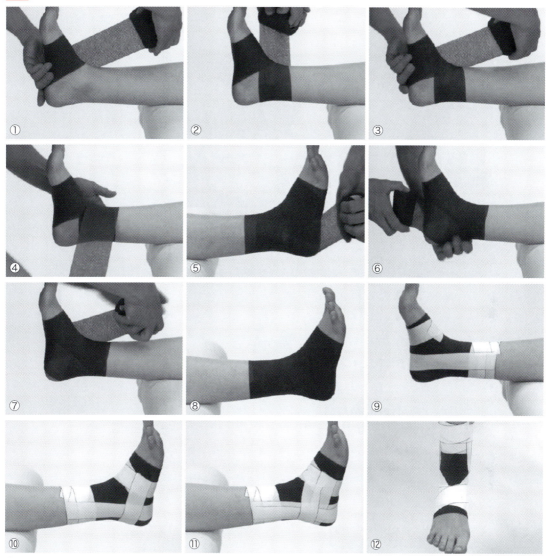

- ①：足の甲の小趾側から母趾側に向かって巻き始める。テープをやや引っ張り，1/2重ねながら足の甲を2～3周巻き，足関節の中央部を通す。
- ②：そのままアキレス腱部を通し，1周して外果に戻る。
- ③：外果から脚関節中央，足底部を通して外側に戻る。
- ④：脚関節の中央，アキレス腱部を通して1周する。
- ⑤：踵の外側を通して，ヒールロックを行う。
- ⑥：足底部，足関節中央を通し，そのまま踵の内側を通してヒールロックを行う。
- ⑦：足底部，足関節中央を通して，上まで巻き上げる。
- ⑧：高さの目安は，外果から握り拳1個分。（アンダーラップを参照）
- ⑨：アンカーを下腿部に2本，足の甲に1本巻く。次に内側からやや引っ張りながら，小趾側を引き上げるようにスターアップを1本貼る。
- ⑩：スターアップを固定するため，ホースシューを1本貼る。
- ⑪：1/2重ねながら，スターアップとホースシューをもう1セット行う。
- ⑫：最後にアンカーを下腿部に1本，足の甲に1本巻き，完成。

使用するテープ：自着性バンテージ（75mm幅または50mm幅（足長25cm以下））、非伸縮性コットンテープ（38mm幅）

図10 膝関節内側側副靱帯補強（リハビリ補助）

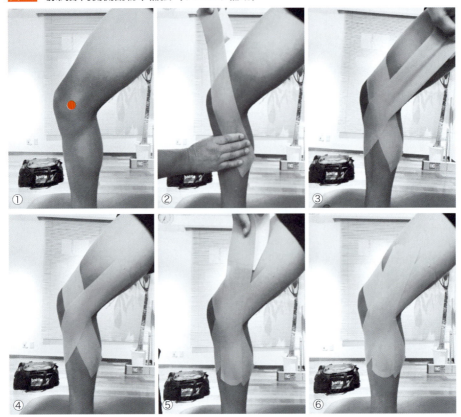

①：●印部分が，内側側副靱帯損傷の好発部位。Xサポートは3本のテープが内側側副靱帯の上，すなわち関節裂隙上（●印部分）で交差するのがポイント。
②：Xサポート1。下腿部内側からスタートし，●印部分がテープの真ん中に来るようにして，大腿部に向けて強く引っ張る。大腿部外側（外側広筋中央部）でテープを止める。
③：Xサポート2。下腿の外側からスタートし，●印部を通って大腿部の内側方向へ強く引っ張る。内転筋の中央部付近でテープを止める。
④：Xサポート2までの状態。
⑤：Xサポート3。内側側副靱帯の走行に合わせて，縦方向へに引っ張り，Xサポートが交差するポイント（●印部）で重なり，内側広筋を通り大腿直筋の内側でテープを止める。
⑥：Xサポート完成。膝関節が内側に入る動作が止まるようになっている。
使用するテープ：キネシオロジーテープ（75mm幅，皮膚に直接貼るタイプ）

図11 前十字靱帯補強

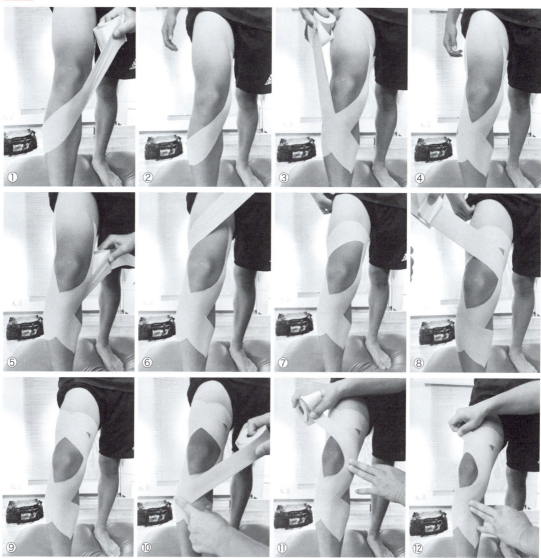

日本におけるテーピング

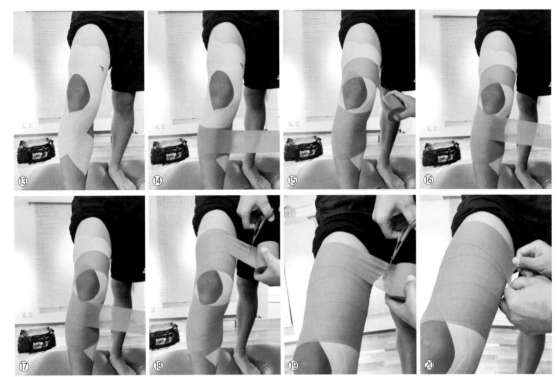

①：下腿外側から膝蓋骨の下を通り膝関節の内側部を引き上げるように引っ張り上げる。
②：大腿内側部の中央部付近でテープを止める。
③：下腿内側部から膝関節外側部を引き上げるように引っ張り上げる。
④：大腿外側部の中央部でテープを止める。
⑤：下腿外側の腓腹筋に少しかかるようにして螺旋状に内側部を通り膝窩部（膝裏）へ。
⑥：大腿外側部を通り大腿内側へ。
⑦：②のテープの上端と重ねるようにしてテープを止める。
⑧：同じように下腿内側の腓腹筋に少しかかるようにして，螺旋状に外側部，膝窩部（膝裏），大腿内側部を通す。
⑨：④のテープの上端と重ねるようにしてテープを止める。
⑩：テープを5cm幅に変える。腓骨頭の2横指下方よりスタートして，内側へ斜め上に向かう。
⑪：膝蓋骨内縁を通り，外側へ引っ張りながら外側広筋遠位1/3あたりでテープを止める。
⑫：同じように，半分下方にずらしてテープを貼る。
⑬：膝関節が内側に入りづらくするためのテープである。
⑭：テープが剥がれないようにするため，自着性バンテージを下腿のテープの端から巻いていく。
⑮：半分ずつずらしながら上方へ巻き上げ，膝蓋骨の下から膝窩（膝裏）を通り，膝蓋骨の上に通す。
⑯：1周させながら膝窩を通り，膝蓋骨下に通す。
⑰：そのまま⑮と同じように膝蓋骨上まで通し，そのまま半分ずつずらしながら巻き上げる。
⑱：テープが大腿部を覆うところまで巻き上げる。
⑲：テープを止めたら完成。
使用するテープ：キネシオロジーテープ（75mm幅，50mm幅，皮膚に直接貼るタイプ）

図12 外反母趾

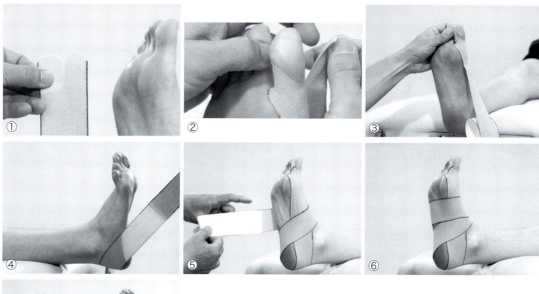
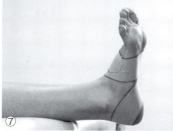

①：テープの片方に切り込みを入れる（5cm程度）。
②：母趾の内側面に切り込み部を当て，母趾に巻きつける。
③：内反している母趾を矯正させながら，足部内側から踵に向けて貼る。
④：踵に掛けるようにして足底内側へ。
⑤：踵の底部に掛からないように足底内側のアーチを引き上げ，そのまま足背部を通り1周させるように足底へ（アーチを上げて足背部からは少し引っ張り具合を弱める）。
⑥：完成（内側）。
⑦：完成（外側）。
使用するテープ：キネシオロジーテープ（50mm幅）

図13 フィギュアエイト

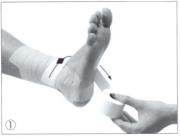 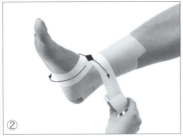 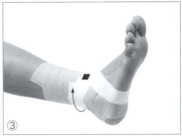

①：外果の上から足底内側へ向かう。そのときテープは足底内側部に対して垂直に入るように角度を調整する。
②：足底でテープが浮かないように角度を調整しながら，足部の外側を引き上げるようにして足関節中央を通り，内果の上へ。
③：そのまま1周させ，前面でテープを止める。
使用テープ：伸縮性テープ（50 mm，75 mm，足長や強度により幅を変える）

図14 ヒールロック

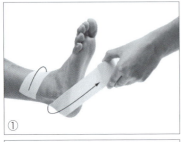 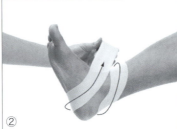 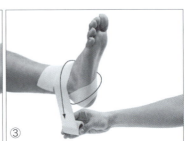

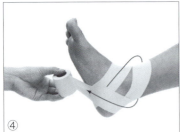 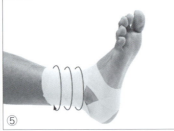 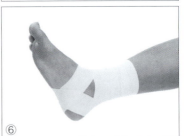

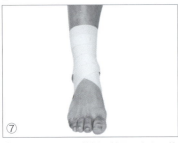

①：ヒールロック外側。外果の上から始まり，アキレス腱部を通り，踵の外側から足底へ。アキレス腱部を圧迫しない。踵を通るときは強めに引っ張る。
②：足底の内側から足背部へ。
③：外果を通り，そのままアキレス腱部へ。
④：アキレス腱部から踵の内側を通り足底へ。アキレス腱部を圧迫しない。踵を通るときは強めに引っ張る。
⑤：そのまま足背部へ上がり，外果を通り，上方へ半分ずらして巻き上げる。巻き上げはテープが張る程度の強さ。
⑥：完成（内側）。
⑦：完成（正面）。
使用テープ：伸縮性テープ（50 mm，75 mm，足長や強度により幅を変える）

図15 アンダーラップ

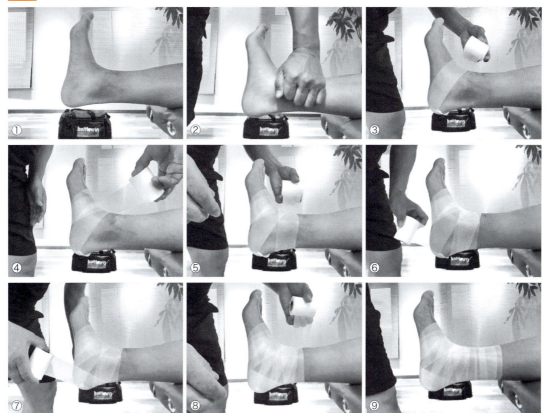

①：テーピングを巻き終わるまで足の位置を維持させる。
②：くるぶしから握り拳1個分，足の位置を調整する。
③：踵の先端から，外側から足関節前面中央，内側を通り踵の内側へ1周させる。アンダーラップのテンションはやや強め。
④：足の甲をつま先方向へずらしながら2〜3周させ，第5中足骨真ん中あたりから足関節前面へ向かう。
⑤：足関節前面から写真のように足首を1周させる。
⑥：そのままさらに2周させるようにしながらアキレス腱上を通り，そのまま踵の外側を通る。
⑦：外側の踵から，足底，足関節前面，外果付近を通り，そのままアキレス腱上を通過し，内側の踵まで巻く。
⑧：内側の踵から足底を通り，写真のように，外側から内果と外果の上を通るように周回させる。
⑨：そのままその少しずつ膝に向けて周回をずらしながら，外果から拳1個分の高さまで巻き上げて終了。

シューズ・インソールの知識

1 はじめに

　近年のスポーツ用品は先鋭技術，革新素材，最新機能，斬新なデザイン／色彩，等が投入された用具が市場を賑わしている。しかしユーザー側がそれぞれの用具を適切な知識，情報をもとに品定めを行っているかは疑問である。

　サッカー競技者のほとんどが，スパイクの選択には相当なこだわりを持ち入手していることはいうまでもない。しかし，入手の際，間違った知識，情報および個人趣向のもとに選択をしてしまうと，後にパフォーマンス低下を発端とし障害発生に至る危険性があることを理解し注意を払わなければならない。

　上級サッカー競技者や指導者が，指導対象者へサッカースパイクの選択法をアドバイスする際，適切な知識，選択基準を持ち合わせ，それを適正有効な情報として伝える義務があると考える。

　本項では本書の出版意向を理解尊重したうえで一般スポーツシューズの選択方法は割愛し，特にサッカー用スパイクの選択時に有効となる知識情報を記述していくことにする。

2 サッカースパイクの基礎知識と選択方法

1）サッカースパイクの部分名称と使用素材について

　図1および表1を参照。

2）シューズのフィッティングサイズ，形状の基礎知識

　足の実寸とスパイクの表示サイズが必ずしも一致しないのは，メーカー間の設計思考，製造基盤，デザインテーマ等の違いや，購入者がサイズを選ぶ際に個々の趣向でサイズの大／小の差が出ることによるものである。

　通常，シューズサイズの選定時，実寸足長に"捨て寸"とよばれる適度な余裕（足長の約5％）を加えることで，履き心地が最適となるサイズの目安が判明する。

　例：足長25.0cm＝25.0×1.05＝26.25cm

　（26.25cmは存在しないため26.5cmが選定目安となる）

　または，単純に足長に1.0cmを加えたサイズ選択の目安も多く用いられている。

　足長の次にシューズに本来設定されている足幅（width：ウィズ）も選択するうえで重要なチェックポイントとなる。

　シューズの捨て寸および足幅選定は，履き心地，きつめ／ゆるめのフィット感の好みにより個人差が出るが，サッカースパイク選択に至っては，個人が趣向する履き心地等を優先するあまり，適正でない選択をすると障害起因やパフォーマンスのマイナス要因になりかねない。

　なお日本国内の「靴サイズ」規格はJISC（日本工業標準調査会）が制定している。詳細はJISCのwebサイトにて参照可能である。

3）足部の形状とタイプ

　サッカースパイクの理想的選択には，足のサイズのみならず自身の足部形状・タイプを把握しておくことも重要である。専門ショップでは，3D計測システム，フットスキャナー，フットプリンター等で足底部の形状観察が可能となるが，自身で調べたい場合は足底部に薄い水性カラーを塗付し，紙面にフットプリントを作成することによって足底形状が確認，保存できるので有効な手段である。

図1　サッカースパイクの部分名称

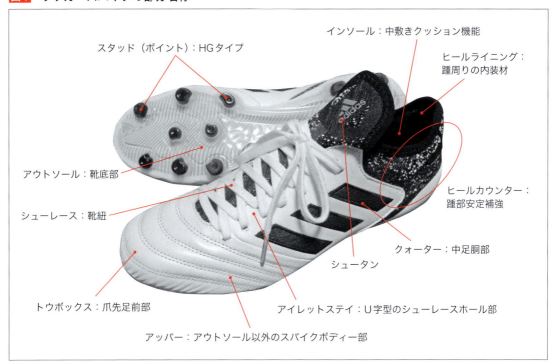

表1　サッカースパイクに採用される素材一覧

アッパー用素材	
素材名	特　徴
カンガルーレザー	丈夫でしなやか。柔軟性，軽量性に富み，ハイエンドモデルに採用
オックスレザー	生後3～6カ月以内に去勢した雄牛で生後2年以上。牛皮革中最も利用頻度高い
カーフレザー	生後6カ月以内の子牛。繊維が細かい最上級の牛皮革
人工皮革	合成繊維を立体的に組み合わせた不織布をベースにウレタン樹脂コーティングしたもの 強度等天然皮革にない優れた特徴（デザイン加工性，機能性，軽量性，速乾性，透湿性，生産コスト性など）により近年サッカースパイクのアッパー素材の主流
合成繊維	ナイロン，ポリエステル等，強度，軽量，弾力性に富んだ比較的柔らかい繊維 天然皮革アッパーの補強ライナー（内張り），人工皮革との組合わせに採用 通気性に富むアッパー用メッシュ素材が代表的

アウトソール用素材	
素材名	特　徴
ポリウレタン（PU）	弾性，剛性に富み，耐摩耗性，耐久性に富む強靭な樹脂素材 ほとんど（ゴム素材以外）のアウトソール，固定スタッドに採用
合成ラバー	弾性，耐摩耗性，耐久性に富むゴム素材 少年用アウトソール（固定スタッド）に多く採用
炭素繊維（カーボン）	軽量，強靭，硬質のため，軽量機種の補強パーツとして採用
金属・樹脂素材	貫通性，グリップ性が要求されるSG用取替えスタッド素材 鉄，アルミ，チタン，他の軽合金，プラスティック樹脂，ねじ込み式のほかに差し込み式も展開

図2 足底部の形状

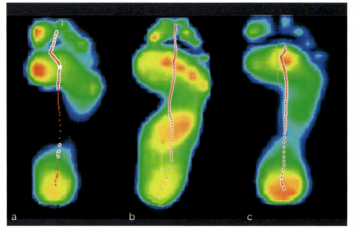

a：ハイアーチ，b：フラットアーチ，c：ノーマルアーチ

図3 足の骨格輪郭形状

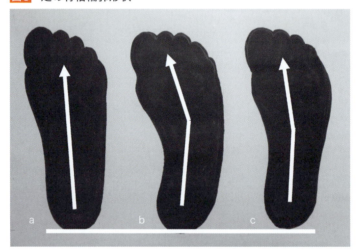

a：ストレートタイプ，b：カーブタイプ，c：ノーマルタイプ

　採取した足底形状を下記に記述するタイプに当てはめ，自身の足型形状を分類することが可能である．

①足底部の接地面（アーチタイプ）（図2）

　a．ハイアーチ：踏みつけ足底面積が足前部と踵部に多く土踏まずの接地が少ない（甲高の場合が多い）．

　b．フラットアーチ：大部分の踏みつけ面積が広くアーチ部までが接地してしまう（扁平足または足底筋肥大）．

　c．ノーマルアーチ：踏みつけ面積が均等な標準タイプ．

②足部の骨格輪郭形状（図3）

　a．ストレートタイプ：踵から前足部までの形状が真っ直ぐ．

　b．カーブタイプ：全体形状に角度が多い（母趾／母趾球部が張り出している）．

　c．標準タイプ：角度的数値規定はないがa．と

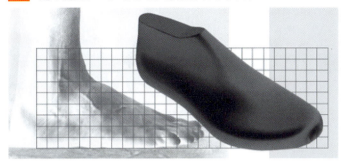

図4 足の測定データをもとに形成されるラスト

b.の中間に位置するタイプ。

4）サッカースパイクに要求される機能

a. フィット感：足とスパイクの一体感，足の基本形状とラスト形状（後述）の一致，アッパーデザイン，ライナー素材，インソールの足部感覚。

b. スタビリティー（安定性）：アッパーデザイン＋アウトソール（スタッド形状），剛性度（粘度／強度）。

c. サポート性：アーチサポート機能，ヒールカウンター形状＋強度，シャンク（スパイクの屈曲，捻れ）強度。

d. 屈曲性：前足部趾節関節底屈時の適正屈曲ポイント（関節可動域確保）。

e. グリップ＋貫通性：スタッドデザイン＋素材＋タイプ。突き上げ軽減機能。

f. 耐久性：厳しい気象環境や険しいサーフェース，スパイク全体に掛かる脚力等の反復使用に耐え切る素材の強さと作り。

g. バランス性：身体全体をバランスよく，足部から支持できる，捻れ＋屈曲強度に富んだアウトソール＋アッパー構造。

5）ラスト形状とフィッティング（図4）

シューズの原型・形状は，ラスト（靴木型：樹脂製）により形成され，シューズを生み出す生産工程の源である。このラストなしではシューズの製造（モカシン製法など一部除き）は不可能である。スポーツシューズの販売店では目にすることはないが，シューズ製造には不可欠な素材であり工具でもある。ラスト形状は多種多用でメーカーにより足長，足幅，足囲などに相違があり，ユーザー個々のフィット感に多大な影響を及ぼす。

サッカー用ラストについては，サイズ，タイプ，性別（男／女），年代（成人／少年：ジュニア）別にデザイン，設計，製造され，シューズ生産工場内には大量生産が円滑に行われるよう相当数のラストが用意されている。前述したように足部形状，各タイプとラスト形状が適正に相応しないと，理想的フィット感は得られにくい。

サッカースパイクの基本ラスト形状は，アウトソールの輪郭を注視すれば，それぞれのタイプ（ストレート，カーブ，レギュラー，ナロー，ワイド等）が判別できる（図5）。

6）スタッドタイプと選択基準

1990年代までは固定スタッド，取替え式スタッドの2種類のみがアウトソールの選択肢であったが，2000年以降サッカースパイクの製造販売メーカーはプレイスタイル，サーフェース，環境別に対応可能なアウトソール（ポイント／スタッド）を開発製造しユーザーの選択肢が豊富になっている。

以下に示したのはフィールドサーフェース別の

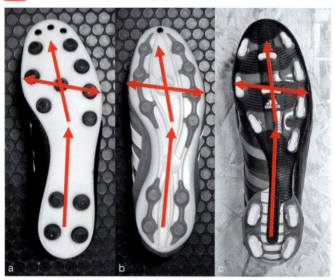

図5 タイプ別アウトソール形状

a：カーブ，b：レギュラー，c：ストレート
アウトソールの形状は，ラスト形状を反映する。

表2 スタッドのサーフェス別　タイプ・用途・特徴

サーフェース	ソフトグラウンド	ファームグラウンド	ハードグラウンド	アーティフィシャルグラウンド
タイプ	SG（取替え式・固定取り替えミックス）スタッド	FG（固定式）スタッド	HG（固定式）スタッド	AG（固定式）スタッド
用途	芝足の長く柔らかい天然芝 雨天で柔らかくなった土のグラウンド	通常の天然芝 ハイブリッド芝	堅い土のグラウンド 芝足の短い人工芝 学校の校庭（シンダーグラウンド）等	ロングパイル人工芝：ラバーチップ入 ハイブリッド芝 クッション性に富む新素材人工芝
特徴	貫通性重視の取替え式ロングスタッド ねじ込み式，差込み脱着式	芝でのグリップ，貫通性に富む 多種多彩のスタッド形状を選択可能	FGスタッドより短く，接地面が広く低重心 貫通性は低いが突き上げ感の軽減重視	人工芝での引っかかりを軽減 切り換え（カット）時のスムース性

アウトソール（スタッド）の選択セグメントである。メーカーによりよび方は異なるが，市場では表2に示すそれぞれのタイプが選択可能となっている。

また，最新のハイブリッド芝（天然芝／人工芝）に対応する際には，選択肢が個人の趣向に左右される（表2，図6）。

1）スパイクの磨耗状態と原因の究明

交換時期を迎えたスパイクの磨耗状態を注視すると，足の癖，足部負担受動部，足とスパイク形状の相性等が推定できる。

下記はユーザーのスパイクを検証した際の磨耗・変形状態と原因を推定した例である。該当する状態を確認した場合は，原因（誤ったフィッティング，サーフェース，使用環境，癖，等）を解

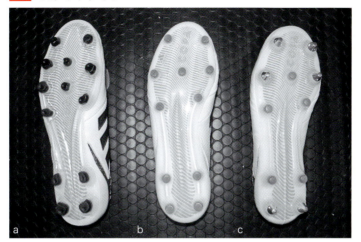

図6 スタッドタイプ

a：HG/AG，b：FG/AG，c：SG

明，確認し，後述のようなスパイク選択を勧めたい。

①アッパー外側部のはみ出し変形

　a．足の骨格形状とスパイクの基本形状（ラスト形状）が一致しない：カーブタイプの骨格形状にストレートラストのスパイクを着用し，スパイクの外側部（第5指から第5中足骨部分）がはみ出す。または逆にストレートタイプの骨格形状にカーブラストのスパイクを着用して起こる。

　b．サイズ違い：スパイクの適正サイズ以上／以下の足幅，足囲。

　c．濡れたままの継続使用（特に天然皮革製品の場合）およびメンテナンス不足

②ヒールカウンターの変形

　a．ヒールカウンター強度不足

　b．姿勢（関節可動連鎖）から生じる偏加重：過度のO脚（内反足），X脚（外反足），過回外（オーバープロネーション），過回内（オーバースピネーション）。

　c．着脱の際，踵を踏んで歩くことによる変形

③スタッドの偏摩耗

　a．基本反復動作（走る，止まる，曲がる，蹴る，ジャンプ）時の偏加重

　b．足部形状の相違

　c．姿勢（関節可動連鎖）から生じる偏加重：過度のO脚（内反足），X脚（外反足），過回外，過回内による，不均等地状態。

　d．スタッドの誤選択：ソフトグラウンド用，ファームグラウンド用をハードグラウンドで使用。

　e．移動用（普段履き）としての着用

④シュータン部が完全にふさがらない／足が挿入できない

　a．ハイアーチ（甲高）

　b．足幅／足囲がスパイクの適正サイズ以上

　c．スパイクのデザイン

⑤全体的な磨耗変形

　a．サイズ違い：極端に小さい，または大きい。

　b．姿勢，基本動作，偏加重位置の問題

　c．メンテナンス（手入れ）不足と，誤った保管環境や方法

8）ベストフィットのスパイク選択を目指すには

　メーカー，タイプ，サイズによって選択しても，それぞれ個体差が確認されるため，サイズ表示はあくまでも目安とし自身のサイズ数値に対す

る固定観念は捨てるべきである。

例えば，同一（メーカー／タイプ／サイズ）スパイクを数足同時に試履きした際，それぞれに装着感が違うことに気がつくことがある。それは製造工程中に生じる環境（温度／湿度）の変化や，手作業〔縫製，ラスティング（足型でアッパー形成する作業），接着，組み立て作業等〕が含まれることにより，微妙な個体差が生じるためである。しかしこの個体差は厳正な品質検査（QC）で不合格となるほどではない微少な差である。

以下は，購入時の注意，確認事項である。

① 新旧モデルの価格差

特に仕様の大きな変更がなければ，新旧の違いが個人別フィット感，パフォーマンスの良し悪しに影響することはない。

② 購入／入手時のフィット感

試し履きでの感覚は，実際にプレーで着用したときの感覚とは異なることが想定される。

以下は，購入時の試し履きの注意点である。

　a. 通常着用するソックス，装具，テーピングを準備装着しているか：スパイクサイズの再確認。

　b. 要求に応じたメーカー，タイプ，サイズ，機能，フィット感等の比較をしたか：前述の「サッカースパイクに要求される機能」を参照。

　c. 違和感の有無：足部の異常圧迫，突き上げ，圧痛，しびれ，まひ等，発生の有無。

　d. 自然姿勢が維持できるか：直立位から攻守姿勢，ジャンプ着地時に正常姿勢が維持できるか。

　e. 加重位置に偏りがないか：動作を想定したスタッド全体への適正加重感覚の確認。

　f. 各関節可動・連鎖がスムーズか：趾節関節（屈曲ポイントの適度な剛性＋柔軟性），足関節周辺，膝，股関節までの屈曲／伸展，内反／外反，等の関節可動連鎖が円滑に行えるか体感する。

　g. 局部的突き上げ感の有無：神経性圧痛点の回避（店舗内でのピッチ感覚のチェックは難しい）。

③ さらなる注意点

　a. 誤ったサイズ・足部形状の選択

　b. フィッティング無視でデザインや流行色，人気選手の使用モデルを基準に選択

　c. メーカーや店舗の宣伝広告に惑わされる

　d. サーフェースにあわないスタッドの選択

　e. フィッティング無視で，廉価品，型落ち品など，低価格優先の選択

　f. チーム，指導者やスポンサーからの指定品着用

　g. 成長を見越したオーバーサイズの着用

既にスパイクの誤った選択，使用状況が原因かもしれない異常動作の発生や，身体異常を経験した場合は専門医師や，サッカーコーチ，専任アスレティックトレーナー，スパイクフィッティングの専門家にアドバイス，解決策を仰ぐのが急務である。

足部を保護し，競技パフォーマンスを助長するべきサッカースパイクが障害起因となるのは，選択者の知識，理解，自己管理能力が問われた結果でもあるといえよう。加えてサッカースパイク保持の点で，衛生面の配慮には格別の注意を払いたいものでもある。

3 スポーツ用成型インソールについて

サッカースパイクの適切な選び方については前述したが，適正な選択作業を達成したとしても，使用経過に伴うさまざまな要因によりスパイク本来の機能が低下し，足や身体に違和感を覚え，ときには疲労性慢性障害に陥る等の問題が発生することが懸念される。

このような状況下，販売店，サッカー指導者，サッカーに携わる医療従事者，さらにはスポーツ

医学専門医師等にスパイクの再検証を依頼すると，オーダーメイドインソールの作製装着を推奨される場合がある。これは，足底挿板，足底板，オーソティックス，"成型式インソール"（以下，成型インソール）等，よび方はさまざまであるが，要はスパイク入手時に装着されている既製インソール（中敷き）の代わりに，自身の足部と体型の採寸・測定，動作分析データ等をもとにオーダーメイドしたインソールに交換装着することである。そして，この成型インソールを作製・装着することにより，抱えていた足部に起因する問題への対策と諸々の効果が期待でき，「足＋スパイク」の装着感向上，機能回復改善，障害予防用装具となり得るものである（図7）。

以下の内容は，成型インソールの基礎知識ならびに，筆者がサッカースパイク用成型インソールを作製する際の過程と使用にあたっての注意点を記述したものである。

近年，多種多様の成型インソールが存在するなかでの1例に過ぎないことを述べておくとともに，サッカー競技者への有益・有効な成型インソール導入のヒントとなることを期待したい。

1）成型インソールの装着効果とは

スポーツ用成型インソールの作製過程や製法は，国，理論，哲学，足病医学（病理学），素材，用途・目的等により多種多様だが，採用に際し下記に示す効果達成が期待できるだろう。

①フィット感・足裏感覚向上

足底部とスパイク内に生じる隙間やズレが解消され，足とスパイクの一体感や快適性が向上する。

②衝撃吸収・疲労軽減

スパイクに本来欠如しているクッション機能の向上により衝撃が軽減され，アーチ部のサポートによる足部から下肢部の血流向上により，下肢部の浮腫み，疲労物質蓄積軽減効果が得られる。

図7　成型インソール

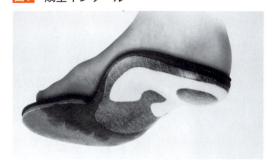

③安定性向上

スパイクに本来欠如している安定性の向上により，足底部接床時からの関節可動域安定性改善と下上肢への関節連鎖運動の円滑化，バランス補助や過回内／過回外動作から発生するとされる下上肢への障害要因を軽減する。

④障害・再発予防

疲労性障害の要因が軽減される。例としては，足底筋／筋膜炎，アキレス腱炎，膝蓋靭帯炎，鵞足炎，腸脛靭帯炎，中足／脛／腓骨等の疲労骨折，足関節捻挫，膝関節半月板損傷，膝関節靭帯損傷，姿勢矯正，などの障害を予防する。

⑤医療目的（障害受傷中）

治療・リハビリテーションの目的において，姿勢矯正等の役割を果たす。

⑥パフォーマンス向上

上記の効果が達成されることにより，パワー伝達，反応時間，疲労軽減等のプラス効果が得られる。

2）スポーツ用成型インソールの種類と使用素材（図8）

①形状
　a．フルレングス（底面形状）
　b．ハーフレングス（中後足部）

②コア（芯材）素材
　a．ソフトタイプ：発泡スポンジ系，発泡ラバー系，フェルト

図8 スポーツ用成型インソール各種

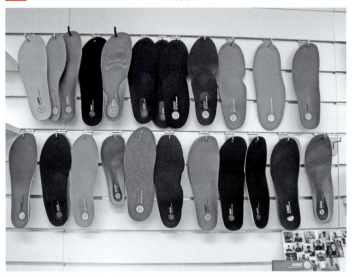

　b. セミリジッド（セミハード）タイプ：硬質発泡スポンジ，合成ラバー，サーモプラスター系（熱成形プラスチック系シート）

　c. リジッド（ハード）タイプ：硬質プラスチック，カーボン（炭素繊維），合成コルク材

　d. 足底神経刺激タイプ（主にソフト／セミハード）：足底部の刺激ポイント（メカノセンサー）に突起状のスポンジ，ラバー素材を配置

③表面素材（トップシート）

　a. 発泡スポンジ系素材（EVA，ポリウレタン），ビニール，ナイロン／ポリエステル メッシュ繊維，天然／合成皮革，木綿パイル生地，反発性／衝撃吸収性素材

3）成型インソールの作製過程（図9）

以下は筆者のサッカースパイク用成型インソール作製過程の実例を述べたものである。

　a. 問診，個人データ／ファイル作成

　b. 足部採寸（フットプリント），測定：足長，足幅，足囲

　c. 足底動作分析：足底部観察→ポドスコープ（足裏鏡，スタティック／ダイナミック・スキャニング）

　d. 適正立位姿勢にて足型形状採取：足底凹足型作製→石膏充填→成型インソール形状採取用凸足型完成

　e. 成型インソール用素材選定：スパイクタイプ，用途，機能，既往歴別

　f. インソール素材過熱成型：石膏凸足型上に加熱済みインソール素材を圧縮成型

　g. スパイクに挿入装着：スパイク内部底面形状に成型インソールを裁断，スムージング

　h. 足入れ／試履き：装着感確認

　i. フィールドテスト：練習／実戦使用

　j. 必要に応じた微調整：角度調整，削取または補強パーツ取付

　k. 追加作製時のための石膏型保管

4）成型インソール作製，使用についての注意点

成型インソール採用の利点としては前記した通りだが，その効果を得るためには以下の項目を理解し対処する必要がある。また，マイナス要因も発生する可能性があるので，使用開始後も製作者

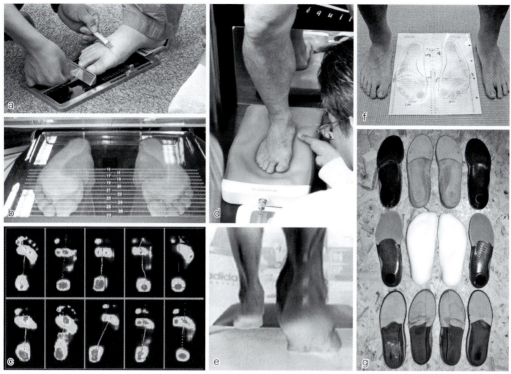

図9 成型インソール作製過程

a：足部採寸，b：ポドスコープ観察，c：足底スキャナー，d：足底形状採取，e：歩行動作観察，f：フットプリント作成，g：石膏型＋成型インソール作製例

や医療関係者との連携を維持しフィードバックを欠かさず，理想的装着効果を獲得できるよう努めるべきである。

①作製時の対応

スポーツ用品販売店から病院等の医療機関（義肢装具製作機関）まで，製作者の製法の違いにより新規訪問時から完成までにかかる時間はさまざまであり，最短で30分から最長1カ月ほどの相違が確認されている。また，同一品の追加分作製時も同様である。

②価格帯

成型インソールはスポーツ用品店，成型インソール専門店から義肢装具作製専門機関（医療機関からの処方箋にて社会保険控除対応を受けた場合）でのオーダーが可能となっている。購入者が支払っている価格は，約15,000～30,000円（税別／仕様別，2018年現在）が一般的といえよう。追加作製については新規価格より安価となる場合もあるが，保険控除を受けた場合は対応期間満了未満では新規対応時より高額となる場合があるので確認が必須となる。

③耐久性とメンテナンス

サッカースパイクに付随している既製インソールは一般的に耐久性に乏しいのは理解しなければならないが，高額な成型インソールでも使用条件や管理方法によって耐久性の格差が生じる。特に砂分を多く含んだ土のサーフェースでの使用は，スパイク内に侵入した砂塵がサンドペーパー化しインソールの素材にダメージを与える可能性が大きい。その予防として砂塵の侵入を極力最小限に

留め，随時砂塵の排除に配慮しなくてはならない。

また，雨天使用後や多発汗後の湿気は雑菌の繁殖を促すので，成型インソールを取り出し除菌洗浄剤等で拭き取り後，陰干し乾燥やシューズ専用乾燥器等を利用し速やかに乾燥させ，適切な処置で除菌抗菌（皮膚疾患予防）を施さなければならない。以上は，成型インソールの適正管理のみに限らずスパイクの耐久性向上にも通ずるものである。

1足の成型インソールの寿命は，仕様，タイプ，素材，使用環境により相違があるが，1足のスパイクの寿命を迎え2足目のスパイクに入れ替え装着する場合，製作者によりメンテナンスを受け磨耗部の修復再生作業を施すのが，継続使用を臨むには適切な処置である。しかしメンテナンスを行わず継続使用を強行した場合，作製時と同一の機能，有効効果は約束されない。

④製作者へのフィードバック

成型インソールと身体との順応時間は個々によりさまざまである。装着直後から機能，効果が顕著に現れる場合は理想であるが，時間の経過をみても期待した効果や感覚を覚えず，逆に新たな違和感が発生した場合には製作者への速やかな報告と対応を受けることが賢明である。その違和感はときによって効果の現れの初期反応であるかもしれないし，障害初期の症状という恐れもある。インソールの採用理論によっては，装着順応期間を設ける場合もある（例：初日1時間，2日目2時間……，1週間目7時間，以後通常装着）。

⑤成型インソールと新スパイク

前述のスパイクの形状は，ラスト形状から反映されたものである。スパイクに成型インソールを装着した場合，インソールの形状はラスト基本形状（スパイクの基本形状）に準じた形状となる。もしラスト形状が異なるタイプのスパイクを選択し履き替える場合は，現行の成型インソールをそのまま装着するのではなく製作者にメンテナンスを委ね，新スパイク用の仕様変更を依頼するのが必須である。

理想的にはスパイクタイプの大幅変更があった場合には，同時に成型インソールの新調が望まれる。

5）成型インソールのマイナス要素

以下に成型インソールのマイナス要素を述べる。

a. 高価格
b. 耐久性と費用対効果
c. 作製過程に時間を要する
d. 複数作製時に生じる微妙な個体差
e. 種類・製法が多岐複雑に渡り，選択が難しい

4 おわりに

近年，スポーツ用具，特にサッカースパイクの多種多様化，多機能化が進むにつれ，ユーザーの選択肢が膨大，複雑化している現状は前述した通りである。以上，述べてきたサッカースパイク／成型インソールの知識の概論を理解・応用し，個々の活動において適切な指導を遂行されることを望みたい。

また，本書を活用しサッカー競技，指導の場において，パフォーマンスの向上と障害予防に最大限役立つ知識，理解，実践力を修得されることを期待したい。

（小関信人）

資料提供

アディダスジャパン株式会社

シダスジャパン株式会社

10章

サッカー選手の内科的疾患

消化器

　消化器とは食物の消化吸収に関連する臓器であり，食物が通過する口から食道，胃十二指腸，小腸（空腸，回腸），大腸，肛門までの器官に加え，肝臓，胆嚢，膵臓も消化吸収に必要な臓器である．消化器の疾患は多岐にわたり，実際に臨床の現場で遭遇する頻度も高い．また，食物の消化吸収は，選手の持久力，瞬発力も含めたパフォーマンスに大きく影響するので，消化器の機能を良好に保つことは，選手のコンディショニングを行ううえで最も重要な要素の一つである．

　本項では，消化器疾患について，運動に関連する病態（急性スポーツ障害）や，海外遠征や集団生活の際に問題となり得る消化管感染症（感染性腸炎・食中毒・旅行者下痢症），肝炎（A型，B型，C型肝炎など）のほか，ストレスとの関連が深いとされている機能性消化管障害（機能性ディスペプシアおよび過敏性腸症候群）について概説する．

1 急性スポーツ障害

1）腹　痛

　長距離を走ると腹痛を生じることがある．運動に伴う腸管の血流減少，胃や腸の内容物の停滞，脱水などが関係すると考えられる．また，運動中に脇腹が痛くなること（side stitch）があるが，横隔膜や肋間筋の血流不足や腸管ガスの移動なども関与すると推定されており，運動を中止ししばらくすると症状が改善する場合が多い．

　運動中の腹痛の予防策としては，①運動前に食べ物を摂る場合は消化に良いものにし，食物繊維の多いものは避ける，②運動中はこまめに水分摂取をして脱水を防ぐ，③腹筋を鍛えると運動中の内臓の振動が抑えられる可能性がある，④ウォーミングアップをきちんと行う，などが挙げられる．

2）下　痢

　長距離のランニングでは，ランニング中およびランニング直後の排便衝動や下痢の頻度が高いといわれている．これはランニングにより腹部臓器が上下動することが関係しているといわれている．また，運動前の食事（食物繊維の多いものや脂質含有量の多いもの）や試合前の精神的緊張なども影響するといわれる．

2 腸管感染症（感染性腸炎・食中毒・旅行者下痢症）

　海外遠征や合宿などの集団生活において，感染症を予防することは重要である．感染が疑われる自覚症状が出現した場合には，本人のために速やかに適切な治療を受けるとともに，発端者が感染源となって周囲へ感染を拡大させないための具体的な生活指導を行う．事前に感染性疾患の特徴的な症状や病状の経過についても説明し，過度な不安感を取り除くようにする．

　成人の場合，腸管感染症は軽症で短期間の治療で治ることが多く，脱水の治療としての補液などが中心となり，重症例に対してのみ抗菌薬の投与を考慮する．また，原則として，下痢を無理に止めるような薬を自己判断で内服して病原体を体外へ排出することを妨げないよう指導する．

　感染性腸炎は，病原微生物が原因となり，細菌性，真菌性，ウイルス性，寄生虫性に分類される．そのうち飲食物を媒介として発症するものを特に"食中毒"とよぶ．食中毒には自然毒によるものや化学物質によるものも含まれるが，約9割を微生物が占め，そのうち約8割が細菌性で，特にサルモネラ属菌，腸炎ビブリオ，カンピロバクターが全体の6割以上を占める．しかし，その一方で小型球形ウイルス（ノロウイルス）による食中毒の増加も認められる．実際に下痢，嘔吐，発熱，下血などの症状が出現するまでにかかる時間は，食後30分〜2週間までとさまざまであり，原因を特定することが難しい場合もある．以下，発生頻度が高く特に注意を要するものを中心に解説する．

1）細菌性食中毒
①感染型
　食品に付着して増殖した細菌を経口摂取し，その菌が主に腸管内で増殖して腸管粘膜に直接浸潤することにより発病する．潜伏期はおおよそ12時間〜5日間（長いものでは1〜2週間）である．一般に発熱を伴うことが多く，抗菌薬が有効である．

a. サルモネラ属菌
　サルモネラは，少量の菌でも感染・発症し，高熱を伴うため，幼児や高齢者は注意が必要である．原因食品は主に肉，卵であるが，牛肉のたたき，レバ刺し，鶏肉調理品，うなぎ，スッポン，生たまご，半熟玉子焼き，自家製マヨネーズなどには注意を要する．潜伏期間は5〜72時間程度で，腹痛，頻回の水様性下痢，発熱（38〜40℃）を認め，嘔吐，頭痛，脱力感，倦怠感を伴うこともある．

　予防策としては，卵や肉は新鮮なものを低温で扱い十分な加熱調理をすること，洗浄消毒を徹底し食材を取り扱った手指や調理器具を介した二次感染防止に努めることである．

b. 腸炎ビブリオ
　魚介類に付着した菌が不適切な取り扱いによって増殖し，食中毒の原因となる．一般に5〜6月頃より増加し，7〜9月に最も多くなる．原因食品は，生の魚介類が多いが，二次汚染された野菜などにも注意を要する．潜伏期間は10〜24時間程度（2〜3時間のこともある）で，激しい上腹部痛，下痢に加え，発熱，嘔気・嘔吐を伴う場合もあり，稀に重症化し死亡する例も報告されている．

　予防策としては，魚介類は調理前に流水でよく洗い流し十分加熱すること，同じまな板などで野菜類を切らないようにすることである．また，遠征中や大切な試合の前は，むやみに生食などしないようにする．

c. カンピロバクター
　家畜，ペット，野生動物，野鳥など，あらゆる動物が保菌しているので，動物（鳥類など）の糞にも注意を要する．原因は加熱不十分な鶏肉，牛

刺し，飲料水，サラダなどである。潜伏期間が2〜7日（平均2〜3日）と長く，少量の菌でも食中毒を起こし得る。また低温に強く，冷蔵庫内の4℃でも長期間生存するが，十分な加熱で死滅する。症状は，1日10回以上の下痢と腹痛，血便の頻度が高い。予防策としては，手指と調理器具の洗浄・消毒，加熱・乾燥を徹底することである。

d. 病原性大腸菌

大腸菌はヒトや動物の腸管に存在し通常病原性はないが，いくつかの大腸菌はヒトに対して病原性を有するので注意を要する。感染型と毒素型がある。

便や食肉による二次感染により，あらゆる食品が原因となり得る。ハンバーガーやローストビーフなどにも注意する。予防策は十分な加熱と洗浄・消毒である。

e. その他の菌

詳細については省略するが，ウェルシュ菌，エルシニア，ナグビブリオ，赤痢菌，チフス菌・パラチフスA菌などがある。

② 毒素型

細菌の産生する毒素により早期に（30分〜6時間）症状が出現する。発熱しないことが多く，抗菌薬は無効である。

a. 黄色ブドウ球菌

耐熱性のエンテロトキシン（毒素）を産生する。原因食品として，おにぎり，仕出し弁当，和菓子，シュークリームなどがある。潜伏期間が1〜5時間と短く，嘔気，嘔吐，腹痛を起こし，下痢をするが高熱は認められない。化膿した傷のある手指で調理しないようにする。

b. ボツリヌス菌

熱に強い芽胞を作り，猛毒のボツリヌス毒素（神経毒）を産生する。食後半日〜2日程度で発症し，神経症状が特徴的である。嘔気，嘔吐，複視，眼瞼下垂，めまいなどで始まり，徐々に運動筋まひ，呼吸まひに至り，致死率が高い。原因食品は自家製の瓶詰め，缶詰，ハム・ソーセージなどである。死滅させるには120℃で4分間以上加熱する必要があるため，適切に取り扱われているかどうか不明なものは食べないようする。

c. セレウス菌

エンテロトキシンなどのいくつかの毒素を産生し，その種類によって下痢型と嘔吐型に分類される。芽胞を作るが，100℃で30分前後加熱すれば死滅する。しかし，嘔吐型の場合，毒素は126℃で90分加熱しても安定しているので注意を要する。潜伏期間は1〜5時間といわれ，原因食品は米飯や焼き飯，スパゲティーである。一度に大量の米飯や麺類を作り置きせず，小分けにして10℃以下で保存する。

d. 毒素原性大腸菌，腸管出血性大腸菌

・腸管出血性大腸菌（EHEC）：ベロ毒素産生性大腸菌（VTEC）により，腹痛，血便を起こす。少ない菌量の経口摂取で感染が成立し，潜伏期間は平均3〜5日といわれている。水様性下痢と腹痛を発症し，重症例では潜血を大量頻回に認める。発症後1週間頃に1割の患者で，急性腎不全・血小板減少・溶血性貧血を主症状とする溶血性尿毒症性症候群（HUS）や脳症を発症し，早急に適切な治療を要することがある。

e. コレラ

コレラエンテロトキシン（毒素）を産生する。患者の便や嘔吐物に含まれた菌で汚染された飲料水や食品を介して，経口感染する。潜伏期間は数時間〜5日（平均1〜3日程度）で，激しい水溶性下痢と嘔吐が主症状である。通常，発熱や腹痛は起こさない。重度の脱水症状からの重症化例も多く，早期の治療開始が必要である。

2）ウイルス性食中毒

① ノロウイルス

成人では，ウイルス性腸炎の50〜60％はノロ

ウイルスが原因とされ最も多い。細菌性食中毒は夏場に多いが，ウイルス性食中毒は冬場に多い。潜伏期間は1〜3日とされ，嘔吐，下痢に感冒様症状（発熱は38℃以下）を伴い，通常3日以内で回復する。原因は，ノロウイルスに汚染された水やカキなどの二枚貝が多い。また，二次感染に注意が必要で，抵抗力が落ちている人は少量のウイルスを摂取しただけでも発症する。

予防策として，感染者の便や吐瀉物に接触したり，飛散したものを摂取したりしないようにし，汚物を処理する場合には，必ずマスクとビニール手袋などを使用する。また，通常のアルコール消毒液では不十分で，塩素系の消毒液が必要である。汚染された床などは塩素系漂白剤を含ませた布で被い，しばらくそのまま放置した後に丁寧に拭き取る。

②ロタウイルス

小児の冬季下痢症である。潜伏期間は1〜3日であり，嘔吐と激しい白色水様便を発症し，重度の脱水を呈する。

③A型肝炎ウイルス

ノロウイルス性胃腸炎と同様に食品や水を介して経口感染し，ウイルスは食品の中では増殖しない。感染源として井戸水やカキなどの二枚貝が疑われている。潜伏期間は15〜50日あり，肝機能障害，嘔吐・下痢，38℃以上の発熱，全身倦怠感，黄疸が出現する。

一般に一過性感染で慢性化することはなく予後良好であるが，約0.5〜1%に劇症肝炎を引き起こし致命的になることもある。また，数カ月間の療養が必要であり，選手としての活動が著しく制限される。日本国内では感染の機会が減少し，A型肝炎の防御抗体をもたない人が全人口の8割以上にも上る。特に若者は抗体をもたない人がほとんどであり，汚染地域への渡航の際には，衛生管理とワクチン接種が推奨されている。

A型肝炎ワクチンは，16歳以上を対象に2〜4週間隔で2回接種し，さらに初回接種後24週間経過した後に追加接種する。長期（約5年程度）に抗体価を維持するためには3回接種が必要であるが，早急に免疫を獲得したい場合は2回（0週と2週）接種とする。接種後4週間後には抗体を獲得する人が多い。あらかじめ時間に余裕をもって接種のスケジュールをたてることが重要である。

3) 旅行者下痢症

アスリートが海外遠征時に下痢になることは珍しくない。海外旅行先へ到着後数日以内に下痢がみられる場合を旅行者下痢症とよぶ。旅行先に到着してから5日以内に海外旅行者の半数以上（旅行先が発展途上国の場合は7〜8割）が下痢をするといわれている。

原因としては，①疲労による体調の変化，②不安やストレスからの精神的要因の胃腸障害，③水質（ミネラル分の多い硬水）や食物（油や香辛料など）の違い，による一過性の胃腸障害が多い。④ウイルスや細菌，あるいは寄生虫による病的なものは全体の約2割程度である。海外旅行先により原因菌が一部異なる（表1）。

病状の経過として，①，②は比較的短期間で改善されることが多く，③は数日で改善する人もいるが，10日以上下痢が持続する人もいる。本人は生ものや水・氷などを摂取しないよう注意していたつもりでも，食器や果物が汚染されていたのを知らずに病原菌を経口摂取してしまったというケースも少なくない。軽い下痢は1〜2日で治まるが，激しい下痢，頻回の下痢，血液が多量に混じっている下痢などの場合には，速やかに専門医を受診することが必要である。下痢のときは脱水の予防が重要で，糖分と電解質を含んだ飲料を摂取する。乳酸菌などの整腸剤はどのような下痢でも基本的には使用できる。

海外では，下痢の予防として生水（水道水）を

表1 旅行者下痢症の原因

渡航先			
発展途上国		北米やヨーロッパ	
・腸炎ビブリオ ・ナグビブリオ菌 ・サルモネラ属菌 ・病原大腸菌 ・ブドウ球菌 ・A型肝炎	・アメーバ赤痢 （性行為感染症） ・赤痢 ・腸チフス ・コレラ	・腸炎ビブリオ ・ナグビブリオ菌 ・サルモネラ属菌 ・ウェルシュ菌 ・病原大腸菌	・セレウス菌 ・貝毒 （カキやアサリなど） ・赤痢 ・腸チフス

そのまま飲まず，信頼のおけるミネラルウォーターなどを飲むようにする．生水から作った氷も，生水で洗うなどした生野菜やカットフルーツも下痢の原因になるので注意する．なるべく加熱した食品を摂るようにする．

3 ウイルス性肝炎

1）A型肝炎

前述の「2）ウイルス性食中毒」を参照．

2）B型肝炎

B型肝炎ウイルス（HBV）は，主に血液や体液を介して感染するが，近年，新たな母子感染の発生は激減し，今日では体液を介した性行為感染症（STD）としての位置づけがなされている．一般に，B型急性肝炎の多くは一過性の肝障害であり治る．しかし，近年，輸入感染症として増加しているgenotype Aという遺伝子型のHBVの場合は，約10％の患者が慢性化してしまうことが大きな問題となっている．

潜伏期間は1～6カ月であり，無症状のこともあるが，全身倦怠感，黄疸，食欲不振を自覚し，1～2％が劇症化し予後不良である．

現在，わが国ではリスクの高い人を対象として，任意でB型肝炎のワクチン接種が行われている．その一方で，WHO加盟150カ国のうち，80％以上の国々においてユニバーサルワクチン（予防のため全国民にワクチン接種を行う）が実施されている．また，同居者がB型肝炎キャリア（ウイルスに感染している人）である場合もワクチン接種を推奨している国も多い．したがって，STDのみならず血液感染も考慮すると，合宿生活やコンタクトプレーの多いサッカー選手の場合は，本人が希望すればワクチン接種を行うことが望ましいと考えられる．

B型肝炎ワクチンのスケジュールは，4週間隔で2回，加えて，初回接種後20～24週を経過した後に3回目の接種を行う（合計3回）．ただし，予定通りにワクチン接種を行ってもHBV中和抗体が獲得されていない場合もあり，その際にはさらに1クール追加接種する必要があるので，遠征等のスケジュールに余裕をもって医療機関を受診するように心がける．

3）C型肝炎

C型肝炎ウイルスは，主に血液感染と体液感染（稀ではあるがゼロではない）であり，感染経路として輸血，観血的医療行為，針刺し事故，経静脈的薬物乱用，刺青（タトゥ），鍼治療などがある．現在，実用化されたC型肝炎ワクチンは存在しない．

近年，輸血後C型肝炎はほとんど発生していないといわれている．C型肝炎ウイルスに感染すると7～8割の患者は持続感染し慢性化する．治療をしない場合，数十年の経過で慢性肝炎，肝硬変，肝癌に至る．しかしながら，近年，C型肝炎に対する経口薬の開発，進歩には目覚ましいものがあり，さらなる治療効果が期待されている．

4 機能性消化管障害

　機能性消化管障害（FGIDs）とは，従来の器質的な疾患，例えば，逆流性食道炎，癌などの悪性腫瘍，胆嚢炎，胆石，膵炎，炎症性腸疾患などのさまざま疾患が認められないにもかかわらず，胃もたれ，食欲不振，腹痛，下痢，便秘，腹部膨満感などの消化器症状で慢性的に日常生活が障害された機能性疾患のことである。

　そのうち，胃・十二指腸の部分にあたるのが機能性ディスペプシア（functional dyspepsia；FD），下部消化管にあたるのが過敏性腸症候群（irritablebowel syndrome；IBS）である。

1）機能性ディスペプシア（機能性胃腸症）

　従来は，胃痛，食後の胃の膨満感，胃もたれなどが慢性的に認められても，胃カメラなどの検査を行って明らかな病変が認められない場合には，「特に問題なし」として，経過観察のみとしてきた経緯がある。しかし，その後の研究により，消化管運動異常としての，①胃排出能異常，②内臓知覚異常（脳・中枢神経の問題），③精神・心理異常，の3つが要因となって病態を形成していると考えられている。

　大切な試合が続き，長期にわたり過度なストレスやプレッシャーがかかり，ついには腹痛が悪化し本来のパフォーマンスが発揮できない場合もあるかもしれない。その際に，「単なる精神的なもの」として扱わずに，消化器内科の専門医を受診させることも1つの解決方法と考えられる。

　このような病態があることを選手自身や指導者が理解することが，それまで原因がわからずに不安でいた気持ちを和らげ，治療効果をもたらす可能性がある。

2）過敏性腸症候群

　腹部不快感や腹痛，便通異常が主な症状である。まずは，器質的疾患を除外することが必要である。日本人での発生頻度は男性12%，女性14%といわれている。男性は下痢型，女性は便秘型とされ，排便によって症状が軽快することが多い。

5 まとめ

　サッカー選手が注意すべき消化器疾患として，運動に関連する病態（急性スポーツ障害），腸管感染症，ウイルス性肝炎，機能性消化管障害について解説した。腸管感染症の項目には，一部専門的な知識も含まれるが，より具体的な情報を得ることにより，目にみえない微生物に対して正しい知識を持つ一助になれば幸いである。また，常日頃から，うがい・手洗いの習慣づけや，衛生管理・体調管理を行い，免疫力を高めておくことも重要である。

　ウイルス性肝炎は，一度感染すると選手活動が長期にわたり制限されることが予測されるため，アレルギー等の問題がなければ可能な限りワクチン接種を行うことが望まれる。

　また，これまで「気のせい」として重要視されてこなかった原因不明の腹部症状は，近年，機能性消化管障害として解明されつつある。この脳と腸管との密接な関係を知ることによって，これまでの不快な症状から解放され，より多くのサッカー選手が自身の能力を存分に発揮されることを期待する。

（福島理文・島田和典）

文献

1) 中村郁夫．ビームゲン．肝胆膵．2010；61：1078-82.
2) 東京都福祉保健局 食品衛生の窓：東京都の食品安全情報サイトたべもの安全情報館．
http://www.fukushihoken.metro.tokyo.jp/shokuhin/anzenjoho_index.html（最終アクセス日：2018年10月1日）
3) 厚生労働省検疫所：海外旅行者のための感染症情報．
http://www.forth.go.jp/index.html（最終アクセス日：2018年12月10日）

呼吸器・感染症

　呼吸器という臓器の役割は"ガス交換"である。外界から酸素をとり入れ，体内に生じた二酸化炭素を大気中に放出するのである。つまり呼吸器は外界と通じているため，常に病原微生物や抗原物質，有害粒子状・ガス状物質にさらされている。そのため感染症，気管支喘息，過敏性肺臓炎などの呼吸器疾患が発生する。さらに運動においては酸素の需要が高まるが，酸素のとり入れの役目を果たす呼吸器の疾患はアスリートにとってはパフォーマンスにおいて不利益となりえ，放置できない問題である。本項ではアスリートによくみられる呼吸器疾患を中心に述べる。

1 気管支喘息

　日本のトップアスリートの喘息の有病率はおおよそ11％である[1]。これはサッカースターティングメンバーに1～2名の喘息選手がいる計算となり，アスリートの喘息有病率は決して低くない数字である。世界のオリンピック選手においても，喘息有病率は約8％と同様である[2]。またアスリートにおいては，自覚症状がない，あるいは無症状であるアスリート（いわゆる"隠れ喘息"）が約3％いることも特筆すべき点である[3]。いずれにしても喘息を有しているトップアスリートがいる，言い方を変えれば喘息があっても（コントロールが良好であれば）トップアスリートになれる，といえるであろう。

1）症　状

　発作性の咳，息切れ，胸部圧迫感（うまく息が吸えない）という症状は一般人と共通してみられるが，筆者の経験では，アスリートにおいては運動中の咳が主訴として多く，特に間欠的な運動や持久系運動中によくみられている。さらに間欠的な運動では，運動の途中から"急に動けなくなる"という表現をするアスリートも多く，アスリートに特徴的な症状と考えられる。喘鳴（ヒューヒュー，ゼーゼーという呼吸音）は喘息の特徴的な症状であるが，これを訴えるトップアスリートをほとんど経験しない。

2）アスリートにおける治療

　喘息の病態は簡潔にいうと気道（空気の通り道）の粘膜の慢性炎症あるいは過敏性である。これに対して吸入ステロイド薬を使用する。また，気管支攣縮が生じた場合（いわゆる発作時）には吸入気管支拡張剤を使用する。一般の治療においては原則として喘息予防・管理ガイドラインに基づいた薬物によるコントロールを行うが，アスリートにおいても同様である。しかし一般と異なり，競技を行わなければならないアスリートにとって，症状がないこと，急性増悪がないこと，睡眠が妨げられないことなどは最低限の目標である。さらに最高のパフォーマンスを発揮するのに必要な正常な呼吸機能と，治療による効果をより早期に獲得することが求められる。そのため，実際の治療では重症度に対応したステップより1～2段階上から開始し，効果に応じてステップダウンしていくことが多く，アスリートの満足度も高い。しかし，現役中にステップダウンしていくことは，治療効果の維持と急性増悪の予防という観点から現実的には難しい。

　また，喘息は発作がない限り治療を必要としないと考えるアスリートも多い。しかし慢性炎症や過敏性に関しては治療が必要である。

　アスリートの喘息治療にはもう1つ問題がある。残念ながら喘息の治療薬のいくつかはドーピング禁止物質となっている。常に使用可能な薬

剤，ドーピング検査時の申告が必要な薬剤，呼吸機能検査のなかから適切な検査を行い，治療使用特例（アンチ・ドーピングの章参照）を申請し，許可を得てから使用が可能となる薬剤がある。いずれにしてもスポーツドクターへの確認が必須である。

3）治療とパフォーマンス

治療によってパフォーマンスがどうなるのか，治療を行うアスリートや指導者にとっては興味の対象である。パフォーマンスの向上にはさまざまな要因があり，治療によりパフォーマンスが改善したか否かを証明するのは困難である。しかし，筆者は吸入ステロイド剤の長期間使用により最大酸素摂取量の改善がみられた症例や途中棄権や途中交代を余儀なくされていたアスリートがフル出場可能になった症例を経験していること，また縦断的にアスリートの呼吸機能の経過をみてみると，加齢以外の原因による呼吸機能の低下が予防できることがわかり，治療の有用性を感じている。また隠れ喘息でも，アスリートが望めば治療は行ったほうがよいと考えている。この治療によるパフォーマンスの改善はドーピングによる競技力向上とは当然異なるものであり，きちんと喘息と診断されたうえで治療が行われた結果であることはいうまでもない。

2 インフルエンザ

インフルエンザとは，インフルエンザウイルスに感染することによって起こる病気である。

1）症　状

38℃以上の発熱・頭痛・全身の倦怠感・筋関節痛などが突然現われ，併せて普通の風邪と同様な咳・鼻汁などの症状が相前後して続き，約1週間で軽快するのが典型的なインフルエンザの症状である。いわゆるかぜ症候群に比べて全身症状が強いのが特徴である。

2）診　断

感染拡大を防止するには迅速な診断が重要であるが[4]，最近は，鼻咽頭ぬぐい液を利用してインフルエンザ抗原を検出する迅速診断キットがあり，その検出感度は90％以上と有用である。

3）治　療

抗インフルエンザ薬を使用するのが一般的である。発症後48時間以内に服用することにより，合併症のないインフルエンザでの罹病期間を短縮することが確認されている[5]。発熱期間は通常1〜2日間短縮され，鼻やのどからのウイルス排出量も減少する。なお，症状が出てから48時間以降に服用を開始した場合，十分な効果は得られない。

いずれの薬剤もドーピング禁止物質ではないので，スポーツ現場での薬剤の選択において問題はないと考える。1回投与で治療が完結する薬剤は，その場で服用することにより確実なコンプライアンスが得られるので，アスリートには使用しやすい。一方，点滴静脈薬では，アンチ・ドーピングや大会における"no needle policy"の観点から使用には注意を要する。

4）感染予防

アスリートにおいて感染症は，①感染者のコンディションの悪化，②チーム内感染，という大きく2つの観点から最大限防がなければならない。以下にインフルエンザを予防する有効な方法を述べる[3]。

①流行前ワクチン接種

インフルエンザに対して科学的な予防方法として世界的に認められているものは，現行のインフルエンザHAワクチンである。インフルエンザワクチンは，接種すればインフルエンザに絶対に感染しない，というものではないが，感染後に発病する可能性を低減させる効果と，インフルエンザにかかった場合の重症化防止に有効と報告されて

おり，禁忌者を除き積極的にワクチン接種を行うのが好ましい．

インフルエンザウイルスは，抗原性を毎年のように変化させるという連続抗原変異を起こすため，インフルエンザワクチンは，そのシーズンに流行が予測されるウイルスに合わせて製造されおり，毎年の接種が望まれる．

②飛沫感染対策（咳エチケット）

インフルエンザの主な感染経路は咳やくしゃみによる飛沫感染であり，飛沫を浴びないようにすれば感染する機会は大きく減少する．また感染者がマスクをするほうが，感染を抑える効果は高いといわれている．

③手洗い等

流水・石鹸による手洗いは，手指についたインフルエンザウイルスを物理的に除去するために有効な方法であり，インフルエンザに限らず接触を感染経路とする感染症対策の基本である．インフルエンザウイルスはアルコールによる消毒でも効果が高いため，アルコール製剤による手指衛生も効果がある．

④適度な湿度の保持

空気の乾燥で，気道粘膜の防御機能が低下し，インフルエンザに感染しやすくなるため，適切な湿度（50〜60％）を保つことも効果的である．

⑤十分な休養とバランスのとれた栄養摂取

アスリートにおいては大会でのコンディションを良好に保つためのみならず，感染症対策としても，十分な休養とバランスのとれた栄養摂取が重要である．

⑥行動制限

インフルエンザが流行してきたら，人混みや繁華街への不要な外出を極力控えるべきである．やむを得ず外出して人混みに入る可能性がある場合には，ある程度の飛沫等を防ぐことができる不織布製マスク（不織維あるいは糸等を織ったりせず，熱や化学的な作用によって接着させて布にしたもので，これを用いたマスク）を着用することは1つの防御策である．

5）感染確認後の拡大阻止の対応

インフルエンザ罹患が確認された場合には，発症者の隔離，抗インフルエンザ薬の早期開始，さらに飛沫感染予防，行動制限を同時に行う．また濃厚接触者の接触後予防投与を考慮する．

①隔離

大会や合宿では他のアスリートやスタッフからの隔離が必要になるため，隔離用の部屋の確保が必要となる．また発症者と接触するスタッフの限定，手指消毒，マスク着用を徹底する．

②接触後予防投与

インフルエンザの診断が確定された場合，その発症者との濃厚接触者に対しては，抗インフルエンザ薬の接触後投与を考慮する．接触後予防投与は現在，病院において基礎疾患のあるハイリスク患者への院内感染対策として，積極的に推奨されている[3]．一方，アスリートは一般的なハイリスクの接触後予防投与対象者ではないが，新型インフルエンザでは基礎疾患の有無にかかわらず重症化することもあり，競技への影響やチーム内感染を考えると，接触後投与が考慮されるべきである．アスリートは特別な状況に置かれており，特に大会では短期間での対応を余儀なくされるため，やむを得ず使用するという認識を持ったうえで，少なくとも同室者あるいは一緒に練習や試合を行うアスリートやスタッフには必要な対策であると考える．

6）感染後の競技への復帰

一般的に，インフルエンザ発症前日から発症後3〜7日間は鼻やのどからウイルスを排出するといわれており，また排出されるウイルス量は解熱とともに減少するが，解熱後もウイルスを排出するといわれている．

参考までに，現在，学校保健安全法（昭和33年法律第56号）では「発症した後5日を経過し，かつ，解熱した後2日を経過するまで」をインフルエンザによる出席停止期間としているが，但し書きとして，「病状により学校医その他の医師において感染のおそれがないと認めたときは，この限りではありません」とある．競技への早期復帰を期待されるアスリートにおいては，この学校保健安全法を参考に，本人の体調および感染拡大の可能性の有無を考慮して，チームドクターがケースバイケースで判断していくのが望ましい．また復帰できたとしても，感染力が強いインフルエンザ感染後，数日で体調が完全に回復していないことは明らかなので，発症者のその後の発熱の有無，症状あるいは疲労度など注意深い観察が必要であることはいうまでもない．

3 感染性咳嗽

感染性咳嗽の原因とされる呼吸器感染症にマイコプラズマ肺炎と肺炎クラミジア，百日咳がある．病原体はそれぞれ肺炎マイコプラズマ，肺炎クラミドフィラ，百日咳菌で感染力が強い．これらの疾患で共通してみられる頑固な咳は，適切な治療がないと遷延し，周囲への感染機会を増加させてしまうこと，マイコプラズマ肺炎と肺炎クラミジアは若年健康人に多くみられることから，若いアスリートが集まるスポーツ現場では感染者本人の重症化を防ぐことはもとより，他者への感染予防という観点からも注意すべき呼吸器感染症である．小集団内で毎年小流行を繰り返す感染症でもあり，頑固な咳がみられた場合には，医療機関の受診を勧める．

4 レジオネラ肺炎

レジオネラ菌が原因で，水が媒介物となって起こる肺炎である．管理が不十分な人工的な水まわり，公共および民間施設の温水および冷水の水まわり，循環型のジェット・スパなどと関連して流行するため，長期間使用されていないシャワーや循環式のプール・温泉などを使用する際には注意が必要で，集団感染のリスクも高い．換気を十分行いながらの5分以上のフラッシングは感染のリスクを減少させる．レジオネラ菌の最も一般的な感染経路は，細菌を含むエアロゾルを吸入することで，人から人への直接感染はない．潜伏期間が10～14日，症状としては急速な呼吸困難が特徴的で，呼吸器以外の症状として，消化器症状（水様性下痢，悪心，嘔吐，腹痛）や中枢神経症状（頭痛，脳炎症状）が認められることがある．レジオネラ肺炎は，病気の進行が速いため，急激に重症化し，死亡することもあるので，専門医の受診が必要である．

5 結　核

わが国の結核罹患率は1997年に43年ぶりの増加（10万対33.9）に転じ，その後の対策で10万対13.9（2016年）まで減少しているが[6]，欧米先進国の結核罹患率が10万対3～5前後であることを考えると日本は結核の中蔓延国であり，注意が必要な呼吸器感染症である．わが国における若年の罹患者が外国出生者であることが多いのが特徴である．また発展途上国において結核は日常的に遭遇する疾患であるので，海外遠征が多いアスリートは注意が必要であり，胸部X線写真によるメディカルチェックは早期発見に有用である．症状は咳，痰，血痰，盗汗，発熱であるが，咳や痰が2週間以上続く場合は，結核を念頭に置いて受診をするべきである．結核は空気感染をするので，累積8時間以上感染者と同じ室内空間を共有した人には伝染のリスクがある．

（土肥美智子）

文献

1) 土肥美智子. アスリート喘息. 日医師会誌. 2016；145：s138-9.
2) Fitch KD. An overview of asthma and airway hyper-responsiveness in Olympic athletes. 2012；46：413-6.
3) 土肥美智子, 小松裕, 山澤文裕, 他. 日本オリンピックアスリートにおいて喘息を検出するためのスパイロメトリの有用性. 日臨スポーツ医会誌. 2013；21：670-7.
4) 新庄正宣. 院内感染対策としての抗インフルエンザ薬の予防投与. インフルエンザ. 2014；15：39-44.
5) 厚生労働省. インフルエンザQ＆A.
   http://www.mhlw.go.jp/bunya/kenkou/kekkaku-kansenshou01/qa.html
6) 厚生労働省. 平成28年 結核登録者情報調査年報集計結果について
   https://www.mhlw.go.jp/stf/seisakunitsuite/bunya/0000175095.html

循環器

1 はじめに

　サッカーは世界中で最も競技人口が多いスポーツ競技である．一方で，サッカーは高い運動強度を必要とすることもあり，外傷等の外科的疾患のみならず，心臓突然死を含めた循環器疾患にも注意を払う必要がある．ここ数年，サッカーに限らずスポーツ界全体において，循環器疾患が原因で起こる突然死がしばしば報告されている．現在はプロスポーツの現場から地域レベルの競技に至るまで，突然死の対策として，自動体外式除細動器（AED）を用いた心肺蘇生法などの講習会が各地で開催されており，その関心は高まっている．

　スポーツにおける突然死の基礎疾患としては，半数以上が心血管系の疾患である．わが国の報告[1]に多くみられる急性心不全や急性心機能不全にも心血管系疾患を背景としたものが含まれており，報告されている突然死の基礎疾患の大半は心血管系と推定される．米国では，突然死の基礎疾患として肥大型心筋症の頻度が高く，次いで冠動脈疾患が多いと報告されている[2]．しかし，40歳以上の対象を多く含む研究では，心筋梗塞を代表とする虚血性心疾患の頻度が高いとの報告が多く，欧米とわが国では同様の傾向である[3,4]．本項ではサッカー選手に限らず，運動選手における心臓性突然死の特徴とその対策について言及し，さらにアスリートに比較的多くみられるスポーツ心臓症候群についても概要する．

2 循環器疾患（各論）運動選手における心臓性突然死

　推定200,000人に1人の割合で，一見健康な若い運動選手が運動中に心室頻拍または心室細動を突然発症し急死する．男性は女性に比べ9倍多く罹患し，米国ではバスケットボールおよびフットボールの選手，ヨーロッパではサッカー選手のリスクが最も高い．

　若い運動選手の心臓性突然死には多くの原因があるが（表1），最もよくみられるのは見過ごされていた肥大型心筋症（図1）で，心血管系が原因の突然死全体の約36％と報告されている[5]．また，心血管疾患がなくても，胸壁が薄く柔らかい運動選手は心臓震とう（前胸部に衝撃が加わった後に突然生じる心室頻拍または心室細動）のリスクがある．ここでいう衝撃には，心筋再分極の受攻期（心臓の興奮性が最も高いタイミング）における比較的弱い力で投げられた物体（野球ボール，ホッケーパック，ラクロスボールなど）によ

表1　若年運動選手における心臓性突然死の主な原因

- 肥大型心筋症
- 心臓震盪
- 冠動脈奇形（左主幹冠動脈起始異常など）
- イオンチャネル病（QT延長症候群，Brugada症候群など）
- 心筋炎
- 大動脈瘤破裂
- 不整脈源性右室心筋症
- 大動脈弁狭窄
- 早期アテローム硬化性冠動脈疾患
- 拡張型心筋症
- 冠動脈攣縮
- 心サルコイドーシス
- 心臓外傷

る打撃，他の選手との衝突などが該当する。若年のマルファン症候群においては，大動脈瘤破裂により死亡することもある。

一方，高齢運動選手の心臓性突然死は，一般に心筋梗塞などの冠動脈疾患が原因である（図2）。

心筋梗塞は一般的に，高血圧，糖尿病，脂質異常症，喫煙などの生活習慣病により冠動脈が動脈硬化性変化を来し発症する。運動選手ではそれに加え，脱水などによる血液凝固亢進や運動ストレスによるアドレナリン分泌なども発症に関与しているため注意が必要である。

3　循環器疾患（各論）不整脈性失神と突然死

心停止や頻脈発作などの不整脈のために，脳への血流が低下または停止し，その結果，意識障害（失神）発作を起こすものをアダムス・ストークス発作という。その発生原因は徐脈性不整脈と頻脈性不整脈とに大別されるが（表2），これらの診断には失神発作の状況や，既往歴，家族歴の聴取，心電図や心エコー検査による基礎疾患の検索に加え，必要に応じてカテーテルを用いた不整脈の精密検査である電気生理検査が有用である[6-8]。

図1　閉塞性肥大型心筋症

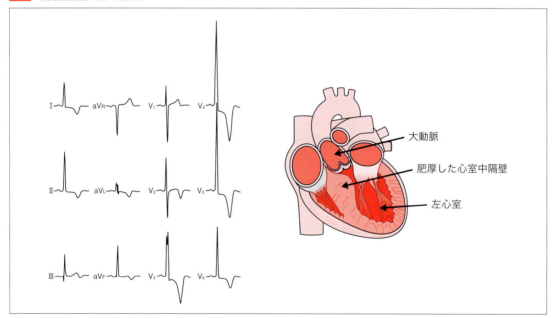

V_5誘導のR波高は5.5mVと著明な高電位を示し，V_3～V_6誘導で深い陰性T波を認める。心室中隔壁は肥厚し左室流出路狭窄による心拍出量の低下がみられる。

図2 急性心筋梗塞

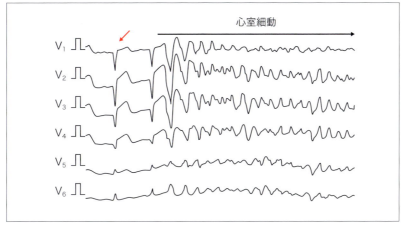

心筋梗塞に特徴的な心電図変化（ST上昇：➡）を認め，心室細動が誘発されている。

表2 失神・突然死を来たし得る不整脈

1. 徐脈性不整脈
   - 洞不全症候群（洞停止，洞房ブロック）
   - 房室ブロック（Mobitz II型房室ブロック，III度房室ブロック）
2. 頻脈性不整脈
   - 発作性頻拍
       上室性（発作性上室性頻拍，心房細動，心房粗動）
       心室性（心室頻拍，心室細動）
   - 遺伝性症候群（QT延長症候群，Brugada症候群，不整脈源性右室心筋症）
3. ペースメーカー・ICD機能不全
4. 薬剤催不整脈作用

不整脈性失神の多くは前兆を伴わず突然に起こるため，前兆を伴いやすい血管迷走神経性失神との鑑別は比較的容易ではあるが，その鑑別は予後や治療方針を決定するうえで重要であり十分な注意を要する。サッカー選手における不整脈性失神としては，特に頻脈性不整脈に注意を要するため，以下に代表的な不整脈について述べる。

1）頻脈性不整脈
①定義・病態生理
頻脈により心拍出量が低下ないし消失すること

が失神の原因となる。頻脈が数秒で停止すればめまいや動悸で終わる場合もあるが，心拍数が180/分を超える頻拍が持続すると適切な心拍出量を維持できず，その結果脳血流が低下し失神を起こし，突然死にも結びつく。

②分類
a. 上室性頻拍

上室性頻拍症では動悸やめまい，呼吸困難などの症状を訴えることが多いが，心機能が低下した器質的心疾患を有する例に合併した場合には心拍出量が低下し，失神を起こし得る。また，1：1伝導の心房粗動や心房心室間に副伝導路が存在するWPW症候群に合併して起こる心房細動では，器質的心疾患が存在しなくても失神を起こすことがある。

b. 心室頻拍・心室細動

器質的心疾患の合併がない心室頻拍は特発性心室頻拍とよばれ，右室流出路起源と左脚枝起源の心室頻拍が多いが，失神を来すことは比較的少ない。虚血性心疾患，弁膜症，心筋症などの器質的心疾患を有する例は不整脈基質（substrate）が形成されやすく，リエントリー性の心室頻拍を発症し失神の原因となる。このような心室頻拍が持

図3 WPW症候群

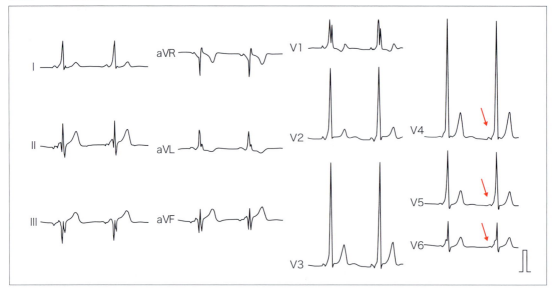

PQ時間の短縮とデルタ波を認める（➡）。

図4 Brugada症候群

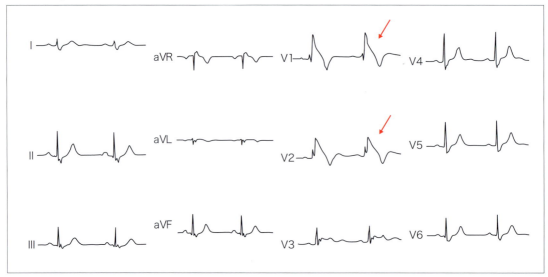

V_1，V_2誘導で不完全右脚ブロックとST上昇（coved型）を認める（➡）。

続し，血行動態が破綻した心室細動へ移行すれば突然死の原因となる。

c. 遺伝性不整脈

QT延長症候群[9]，Brugada症候群[10]，催不整脈性右室心筋症[11]などがあり，心室性不整脈が合併すればいずれも失神や突然死の原因となる。

③診断

失神の原因として一過性の頻脈を疑い，詳細に

図5 QT延長症候群

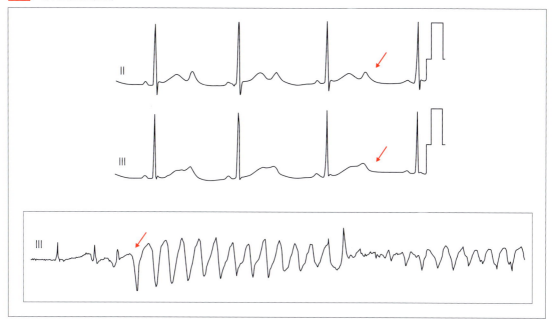

QT時間の著明な延長（0.56秒）を認める。下図では，R on T型の心室性期外収縮から心室細動（torsades de pontes）が誘発されている。

病歴を聴取することが重要である。特に，失神に先行する動悸，運動や精神的ストレスの関与，突然死の家族歴，心疾患の既往，心電図異常の既往，服薬状況などは十分に把握する。身体所見としては，器質的心疾患の有無，心拡大や心不全徴候の有無を確認する。聴診により心不全徴候以外にも，弁膜疾患や閉塞性心疾患を雑音により疑うことができる。心臓超音波検査も器質的心疾患の診断に有用である。

　心電図では，WPW症候群（**図3**），Brugada症候群（**図4**），QT延長症候群（**図5**）に注意する。異常Q波，肥大所見，ST-Tの異常，QRS幅の延長などは心疾患を示唆する。頻脈発作がホルター心電図で捉えられる可能性は低いが，失神を来す頻脈が考えられる場合は入院してモニターを行い，適時，電気生理学的検査（EPS）に移行するのが安全である。EPSでは，プログラム刺激によって頻脈の誘発を試みる。WPW症候群，発作性上室頻拍や心房粗動では誘発率は高く診断的価値も高い。器質的心疾患を有し単形性の持続性心室頻拍が確認されている例では，心室頻拍の誘発率は高く，持続性心室頻拍や心室細動の誘発例では，失神や突然死の危険が高い。失神例のEPSの適応は日本循環器学会ガイドラインに従う[12]。

　その他，失神を来す不整脈として，ペースメーカーや植え込み型除細動器（ICD）の機能不全によるもの，抗不整脈薬などの催不整脈作用によるものもあるため，病歴や服薬状況等の聴取は特に重要である。

④治療

　失神が発作性上室頻拍，WPW症候群，特発性心室頻拍による場合は，カテーテルアブレーションにより根治が可能である。心室頻拍や心室細動による場合は，ICDが最も確実な手段となる。

　個々の頻拍についての治療のガイドラインは既にあるので，これに従う[13]。QT延長症候群やカ

図6　Brugada症候群例におけるICD作動

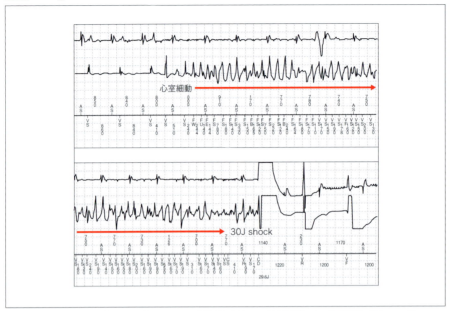

夜間睡眠時に起きた心室細動に対して，ICDが作動（30Jの直流通電）し，洞調律に復している。

テコラミン誘発性多形性心室頻拍による失神および突然死の予防には，β遮断薬と運動制限が原則となるが，症状や突然死の家族歴の有無などを参考にICDを考慮する。Brugada症候群においては，心室細動の既往（蘇生例），失神歴，突然死の家族歴，EPSでの心室細動の誘発性などを参考にICDの適応を検討する。

⑤予後

心原性失神の1年目の死亡率は24％と高い。わが国のICD治療群では，1～3年の観察で40～50％に適切作動が認められている（図6）。予後についてはそれぞれの基礎疾患による。

運動選手の突然死は，肥大型心筋症や心臓震盪，遺伝性不整脈疾患が多いとされているが，最終的には心室頻拍または心室細動による心血管虚脱であるため診断は明白である。心肺停止時の救命処置による即時治療の成功率は20％未満であるが，地域を基盤としたAED設置普及によってこの比率は上昇し得る。

4　循環器疾患（各論）スポーツ心臓症候群

①定義・病態生理

スポーツ心臓症候群とは，ほぼ毎日1時間以上トレーニングをする人の心臓に生じる一群の構造的および機能的変化である。本症候群は無症候性であり，徐脈，収縮期雑音，過剰心音などの徴候があり，心電図異常がよくみられる。診断は臨床的に行うか心エコー検査により行い，基本的に治療の必要はないが，本症候群は重篤な心疾患と鑑別しなければならないため重要である。

激しく長期にわたる持久力および耐久力のトレーニングをすると，多数の生理学的適応が生じる。左室の容量負荷および圧負荷が増大するため，左室の筋肉量，壁圧および心腔サイズが時間とともに増大する。最大1回拍出量および心拍出量が増加し，安静時心拍数の低下および拡張期充満時間の延長をもたらす。心拍数低下は主に迷走

図7 洞不全症候群（Rubenstein分類）

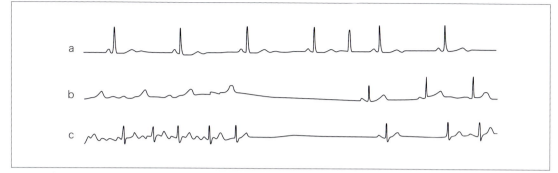

a：Ⅰ型（洞性徐脈）。心拍数47毎分の洞性徐脈であり，スポーツ選手ではしばしばみられる。
b：Ⅱ型（洞停止）。洞調律中に，突然約3秒の洞停止を認める。
c：Ⅲ型（脈頻脈症候群）。心房細動停止時に，洞停止による約4秒の心停止を認める。
b，cはペースメーカ治療の適応となる。

神経の緊張に起因するが，交感神経活性の低下および内在性洞房結節活性を低下させるその他の非自律性因子も一端を担う。徐脈が生じると心筋のO_2需要量が減少すると同時に，総ヘモグロビン量および血液量の増大により，O_2輸送量が増加する。以上のような変化があるものの，収縮拡張機能は正常を保つ。年齢，体格およびトレーニング量が同じ場合，典型的には男性よりも女性の方が構造的変化が小さい。

②症状と徴候

症状は特にない。徴候はさまざまであるが，左室拍動の側方偏位，拡大，振幅増大による胸骨左縁下部の収縮期駆出性雑音（血流雑音），拡張期心室充満が早く急速になるため生じる第3心音（S_3），拡張期充満時間が増大するため安静時徐脈時に最もよく聴取される第4心音（S_4），過動的な頸動脈拍動などがみられる。このような徴候は，激しい運動に適応する心臓の構造的変化を反映するものである。

③診断

典型的にはルーチンのスクリーニング検査または無関係な症状の評価時に所見がみつかる。ほとんどの運動選手には広範囲の検査は必要ないが，しばしば心電図検査を要する。症状から心疾患が示唆されれば，心電図，心エコー検査および運動負荷試験を実施する。

スポーツ心臓症候群は除外診断であり，類似する所見を示すが生命を脅かす疾患（例：肥大型または拡張型心筋症，虚血性心疾患，不整脈源性右室心筋症）と鑑別する必要がある。

心電図は典型的には洞性徐脈を示し，稀に心拍数が40回/分未満となることもある。運動による心拍数の増加が乏しい場合や，徐脈による症状を伴う長い洞停止が認められた場合は洞結節機能障害（洞不全症候群）が疑われるため精査が必要である（図7）。心拍数低下に伴い洞性不整脈がしばしばみられ，安静時徐脈が素因となり心房性または心室性の期外収縮（上室性の移動性調律のほか，まれに心房細動を含む）が増大することもある。

3人に1人に及ぶ運動選手に1度房室ブロックがみつかり，安静時に生じるが運動により消失する2度房室ブロック（主にウェンケバッハ型）も少なからずみられるが，これらは房室結節の機能的な障害であるため治療を必要としない。モビッツ型の2度房室ブロックや3度房室ブロックは房

図8 房室ブロック

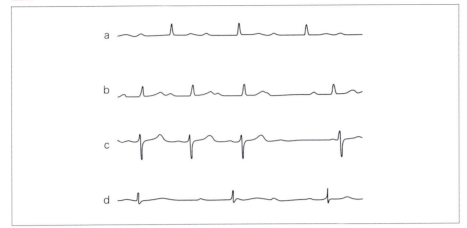

a：1度房室ブロック。著明はPQ時間（0.48秒）を認めるが，房室伝導途絶は認めない。
b：2度房室ブロック（Wenckebach型房室ブロック）。PQ間隔の漸増性延長後に房室伝導途絶を認める。
c：2度房室ブロック（MobitzⅡ型房室ブロック）。PQ間隔の漸増性延長を伴わずに，突然房室伝導途絶を認める。
d：3度（完全）房室ブロック。房室伝導の完全途絶であり，心室拍数（補充調律）は約40/分と著明に低下している。
a，bの心電図所見はスポーツ選手でしばしばみられる。c，dはペースメーカ治療の適応となる。

表3 スポーツ心臓症候群と心筋症の鑑別

特徴	スポーツ心臓症候群	心筋症
左室肥大*	＜13mm	＞15mm
左室拡張終期径**	＜60mm	＞70mm
拡張機能	正常（E：A比＞1）	異常（E：A比＜1）
中隔肥大	対称性	非対称性（肥大型心筋症の場合）
家族歴	なし	存在し得る
運動に対する血圧反応	正常	正常または収縮期の血圧反応が低下
ディコンディショニング	左室肥大が退縮	左室肥大が退縮しない

*値が13〜15mmの場合は確定できない。
**値が60〜70mmの場合は確定できない。
E：A比＝早期と後期の左室流入血流速度の比率

室結節の器質的障害が考えられるため精査が必要である（図8）。波形にみる変化には，下側壁のT波の変化またはストレイン型を伴うQRS波の高電位（左室肥大を反映）および前壁誘導での二相性T波を伴う早期脱分極（安静時に交感神経系緊張が低下することによる不均一な再分極を反映）が含まれるが，いずれも運動により消失する。このほか，前側壁の深いT波逆転および不完全右脚ブロックが生じることがある。心電図の変化は，トレーニングのレベルおよび心血管系機能との相関性に乏しい。

心エコー検査を用いればスポーツ心臓症候群と心筋症を鑑別できるが（表3），心拡大は生理的なものから病的なものまで連続しているため，必

ずしも明確な鑑別ができるとは限らない。一般に，心エコーの変化は，トレーニングのレベルおよび心血管系機能との相関性に乏しい。

運動負荷試験においては，心拍数は軽度の負荷で正常より低く，最大負荷で適度に非運動選手と同等に増加し，運動後は急速に回復する。血圧反応は正常で，収縮期血圧は上昇，拡張期血圧は降下し，平均血圧は比較的一定である。安静時の心電図変化の多くが運動中に減少または消失する。この所見はスポーツ心臓症候群に特有のものであり，病的な状態と鑑別される。しかしながら，T波逆転の偽正常化は心筋虚血を反映している可能性があるため，高齢運動選手の場合は精査を要する。

④ 予後と治療

肉眼的な構造変化は一部の心疾患に類似するが，有害な影響は明らかではない。ほとんどの場合，脱トレーニング（ディコンディショニング）により構造変化および徐脈は退行するが，精鋭運動選手の20％には心腔拡大が残存し，長期データのない現状では，スポーツ心臓症候群が本当に良性であるか否かについては疑問がある。

治療は必要ないが，心筋症と鑑別する方法の一つとして，左室退縮をモニタリングする3カ月のディコンディショニングを要することがある。そのようなディコンディショニングは運動選手の生活を著しく妨げるものともなるため，慎重に適応を検討しなければならない。

5 おわりに

サッカーは幅広い年齢層で行われているスポーツであるが，心臓病や突然死により選手生命を絶たれることも少なくない。突然死の予防のためには，選手の健康診断やメディカルチェックが重要であることはいうまでもない。さらに，選手のみならず指導者が心停止時の緊急対応を知っておく

ことが極めて重要となる。そのためには，サッカー界のみならずスポーツ界全体でしっかりとした対策を講じる必要があり，近い将来，あらゆるスポーツ現場で心臓性突然死が限りなくゼロになることを切望する。

〈林　英守・島田和典〉

文献

1) 村山正博，太田壽城，豊嶋英明，他．本邦成人におけるスポーツ中の突然死の実態と発生機序に関する研究．DMW日本語翻訳版．1993；15：43-60.
2) Maron BJ, Thompson PD, Puffer JC, et al. Cardiovascular preparticipation screening of competitive athletes. A statement for health professionals from the Sudden Death Committee (slinical cardiology) and Congenital Cardiac Defects Committee (cardiovascular disease in the young), American Heart Association. Circulation. 1996；94：850-6.
3) Whittington RM, Banerjee A. Sports-related sudden natural death in the City of Birmingham. J R Soc Med. 1994；87：18-21.
4) Virmani R, Burke AP, Farb A, et al. Causes of sudden death in young and middle-aged competitive athletes. Cardiol Clin. 1997；15：439-66.
5) Maron BJ, Doerer JJ, Haas TS, et al. Sudden deaths in young competitive athletes：analysis of 1866 deaths in the United States, 1980-2006. Circulation. 2009；119：1085-92.
6) Brignole M, Alboni P, Benditt D, et al. Guidelines on management (diagnosis and treatment) of syncope. Eur Heart J. 2001；22：1256-306.
7) Brignole M, Alboni P, Benditt D, et al. Guidelines on management (diagnosis and treatment) of syncope--update 2004. Europace. 200；6：467-537.
8) 井上博，相澤義房，阿部治彦，他．失神の診断・治療ガイドライン．Circ J. 2007；71（Suppl IV）：1049-114.
9) Schwartz PJ, Moss AJ, Vincent GM. Diagnostic criteria for the long QT syndrome. An update. Circulation. 1993；88：782-4.
10) Wilde AA, Antzelevitch C, Borggrefe M, et al. Proposed diagnostic criteria for the Brugada syndrome：consensus report. Circulation 2002；106：2514-9.
11) Corrado D, Buja G, Basso C, et al. Clinical diagnosis and management strategies in arrhythmogenic right ventricular cardiomyopathy. J Electrocardiol. 2000；33（Suppl）：49-55.
12) 山口巌，相澤義房，井上博，他．臨床心臓電気生理検査に関するガイドライン．Circ J. 2006；70（Suppl IV）：1391-462.
13) 相澤義房，井上博，大江透，他．心臓突然死の予知と予防法のガイドライン．Circ J. 2005；69（Suppl IV）：1209-65.

代謝・内分泌

　近年，食生活の欧米化や身体活動の低下に代表される生活習慣の変化は，糖尿病，脂質異常症，肥満などの代謝性疾患の頻度を大幅に増加させている。また，甲状腺疾患などの内分泌疾患患者は，比較的若年から罹患していることも珍しくない。これまで代謝・内分泌疾患を有する患者のスポーツ参加が禁止されるケースもあったが，今日多くの代謝・内分泌疾患患者が，スポーツに積極的に参加し活動している。しかし，代謝・内分泌疾患患者は，過度な運動負荷によりスポーツ障害や突然死を起こすリスクを有することや，過度な運動が禁止または制限されるべき病態が存在することも忘れてはならない。本項では，糖尿病，脂質異常症，甲状腺疾患を中心に，サッカー選手に関連する代謝・内分泌疾患について述べる。

1 糖尿病

　近年の報告では，糖尿病が強く疑われる日本人は約950万人，さらに糖尿病の可能性が否定できない「糖尿病予備軍」を合わせると2,050万人と推定されている（図1）。糖尿病は，インスリン作用不足による慢性高血糖を主徴とし，種々の合併症を伴う。その発症には遺伝因子や環境因子がともに関係する。

　糖尿病は1型糖尿病と2型糖尿病に大別される（表1）。1型糖尿病は，膵臓からのインスリン分泌が欠乏するために起こる。若年発症することが多く，ほとんどの症例で治療にインスリン注射が必要となる。2型糖尿病には，インスリンの分泌量が低下して起こるものと，肝臓や筋肉などの細胞のインスリン感受性が低下するために起こるものとがある。インスリン感受性の低下には，食事や運動などの生活習慣が密接に関係している場合が多い。1型，2型ともに慢性的な高血糖状態が続くと全身の血管が障害され，合併症として網膜症や腎症，脳梗塞，虚血性心疾患（心筋梗塞や狭心症など）等を引き起こす動脈硬化性疾患の発症率が高くなる。また，代謝異常の程度によって，無症状から昏睡に至るまで幅広い病態を示す。

　運動に関係した事故や障害は，本人の健康状態や体力に見合わない過度な運動をしたときや，睡眠不足や飲酒などによる体調不良時，また暑熱環境下で長時間運動をしたときなどに起こりやすい[1]。今日，多くの糖尿病患者がサッカーに積極的に参加し活動している。糖尿病をコントロールするには血糖のコントロールが重要である。インスリン依存の選手が最大限に活躍するためには，血糖を正しい範囲に維持するよう，常に食事摂取とインスリン投与量，さらに運動量に配慮しなければならない。食事，インスリン，運動のバランスがコントロールされることでその効果を発揮する[2,3]。サッカー参加のためには，秩序ある生活習慣が大切であるといえる。また，競技においては，糖尿病のサッカー選手は，運動の直前に食事を摂取し，長時間の運動の場合は，約1時間ごとに経口でのブドウ糖補充を行うことが必要である。糖尿病専門医による医学的評価と計画を行えば，多くの糖尿病患者は問題なく運動に参加することができる。

　糖尿病患者のサッカー選手が抱えるリスクには，低血糖と高血糖がある。糖尿病を有する選手がいる場合は，そのいずれについても，発生したときの対処法について熟知しておく必要がある。なお，インスリンはドーピング禁止物質であり，使用の際は治療使用特例（TUE）措置の適用が必要である。

図1 糖尿病実態調査（厚生労働省）

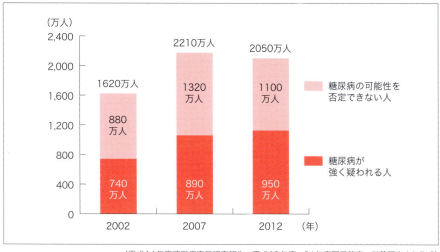

（平成14年度糖尿病実態調査報告，平成19年度，24年度国民健康・栄養調査より作成）

表1 糖尿病の特徴（1型・2型）

	1型	2型
発症年齢	小児期〜思春期	40歳以降
家族歴	少ない	多い
症状の出現	急速	緩徐
インスリンの使用	多くが必要	必要なことがある
膵臓のインスリン産生能	欠如または部分的産生	通常正常または亢進
ケトアシドーシスの傾向	なりやすい	なりにくい

1）低血糖

①低血糖の徴候

インスリンおよび経口糖尿病治療薬を使用中のサッカー選手は，運動中や運動終了後に過度の低血糖やショックを起こすことがある[4]。強い倦怠感，身体衰弱，湿性で青白い皮膚，垂れた瞼，または浅い呼吸などが特徴である。

②低血糖の対応

食事をとり忘れた場合や，激しい運動をして大量のグリコーゲンを代謝した糖尿病を有するサッカー選手は，低血糖を起こすことも稀ではない。運動時には，運動前の補食も含めて注意深く食事計画を立てなければならない。補食には，クッキー，おにぎりなど，複合炭水化物とタンパク質の組み合わせのような比較的吸収の遅いものが勧められる。直近のインスリンを減量する方法もあるが，1型の場合にはインスリンを減量し過ぎず補食で調節する[5]。

2）高血糖

インスリン欠乏時に運動するとインスリン拮抗ホルモンが上昇し，血糖値の上昇を来し，糖尿病性昏睡を認めることがある。

①糖尿病性昏睡の徴候

呼吸困難または息切れ，アセトンが起こす果物

のような呼気臭，吐き気と嘔吐，異常な口渇，皮膚の紅潮，意識混濁，昏睡となり得る意識障害などがある．

②糖尿病性昏睡の対応

糖尿病性昏睡は生命を脅かす危険性が高い．低血糖による意識障害との区別が難しいため，早期発見と速やかな医療機関への搬送が重要である．

2 脂質異常症

脂質異常症とは，血液中の脂質値が正常から逸脱した状態を示す．血液中の脂質のなかで，いわゆる悪玉コレステロールとよばれるLDLコレステロールと中性脂肪の増加は動脈硬化促進の原因となり，その結果として狭心症や心筋梗塞などの虚血性心疾患，脳梗塞，下肢の閉塞性動脈硬化症など，さまざまな疾患を引き起こす．一方，いわゆる善玉コレステロールといわれるHDLコレステロールは，余分なコレステロールを回収する役割があるため，増加すると動脈硬化予防効果があることが知られている．脂質異常症の原因は，遺伝，薬剤の副作用，他疾患の合併症などさまざまであるが，特に食生活の欧米化により，脂質の過剰摂取や肥満が原因となって起こる脂質異常症の増加が近年問題となっている．

単純に血清脂質値が異常値を示すということだけで運動制限をする必要性は高くないと考えられる．脂質異常症の患者に運動をさせる場合には，合併する動脈硬化性疾患，特に狭心症や心筋梗塞などの虚血性心疾患に注意する．一般的なメディカルチェックとともに，胸痛や息切れなどの胸部症状，心疾患の既往，家族に虚血性心疾患の既往がある場合は，心電図検査を行い専門医に相談する．一般的に適切な運動は，消費エネルギーを増大させることによって，LDLコレステロールや中性脂肪の低下治療としても有効な手段になり得る．また，運動強度が高いほど，また運動量が多いほど，HDLコレステロールの上昇効果が知られており，運動の制限や禁忌の対象にならない限り積極的に運動を勧めることも大切である[6]．なお，LDLコレステロールが極めて高値となる家族性高コレステロール血症の患者は，日本人において200〜500人に1人程度の割合と報告されている．LDLコレステロールが180mg/dL以上の選手は，専門医に相談する．

3 高尿酸血症あるいは痛風

多くの運動は，発汗による血液濃縮により血清尿酸値を高めるといわれており，サッカー選手のなかにも高尿酸血症を多く認める．運動負荷が血清尿酸値に及ぼす影響は，運動強度によって異なると報告されている[7]．高尿酸血症では，不注意に高強度の運動を行うと，著しい自覚症状を伴う痛風発作を誘発する可能性がある．それゆえ高尿酸血症のサッカー選手に対しては，トレーニングに軽度な運動内容を加えていくことや，十分な水分補給が重要である．

また，日常生活でのアルコールの過剰摂取を禁止するなど，生活習慣の改善も重要である．

4 甲状腺機能亢進症（Basedow病あるいはGraves病）

甲状腺機能亢進症は稀な疾患ではなく，サッカー選手にも認められることがある．甲状腺ホルモン分泌が過剰となり，頻脈，発汗過多，眼球突出，手指振戦，四肢まひ，体重減少などの特徴的な臨床症状を呈する．検査所見としては，血液検査での甲状腺ホルモン高値，基礎代謝率亢進，糖代謝異常，血清脂質値低値などを認める．また，Basedow病の経過中に，突然症状の悪化と高熱を認める甲状腺クリーゼという状態を呈することがある．急激な経過をたどり，発症より1〜2日で死亡することもある．精神的，肉体的ストレス

や，治療を急に中止した場合などに発症すると考えられている。

運動は，サッカーに限らず治療によって病状が落ち着くまでは行うべきではない。多くが治療開始1～2カ月で甲状腺機能が正常化するが，筋萎縮などが認められる場合にはそれらが回復するまで半年以上かかることがある[8]。

甲状腺機能亢進症においては，頻脈に対して使用されるβ遮断薬に注意が必要である。β遮断薬は，競技中の過度の緊張や動悸を解消する目的で使用されていたことがあったが，競技の種類によってはドーピング禁止物質に挙げられている[9]。

5 巨人症（末端肥大症）

末端肥大症は，高身長の選手が多いバスケットボールやバレーボールほど多くはないが，サッカー競技者にも認められる疾患である。成因は，脳下垂体前葉からの成長ホルモンの分泌過剰である。症候は，視力障害，視野狭窄，女性では月経異常を認めることが多い。また，関節痛を伴うことも多い。合併症として，高血圧，糖尿病，心筋梗塞などが多い。検査所見では，血漿成長ホルモンが著明な高値を認める。

サッカー選手での注意点は，心筋梗塞などによる突然死の危険性である。事前に十分な運動負荷試験を行い，スポーツを行ううえでの危険性を十分に確認しておく必要がある[9]。

（福島理文・島田和典）

文献

1) Stratton R, Wilson DP, Endres RK et al. Improved glycemic control after supervised 8-wk exercise program in insulin-dependent diabetic adolescents. Diabetes Care. 1987；10：589-93.
2) 津下一代，村本あき子，山本直樹，他．運動時のリスク管理に関する調査 健康運動指導士を対象として．平成20年度厚生労働科学研究：地域・職域における生活習慣病予防活動・疾病管理による医療費適正化効果に関する研究 分担研究報告．pp125-132, 2008.
3) 佐藤裕造（編著）．糖尿病運動療法の正しい知識．南江堂，1987.
4) Berger M. Adjustment of insulin and oral agent therapy. Handbook of exercise in diabetes, 2nd ed. pp365-376. American Diabetes Association, 2002.
5) 津下一代．糖尿病の運動療法．臨スポーツ医．2010；27：499-506.
6) 小出清一，福林徹，河野一郎（編）．スポーツ指導者のためのスポーツ医学 改訂第2版．pp200-1, 2009.
7) 伊藤朗，三上俊夫，丹信介．各種運動時の血清尿酸値の動態．尿酸．1984；8：38-47.
8) 黒田善雄（監）．スポーツ医学マニュアル．p363, 診断と治療社，1995.
9) 坂本静男．トップアスリートと内科的疾患 内分泌・代謝疾患．Jpn J Sports Sci．1995；14：331-7.

11章 女子サッカー選手の健康管理

1 女子サッカー選手の身体の特徴[1]

女性アスリートの身体的問題はやせがみられる競技を中心に述べられているものが多く,極端な体重制限を必要としない女子サッカー選手にあてはまらないものが多くみられる。

1）身長

1年間の身長の伸びが最大に達する成長ピークの時期は11.1歳で男子より約2歳早い。9割以上が13歳までに成長ピークを迎える[2]。

2）体重・体脂肪・骨格筋量・除脂肪体重

体脂肪率は男性と比較して高いが,脂肪以外の体重である除脂肪体重（lean body mass；LBM）が低いため,なかでも骨格筋量は第二次性徴以降圧倒的に男女差が出る。一方で,一般女性との比較ではいうまでもなく,他の競技と比較しても骨格筋量が多いのが女子サッカー選手の特徴である。このため,体脂肪率でなく,骨格筋量と相関するLBMを用いて管理を行うべきと提言する[3]。LBMは基礎代謝量の算定の基本で海外ではアスリートの栄養所要量の計算などに用いられているが,わが国では利用されていない。成長に関してLBMの年間最大増加率のピークは男子では成長ピークにほぼ一致する（図1）[4,5]が女性では3〜6カ月遅れる。アスリートでは男子と同様に成長ピークにほぼ一致し,サッカー選手も同様の傾向を示す。LBMは身長と直線的な相関を認め,水泳やテニスでは上肢の骨格筋量の増加が目立つが,サッカー競技は下肢を中心に骨格筋量が他の競技に比べて多い。

3）骨成熟・骨格

骨強度の指標の一つである骨密度の維持に女性ホルモンが重要と考えられているが,成長期の骨強度の獲得にはLBMの増加が重要とされている[6]。骨量の増加はLBMの増加ピークに遅れること3〜6カ月でピークを迎える（図2）[4]。衝撃負荷を加える適度な運動は骨強度獲得に重要と考えられている[7]。成人女性特有の骨盤に変化する過程で骨盤前後径,横径が思春期以降に増加し,横径の増大は膝Q角に影響すると考えられる。

4）月経

3〜7日間の限られた日数で自然に止まる子宮内膜からの出血がみられることで,妊娠をせずに1カ月が経過したことを意味する。

図1 成長ピークと除脂肪体重・骨量増加ピークの関係

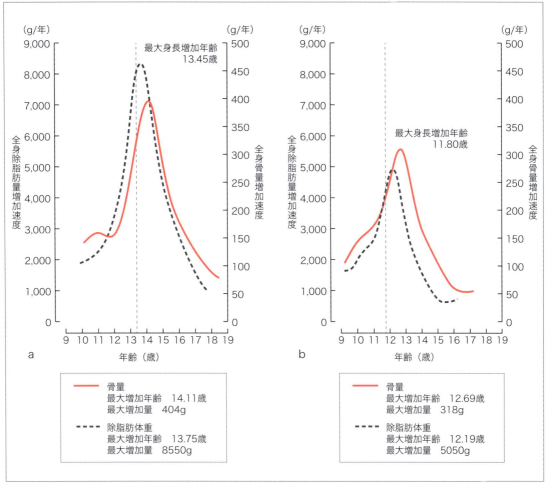

a：男子，b：女子

（鳥居俊．こどもの身体の特徴（総論）．こどものスポーツ障害診療ハンドブック．山下敏彦（編），pp1-7，中外医学社，2013，より）

図2 身長・除脂肪体重・骨量の増加率と初経の関係（一般女性）

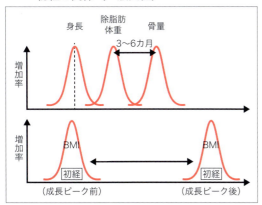

①初経

　はじめて発来した月経。初潮は一般用語。栄養状況の改善で早くなる傾向がみられるが，1990年以降，12歳前後に下げ止まりとなっている。1標準偏差（SD）は1歳前後で，15歳までに発来しない割合は0.1％になり，満15歳以降満18歳未満で初経がない場合を初経遅延と定義された[8]。体格指数（body mass index；BMI）の増加率が最高になった時点に一致し，体脂肪の増加率のピークと一致するとされ[9]，未発来の場合はエネル

図3 卵巣における性腺ホルモン（エストラジオール・テストステロン）の産生

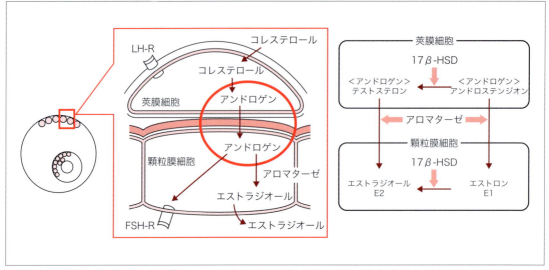

（藤井勝紀，女子運動選手の初潮遅延に関する模索的アプローチ．愛知工業大学研究報告．2000；35：93-8．および佐々木浩．卵巣保護作用とテストステロン．最新女性医療．2017；4：23-8．より改変）

ギー不足と考えられる．発来した場合，従来は成長ピークが終了していると考えられてきたが，成長ピークに先んじて初経が発来することも少なくないことがわかってきた（図2）．

②周期

出血開始が1日目で次の出血の前日までの期間．日本産科婦人科学会では25日以上39日未満，変動が7日間以内が正常と定義されている．3ヵ月以上月経出血がない場合を無月経とする．

③排卵と性腺および性腺刺激ホルモン

排卵は中枢性にコントロールされ，下垂体から分泌される卵胞刺激ホルモン（FSH）の作用で卵胞を形成する．卵胞発育が十分になると黄体化ホルモン（LH）のサージによって排卵する．排卵までが卵胞期でエネルギー不足により性腺刺激ホルモンの低下がみられると延長する．基礎体温の上昇で排卵があったことが判断され，排卵以降次回月経開始までが黄体期で10〜14日でほぼ一定である．LHは莢膜細胞でコレステロールから男性ホルモンであるテストステロンの合成を促

す．FSHは顆粒膜細胞に作用して芳香化を受け，エストラジオールに変換される（図3）[10, 11]．ドーピング検査における性差の判定にはテストステロンの多寡を用いている．

2 女性サッカー選手に生じやすいスポーツ障害と女性特有の状況

1）疲労骨折と女性アスリートの三主徴（female athlete triad；FAT）

女性アスリートが競技継続や復帰がままならなくなる状態として，米国スポーツ医学会よりFATが提言されている（図4）[12]．以前は摂食障害が項目に含まれていたため，サッカー選手にはあまり関係がないと考えられてきたが，「利用できるエネルギー利用度の低下」（low energy availability：ここでは単に「エネルギー不足」と略する）が原因と考えられるようになり，サッカー選手でも問題となることが少なくないことがわかってきた．食べる量が少ないか，運動量が過剰な場合がエネルギー不足で「骨粗鬆症」になる．

図4 女性アスリートの三主徴

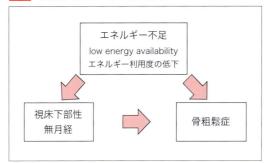

(Nattiv A, Loucks AB, Manore MM, et al. American college of sports medicine position stand. The female athlete triad. Med Sci Sports Exerc. 2007 ; 39 : 1867-82. より改変)

また,「視床下部性無月経」を介して生じる場合があることも示されている。これは単なる無月経でなく, 中枢性に排卵が生じない状態を意味する。FATは体重制限が必要な競技の問題と考えられがちであるが, 筋肉量が多く, 基礎代謝が高いアスリートにも生じやすい。エネルギー利用度はエネルギー差をLBMで除して計算されるため, 体脂肪以外の重さの約7割を占める骨格筋量が多いと低下し, サッカー選手は他の競技に比較して下肢の筋量が多いため, エネルギー利用度の低下を生じやすいといえる。

2) 膝前十字靱帯損傷[13]と高アンドロゲン状態

骨格筋などで蛋白同化に働くのがテストステロンで, これが高値を示すのが高アンドロゲン状態である。多数の小卵胞が生じる多嚢胞性卵巣でよくみられ, 周期が39日以上の稀発月経となることが多く, サッカー選手でも多い。思春期以降から認められ, 競技選択に影響する因子とされ, 瞬発系競技を選ぶことが多いという海外のデータがある[14]。筋量の増加で収縮力も相対的に増加することが推測され, 作用点となる筋腱付着部症が生じやすいと考えられる。長管骨と比較して骨端線の閉鎖が遅れる椎骨・骨盤の障害は思春期以降に急増するが, 内転筋付着部の恥骨の疲労骨折はサッカー特有のインフロントキックの影響などが少なからずあると考えられる。

膝前十字靱帯損傷については月経周期の女性ホルモン分泌状況で卵胞期・黄体期別に発生頻度や基礎的な検討が行われている。定まった傾向はないとされるが[15], 思春期以降, 骨盤横径の増加がみられ, 膝Q角が増加することが女子サッカー選手に多くみられる一因になっているのではないかと考えている。

3 メディカルチェック

これまでは月経状態の問診が中心であったが, 女性アスリートの三主徴について, さらにサッカー選手の場合は高アンドロゲン状態についてもチェックする。いずれもエネルギー不足のチェックが重要である。

1) 月経に関する問診項目 (表1)

規則的に月経があるかを選手に聞くと3週間に1回や2カ月に1回の場合も規則的と考えている場合がある。正常周期は25～38日かつ変動が1週間以内のものをいう。無月経は3カ月 (90日) 以上ない場合である。サッカー選手の場合, 39日以上の稀発月経が多い。初経は年齢に加えて, 学年と月を記載させて, 月齢までわかるようにしていたほうが望ましい。これまでの成長記録から成長曲線を作成し, 1年ごとの身長の増加をプロットした成長率曲線を作成して年間成長率が8cm前後となる成長ピークを確認する。

2) 体組成測定

月経が規則的かは体脂肪率と関係するとされるが, エネルギー不足と関連するLBMを算出する。成長ピークののちLBMの増加が認められれば, 骨量は獲得できている可能性は高い。成長ピークが観察されなければ, エネルギー不足が疑われ, 摂食量の不足か, 運動量の過剰を疑う。

表1 月経に関する問診票

```
月経について
あなたの月経（生理）について，お聞きします．

1. はじめて月経があったのは何歳の時ですか？    □ まだ月経は一度もない
   □ _____歳_____ヶ月 （小5・小6・中1・中2・中3・高1　何月か覚えていたら_____月）

2. 月経は規則的にありますか？
   □ はい （□ 25～38日　・　規則的だが　□ 24日以下　□ 38～90日　□ 90日以上　）
   □ 不順 ：_____日（短いとき）～_____日（長いとき）おきの間

3. 一番最近の月経はいつから始まりましたか？
   □ _____年_____月_____日から_____日間　□ _____年_____月 から月経がない

4. 月経量は？
   □ 非常に少ない　　　□ 少ないほう　　　□ 普通　　　□ 多いほう　　　□ 非常に多い

5. 月経痛はありますか？　　　□ ほとんどない
   □ ある　（日常生活には　□ 支障がない　□ 時々支障がある　□ 毎回支障がある）
     （ⅰ）月経痛で薬を飲みますか？　　□ いいえ
          □ はい
          どのような薬を使用していますか？　また服薬以外の対処法をおこなっていますか？
          （薬品名：_____・服薬以外の対処方法：_____）
```

（西別府病院スポーツ医学センター　月経に関する問診票）

3）血液検査

①内分泌検査

下垂体から分泌される性腺刺激ホルモン（図5）が「視床下部性」無月経の判断基準となる。FSH3.0mIU/mL以下になるとエネルギー不足と判断される。LHは多嚢胞性卵巣などで高値を示す。高アンドロゲン状態ではテストステロンは高値を示すが，高値の基準は思春期ではこれまでなかった。平均30ng/dL前後，思春期以前は20ng/dL以下，1SDを超える45ng/dL以上を高値と判断する基準を示した[16]（表2）。

②エネルギー不足の評価のための一般的血液検査[17]

アスリートの鉄不足の指標は貯蔵鉄を表すフェリチンが一般的になりつつあり，12ng/mL以下が鉄欠乏状態とされるが，一般女性の平均が30ng/mL前後であり，アスリートでは少なくともこのレベルは必要と考えられる。鉄剤投与によってフェリチン値が増加してもヘモグロビンの増加に反映しないことがたびたび観察される。こうした場合，低蛋白血症（総蛋白TP＜7.0g/mL）や蛋白合成能の指標となるテストステロン値の低下がみられ，蛋白合成に回す余裕がないエネルギー不足の状態と考えられる。コリンエステラーゼはソマトメジン（IGF-1）と同様に肝臓での蛋白合成能と摂食量を反映して300U/L以下になると摂食量不足である。血中尿素窒素BUN/クレアチニン比の増加（20以上）は蛋白異化作用の結果と考えられる。乳酸脱水素酵素LDHの上昇やAST/ALT比の上昇は溶血を表す。

スポーツ貧血は日頃スポーツを行っていない人が急に運動した際に生じる溶血性貧血で十分なタ

図5 視床下部・下垂体・卵巣系（性腺刺激ホルモン・性腺ホルモン）

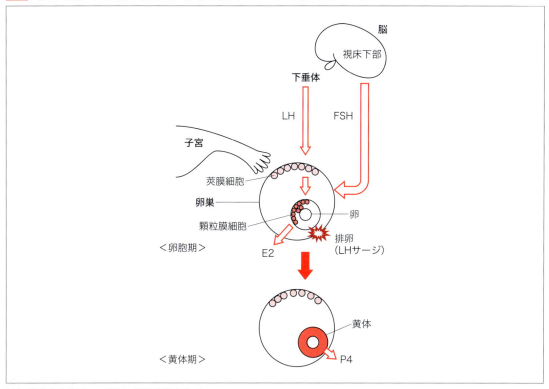

LH：黄体化ホルモン，FSH：卵胞刺激ホルモン，
T：テストステロン，E2：エストラジオール（卵胞ホルモン），
P4：プロゲステロン（黄体ホルモン）

表2 エネルギー不足判定のための血液内分泌検査項目

	ふつう （だいたい）	エネルギー 不足ではない	エネルギー 不足	高アンドロゲン血症 ※多嚢胞性卵巣
LH（mIU/mL）	3〜6（4）	≧1.0	<1.0	>7.0
FSH（mIU/mL）	6〜12（8）	≧3.0	<3.0	
テストステロン （ng/dL）	25〜55（30）	≧20	<20	>45
エストラジオール （卵胞ホルモン） （pg/mL）	50〜200（50）	≧20	<20	
プロゲステロン （黄体ホルモン） （ng/mL）	黄体期 10〜20（10）			

ンパク質が補充されない場合の貧血症状で，通常運動を行っているアスリートの貧血を表す用語ではない。エネルギー摂取によって造血効果のあるテストステロンの増加がみられて改善するのが，骨格筋量の多い女性アスリートの貧血の特徴である。テストステロン値が増加を示すと筋肉量も増加し，筋肉中のミオグロビン鉄の需要，加えて基礎代謝量も増えるため，いったん改善しても再び貧血になることが多い。よって，LBMを指標にエネルギー不足にならないようにする必要がある。貧血はエネルギー不足の結果生じるものでその判定基準としてヘモグロビン，フェリチンに加えて，TP，LH，テストステロンの5項目を用いることを提案している[18]。

③エネルギー不足の評価以外に測定しておきたい，パフォーマンスに影響する血液検査指標

アスリートの活動性の低下は疲労によるものと判断されがちであるが，甲状腺疾患が隠れていることも少なからず認められる。パフォーマンスが上がらない場合は甲状腺機能低下症などの精査を加える。全く症状を認めない場合でも日本代表クラスの選手に抗甲状腺抗体を有する潜在性の橋本病がメディカルチェックでみつかった。低用量経口避妊薬（oral contraceptive/low estrogen-progestin；OC/LEP）を内服する場合は血栓が生じていることを示すDダイマーの増加がないことを調べておくことが望ましい。プロテインS欠損症は日本人に比較的多いことから，プロテインS活性を測定しておくことが望ましいと考えられるが，まだ一般的ではない。

4）画像診断：骨塩定量・骨年齢

骨塩定量は海外では全身の測定が推奨されているものの，わが国では保険の関係で腰椎の測定に加え，大腿骨頸部が測定されることが多い。スポーツ選手では荷重がかかる部位はジャンプ動作が多いと本来の骨密度を反映していないことが多いため，荷重のかからない骨として橈骨の測定を加えている。成長期では骨年齢を観察することで骨端線の閉鎖が推測できる。エストラジオールが高濃度となると骨端線が閉鎖する。

4 コンディショニング

練習と同じくらい休養は大事と認識されているが，なかなか質のある休養を得るのは難しい。セルフヘルスチェックを行い，自ら改善することが重要である。

1）食　事

LBMの変化から摂食によるエネルギー量が運動に見合った補給がなされているかが判定できる。直接LBMを測定できる家庭用機器はないが，体脂肪率から

$$LBM(kg) = 体重(kg) \times (100 - 体脂肪率\%)/100$$

の式で計算できる。エネルギー利用度はLBM 1 kgあたり30 kcal以下がハイリスクとされている。安全域とされる45 kcalでも，JISS提案の基礎代謝量（28.5 kcal/LBM kg）[19]として身体活動レベル（physical activity level；PAL）1.5前後に相当する。通常強度の日常生活がPAL 1.75なのでサッカー選手の場合，少なくともPAL 2.0相当の60 kcal/LBM kg程度を最低の目安にして，LBMが1 kg増加した場合は摂取カロリーを約60 kcal増やさないとエネルギー不足になる可能性があると考える。減量目的に摂食量を減らしてトレーニングを行う行為はサッカー選手にとって疲労骨折のハイリスク状態と考えるべきである。

2）睡　眠[20]

最初の睡眠サイクル90分間の深睡眠の割合は成長ホルモンの分泌に関与し，疲労回復に重要とされる。女性は就床してから入眠するまでの入眠潜時が長く，最初のREM睡眠までの深睡眠の割合が少ないのが特徴とされる。入眠には末梢皮膚からの熱放散による深部体温の低下を促す必要が

あるが，四肢が短く，特に下肢筋肉量の多いサッカー選手は熱放散による深部体温の低下が不十分である可能性がある．入眠後90分間程度は快適に感じる温度に室温をコントロールするなど自分に合った入眠改善を行う．

3）月経に伴う不調

①月経困難症・月経痛

月経時に生じる下腹部痛，腰痛，頭痛で月経開始前から痛みを感じることがある．黄体期に子宮内膜で産生されたプロスタグランディンによるものとされ，COX-2阻害薬の黄体期からの内服で軽減する場合もある．

②過多月経

経血量は1周期で30mLとされているが，サニタリーメーカーの調査では過多月経の基準とされる80mLが平均であった．海外遠征においては，肌触りの良さなど日本製に近い納得のいくナプキンを手に入れるのはかなり困難で，海外遠征の期間に月経がある際に多量の荷物になって困っていた話を代表選手から聞いている．

③月経前症候群・月経前緊張症

黄体ホルモンの代謝産物のアルドステロンがナトリウム再吸収を促進して水分再吸収をもたらし，浮腫を主とする月経前の症状につながる．抗アルドステロン作用のあるスピロノラクトンなどの利尿剤はドーピング禁止物質であるため用いることはできない．

④卵巣出血など女性特有の救急疾患

卵巣は出口のない臓器で排卵は破裂によるため，程度の差はあれ腹腔内出血を起こしていることになる．卵巣被膜の肥厚がみられる多囊胞性卵巣の場合は卵巣出血や出血囊胞は多いとされ，特に年齢が高く，高アンドロゲン状態が長期間持続してきた選手はリスクが高いと考えられる．

4）これらの解決方法・予防法

広く効果が期待できるのがOC/LEPである．なかでもドロスピレノンを含むものは抗アルドステロン作用を有するため，ドーピング違反にならずに月経前症状の緩和に有効とされる．プロスタグランディンの黄体期における産生が抑制され，月経困難症の軽減効果が得られる．月経の頻度が下がることも月経痛緩和につながり，単純に年に3回程度の月経となる120日間連続投与の長期内服継続型はサッカー選手の利用は多い．月経時期のコントロールは必要なヘルスマネージメントといえる．緊急を要する健康事案が生じることは選手自身のみならず，チーム全体に影響する問題となる．OC/LEPを内服している場合，婦人科救急疾患はほぼ否定でき，靭帯損傷を含む傷害の頻度が少ないことは古くから報告されている[21]．

主な副作用は吐き気を伴う消化器症状で，耐性が2～3日で形成されない場合は別の種類の薬剤を試してみる必要がある．さらに医療サイドにも選手にも，最も内服を躊躇させる副作用が血栓症である．肥満と喫煙のリスクファクターは選手ではほとんどないと考えると，一番の危険因子は脱水である．サッカー選手は極端な減量を行うことはないが，熱中症などによる脱水にならないように気をつける必要がある．遠征の際に飛行機などで長時間移動する際はエコノミークラス症候群に留意が必要である．加えて薬剤添付文書の禁忌項目に術前4週間は内服を避ける旨記載があり，緊急の手術が必要とされる場合が問題となる．内服によってプロテインS活性が低下するため，これが禁忌とされるゆえんであるが，術前に血栓の形成がないことをDダイマーの増加がないことで確認する．増加がある場合は下肢の静脈超音波検査にて血栓を確認する．術後はハイリスクとして対応する．その他，何らかの症状で受診をする際には，OC/LEP内服を医師に告げることを徹底する．

さらに，長くプレーする女性が増え，トップア

スリートのみならず，競技者の高年齢化が進行している．将来的な妊孕能はスポーツ選手ならずとも気になる点であるが，100年ほど前の大正時代には現在よりはるかに多くの3,000人を超える女性が50歳台で分娩している（昨年1年間の50歳台の分娩は卵子提供を含めても50人程度）．当時は多産で20歳前後から5回の妊娠・分娩があれば，約80カ月排卵がなかった計算になり，偽妊娠療法といわれるOC/LEPは良好な卵を温存する有効な策と考えられる．妊娠可能な良好卵の温存目的でOC/LEPを用いたトップ選手が妊娠して無事出産を迎え，挙児を得るに至った例が複数あることを紹介しておく．

（松田貴雄）

文献

1) 目崎登．若年女性とスポーツ．日産婦会誌．1984；6：49-56.
2) 諏訪城三．成長障害とは．成長異常疾患ガイドブック 第1版．岡田義昭（監）．pp1-38, 診断と治療社, 1992.
3) 松田貴雄 投稿中
4) Rauch F, Bailey DA, Baxter-Jones A, et al. The 'muscle-bone unit' during the pubertal growth spurt. Bone. 2004；34：771-5.
5) 鳥居俊．こどもの身体の特徴（総論）．こどものスポーツ障害診療ハンドブック．山下敏彦（編）．pp1-7, 中外医学社, 2013.
6) 碓井外幸, 中田勉, 岡野亮介, 他．女子スポーツ選手の骨密度に及ぼす運動と栄養の影響．体力科学．1994；43：259-68.
7) 田中弘之．骨粗鬆症予防 小児期の重要性．日医師会誌．2007；136：307-11.
8) 生水真紀夫, 和泉俊一郎, 大場隆, 他．平成28年度専門委員会報告 原発性無月経に関する小委員会．日産婦会誌．2017；69：1434-7.
9) 藤井勝紀．女子運動選手の初潮遅延に関する模索的アプローチ．愛知工業大学研究報告．2000；35：93-8.
10) 佐々木浩．卵巣保護作用とテストステロン．最新女性医療．2017；4：23-8.
11) 矢野清人, 松崎利也, 苛原稔．多囊胞性卵巣症候群とテストステロン．最新女性医療．2017；4：17-22.
12) Nattiv A, Loucks AB, Manore MM, et al. American college of sports medicine position stand. The female athlete triad. Med Sci Sports Exerc. 2007；39：1867-82.
13) Alentorn-Geli E, Myer GD, Silvers HJ, et al. Prevention of non-contact anterior cruciate ligament injuries in soccer players. Part 1：Mechanisms of injury and underlying risk factors. Knee Surg Sports Traumatol Arthrosc. 2009；17：705-29.
14) Coste O, Paris F, Galtier F. et al. Polycystic ovary-like syndrome in adolescent competitive swimmers. Fertil Steril. 2011；96：1037-42.
15) 出家正隆, 数面義雄, 酒巻幸恵, 他．女性ホルモンの膝前十字靭帯損傷に対する影響．臨スポーツ医．2002；19：991-4.
16) 松田貴雄, 佐藤弘樹．思春期女性アスリートの稀発月経・無月経診断のための血中総テストステロン基準範囲の設定．日臨スポーツ医会誌．2018；26：.
17) アスリートのメディカルチェックにおける血液検査データの見方 改訂第2版．http://www.nbnh.jp/smc/g-project/
18) 松田貴雄．女性アスリートの三主徴はまず貧血を診る．産婦の実際．2018；67：197-202.
19) 小清水孝子, 柳沢香緒, 横田由香里．「スポーツ選手の栄養調査・サポート基準値策定及び評価に関するプロジェクト」報告．栄養誌．2006；64：205-8.
20) 葛西隆敏．ジュニア女子アスリートに起こる可能性のある疾患 睡眠不良．ジュニア女子ヘルスサポートマニュアル．pp62-5, 順天堂大学女性スポーツ研究センター, 2018.
21) Möeller-Nielsen J, Hammar, M. Women's soccer injuries in relation to the menstrual cycle and oral contraceptive use. Med Sci Sports Exerc. 1989；21：126-9.

12章 障がい者サッカー

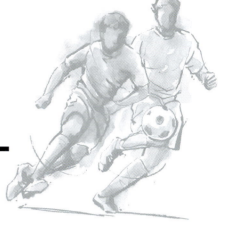

障がい者サッカーの概要

1 はじめに

2016年に公益財団法人日本サッカー協会の関連団体として，切断障がい，脳性まひ，電動車椅子，視覚障がい，聴覚障がい，知的障がい，精神障がいの7つの障がい者サッカー競技団体を統括する一般社団法人日本障がい者サッカー連盟（Japan Inclusive Football Federation；JIFF）が発足した[1]。

本章では，「障がい者サッカーの概要」について説明した後に，「視覚障がい者」，「聴覚障がい者」，「知的障がい者」，「精神障がい者」のサッカーを取り上げ，競技の紹介，「障がい」の特徴や必要な配慮，スポーツ参加の条件，スポーツ外傷・障害の特徴，コンディショニング対策，アンチ・ドーピングなどについて解説する。

2 障がいの分類と障がい者サッカー

従来，わが国では，「障害のある人」や「心身機能の障害」を活字で示す場合，法律に基づき「障害者」や「障害」と標記されてきたが，近年，「障がい者」，「障がい」と表記されることが多くなり，わが国の障害者スポーツを統括する公益財団法人日本障害者スポーツ協会が2014年に「公益財団法人日本障がい者スポーツ協会」に名称変更された。本章においても，法令用語や固有名詞などを除き，「障がい者」，「障がい」と表記する。

障がいは，発生の原因や症状など医学的にみると細かく分類されるが，わが国の障害者基本法では，身体障害（肢体不自由，視覚障害，聴覚障害，内部障害），知的障害，精神障害（発達障害を含む），その他の障害に分類されている。この分類に従えば，JIFFに加盟している競技団体の障がい者サッカーは，切断障がい・脳性まひ・電動車椅子・視覚障がい・聴覚障がいが身体障害，知的障がいが知的障害，精神障がいが精神障害に分類される（表1）。

ここでは，障がい者サッカーに関連する各々の障がいの概要を説明する。

1）身体障がい（肢体不自由，視覚障がい，聴覚障がい）

①肢体不自由

肢体不自由は，障がいの発生原因にかかわらず，上肢・下肢・体幹に永続的な運動機能の障が

いがある状態であり，「切断・欠損」，「中枢神経障がい」，「脊髄損傷」，「その他の機能障がい」が含まれる[2]．

切断・欠損は，生まれつき四肢（上肢・下肢）の形成が障がいされる場合や，生後の事故などによって四肢を失うなどにより運動障がいが起こる．四肢の切断手術を受けた人は，アンプティ（amputee）とよばれる．切断障がい者が行うアンプティサッカーは，7人制で，フィールド・プレーヤーは下肢切断者もしくは下肢に障がいがあり，2本杖（ロフストランドクラッチ）を使用する．ゴールキーパーは，上肢切断者もしくは上肢に障がいのある者がプレーする[1,2]．

中枢神経障がいでは，脳性まひ（cerebral palsy；CP），脳卒中，脳外傷など脳の機能に原因があって運動障がいが現れ，両下肢まひ，四肢まひ，半身まひを呈する．比較的軽度の中枢神経障がい者が行うCPサッカーは，7人制で，杖を使わずに，自力で歩き，走ることができる者がプレーする[1,2]．

電動車椅子サッカーは，4人制で，脊髄損傷やその他の機能障がいのため，自立した歩行ができないなど，比較的重度の障がいのある者が電動車椅子を操作してプレーする[1,2]．

②視覚障がい

視機能には，視力，視野，色覚，調節・屈折，両眼視などがあるが，視覚障がい者スポーツでは，視力，視野の障がいの程度でクラスが区分される．視覚障がい者サッカーでは，フットサル（5人制）が行われており，全盲（ブラインドサッカー）と弱視（ロービジョンフットサル）に分けられる．ロービジョンフットサルは，フットサルとほぼ変わらないルールで行われる．ブラインドサッカーのフィールド・プレーヤーは，アイマスクなどを装着し視覚を遮断した状態で，音源入りのボールを用いてプレーする[1,2]．

③聴覚障がい

音が聞こえない者，聞こえにくい者はデフ（deaf）とよばれ，聴覚障がい者が行うデフサッカー（11人制），デフフットサル（5人制）では，アイコンタクトや手話でコミュニケーションをとりながらプレーする．笛の音が聞こえないため，主審は笛とフラッグ両方を使用して合図を行う[1,2]．

2）知的障がい

知的障がいとは，心身の発達期（おおむね18歳未満）に現れた，知的機能障がいのため医療，教育，福祉などの援助を必要とする状態で，いったん知能が発達した後に生じた外傷や疾病によるものは含まない．知的障がい者サッカーは，11人制のサッカーと変わらないルールで行われるが，コミュニケーションや戦術理解，判断力などの指導に工夫が必要となる[1,2]．

3）精神障がい

精神障がいの定義は，医療上の基準や法律によって異なり，国際的にも統一されていないが，医学的視点から，継続的に日常生活や社会生活に相当な制限を受ける気分障がい，統合失調症，神経症性障がい，ストレス関連障がい，身体表現性障がい，高次脳機能障がい，発達障がいなどが含まれる．現在，精神障がい者サッカー（ソーシャルフットボール）は，フットサル（5人制）を中心に行われている[1,2]．

表1 障がいの分類と障がい者サッカー

1. 身体障がい
    - ①肢体不自由：切断障がい者サッカー，脳性まひ者サッカー，電動車椅子サッカー
    - ②視覚障がい：視覚障がい者サッカー
    - ③聴覚障がい：聴覚障がい者サッカー
    - ④内部障がい
2. 知的障がい：知的障がい者サッカー
3. 精神障がい：精神障がい者サッカー

3 障がい者スポーツの目的，クラス分け（障害区分），アンチ・ドーピング

障がい者スポーツは，目的によって，リハビリテーションスポーツ，生涯スポーツ，競技スポーツに分けられる[3]。

1）リハビリテーションスポーツ（医療スポーツ）

運動療法の一環として，身体機能の向上・維持，日常生活動作の確立と安定を目的として行われる。車椅子アスリートのハインツ・フライは「障がいのない人はスポーツをしたほうがよいが，障がいのある人はスポーツをしなければならない」と述べている。障がい者の場合，より積極的に運動やスポーツを行わなければ，日常生活動作に必要な健康や体力を維持できないことがある[2]。

2）生涯スポーツ（市民スポーツ）

健康の維持，レクリエーション，社会参加，生活の質の向上等を目的として行われる。障がい者においては，多くの場合に身体活動の低下を基礎に脂質異常，高血圧，冠動脈疾患，糖尿病などの生活習慣病にとって不利な条件となることが多く，運動やスポーツを行うことは非常に重要となる[4,5]。

3）競技スポーツ

競技能力の追求であり，競技会などにおいてメダル獲得を目的として行われる。競技の公平さを保つために，選手の残存機能や障がいの程度により分類する「クラス分け」が行われており，全国障害者スポーツ大会で行われるクラス分けを「障害区分」とよんでいる。クラス分けに際しては，専門医師などによる診断書が必要となり，クラシファイアとよばれるクラス分けの有資格者によって，選手の該当クラスが決定される。全国障害者スポーツ大会では，身体障害者手帳，療育手帳，精神障害者保健福祉手帳を有することが参加条件となる[6,7]。また，パラリンピックなどの国際大会に関連する競技会においては，ドーピングコントロールが行われている。障がい者においては，障がいの原因となった疾病やその合併症の治療目的で常用薬を使用していることが多く，ドーピング禁止物質が含まれている場合，治療使用特例（TUE）申請が必要となる[8]。

このように障がい者スポーツでは，健常者スポーツと比べて，より厳密な医学管理，アンチ・ドーピングなどが求められる。障がい者スポーツへの理解を深め，指導者やメディカル・スタッフとして障がい者スポーツに関わるには，公益財団法人日本障がい者スポーツ協会が制定している公認資格制度における資格取得が望ましい（表2）[2]。

表2 障がい者スポーツの公認資格制度

1. 障がい者スポーツ指導員
   - ①初級障がい者スポーツ指導員
   - ②中級障がい者スポーツ指導員
   - ③上級障がい者スポーツ指導員
   - ④障がい者スポーツコーチ
2. 障がい者スポーツ医
3. 障がい者スポーツトレーナー

（公益財団法人日本障がい者スポーツ協会（編），新版 障がい者スポーツ指導教本初級・中級，ぎょうせい，2016．より）

4 おわりに

JIFFの理念として，「広くサッカーを通じて，障がいの有無にかかわらず，誰もがスポーツの価値を享受し，一人ひとりの個性が尊重される活力ある共生社会の創造に貢献する」と掲げられている[1]。本章を通じて，1人でも多くの方が「障がい者サッカー」に関わって交流し，障がい者への理解を深めることにより，障がい者も健常者も当たり前のように混ざり合う共生社会の実現に貢献することを願っている。

（木下裕光）

文献

1) 公益財団法人日本サッカー協会グラスルーツ推進部（編）．障がい者サッカー HAND BOOK．公益財団法人日本サッカー協会，2017．
2) 公益財団法人日本障がい者スポーツ協会（編）．新版 障がい者スポーツ指導教本 初級・中級．ぎょうせい，2016．
3) 陶山哲夫．障害者の権利とスポーツの世界的潮流．臨スポーツ医．2008；25：565-7．
4) 佐久間肇．障害者の生活習慣病とスポーツ．臨スポーツ医．2008；25：581-5．
5) 近藤宏，木下裕光，香田泰子，他．視覚障がい者のスポーツ活動に対する意識と実施状況に関する調査．日本障がい者スポーツ学会誌．2017；26：44-51．
6) 飛松好子．障害者スポーツのクラス分け．臨スポーツ医．2003；20：1117-26．
7) 西田朋美．視覚障がい者スポーツのクラス分け．日本の眼科．2015；86：1664-8．
8) 草野修輔．障害者スポーツにおけるアンチ・ドーピングの現状と問題点．臨スポーツ医．2008；25：619-23．

視覚障がい者サッカー

1 競技の紹介（健常者サッカーとの違い）

視覚障がい者サッカーは，B1クラスのブラインドサッカーとB2，B3クラスのロービジョンフットサルに分けられる．B1クラスはほぼ全盲，B2，B3クラスは弱視の分類である．クラス分けに関する詳細は後述する．どちらの競技も5人で行われ，ピッチのサイズはフットサルコートと同じである．

ブラインドサッカーは，B1クラスのフィールドプレーヤーが4名と，晴眼者もしくは弱視者が務めるゴールキーパーが1名の計5名で試合が行われる．フィールドプレーヤーはアイマスクなどを装着して視覚を遮断した状態で，鈴などの音源が入ったボールを用いてプレーを行う（図1）．ブラインドサッカーでは，ボールがサイドラインを割らないようにサイドラインにフェンスが設置されている．リオデジャネイロパラリンピック2016以降，ゴールサイズが変更され，フットサル用のゴールからフィールドホッケー用のゴールに拡大されている．

ロービジョンフットサルは，B2，B3クラスのフィールドプレーヤー4名と，晴眼者もしくは弱視者が務めるゴールキーパー1名の計5名で試合

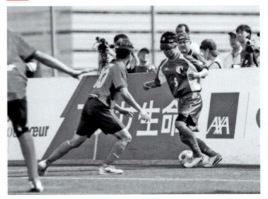

図1 ブラインドサッカー競技の様子

（日本ブラインドサッカー協会より提供）

が行われる．原則フットサル同様のルールでプレーを行い，ブラインドサッカーと異なる点としては，アイマスクなどを着用せず通常のフットサルボールを使用することが挙げられる（図2）．

2 「障がい」の特徴，必要な配慮

視覚障がいにはさまざまな程度があり，視覚障がい者スポーツの多くは，視力，視野の障がいで区分されるが，ブラインドサッカーにおいては，フィールドプレーヤーの視覚の状態を統一するためにアイパッチとアイマスクを装着する．そのため，フィールドプレーヤーは，プレー中，視覚情

図2 ロービジョンフットサル競技の様子

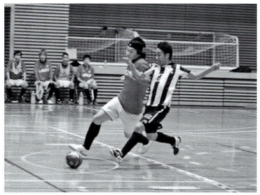

(日本ブラインドサッカー協会より提供)

報が遮断されており，その情報を補うために聴覚による情報が必要となる。サッカーを行うために必要な情報を聴覚で得られるようにと，以下のように配慮されたルールとなっている。

・鈴などの音源入りのボールの使用
・敵陣ゴールの裏に「ガイド」とよばれる役割の人が立ち，フィールドプレーヤーに状況を伝える。また，監督やゴールキーパーもプレーエリアに応じて，フィールドプレーヤーに状況を伝えることができる。
・ディフェンス選手がオフェンス選手に近づくときには「VOY（ヴォイ）」等の声を出し，ディフェンスはオフェンスに自分の居場所を知らせなければならない。
・プレー中は，観客は静かに観戦しなければならない。

一方，ロービジョンフットサルはアイパッチとアイマスクを着用せず，見え方が異なる選手達が一緒にプレーを行うという特徴がある。環境（屋内または屋外，屋外の場合は天候や時間帯）に応じて見え方が異なる選手もいるため，試合前には審判から選手達に対してボールやコートのラインの見えやすさの確認がされるなど，円滑に試合が行われるように配慮されることもある。

3 スポーツ参加の条件（クラス分け）

視覚障がい者スポーツのクラスは，B1クラス，B2クラス，B3クラスに分かれている。クラス分けの方法は，視力および視野によって行われている（表1）。視力の測定に関しては，わが国では一般的に小数視力法が用いられているが，国際視覚障害者スポーツ連盟（International Blind Sports Federation：IBSA）では，logMAR視力法を用いている。小数視力2.0はlogMAR-0.3に，小数視力1.0はlogMAR0.0に，小数視力0.1はlogMAR1.0に相当し，logMARは値が小さいほど視力が良いことになる。B1クラスはlogMAR2.6，つまり視力0.0025未満とされている。B2クラス，B3クラスは，視力と視野に関する2つの条件のうち，少なくともいずれか1つを満たす必要がある。B2クラスの1つ目の条件は，logMAR1.5〜2.6，つまり視力が0.03以下とされており，2つ目の条件は，視野障害を有しており視野が10度未満であることとされている。B3クラスの1つ目の条件は，logMAR1.0〜1.4，つまり視力が0.1以下とされており，2つ目の条件は，視野障害を有しており視野が40度未満であることとされている。

ブラインドサッカーは国内の大会においては，晴眼者もアイパッチとアイマスクを装着することによりフィールドプレーヤーとして出場できるが，国際大会においては，クラス分けの審査を受

表1 視覚障がい者スポーツのクラス分け

B1：logMAR 2.6（視力0.0025）未満
B2：logMAR 1.5〜2.6（視力0.03以下）もしくは視野10度未満
B3：logMAR 1.0〜1.4（視力0.1以下）もしくは視野40度未満

B1カテゴリーのブラインドサッカーと，B2/3カテゴリーのロービジョンフットサルに分けられる。

け，B1クラスと認定を受けた選手しか出場することができない。

4 スポーツ外傷・障害の特徴

人間は視覚から情報の80〜90％を得ているといわれており，視覚情報が遮断された状態でのプレーは簡単ではない。フィールドプレーヤーは，プレー中，ピッチ内を自由に動き回ることができるため，どうしても衝突が避けられない場合もある。ブラインドサッカーにおける傷害の特徴として，頭頸部，顔面の接触が多く，ぶつかる直前の受け身動作が取りにくいこともあり，鼻，眼瞼，口唇，歯のケガや，脳振とうの頻度が高いことが挙げられる。また，健常者サッカーと同様に，接触プレーによる打撲や靱帯損傷，骨折，創傷，非接触プレーによる足関節や膝関節の靱帯損傷，半月板損傷，筋・腱などのオーバーユース傷害などさまざまな傷害が生じる[1]。

ロンドンパラリンピック2012の傷害発生率の調査では，全競技のなかでブラインドサッカーにおける傷害発生率が最も高かったと報告されている[2]。また，リオデジャネイロパラリンピック2016の傷害発生率の調査では，全競技において前回大会より減少しているにも関わらず，ブラインドサッカーでは前回大会同程度の発生率であった[3]。このように，ブラインドサッカーはパラリンピックスポーツのなかで最も傷害発生率が高く，競技の発展や普及のために，傷害を予防することが極めて重要であると考えられる。

5 コンディショニング

ブラインドサッカーは，サイドラインにフェンスが設置されているためプレーが途切れにくく，選手は攻守にわたりピッチ内を動き回ることが多いため，特に心肺持久力が必要とされる。心肺持久力の指標として，最大酸素摂取量や無酸素性作業閾値が挙げられる。ブラインドサッカー日本代表選手と晴眼の大学男子サッカー選手における心肺持久力の比較を行った研究では，ブラインドサッカー日本代表選手は，晴眼サッカー選手よりも，最大酸素摂取量と無酸素性作業閾値に関して，いずれも有意に低値を示した[4]。ブラインドサッカーのブラジル代表選手に関する研究と比較しても，日本代表選手の最大酸素摂取量の平均値は低かった[5]（表2）。ブラジル代表は世界選手権を2連覇しており，過去4度行われたパラリンピックではすべて金メダルを獲得しており，世界で最も競技力が高いチームであるといえる。日本代表選手はブラジル代表選手より心肺持久力が低く，そのことが競技力の差の要因の一つとなっている可能性があるため，今後のコンディショニングの課題であると考えられる。晴眼者と比較して，視覚障がい者は安全に自由に動き回る環境の確保をすることが容易ではないことが，心肺持久力トレーニング実施の阻害要因となっていると推測される。安全面や1人で実施できるという簡便さを考えると，例えば，自転車エルゴメータを使用した高強度のインターバルトレーニングや中強度での30分間以上の持久力トレーニングなどの方法が良いのではないかと考えている。

下肢筋力に関する晴眼者サッカーの研究では，

表2 ブラインドサッカーおよび晴眼男子サッカー選手の最大酸素摂取量

対象	最大酸素摂取量 [mL/min/kg]
ブラインドサッカー日本代表選手	43.7±7.9
晴眼男子サッカー選手（日本）	58.9±4.8
ブラインドサッカーブラジル代表選手	54.3±5.5

（松井康，渡邊昌宏，木下裕光，他．ブラインドサッカー日本代表選手の心肺持久力に関する研究 晴眼者との比較．日障害者スポーツ会誌．2016；24：52-6．およびCampos LF, Borin J, Nightingale T, et al. Alterations of cardiorespiratory and motor profile of paralympic 5-a-side football athletes during 14-week in-season training. Int J Sports Sci. 2014；4：85-90．より改変）

自体重に対する筋力に関して，サッカーに特異的な方向転換，ランニング，スプリント，ジャンプ，着地などの運動で自体重の約2〜4倍もの力を伴う可能性があり[6-9]，下肢の筋力および制御力を向上させれば，下肢の傷害発生数を減らすことやパフォーマンスを向上させることが可能であると報告されている[10,11]。ブラインドサッカーにおいても方向転換，ランニング，そしてスプリント動作は頻繁に行われている。ブラインドサッカー日本代表選手と晴眼男子サッカー選手の下肢筋力を比較した研究では，ブラインドサッカー日本代表選手において膝伸展筋力，屈曲筋力がともに有意に低かった[12]。ブラインドサッカーにおいて，自体重をコントロールする下肢筋力を強化することは傷害予防の観点からも重要であると考えられる。

また，筋力とキックに関する晴眼者サッカーの研究では，サッカーのキックにおいて，下肢伸展最大パワーとシュート時のボール速度には正の相関関係があり[13]，シュート時のボール速度は下肢筋力および助走速度により決定されると報告されている[14]。ブラインドサッカーでは，晴眼者のサッカーと異なり，視覚情報の遮断により長い助走をとることが困難であるため，シュートのボール速度は下肢の伸展筋力に依存する度合いが高いと考えられる。また，ペナルティキック（PK）が勝敗を分けることが多く，PKのゴール成功率はシュートのボール速度が大きく影響するため，下肢筋力を高めることが重要である。

ブラインドサッカーの選手に対してストレッチやトレーニングなどの運動指導を行う際には，選手が視覚情報を利用した運動模倣を利用できないため，選手の身体を直接触って指導したり，具体的な動かし方をできるだけ少ない言葉で伝わるよう丁寧な言葉かけを行ったりすることが必要になる。

6 ドーピングコントロール

パラリンピックをはじめとする国際大会に関連する競技会において，ドーピングコントロールが行われている。ブラインドサッカーに関しては，ドーピング禁止物質として，緑内障治療に用いられるダイアモックス®（アセタゾラミド；利尿薬および隠蔽薬）等に注意が必要である。使用する可能性のある薬・サプリメントの調査表の記入やTUE申請にあたり，視覚障がいのため選手自身が記入することは困難であるため，コーチ，メディカルスタッフなどが記入する必要がある。また，ドーピング検査にあたり，コーチやメディカルスタッフの同伴が認められているため，同伴者が誘導，書類記入の補助を行う。特に，視覚障がいのある選手に関しては，同伴者が採尿も手伝うことができる。

（松井　康）

文　献

1) 木下裕光, 石塚和重, 香田泰子, 他. 視覚障害者サッカーにおけるスポーツ障害の特性（1年間の前向き調査）. 日障害者スポーツ会誌. 2012；21：25-8.
2) Willick SE, Webborn N, Emery C, et al. The epidemiology of injuries at the London 2012 Paralympic Games. Br J Sports Med. 2013；47：426-32.
3) Derman W, Runciman P, Schwellnus M, et al. High precompetition injury rate dominates the injury profile at the Rio 2016 Summer Paralympic Games：a prospective cohort study of 51198 athlete days. Br J Sports Med. 2017；52：24-31.
4) 松井康, 渡邊昌宏, 木下裕光, 他. ブラインドサッカー日本代表選手の心肺持久力に関する研究 晴眼者との比較. 日障害者スポーツ会誌. 2016；24：52-6.
5) Campos LF, Borin J, Nightingale T, et al. Alterations of cardiorespiratory and motor profile of paralympic 5-a-side football athletes during 14-week in-season training. Int J Sports Sci. 2014；4：85-90.
6) Barnes JL, Schilling BK, Falvo MJ, et al. Relationship of jumping and agility performance in female volleyball athletes. J Strength Cond Res. 2007；21：1192-6.
7) McElveen MT, Riemann BL, Davies GJ. Bilateral comparison of propulsion mechanics during single-leg vertical jumping. J Strength Cond Res. 2010；24：375-81.
8) Sato K, Mokha M. Does core strength training influence

running kinetics, lower-extremity stability, and 5000-M performance in runners? J Strength Cond Res. 2009 ; 23 : 133-40.
9) Wallace BJ, Kernozek TW, White JM, et al. Quantification of vertical ground reaction forces of popular bilateral plyometric exercises. J Strength Cond Res. 2010 ; 24 : 207-12.
10) Askling C, Karlsson J, Thorstensson A. Hamstring injury occurrence in elite soccer players after preseason strength training with eccentric overload. Scand J Med Sci Sports. 2003 ; 13 : 244-50.
11) Lehnhard RA, Lehnhard HR, Young R, et al. Monitoring injuries on a college soccer team : the effect of strength training. J Strength Cond Res. 1996 ; 10 : 115-9.
12) 松井康, 木下裕光, 石塚和重, 他. ブラインドサッカー日本代表選手の下肢筋力に関する研究 晴眼サッカー選手との比較. 日障害者スポーツ会誌. 2016 ; 24 : 31-5.
13) 浅見俊雄, 戸苅晴彦, 菊池武道, 他. サッカーのキックにみられるパワーとパフォーマンスとの関係について. 身体運動の科学1 (Human powerの研究). キネシオロジー研究会 (編). pp147-57, 杏林書院, 1974.
14) Hoshizaki T. Strength and coordination in the Soccer kick. Sports Biomechanics : Proceedings of International Conference of Sport Biomechanics. Terauds J (ed), pp271-5, Academic Publishers, 1984.

聴覚障がい者サッカー

1 競技の紹介（健常者サッカーとの違い）

　聴覚障がい者が行うスポーツを，一般的に「デフスポーツ（deaf sports）」とよんでいる。障がい者のオリンピックである「パラリンピック」には，聴覚障がい者のための種目やクラス分けはなく，参加することはできないので，国際ろう者スポーツ委員会（International Committee of Sports for the Deaf ; ICSD）が独自に「デフリンピック（Deaflympics）」を開催している。デフスポーツの歴史は古く，1924年フランスにおいてデフリンピックの前身である「第1回国際ろう者競技大会夏季大会」が開催された。サッカーワールドカップの開催は1930年，パラリンピックの前身「ストーク・マンデビル競技大会」は1948年であることからも，その歴史の長さが理解できる。第1回国際ろう者競技大会は，6競技7種目から始まったが，サッカーもその一つの競技であった。「国際ろう者競技大会」は，その後，大会の名称を「世界ろう者競技大会」に変更し，2001年には国際オリンピック委員会（IOC）の承認を得て，現在の名称「デフリンピック」を名乗ることができるようになった。サッカーはその後もデフリンピック種目として行われているが，フットサルは未だ行われていない。しかし，それぞれの競技で4年に1度のワールドカップが開催されている。

　デフサッカー，デフフットサルの競技ルールは，基本的には健常者と同じであるが，聴覚障がい者ならではのルールも追加されている。その一つが補聴器・人工内耳に関するルールである。選手達の多くは，日常生活において補聴器，人工内耳を装着しているが，試合会場および練習場では外さなければならないというルールがある。そのため，試合中は全く聞こえない状態となる選手もいることから，「視覚的工夫」として主審は笛と「旗」を持って試合を進める。大会によっては主審，線審以外に，ゴール裏やサイドラインに旗を持った人を座らせて，主審の指示がどこからでもすぐにわかるような工夫も行われている（図1）。

2 「障がい」の特徴，必要な配慮

　聴覚障がいとは，音の情報を脳に伝えるためのどこかの部位に障がいがあるために，音が全く聞

図1 視覚的工夫

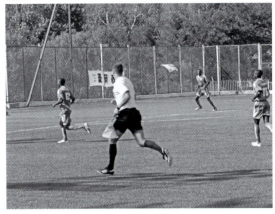
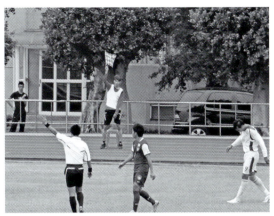

こえない，または聞こえ難い障がいのことである。先天性の聴覚障がいは新生児1,000人にほぼ1人の割合で生まれるとされている[1]が，何らかの原因で後天的に聴覚障がいになることもある。日本聴覚医学会では，聴覚障がいの程度の分類を平均聴力レベルによって「軽度難聴」，「中等度難聴」，「高度難聴」，「重度難聴」と分類し[2]，障がいのある部位によって，外耳・中耳に障がいがある「伝音性難聴」，内耳に障害がある「感音性難聴」と分類している。また，コミュニケーション方法の違いによって「ろう者」，「難聴者」，「中途失聴者」という分類することもあるが，いわゆる「デフサッカー」では，先天性と後天性，伝音性と感音性などの違いは関係なく，聞こえない，聞こえ難い人が行うサッカーのことを指している。

1）補装具

聴覚障がい者の多くは，日常生活で補聴器，人工内耳を装着しているが，重度難聴者のなかには使用しない人もいる。(図2)。

補聴器，人工内耳は精密機械であるため，水と衝撃にはとても弱いものである。グラウンドでミーティングを行う際には，突然の雨に注意が必要である。また，人工内耳装着の選手は，スピーチプロセッサーとよばれる音を取るための装置を外しても，頭部に埋め込まれている受信装置を外すことはできないため，ヘディングを多用するポジションは，選手自身が避けたがる傾向にある。

2）平衡機能

聴覚障がい者のなかには，内耳機能が低下，または機能が全くない人が約30％いることがわかっている[3]。このことが，直接スポーツのどの場面で支障となるかについては明らかとなっていないが，三半規管，耳石機能レベルに関係なく，聴覚障がい者のなかには，自らのバランスが悪いと感じている人が多い。日本めまい平衡医学会の「単脚直立検査」[4]を行うと，閉眼では2〜3秒で倒れてしまう人が多くいることもわかっている。競技の場面において，意識的に目を閉じることはないだろうが，そのあたりは指導者として関わるうえで，覚えておいてほしいことである。また，聴覚障がい者のなかには，めまいをもつ人は少なくない。近年，感音性難聴の5〜10％には前庭水管の拡大があることも報告されている[5]。また，メニエール病と診断された選手のなかには，ボールを蹴って走り回ることは全く問題ないが，ヘディング練習を行うと，必ずめまいが出現してしまうという選手もいることから，聴覚障がい者とバランス，めまいについては注意が必要である。

図2 補聴器と人工内耳

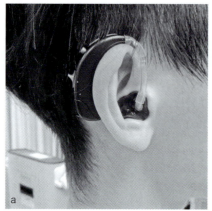
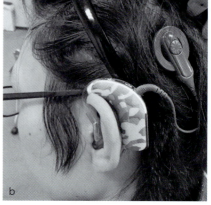

a：補聴器，b：人工内耳

　聴覚障がい者は聞こえない分，日頃から目からの情報を多く取りこんでいる。スポーツビジョン協会の推奨する，スポーツビジョン測定[6]を行ったところ，8つの測定項目のうち「横方向動体視力」については，健常者トップ選手並みの大変優れた能力であった[3]。このように，聴覚障がい者の特性を理解し，優れた能力を競技に活かしていくことも指導者としては大切なことだと考える。

3）必要な配慮

　デフサッカー選手には，"聞こえない人""聞こえにくい人"が混在していることを理解してほしい。聴覚障がい者の多くは，健聴者が聞き取れる音とは違う音で聞こえている。"補聴器をつけるから聞こえている""質問に対して声を出して返事をしてくれるから聞こえている"と理解されてしまうことが多いが，補聴器，人工内耳で「聞こえるようになる」というのは間違いで，聞こえ難い状態がそのまま大きな音になるだけである。また，聴覚障がい者のなかには補聴器をつけても全く聞こえないため，装着しない人もいる。これらのことから，聴覚障がい者への配慮で最も考えてほしいことは，コミュニケーション方法の確認である。多くの選手は手話でコミュニケーションを行うため，選手と関わるうえでは手話を覚えることはとても大切なことであるが，実は選手は話す人の口の動きと，顔の表情を見て言葉を理解しようとしている。「聴覚障がい者だから手話」ではなく，選手個々のコミュニケーション方法を理解することは大切なことである。

　また，競技の現場で選手とコミュニケーションを行ううえで「立ち位置」を考える必要がある。選手に対して話をする際，1列に並ぶのではなく，馬蹄形に並んでもらうことによって，話し手の口と顔の表情が見やすくなる。その際，ゆっくり，はっきり，顔の表情をつけ，ボディランゲージを用いて，口形が見えるように話すことによって，選手は理解しやすくなる。また，重要なポイントについてはホワイトボード，ブギーボード等を用いて，筆談で説明することも，選手にとっては嬉しい配慮である。サッカーのように屋外で行うスポーツの場合には，特に声が通り難くなるので，ホワイトボードは欠かせない。また，立ち位置を考える際には，太陽を自分の背にして立ってしまうと，選手は手話や口を読み取ることが難しくなるなど，周囲の状況を考えて話をすることが大切である。もちろん，簡単な手話を使えることは，

選手との信頼関係を築くうえではとても大切なことである。

3 スポーツ参加の条件（クラス分け）

聴覚障がい者スポーツにおいてクラス分けはない。しかし、聴覚障がい者アスリートがデフリンピック等のICSD認定競技大会に参加する場合、以下の規定がある[7]。①良耳の平均聴力レベルが55dB以上の聴覚障がいを有するろう者であること、②ICSD加盟団体である全国ろう者スポーツ協会の会員であり、その国の国民であること、とされている。また、各大会参加時には1年以内に行った聴力検査結果を提出しなければならないとも規定されている。

4 スポーツ外傷・障害の特徴

聴覚障がい者が、健常者と比べて体力面で総合的に劣るということはない。しかし、先述の通り、聴覚障がい者の特性として、平衡機能は健常者より劣っていることが多い。このことが要因で発生した傷害の報告だけでなく、デフサッカー、デフフットサルにおける傷害発生に関する報告は少ない。

近年、コンタクトスポーツにおいて、脳震とうに対する評価、対応についての認識が広まり、日本サッカー協会においても、サッカーにおける脳振とうに対する指針SCAT（sport concussion assessment tool）を用いて対応している。聴覚障がい者はプレー中に周囲のかけ声が聞こえないため、健常者よりも衝突が多く発生することは想像できる。もし、脳震盪が疑われる場面に遭遇した際には、先述した通り、聴覚障がい者はもともとバランスの悪い選手が多いことを理解しておかなければならない。SCATのバランス（直列立ち）の確認方法に、「20秒間選手を観察し、もし6回以上エラー（手が腰から離れる、目を開ける、つま先と踵が離れる、歩く、よろめく、転ぶ、5秒間以上開始の位置から離れたままになる、など）があったら、脳震とうの症状と疑う」と記されている。しかし、聴覚障がい者のなかには脳震とうを起こしていない正常時でも、エラーに該当してしまう選手がいることから、ベースラインを測定しておくことを推奨する。また、聴覚障がい者はプレー中、補聴器を外しているため、脳震とうの確認のための症状や記憶力の確認をする際に、声での指示が困難となることがある。そのために、あらかじめ「ポケットSCAT2」などを印刷しておき、指し示して指示できるようにすることも必要となる。

5 コンディショニング

コンディショニングに関して、聴覚障がい者であることが理由でできないことはない。ただし、障がい特性上、情報が入り難いため、正しいコンディショニングの方法を理解できていない選手は多くいる。特に、聾学校、特別支援学校卒業生は、そのような教育を受ける機会も少ないため、コンディショニングに関する教育は重要だと考える。例えば、トレーナーが過剰なケア（マッサージ、鍼などによる治療）を行うことによって、トレーナーは「なんでもやってくれる人」という意識をもってしまうこともあるので、選手を育てる意味からも「やってあげる」ことよりも、教育的指導としてのセルフケアの重要性を伝えていくことが大切だと考える。また、指導の際には、「このストレッチは○○の筋肉を伸ばす」、「このトレーニングは○○の目的がある」というように、より具体的な説明を行うことが必要である。

また、選手のコンディション状態を把握する際、会話だけでは難しい場合もある。選手のなかには、手話で育ったため語彙の数が少ない選手もいる。その場合は、会話だけで理解するのではな

く，気分プロフィール検査（profile of mood states；POMS）等を用いることによって，会話だけでは把握できなかった情報を得られることもある。また，このような調査結果をもとに選手との話のきっかけとすることもできるので，大変有効な手段であると考えている。

6 ドーピングコントロール

ドーピングについては，ICSDのアンチ・ドーピング規則に則って行われる[8]。ICSDは，世界アンチ・ドーピング機構（WADA）が推進する世界アンチ・ドーピング・プログラムを支援し，世界アンチ・ドーピング規程の受け入れをしている。ICSDは，ろう社会におけるドーピング撲滅の戦いに寄与することを期待し，WADAの規程をもとに，ICSDアンチ・ドーピング規則を作成している。各国の全国ろう者スポーツ協会は，ろう者スポーツ・ムーブメントにおいてICSD認定を受けるならば，その条件として，アンチ・ドーピング機関とアンチ・ドーピング規程に従うこと，およびその規程に則って独自のアンチ・ドーピング規則を作成することとしている。また，このICSD規則は，デフリンピック大会，世界および地域選手権大会の期間中，および競技の準備期間にも適用されると記載され，各大会で検査が行われている。

また，デフスポーツの場合は，一般的なドーピング検査の他に聴力検査ドーピングが行われている[7]。前述の通り，デフリンピック等の国際大会に参加する場合は，選手の聴力に規定がある。聴力検査結果の書かれたオージオグラムの提出が行われているものの，聴力が55〜65 dBの境界域の聴力である選手については，慎重に審査することと記されている。また，選手が片耳に人工内耳を装着している場合には，その耳については検査をする必要はないとされている。いかなるICSD認可の競技大会においても，オージオグラムは大会の3カ月前までに提出されなければならず，かつ1年以内のデータでなければならない。夏季・冬季デフリンピック，世界選手権，地域選手権，その他ICSD認定競技大会期間中には，ICSD認定オージオロジストによって再検査される場合がある。もしも，選手が55 dB以上の平均聴力レベルに適合しないことが大会中に判明した場合，当該選手は参加資格を得ることができないとされている。

（中島幸則）

文献

1) Morton CC, Nance WE. Newborn hearing screening—a silent revolution. N Engl J Med. 2006；354：2151-64.
2) 日本聴覚医学会難聴対策委員会報告 難聴（聴覚障害）の程度分類について．日本聴覚医学会，2014．
3) Nakajima Y, Kaga K, Takekoshi H, et al. Evaluation of vestibular and dynamic visual acuity in adults with congenital deafness. Percept Mot Skills. 2012；115：503-11.
4) 渡辺行雄，肥塚泉，山本昌彦，他．平衡機能検査法基準化のための資料 2006年平衡機能検査法診断基準化委員会答申書，及び英文項目．Equilibrium Res. 2006；65：468-503.
5) National Institute on Deafness and Other Communication Disorders. 2007.
6) 真下一策．トッププレーヤーのスポーツビジョン検査．臨スポーツ医．1994；11：198-203.
7) Audiogram Regurations version 5 revised. International Committee of Sport for the Deaf. 2018.
http://www.deaflympics.com/pdf/AudiogramRegulations.pdf
8) ICSD Anti-Doping Rules. International Committee of Sport for the Deaf. 2015.
https://deaflympics.com/pdf/AntiDopingRules.pdf

知的障がい者サッカー

1 知的障がい者サッカーの紹介[1]

知的障がい者のスポーツとしてもサッカーは盛んである。誠実で一生懸命なプレーが知的障がい者サッカーの魅力といわれている。現在では，競技人口の増加や競技レベルの向上とともにFIFAルールで行われるようになり，障がいの程度にもよるが国際大会などは45分ハーフで行われる。

レクリエーションから競技スポーツまでレベルはさまざまだが，日本知的障がい者サッカー連盟（Japan Football Federation for Persons with Intellectual Disability；JFFID）が2018年に調査したところ，国内でサッカーやフットサルを楽しむ知的障がい者は7,200人あまりおり，年々増加している。

競技スポーツとしては，健常の中学校や高校の部活，社会人チームに所属する者，特別支援学校のサッカー部や知的障がい者のクラブチームに所属する者など活動形態はさまざまである。知的障がい者がサッカーを行うことができる環境は未だ整備されておらず，選手により環境の差は大きい。近年では，知的障がい者サッカーチームも新たに増え，健常の社会人サッカーリーグに所属するチームも出てきており，選手のレベルアップにつながっている。

JFFIDが管轄する主な国内大会としては，全国障害者スポーツ大会サッカー競技をはじめ，全国知的障害特別支援学校高等部サッカー選手権（別名：もうひとつの高校選手権），全日本知的障害者サッカー選手権，知的障がい者サッカー地域選抜リーグなどがある。各地域レベルでは障がいの程度でクラス分けをして行う大会やサッカー教室など，グラスルーツから強化・育成まで活動の場は広がってきている。そして，それらの大会から日本代表候補選手を選考する。（図1）

知的障がい者サッカー日本代表が出場している国際大会は，4年に一度，FIFAワールドカップ開催年に行われるINAS知的障がい者サッカー世界選手権大会（別名：もうひとつのワールドカップ）や，INASグローバル大会フットサル競技がある。

INASとは国際知的障害者スポーツ連盟（The International Federation for Athletes with Intellectual Impairments）の略称で，知的障がい者がすべてのレベル（競技からレクリエーションまでさまざまな段階）のスポーツ活動に参加する権利を保障すること，およびスポーツによる知的障がい者自身の成長と地域社会との交流（社会参加推進）の促進を目的として，1986年にオランダで設立された。2000年の時点で，正式加盟国は60の国と地域，準加盟国は26の国と地域に及ぶ。知的障がい者のスポーツ振興，講習会やセミナーの開催，国際競技規則の確立，記録の管

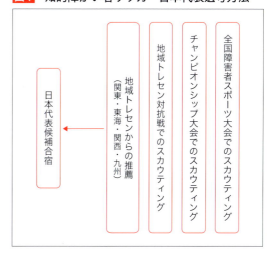

図1 知的障がい者サッカー日本代表選考方法

理，知的障がい者の社会参加推進などさまざまな活動に努めている。

日本代表チームは2002年の日本大会より参加し，2014年ブラジル大会においてベスト4という好成績を収めた。

2 「障がい」の特徴

1）知的障がいとは

厚生労働省では，「知的機能の障害が発達期（おおむね18歳まで）にあらわれ，日常生活に支障が生じているため，何らかの特別の援助を必要とする状態にあるもの」と定義されている。

診断の基準は，次の①〜③のいずれにも該当するものを「知的障がい」という。

①知的機能の障がいが発達期（おおむね18歳まで）に現れる。

②知的機能が明らかに平均以下であること。

③知的機能の障がいにより適応行動，すなわちコミュニケーション能力や生活自立能力，社会的・対人スキル，自律性，仕事の遂行，健康の管理などが困難な状態であること。

②の知的機能が明らかに平均以下であるかどうかの判断は，「標準化された知能検査（ウェクスラーによるもの，ビネーによるものなど）によって測定された結果，知能指数がおおむね70までのもの」による[2]。

知的障がいはこの知的機能（IQ）のみで評価されるという印象があるが，近年は，より具体的な適応機能の状況と支援の必要度から判断されることが多い。あくまでIQ値は判断の目安であって，適応能力に明らかな制限がなければ知的障がいとは診断されない。この「知的機能」と「適応機能」の評価で，「軽度」「中度」「重度」「最重度」の4つの等級に分類される（図2）。知的機能が低かったとしても適応機能が高ければ，1つ軽度の等級で診断されることがわかる。

図2 知的障がいの程度別判定の導き方

IQ \ 生活能力	a	b	c	d
Ⅰ（IQ 〜20）	最重度知的障害			
Ⅱ（IQ 21〜35）		重度知的障害		
Ⅲ（IQ 36〜50）			中度知的障害	
Ⅳ（IQ 51〜70）				軽度知的障害

横軸（a〜d）は日常生活能力水準を表しており，aは自立した生活が難しく，dに近づけば自立した生活ができる。縦軸はIQが高いほどⅣに近づく。
程度判定においては日常生活能力の程度が優先される。例えば知能水準が「Ⅰ（IQ 〜20）」でも，日常生活水準が「d」の場合，障がいの程度は「最重度」ではなく「重度」と一つ軽い等級になる。

（厚生労働省：知的障害児（者）基礎調査，2007．より）

また，知的障がいは自閉スペクトラム症／自閉症スペクトラム障がい，注意欠陥多動性障がい（ADHD），学習障がい（LD），ダウン症候群，てんかんなど，さまざまな障がいと合併して現れる場合も少なくない。各疾患の特性も理解しておくことが非常に重要となる。

2）必要な配慮[3]

他の障がい者サッカーとの違いの一つに，「知的障がいは見た目では障がいがあることに気づきにくい」という点があり，細かい配慮が必要となる。

①指導面

サッカーにおいては，個人によって違いはあるが，即時の状況判断や臨機応変さ，戦術理解などに困難が伴いがちである。人の言動や指示が理解しにくかったり，自身で状況をイメージして行動に移すことが難しかったり，意志の疎通の不得手により人とうまく関われないことがあり，これらがプレーに影響を与えているように思われるケースもある。理解しているように見えても，実際には指導者側の意図が十分に伝わっていない場合もある。言語情報よりも，視覚情報が伝わりやすい場合が多いため，運動示範において指導者が何度

もその身体の動きを行うことで，対象者に視覚導入することが効果的である。繰り返し経験させ反復練習を行い，段階的にかつ簡素に，そして何より根気よく時間をかけて指導することが重要である。

②**安全面**

天候や環境に対する準備について，服装やシューズの確認（気温に合っているか，ピッチに適したもの，危険でないものか等）や，「疲れている，休みたい」という訴えができているか，というような点も，選手に任せきりにしないように配慮が必要である。

また，てんかんや，ダウン症候群にみられるさまざまな合併症に対して注意が必要である。てんかんは，脳内の異常放電が原因で，体が不随意に痙攣または脱力してしまう疾患のことである。全身に力が入り，ガクガクと痙攣してしまう強直発作や，急に意識を失い，卒倒してしまう脱力発作など，てんかんの種類によってさまざまなタイプの発作がある。軽度知的障がいの8〜18％，重度知的障がいの30〜36％に合併するといわれている。発作に対する対処方法など，あらかじめ関係者で打ち合わせをして安全な指導へとつなげることが大切である。

ダウン症候群においては，先天性心疾患，特に心内膜欠損症や，頸椎不安定など関節の不安定さ，内臓・消化管の奇形，白内障などの疾患は十分に把握する必要がある。激しい運動を行う場合には，心疾患の有無を医療機関に確認すべきである。また，頸椎の不安定さがある場合は，ヘディングや接触プレーが禁止されている場合もある。行える運動を理解し，安全な環境でプレーできるよう注意が必要となる。

3 スポーツ参加の条件

1）国内大会

国内大会の参加条件として療育手帳（「愛の手帳」，「みどりの手帳」などよび名は地方自治体によりさまざま）を取得している者や，特別支援学校に所属する者が対象となる大会もある。

2）国際大会

国際大会の選手登録の条件としては以下の項目が必要となる。

①18歳以前にIQ75以下で知的障がいがあったことの証明。

②今現在のIQが75以下で，精神科医による知的障がいの診断の証明。田中ビネーVまたはウェクスラー式のIQ検査のみ認めている。

③適応能力の面で著しい制限があると精神科医が認定。

他にも，選手が関わった複数の方からの生育についてのヒアリングも資格取得の条件となっている。

ここまでの書類を日本パラリンピック委員会（Japanese Paralympic Committee；JPC）の確認後，INASに提出する。そこで認定をされれば出場資格を得られる。

以上のように，国際大会に選手が出場できるまでの登録作業が非常に細かく，厳しくなっている。その背景として，サッカー競技ではないが，過去のパラリンピックで知能指数（IQ）の虚偽申請があったという経緯がある。

4 スポーツ外傷・障害の特徴

知的障がい者サッカーにおいては，ルールもトレーニング内容も健常のサッカーと変わりがないため特徴的な外傷・障害というものはない。

注意点としては，ときとして危険認知や空間把握に乏しく，ルーズボールに対しての衝突や，危険を顧みないプレーで起こる外傷もある。

また，感覚に「敏感さ」と「鈍感さ」がみられるということである。障がいの程度ではなく個人の感覚によるものだが，ちょっとした痛みに過敏に反応し，情緒が不安定になりプレーを拒むこと

図3 真夏の合宿での小趾の火傷

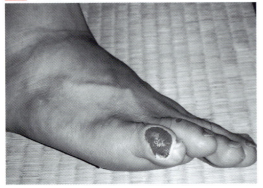

このような状態でも足を引きずらず走れていた。常にこちらから気にかけて，声をかけることも重要である。

や，逆に痛みに鈍感で訴えがない場合もある。試合でいつも通りのパフォーマンスを出せていると感じても，どこかに痛みを抱えていて重症化してしまうケースがごく稀に見受けられる。以前，日本代表の真夏の合宿時に，普段と変わりなくプレーしていた選手が合宿最後に痛みを訴え，確認したら母趾表面の皮膚が剥がれ火傷しており，即入院，長期的な治療となってしまった経験もある（図3）。このように選手によってはコミュニケーションの課題から，本人の訴えが適切ではない場合や自ら訴えられないこともある。

日頃から選手の特徴を把握しておくことや，バイタルサイン（意識，呼吸，脈拍，血圧，SpO_2等）の数値から適切に判断することも必要である。そして，「いつもと違う」という直感は大切にしたい。

以上のように，ルールやトレーニング内容の面は健常者と同じようにプレーできることも多い知的障がい者サッカーだが，潜んでいるリスクは高いということを認識して，応急処置の準備や，AEDの設置確認，医療スタッフの確保など，緊急時の対応に万全を喫しておく必要がある。

5 コンディショニング

日本代表では4年に一度の世界選手権に向け，年約4回，開催が近くなると毎月，代表合宿を行う。

知的障がい者サッカー日本代表のコンディショニングにおいて難しいのはやはり環境要因である。サッカーのパフォーマンス発揮や向上を考えたときに，日々のトレーニングは当然重要であるが，代表チームの選手は高校生から社会人で構成されていて，仕事などを理由にトレーニングができないなど個人差が大きい。そのような環境で，代表に選出されて集まり，トレーニングを行えば必然とコンディションの違いは大きく出てしまう。選手たちのために環境を整えていくことは，知的障がい者サッカーにおいて最優先の課題である。

1）フィジカルチェック

代表チームでのフィジカルチェックとしてYo-Yo Intermittent Recovery Test（YYIR）を合宿初日に毎回行い，高強度の運動パフォーマンスのチェックを行う。前述したように，環境によってトレーニングが積めていない選手も多くいるため，コンディション把握のために用いている。

2）体重測定

合宿や遠征時では起床時・トレーニング前後に体重測定を行い，コンディションの把握に役立てている。まずは以前の合宿との比較を行い，体重の増減については生活環境をカウンセリングしている。選手のなかには，何らかの事情により福祉施設で生活している者が少なくない。また，代表チームの活動期間外はあまりトレーニングを行っておらず不摂生をしてしまう選手が多いのも知的障がい者サッカーの特徴に思える。そのため日常の食事の量・質に関しては，ばらつきがあり決して内容が良いとはいえない。そのため合宿や遠征時に，必要な量や質を理解してもらえるように指導している。

起床時・トレーニング前後の体重測定は，水分

補給のチェックとしても活用している。知的障がいの症状によっては発汗が多い選手もおり，こまめな水分補給を心がけている。

3) ウォーミングアップ・クーリングダウン
①ウォーミングアップ

ウォーミングアップの目的は，試合や練習のパフォーマンスを向上させること，外傷・障害のリスクを減らすことである。しかしながら，代表チームによばれる選手達でさえも，その大切さをあまり理解しておらず，効果のあるウォーミングアップを日頃から行えていない選手も多い。

代表チームでは，ウォーミングアップを極力細かい指導を加えながら行うとともに，身体づくりの時間とも捉えている。内容に特別なことはないが，障がい特性上，集中力の向上や一瞬の判断を伴うような反応系のメニューは必ず入れて，神経系の刺激を十分行う。

また，その日のトレーニング内容や試合などで課題となった動作の改善を意識し，その都度ウォーミングアップ内容に反映している。

②クーリングダウン

合宿中はハードなトレーニング内容になるうえに，普段のトレーニング量が少なく疲労困憊になる選手も多いため入念に行う。ジョギングなど低負荷な運動を行い，乳酸を分解し，遅筋のエネルギーとして再利用させて除去を促す。その後，静的なストレッチを行い，筋の柔軟性を確保する。ストレッチの最中もスタッフは選手に声をかけながら，正しくできているかなど意識づけを忘れない。

さらに夏場などは宿舎でアイスバスを用意し，アイシングを行い，疲労回復促進などを考慮している。

4) 教育的指導

合宿では選手達に，日々のトレーニングで考えなくてはいけないことなど，内容や量をわかりやすく指導している。また，YYIRの結果をフィードバックして，意識を高くもつよう工夫している。

ミーティングでは外傷・障害の予防，栄養等の講義を行う。覚えることを不得手としているのでわかりやすく，簡潔な言葉で伝えられるように心がけている。

合宿中は個々の選手をよく観察し，それぞれの問題点を指摘し，適切なアドバイスを行えるようにしている。特に障がいの特徴で気分的な要素が行動に出てしまうケースもあるため，むやみに注意するのではなく，選手個々の特性をスタッフ間で話し合い共有し，選手によって伝え方を変えるなど気をつけている。

6 ドーピングコントロール

知的障がい者のなかには，抗精神病薬，抗不安・睡眠薬，ADHD治療薬，気分安定薬，抗うつ薬，抗てんかん薬などが治療のため処方されていることもあり，ドーピングコントロールは特に注意しなくてはならない。あまり一般的ではない薬の使用があることも知的障がいの特徴である。

代表チームでは，合宿時にドーピングコントロールの講義を行い啓蒙し続けているが，必ず保護者や，指導者，その他関係者にも確認して正確な情報の把握に努めている。大会前には使用可能な薬のリストを渡し，薬が必要な際は極力そのリストのなかから選ぶという方法をとるように主治医と連携しながら指導している。

（澤野啓祐）

文 献

1) 公益財団法人日本サッカー協会グラスルーツ推進部（編）．障がい者サッカー HAND BOOK．公益財団法人日本サッカー協会，2017．
2) 厚生労働省．知的障害児（者）基礎調査．2007．https://www.mhlw.go.jp/toukei/list/101-1.html
3) 公益財団法人日本障がい者スポーツ協会（編）．新版 障がい者スポーツ指導教本 初級・中級．ぎょうせい，2016．

精神障がい者サッカー（フットサル）

1 精神障がい者スポーツとサッカー（フットサル）

　精神障がい者スポーツの歴史はまだ浅い。以前は，主に病状が比較的安定している慢性期の入院患者を中心に，散歩，ラジオ体操，運動会など健康スポーツあるいはレクリエーションスポーツの範囲で行われていた。しかし，次第に地域主体の競技性を伴ったものへと移行するようになり，2001年に第1回全国精神障害者バレーボール大会が仙台で開催されたのが始まりである。その後，2008年の大分大会から，バレーボールは全国障害者スポーツ大会の正式種目に採用された。

　精神障がい者サッカーについては，11人制ではなく5人制のフットサルが，2006年に大阪でチームが誕生してその歩みが始まった（表1）。フットサルが導入された理由として，5人制であり人数が少なくてすむこと，交代が自由で女性も参加できること，接触プレーが少ないこと，場所の確保が比較的容易なことなどから，普及が容易と考えられたからである。2008年に全国規模の大会が初めてJリーグのガンバ大阪主催のもとで開催され，以後，同様の大会が札幌，埼玉，横浜，千葉，愛媛，福岡などで開催されるようになった。2011年には大阪のフットサルチームがイタリアのローマに遠征し世界で初めての国際試合を行った。2013年10月には東京での全国障害者スポーツ大会にフットサルがオープン競技として採用され，同時に「第1回精神障害者スポーツ国際シンポジウム・会議」が開催された。世界から8カ国が集まり国際化に向けて協力することで合意し，世界大会開催の機運が高まった。これを契機に日本ソーシャルフットボール協会が設立された。2015年10月に本格的な全国大会が名古屋で開催され，2016年2月に世界初の精神障がい者フットサル国際大会が大阪で開催された。日本代表，イタリア代表，ペルー代表，大阪選抜の4チームが参加し，日本代表が初代チャンピオンに輝

表1　精神障がい者フットサルの歩み

年	できごと
2006	大阪で精神障がい者スポーツクラブ設立　フットサルが始まる
2008	第1回「ガンバ大阪スカンビオカップ」（ガンバ大阪主催精神障がい者フットサル大会）開催→以後，同様の大会が札幌，埼玉，横浜，千葉，愛媛，福岡などで開催
2011	3月　大阪の精神障がい者フットサルチームがローマ遠征
2013	NPO法人日本ソーシャルフットボール協会設立
	10月「全国障害者スポーツ大会」オープン競技として精神障がい者フットサル大会開催
	「第1回精神障害者スポーツ国際シンポジウム・会議」開催
2015	10月「第1回全国ソーシャルフットボール大会」（精神障がい者フットサル全国大会・名古屋）開催
2016	2月「第1回ソーシャルフットボール国際大会」（精神障がい者フットサル国際大会・大阪）開催
2017	10月「第2回全国ソーシャルフットボール大会」（愛媛）開催
2018	5月「Dream World Cup 2018」（第2回精神障がい者フットサル国際大会・ローマ）開催

図1 第2回精神障がい者フットサル国際大会 Dream World Cup 2018（ローマ）

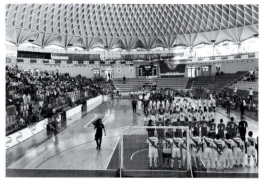

いた．2017年10月には第2回の全国大会が愛媛で開催され，2018年5月には第2回の国際大会（Dream World Cup 2018）がローマで開催された（図1）．この大会には10カ国がエントリーし（参加は9カ国），熱戦の末，開催国イタリアが優勝した．日本代表は残念ながら決勝トーナメントで敗退したが，レベルの高い洗練されたベストチームの一つと評価された．

現在，国内のチーム数は160以上で，約2,000人が参加し各地でリーグ戦，カップ戦や交流会が催されている．このように精神障がい者サッカー（フットサル）の活動は，徐々にではあるが国内のみならず世界へと広がりつつある．

2 精神障がいの種類と特徴

幻覚・妄想，抑うつ気分，不安，不眠などのさまざまな精神症状を把握したうえで，以下のように原因別に精神障がいを分類する方法がある．

①脳そのものの疾患の影響で，あるいは身体疾患，薬剤，中毒性物質などが脳に対して影響を与えて出現しているもの．

例）認知症，脳腫瘍による症状，肝硬変や内分泌疾患による症状，アルコール依存症など．

②統合失調症やうつ病など現時点で原因のはっきりしていない精神科固有の疾患によるもの．

③性格やストレスなどの心理社会的な環境要因によるもの．

例）パニック障がいなどの神経症性障がい，摂食障がい，人格障がいなど．

また症状に基づく共通の診断分類である世界保健機関（WHO）のICD-11（死因や疾病の国際的な統計基準としてWHOにより公表された分類）やアメリカ精神医学会（APA）のDSM-5（APAによって出版されている精神障害の診断と統計マニュアル）を使用することも多い．

精神障がいの特徴は，身体障がいや知的障がいは障がいのレベルがある程度固定しているのに対し，現在治療が必要な疾患をもっていることである[1]．再発・再燃の危険性のある慢性疾患として考える必要がある．さまざまな精神症状のために対人関係や就労などに支障が生じ，偏見や差別の対象になることがある．そのため社会的不利や，生活上のさまざまな困難を受けることが少なくない．社会からの否定的な態度，感情，行動（蔑視や不信など）をスティグマといい，患者の生活の質（Quality of Life；QOL）や自尊感情の低下を来す．そのため患者は対人関係に敏感になっていることが多く，そこからのストレスが再発の引き金の一つとなることがある．

3 精神障がいに対する運動・スポーツの効果

スポーツと精神医学の相互の関わりを考えるスポーツ精神医学の，臨床面での取り組みは大きく分けて2つある[2]．すなわち，①精神医学のスポーツへの応用，および②スポーツの精神医学への応用である．

①の精神医学のスポーツへの応用は，アスリートがスポーツの特異性から抱える精神医学的問題の抽出と予防である．例としては，症状がうつ病と類似するオーバートレーニング症候群や女子の

マラソン選手などでみられる摂食障がい，あるいはアルコールやドーピングの問題などが挙げられる。

②のスポーツの精神医学への応用は，精神疾患のある人がスポーツや運動を行うことによって得られる広い意味での治療効果を明らかにする活動であり，最近その効果についてさまざまなことが明らかになってきている。精神機能に対する運動やスポーツの効果として，①気分の高揚，②不安の改善，③ストレス対処能力の向上，④睡眠の質の改善，⑤自己統制感や自己評価，思考の柔軟性といった認知機能の改善などが挙げられる[3]。不安障がい，うつ病性障がい，認知症，発達障がいや統合失調症の薬物療法，精神療法に補助的に用いることで治療効果が高められることも報告されている。

サッカーやフットサルでは，それぞれのポジションでそれぞれの選手がそれぞれの役目を果たし，他の選手と協働することから，フィールドを1つの社会と見立てることができる。さらに「サッカー（フットサル）がしたい」「社会生活に戻りたい」といった個々のニーズに応えるツールとして，効果的な心理社会的問題の介入モデルとなり得る（図2）[4]。つまり，チームという集団のなかでそれぞれの役割を果たすことで，社会のなかで人との良い関係を築き適応するための必要な能力（ソーシャルスキル）を育むと考えられる。

精神症状に関しては，不安の軽減や社会的引きこもり，意欲減退の改善に効果があると考えられている。また，サッカーやフットサルが上達する

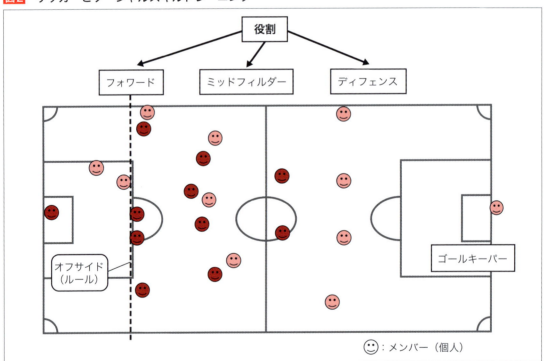

図2 サッカーとソーシャルスキルトレーニング

選手個々に役割があるように社会でもメンバーそれぞれの役割がある。
（田中暢子，井上誠士郎．イタリアにおける精神障害者サッカーの潮流と課題 サッカー支援の背景にある精神保健法と精神保健システム ローマ市を事例として．スポーツ精神医学．2012；9：44-53．より改変）

表2 スポーツ（サッカー・フットサル）の効果

【考えられる効果】

要素	考えられる効果
個別支援	対人関係（および集中力や意欲）の改善
グループ活動支援	対人関係の練習（仲間と過ごす時間と場の提供）

【考えられる副次的効果】

要素	考えられる効果
精神医学的（心理学的）	精神症状や認知機能の改善 自己管理能力（服薬管理など）の向上 再発・再燃の防止 QOL・自尊感情の向上，自信の回復
医療全般	生活習慣病の予防 チーム医療のレベルアップ
社会	地域社会との連携 就労 疾患理解の促進・スティグマの軽減

（公益財団法人日本障がい者スポーツ協会（編），新版 障がい者スポーツ指導教本 初級・中級，pp50-3，ぎょうせい，2016．より）

ことは，脳の情報処理能力（認知機能）の向上と関連すると考えられ，認知機能の改善とともに生活能力が高まることが期待される。さらに，満足して自信をもって生活ができるようになることで，その自信が就労に結びつくことも報告されている[5]。精神障がい者に対するスティグマの是正には，当事者とのふれあいが一般の人々の態度や感情を変え有効だと報告されている。サッカーやフットサルは精神障がい者が社会に参加する機会を与えてくれる。そこでの交流は疾病への理解やスティグマの軽減につながると期待されている[6]。これらの効果についてのまとめは表2に示した[7]。

4 精神障がい者の運動やスポーツ実施時の留意点

精神障がい者にサッカー（フットサル）などのスポーツを指導する際には，症状の変動に注意を要する。症状が日常生活にどの程度影響しているか，その回復段階に合わせて選択を行う（図

図3 回復段階に合わせたスポーツの選択

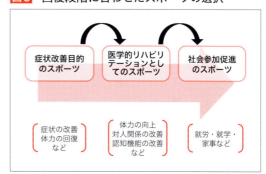

（横山浩之，精神障害者スポーツの効果．スポーツ精神医学，2013；10：27-31．より）

3）[8]。症状の不安定な時期はスポーツの実施には慎重でなければならないが，安定してくれば，体力や悩まされている症状に目を向け，その改善のために「症状改善目的のためのスポーツ」を行う。身体的トレーニングとして体を動かすこと，運動を継続していくことが主な働きかけである。

次の段階は，対人交流や楽しむ能力，体力の回復を図ることを目的とする「医学的リハビリテーションとしてのスポーツ」である。ルールを守

り，声をかけ合い，他人と協同して活動することを増やしていく。

そして，最終段階では，自信の回復と社会生活ができることを目的とする「社会参加促進のためのスポーツ」を取り入れる。競技スポーツを通してストレス耐性やストレス対処法を学び経験し，スポーツを楽しむだけでなく，大会参加や遠征など普段経験できないストレス状況と向き合い，克服する力を養う。そのことで自信の回復や社会生活での動機づけを高め，就労や就学，アルバイト，家事へつなぐ役割を担うと考えられている。

患者は対人関係に敏感になっていることが多いため，批判的な言い方をされたり，逆に過度に心配されたりすることを苦手にしていることに留意する。接し方の工夫として，患者の良い面をみつけ，困難や課題については具体的な解決策を一緒に考えるということが大切である。また，競技スポーツに取り組んでいる患者に対しては，競技能力以上の期待をかけることはストレスとなり再発・再燃に結びつくことがある。逆に競技能力を過小評価してしまうことは参加を阻害してしまうことになり注意を要する。上述した回復段階を理解したうえで接することは重要である。スポーツに取り組むときの関わり方が適切であれば，当事者に自信や希望をもたらし，回復につながるだけでなく，真のノーマライゼーションを通してスティグマの軽減にもつながることが期待される[8]。

5 参加資格など

現時点での精神障がい者フットサル全国大会，国際大会での参加資格は，ICD-10におけるF2統合失調症，F3気分障がいを中心として現在治療を受けている者とされている。しかし，1人に複数の精神疾患が併存していることもあり，また障がいの程度についても個人差があるため，参加資格については今後さらなる検討が必要である。

また，障がいが固定しているわけではないので，再発・再燃の可能性への注意は必要であるが，逆に回復とともに障がいの程度が軽度になれば，健常者と変わりなくプレーすることができる。つまり，障がい者サッカー（フットサル）の枠を超えて，健常者とともに地域でプレーすることは十分可能である。今後は，障がい者の枠を超えてより高いレベルの地域大会や地域リーグなどでプレーする者も増えてくると予想される。

6 スポーツ外傷やコンディショニング

競技大会に参加している精神障がい者は，精神状態が安定し身体的な問題はほとんどない者が多いため，試合中の外傷などは健常者と変わりはない。ただ，激しい接触プレーの後，脳振とうによる症状であるのか，ストレスに対する精神的反応としての精神症状であるのか区別のつきにくい事例もあり，両面から慎重に経過を観察する必要はある。また，遠征などでの慣れない生活環境やその後の疲労による不眠や食欲低下などを契機に精神症状が再発・再燃する可能性があり注意を要する。

選手の多くが継続した治療を受けており，抗精神病薬や抗うつ剤などの向精神薬を服用している。薬剤のなかには運動障がいや心電図異常などの副作用と関係するものがあり，事前にチェックされていることが望ましい。

現時点では，精神障がい者の大会でドーピングコントロールは実施されていない。しかし今後，一般の大会に参加する選手が増えてきた場合は，服薬内容には留意すべきであろう。

（岡村武彦）

文献

1) 内田直，高畑隆，宮崎伸一．精神障害者スポーツと競技性．精神誌．2002；104：1242-8.
2) 永島正紀．スポーツ精神医学概説．臨精医．2002；31：1305-13.

3) 堀正士. 統合失調症 第7巻. 石郷岡純, 後藤雅博, 水野雅文, 福田正人 (編). pp29-37. 医薬ジャーナル社, 2014.
4) 田中暢子, 井上誠士郎. イタリアにおける精神障害者サッカーの潮流と課題 サッカー支援の背景にある精神保健法と精神保健システム ローマ市を事例として. スポーツ精神医学. 2012；9：44-53.
5) 岡村武彦. 精神障害者スポーツがもたらす病気をはね返す力. 最新精神医. 2015；20：141-7.
6) 岡村武彦. 精神科臨床におけるスポーツの可能性. 予防精神医学. 2017；2：48-55.
7) 公益財団法人日本障がい者スポーツ協会 (編). 新版 障がい者スポーツ指導教本 初級・中級. pp50-3. ぎょうせい, 2016.
8) 横山浩之. 精神障害者スポーツの効果. スポーツ精神医学. 2013；10：27-31.

13章

特殊環境対策

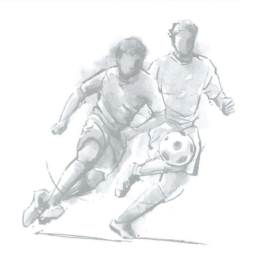

暑熱対策

1 運動による熱中症

暑さ（高温・多湿）のなかで体に起こるさまざまな異常をまとめて「熱中症」とよぶ[1]。運動中は，筋肉で産生される熱で体温が上がり，大量の発汗で脱水状態となるため，熱中症にかかりやすい。運動による熱中症の大半は健康な10代男女に起こり，サッカーをはじめとする屋外競技や，剣道などの厚い防具を着るスポーツに多い。激しい運動では，たとえ短時間でも，さほど暑くない日でも，熱中症にかかる危険がある。熱中症は放置すると死亡することもある怖い病気だが，予防できる。また，早期発見と応急処置で重症化を防ぐことができる。したがって，熱中症の予防法と対処法を十分習得しておく必要がある。

2 熱中症の分類と重症度

熱中症には，症状からいろいろなよび名があるが，重症度からは3段階に分類される（表1）。「軽症」の熱中症では，めまい・立ちくらみ（熱失神），こむら返り（熱痙攣）などの症状がみられるが，発熱はなく，現場の応急手当で対処できる段階である。「中等症」になると，頭痛・嘔気，倦怠感などの症状が現れ（熱疲労），すぐに医療機関にかかる必要がある。さらに病状が進むと「重症」となり，40℃以上の高熱で意識がなくな

表1 熱中症の重症度別分類

重症度	深部体温（直腸温）	意識	主な症状	対処法	通称
軽症	正常	正常	めまい・たちくらみ こむら返り・筋肉痛	応急処置後，見守り 改善なければ医療機関を受診	熱失神 熱痙攣
中等症	40℃以下の発熱	正常	頭痛 吐き気，嘔吐 倦怠感	応急処置後，医療機関を受診	熱疲労
重症	40℃以上の発熱	異常	よびかけに答えない 痙攣 まっすぐ歩けない	応急処置と同時に救急車をよぶ 医療機関に入院	熱射病

表2　熱中症予防のためのチェックリスト

熱中症のリスク
□　熱中症の既往歴（時期，程度，かかった回数など）
□　持病（心臓病，精神疾患，糖尿病，高血圧症など）
□　熱中症弱者（高齢者，幼児，肥満，体力が低い，運動経験が少ないなど）
□　体調不良（睡眠不足，発熱，のどの痛み，嘔吐，下痢，二日酔いなど）
運動環境・運動計画の確認
□　暑さ指数（WBGT）をチェックし，警戒予報などが出ていないことを事前に確認した。
□　運動計画（スケジュール，運動時間，運動強度など）は適切で無理はない。
□　選手は運動や暑さ環境にあった服装や帽子などを着用している。
□　日陰や空調設備のある涼しい休憩場所を確保した。
□　自由に水分補給（経口補水液，スポーツドリンクなど）ができる体制になっている。
□　運動前後の水分補給と体重測定，運動中も適宜水分補給するように指示した。
応急処置の準備
□　熱中症の知識（症状，重症度の評価，身体冷却法など）は十分である。
□　緊急時の行動計画（救急蘇生法，緊急連絡先，医療機関情報，搬送方法などを含む）がある。
□　熱中症の評価ツール（体重計，尿カラーチャートなど）を用意した。
□　身体冷却の備品（氷，アイスパック，シャワー，タオル，霧吹き，扇風機，氷水浴用備品など）を用意した。

る（熱射病）．一刻も早く体温を下げないと命に関わる状態であり，救急車をよぶと同時に全身を冷やす．

3　熱中症の予防法

1）暑熱順化

軽い運動やサウナなどで，徐々に体を暑さに慣らして，熱中症にかかりにくい体をつくることを暑熱順化という．シーズン前の10～14日間，休憩と水分補給を行いながら，ゆっくりと運動時間や運動強度を上げていくのが一般的だが，2～3日程度の順化でも効果はある．

2）熱中症リスクのチェック

熱中症のかかりやすさには個人差があり，健康状態や当日の体調によっても異なる．運動前に熱中症のリスクを自分で評価しておくことや，コーチやトレーナーがリスクの高い選手を把握して注意することで，熱中症の予防と早期発見ができる（表2）．

3）無理のない運動スケジュール

暑さ指数（wet bulb globe temperature；WBGT）は周辺の熱環境（気温，湿度，輻射熱，気流）から「暑さ」を総合的に評価する指標である．運動前や運動中に暑さ指数をモニターし，日本スポーツ協会の運動指針（図1）[2]に応じて運動強度の調整や運動中止を決定する．

4）水分・塩分の補給

運動前後には必ず水分をとり，運動中も定期的に水分の補給状態をチェックする．休憩時だけでなく，自由に水分補給できる体制を用意することが大切である．水分補給の目安として，のどの渇き，体重，尿の色などがある．のどの渇きは体重が1～2％減少するまで自覚しないため，のどが渇いたらすぐに水分補給をする．また，運動中に減少した体重1kgあたり1Lの水分を運動終了後2時間以内に補給するのが望ましい．尿カラーチ

図1　熱中症予防のための運動指針（日本スポーツ協会）

WBGT		運動指針
31℃以上	運動は原則中止	WBGT31℃以上では，特別の場合以外は運動を中止する。特に子どもの場合には中止すべき。
28～31℃	厳重警戒 （激しい運動は中止）	WBGT28℃以上では，熱中症の危険性が高いので，激しい運動や持久走など体温が上昇しやすい運動は避ける。運動する場合には，頻繁に休息をとり水分・塩分の補給を行う。体力の低い人，暑さになれていない人は運動中止。
25～28℃	警戒 （積極的に休息）	WBGT25℃以上では，熱中症の危険が増すので，積極的に休息をとり適宜，水分・塩分を補給する。激しい運動では，30分おきくらいに休息をとる。
21～25℃	注意 （積極的に水分補給）	WBGT21℃以上では，熱中症による死亡事故が発生する可能性がある。熱中症の兆候に注意するとともに，運動の合間に積極的に水分・塩分を補給する。
21℃未満	ほぼ安全 （適宜水分補給）	WBGT21℃未満では，通常は熱中症の危険は小さいが，適宜水分・塩分の補給は必要である。市民マラソンなどではこの条件でも熱中症が発生するので注意。

WBGT（℃）：屋外：0.7×湿球温度＋0.2×黒球温度＋0.1×乾球温度
　　　　　　屋内：0.7×湿球温度＋0.3×黒球温度

（公益財団法人日本スポーツ協会（編），熱中症予防のための運動指針，2018．より改変）

ャートは尿の色で脱水状態を簡単に判定でき便利である。

大量の発汗では水分以外に塩分も失われる。塩分の補給には，市販の経口補水液やスポーツドリンクなど，冷やした3～8％経口糖質・電解質溶液がよい。水1Lに，砂糖40g（大さじ4～5杯），塩3g（小さじ半分）を入れたもの，牛乳，お茶などでも代用できる。

5）プレクーリング

運動前に体を冷やして体温を下げておくことをプレクーリングといい，熱中症の予防やパフォーマンスの向上効果があるとされている。冷水浴，クーリングベストの着用，スラリーアイス（シャーベット状の氷）の飲用などの方法がある。

4　熱中症の応急処置

熱中症を疑った場合は，まず，意識状態をチェックする。応答が鈍い，言動がおかしいなどの症状がみられたら，重症の熱中症（熱射病）を疑い，救急車をよぶと同時に，涼しい場所に運び，速やかに体を冷やす。意識に問題がない場合は，涼しい場所で衣服を緩めて頭を低くして寝かせ，水分と塩分を補給する。軽症であれば，そのまま様子をみる。症状が改善しない場合や，衰弱して自分で水分補給できない場合は，医療機関を受診させる。

5　体の冷却法

重症の熱中症には，一刻も早い体の冷却が必要で，氷水（2～15℃）を入れた浴槽に首まで浸す氷水浴が最も望ましい。ただし，前もって備品や医療関係者の用意が必要となる。このような準備がない場合は，氷水に浸したタオルを頻回に交換しながら頭や体幹，手足を冷やすか，アイスパックなどを首，腋の下，股などの太い血管に当てて冷やす。湿度の低い日には，大量の水を噴霧して扇風機やうちわで強力に送風する方法も効果的である。

（岡本　健）

文　献

1) 公益財団法人日本サッカー協会（編）．スポーツ救命講習会テキスト．pp22-25，金原出版，2017．
2) 公益財団法人日本スポーツ協会（編）．熱中症予防のための運動指針．2018．
http://www.japan-sports.or.jp/medicine/heatstroke/tabid922.html

高地対策

「高地」とは，高い標高によって気圧が下がる低圧環境を意味する。アスリートが高地で活動する機会は，高地開催の競技大会への参加か高地トレーニングであろう。サッカーの場合は主に前者であり，ワールドカップ南米予選の試合などは標高3,000m程度の高地で行われる場合がある。高地環境は選手の体調や行動能力に大きな影響を与える。高山病の予防とパフォーマンス発揮のために高地順化などの対策を行うことが重要である。

1 高地環境による生理的変化

高地環境が生体に与える外的要因は，主に低酸素であり，次に低温になる。気圧は標高の上昇とともに減少し，同時に酸素分圧も減少して低酸素血症を引き起こす。標高2,000〜2,500mの大気圧は0.7〜0.8気圧であり，平地で15〜16%の低濃度（通常21%）の酸素を吸入している状態に相当する。また，気温は標高100m上昇するごとに0.5〜0.6℃低下する。

一般に標高が2,500m以上になると，各組織への影響が顕在化する[1]。中枢神経系では，酸素供給不足に対する脳血流量増加と血管内圧上昇により，血液脳関門における透過性が亢進し，脳浮腫に至る。頭痛，情緒不安定，疲労感，睡眠障害，判断力や記憶力の低下などの精神症状や，めまい，ふらつきなどがみられる。呼吸器系では，低酸素刺激から呼吸が促進し，換気量が増大する。循環器系では交感神経系の緊張により，心拍数が増加する。肺や消化管からの水分喪失のため脱水傾向となり，視床下部から抗利尿ホルモンが分泌され，尿量が減少する。低酸素による肺血管収縮の結果，肺胞の毛細血管内圧が上昇し，重症化すると肺水腫に至る。血液では，低酸素刺激の結果，腎臓から分泌されるエリスロポエチンが増加し，その造血作用により骨髄細胞を刺激して，血液中の酸素を運搬する赤血球が新生され，ヘモグロビンも増加する。消化器系では食欲不振，悪心・嘔吐，下痢などの症状がみられる。

2 高山病

高山病は標高2,500m以上の高地に到達した際に出現する症候群である[2]。生体は高地環境に適合するため，呼吸循環系などの変化が生じる（高地順化）が，急速な環境変化に追従できない場合に急性高山病を発症する。多くは軽症で，高地順化とともに軽快するが，重症化した場合は，高地肺水腫（高地到達後48〜96時間に発症する肺水腫）や高地脳浮腫に進展し，死亡する例もある。

診断は，頭痛に加え，①消化器症状，②疲労・脱力感，③めまい・ふらつき，④睡眠障害の少なくとも1つを認める。高地到達後に咳嗽や呼吸困難などの症状が出現した場合は高地肺水腫を疑う。

治療は，安静と水分補給に加え，酸素吸入と鎮痛剤投与などの対症療法となるが，軽快しない場合は速やかに低地に移送し，医療機関に搬送する。

3 高山病の予防法

1）高地到着前

高地での大会参加が決定したら，事前に選手の体調やコンディションをチェックし，貧血があれば鉄剤などの処方を受けておく。常圧低酸素室などで疑似高地トレーニング（後述）を選手に経験させ，ある程度の高地順化を身につけておく。高地順化には個人差が大きいため，疑似高地トレーニングで各選手の高地順化にかかる時間を把握し，早めに現地入りできるよう調整する。また，

日常的に基礎体力を高めるトレーニングを行い，高地での運動時負担が相対的に軽くなるようにしておく．

2）高地到着後

高地に到着後は段階的にトレーニング量と強度を増やす．1時間程度の軽い散歩から開始し，問題なければ翌日ジョギングに変更する．トレーニング中は十分な水分補給に配慮し，消化機能が低下するため，消化のよい食欲が出る食事内容の工夫が必要である．4日目頃から運動強度と時間を増やし，通常トレーニングに近づけていく．トレーニング後の酸素吸入器の使用は疲労回復に有効である．

4 高地トレーニング

高地でのトレーニングが，生体の酸素運搬能や利用効率を高めることは広く認められている[3]．これは主に，高地滞在中のエリスロポエチンの分泌増加により赤血球数やヘモグロビン濃度が増加することの効果とされる．血中のエリスロポエチン濃度は高地滞在後2～3日目に急増し，最大酸素摂取量や血液量が増加する．最近の研究では，高地での滞在が，虚血性心疾患や高脂血症のリスクを減らし，メタボリック症候群を予防する可能性が示され，注目を集めている[4]．高地トレーニングの効果には個人差が大きい．その原因として，低酸素誘発性因子によるエリスロポエチンの遺伝子発現の違いや，高地滞在による自律神経活動や循環調節機能などの生理的適応の違いが推定されている．

高地トレーニングにはさまざまなプロトコールが開発されているが，①高地に滞在して一定期間のトレーニングを行うliving high-training high（LH-TH）方式，②高地は滞在のみで，トレーニングは平地に近い低地で行うliving high-training low（LH-TL）方式，③低地に滞在してトレーニングは高地で行うliving low-training high（LL-TH）方式の3つに分類される．従来は，高地に数週間から数カ月滞在し，そこで生活もトレーニングも行うLH-TH方式が中心だったが，平地と同様の高い運動強度のトレーニングが難しく，体調を良好に保持できないという弱点があった．

1990年代に提唱されたLH-TL方式は，標高2,500m程度の高地環境に4週間滞在後に，平地でトレーニングを行うもので，生活高度とトレーニング高度を変えるという考え方が注目を集めた．同時期に安全でコストの低い常圧低酸素室が開発され，容易に疑似高地環境を作れるようになったため，広く普及した．

LL-TH方式は生活を低地，トレーニングを疑似高地で行うもので，LH-TL方式とは正反対の方法である．LL-TH方式では，LH-TH方式に比べて低酸素環境への曝露時間が非常に短いため，血液量の増加は期待できないが，利点も多い[5]．まず，常圧低酸素室があれば海外長期遠征の必要がなく，日常生活やトレーニング様式を崩さずに高地トレーニングの導入が可能となる．また，高度調節が容易で個人に適したプログラムを用意できる．さらに必要時にトレーニングを直ちに中止できる点も利点である．

（岡本　健）

文献

1) 河野照茂．特殊環境のサッカー医学．日臨スポーツ医会誌．2008；16：160-4.
2) Bhagi S, Srivastava S, Singh SB. High-altitude pulmonary edema：review. J Occup Health. 2014；56：235-43.
3) 柳田亮，小川洋二郎，水落文夫，他．高地トレーニング合宿におけるトレーニング効果と圧受容器反射機能の関係．日衛誌．2012；67：417-22.
4) Goto K, Morishima T, Kurobe K, et al. Augmented carbohydrate oxidation under moderate hypobaric hypoxia equivalent to simulated altitude of 2500 m. Tohoku J Exp Med. 2015；236：163-8.
5) 山本正嘉．常圧低酸素室を利用したLiving Low－Training High方式の高所トレーニング　その有効性とトレーニングの実際．臨スポーツ医．2004；21：31-7.

時差対策

1 はじめに

Jリーグの選手は，ACL（AFCチャンピオンズリーグ）やキャンプなどでアジアの他の国々へ出向いての試合があったり，日本代表の選手は，アジアばかりではなく，ヨーロッパ，南米や北中米での試合があったりして，それに対応しなければならない。これらの遠征では，必ず時差の問題が生じる。まずは，時差の何が問題なのかを解説し，時差への対応策について述べる。

2 時差による問題

1）人間の身体は生体リズムにコントロールされている

人間は，朝起きて，日中活動して，夜になると寝るという生活を送っている。この生活リズムがあまりにも当たり前過ぎることで，疑問や不思議さを感じていないかもしれない。人間の身体は，日中は活動的に動けるように身体のホルモンが分泌され，夜になると次の日の活動に備えての身体準備や損傷部位などを修復するように働いている。つまり，日中は活動に必要なホルモンが分泌されて活動がしやすい身体となり，夜間は休息に必要なホルモンが分泌されることで身体は休息に適した環境に変化する（図1）[1]。したがって，時差症状（時差ぼけ）の問題とは，身体が活動する環境でないときに，練習や試合などの負荷の高い身体活動を行わなければならないことにある。決して，時差症状（時差ぼけ）とは，眠いか眠くないかの問題ではない。

2）海外遠征時の時差症状（時差ぼけ）とはどんな症状が，なぜ生じるのか

時差症状には，入眠障害，夜間不眠や睡眠の昼夜逆転，眠気，意欲の低下，下痢や便秘などの胃腸症状，集中力低下，判断力低下，意欲低下，うつ症状や頭痛などが挙げられる。これらの症状は，4～5時間の時差のある地域へジェット機で移動したときに，症状として発症する。移動直後は，現地に到着していても，出発国（日本）の時間帯で身体のさまざまなホルモンが分泌する。すなわち，現地が夜であり，日本は朝である場合には，身体は現地にいるのにもかかわらず，日本にいるときと同じように朝に上昇するホルモンが上昇し，朝低下するホルモンが低下する。現地にしばらく滞在していることで，徐々に現地のホルモン動態（ホルモンの日内リズム）へ移行して，その後完全に一致して，時差症状は消失する。この身体の中のホルモン分泌が徐々に日本のリズムから現地のリズムへ変わっていくときに，自律神経，消化器官やさまざまな日内リズムをもつホルモン分泌が，それぞれバラバラに現地の時間に合

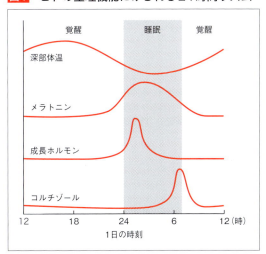

図1 ヒトの生理機能にみられる24時間リズム

（山仲勇二郎，本間さと，本間研一．睡眠障害が身体に影響を及ぼすメカニズム．ねむりと医療．2010；3：65-71．より改変）

わせようとするために，時差症状が生じることになる[2]。

3）トップアスリートにおける時差の問題

トップアスリートにおける時差の問題とは，日中の試合がある時間帯に，身体のリズムが夜間の休息の状態に入ってしまうと，明らかな時差症状を自覚していなくてもトップパフォーマンスが発揮できない可能性があるということである。身体が休息状態に入ると，胃腸障害などが生じたり，集中力や判断力の低下が生じたりする[2]。特に集中力や判断力の低下は，選手本人が自覚することが難しいため，周囲のサポートと選手本人への教育が重要となる。

3 時差への対策について

1）時差対策の第一歩は移動前の睡眠

時差対策として，移動前日はなるべく現地の時間に合わせて生活することがよいとされているが，移動日前日に睡眠不足が生じると，移動による極度の疲労と現地到着後の睡眠障害に影響を及ぼすので，時差対策としては移動日前日の睡眠不足は悪いという報告がある。現地の時間に合わせていくことはよいことであるが，そのために前日に睡眠不足にならないように注意すべきである。

2）現地の時間に合わせていく

ヨーロッパ方面（西）へ移動するときには，現地についたときから徐々に生活スケジュールを後退させる。したがって，日中に眠気がくるのを耐え，どうしても眠い場合には昼寝を20分以内として，就寝時間をできるだけ遅くに移動させるようにするとともに，夜間睡眠を十分にとるようにする。また，アメリカ方面（東）へ移動するときには，生活スケジュールを前進させる。したがって，午前中にできるだけ強い光や日を浴びないようにして，午後に初めて日や強い光を浴びるようにすると，リズムが前進する[3]。

3）リズムを前進・後退させる方法

強い光を浴びると身体が朝であると認識するので，この日光の照射を使い，現地のリズムに積極的に合わせる方法をとることができる。また，運動したり，睡眠薬を上手に使用したりすることも有効である[2]。

4）飛行機内での過ごし方

機内での過ごし方には諸説ある。現地時間に合わせて起きていたり，睡眠をとったりしたほうがよいという意見と，6時間以上のフライトでは移動による疲労が時差調整に悪い影響を与えるので睡眠をとったほうがよいという意見，飛行機内はできるだけ睡眠をせずに，現地に到着日の夜にしっかり睡眠をとるようにするとよいという意見がある。筆者の経験上では，現地に到着した日の夜の睡眠の質が高いと時差調整が容易になる印象があるので，飛行機の中ではできるだけ寝ないようにすることがよいように思う。あくまでも経験上の話である。

4 まとめ

時差の問題は，眠気だけの問題ではなく，集中力や判断力の低下による試合中のパフォーマンス低下にあり，少しでも早く時差症状を解消する方策を行うことが望ましい。

（加藤晴康）

文献

1) 山仲勇二郎，本間さと，本間研一．睡眠障害が身体に影響を及ぼすメカニズム．ねむりと医療．2010；3：65-71.
2) 白川修一郎，松浦倫子．時差とその対策．成人病と生活習慣病．2016；46：1375-8.
3) 林寛之．海外旅行を楽しく安全に．レジデントノート．2015；17：1979-86.

衛生環境対策

1 はじめに

サッカーは世界中で行われているスポーツであり，日本のサッカーチームは，試合を求めてヨーロッパや北アメリカのみならず，東南アジア，南アジア，中東，南アメリカ，中央アメリカやアフリカなどへ行く機会が多い。日本の選手が遠征先で病気にならず，できるだけパフォーマンスが良い状態で試合に臨むようするために，メディカルスタッフはサポートを行う必要がある。

1）遠征前の対策

遠征先の衛生状況や感染症発生状況などを，インターネットなどを利用して情報収集する。外務省の「世界の医療事情」というホームページ（HP）は，各国のさまざまな衛生環境や医療の情報が掲載されていて，非常に有用な情報を得ることができる（検索サイトに「世界の医療事情」と入れると容易にみつけることができる。本項ではいくつかのHPを紹介するが，検索サイトにて容易に調べることができる）。

①予防接種

遠征先の感染症情報から必要なワクチン接種を行う。必要なワクチン接種の選び方について，基本的な方針を述べる（表1）。

①生後から行われる定期の予防接種は，すべて十分に行う（国立感染症研究所ホームページ参照，https://www.niid.go.jp/niid/ja/vaccine-j/2525-v-schedule.html）。これらのワクチンには，予防接種効果を維持するために，成長してからでも追加の予防接種が必要なものがある。

②罹患するリスクは低いが罹患すると命を落とす可能性がある疾患に対するワクチン接種（狂犬病，黄熱病など）。

③罹患しても命を落とす可能性は低いが，罹患する確率が高く，しばらくの間，安静が必要となる疾患に対するワクチン接種（A型・B型肝炎，腸チフスなど）。

このような予防接種を行うことを検討するが，その詳細な情報としては，「CDC Traveler's Health」のHP（英語）が信頼性が高く，情報量も多い。また，「厚生労働省検疫所FORTH」からも有益な情報を得ることができる。さまざまな感染症疾患に関する情報は，「国立感染症研究所感染症情報センター」「国際感染症センター国際感染症対策室」のHPから多く入手可能である。

②虫よけ剤の準備（蚊）

感染症には，蚊を媒介とするものが少なくない。そのため，蚊を媒介とする感染症に罹患するリスクがある国へ行くときには，虫よけ剤を持参する必要がある。虫よけ剤に含まれている薬をDEET（ジエチルトリアミド）といい，含有量が30％程度含まれているものが望ましく，DEET濃度の高いものを準備する[1]。この有効時間は（4～6時間程度）であるため，定期的に身体にスプレーすることが必要となる。DEET濃度が低いと有効時間も短くなり，頻回なスプレーが必要となる。また，皮膚の上に行われたスプレーは薬剤が

表1 海外遠征時予防接種の基本方針

1. 生後から行われる定期接種のワクチンは，すべて十分な接種を行う。
2. 罹患するリスクは低いが，罹患すると命を落とす可能性がある疾患に対するワクチン接種（狂犬病，黄熱病など）。
3. 命を落とすわけではないが罹患する確率が高く，安静が必要となる疾患に対するワクチン接種（A型・B型肝炎，腸チフスなど）。

汗で流れてしまうので，定期的にスプレーすることが必要となる．衣服にもスプレーすると汗で流れにくくなり効果が持続するので，皮膚だけでなく衣類にもスプレーしたほうがよい．

2）遠征地での対策
①食事
　衛生環境がよくない国では，下痢の発症を予防することは，選手のパフォーマンス低下を防ぐために重要なことである．まず注意すべきは水であり，水である．ホテルが飲料水を準備するとき，細菌を通さないフィルターに飲水に適さない水道水を通すことで飲料水としていることが多く，そのフィルターが劣化していたり，フィルター自体が衛生的でなかったりした場合には，その飲料水によって下痢を生じる可能性が十分考えられる．そのため現地では，ペットボトルのミネラルウォーターのみを飲料水としたほうがよいことがある．当然，このようなフィルターの飲料水で洗った生野菜，カットフルーツも，水や氷と同様に下痢を発症するリスクがある．これはホテルの衛生環境に依存するので，その国や地域のみで，判断できるものではない．つまり，とても衛生的ではないような国や地域でも，海外資本のホテル内では衛生環境がよいことがあったり，見た目はとても綺麗なホテルでも，厨房で働いている人たちは現地の対応をしていて，あまり衛生的とはいえないことがあったりするので，ホテルの外観からでは判断がしにくい．現地の食事を何度も食べていると耐性ができて下痢をしなくなるという声を聞くが，明確な根拠はない．数カ月以上も居住していれば，腸内細菌の変化により下痢をしにくい身体になるかもしれないが，短期の居住だけで，継続的および持続的に下痢をしにくい現象が維持されるとは考えにくい．また，スタッフが3〜4日間，現地の生野菜などを食べて，誰も下痢をしなかったら選手に食べさせることをしても，選手がそれらを食べたとたんに下痢をすることは頻繁にみられる現象である．選手とスタッフとで食べる量が異なることにより口から入ってくる細菌の量も異なっていたり，精神的および肉体的疲労が大きければ，下痢の発症リスクは大きく異なることは当然である．

②水分補給時のペットボトル
　発展途上国では，ミネラルウォーターのボトルが未開封でも，キャップの密閉性が保たれていないことがよくある．ボトルのキャップを開けていないのに，ボトルを押すとキャップとボトルの口の隙間から水が溢れてくる．衛生環境の悪い地域のミネラルウォーターは，汚い水の中にキャップまで浸けてしまうと，汚い水がボトルの中へ逆流してしまう可能性を想定する必要がある．そのため，なるべくボトルのキャップが水に浸からないように工夫する（図1）．

③善玉腸内細菌を増やす
　良い腸内細菌で腸内を満たすことにより，悪い腸内細菌が侵入してきたときに生育できないような状態にしておくと，下痢をしにくくなる可能性が考えられる．したがって，ヨーグルトをたくさん食べることは，予防として良いことであり，ミヤBMの予防投与も効果を実感している．ミヤBMを食後に1錠ずつ内服することにより，衛生環境の悪い国への遠征で下痢の発生が著しく低下したという経験があるが，介入比較試験を行っているわけではないので，明らかなエビデンスはない．

　謝辞．海外渡航における予防接種について，たくさんのアドバイスをいただいた日本旅行医学会専務理事，千駄ヶ谷インターナショナルクリニック院長 篠塚 規先生に深謝の意を表する．

（加藤晴康）

図1 ペットボトルの冷却方法

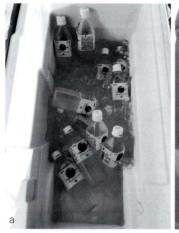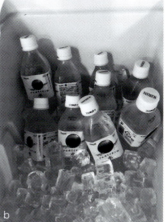

a：発展途上国のミネラルウォーターペットボトルでは，キャップをすべて水に浸けてしまうと，水がボトルの中に逆流する可能性がある。
b：こまめに水を抜いて氷だけにすると，ボトルのキャップが水に浸かることがない。
＊写真のペットボトルは日本製であり，本文中に述べられているものとは一切関係がない。

文　献

1) 日本旅行医学会webサイト
　http://jstm.gr.jp/（最終アクセス日：2018年10月10日）

14章

サッカー選手の歯

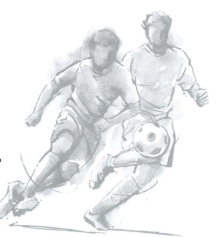

1 デンタル（歯科）チェック

　歯の形態，機能は前歯部と臼歯部に分かれている。前歯部は食物をかみ切り，臼歯部はかみ砕く機能がある。そして前歯部はシャベル状で，臼歯部は一本の歯でかむ部分に数個の突起部分があり（咬頭）上下の歯がかんだときに食物をすりつぶす形状となっている。成人の場合，前歯部左右3本ずつ，前歯部に続いて臼歯部に左右4本ずつ並んでいる（後述する図3の模式図参照）。また人によっては，その後方に智歯（親知らず）もある。まずは，前歯の構造について説明し，チェック方法について説明する。

1）歯の構造と実際の口腔（図1, 2）

　a. 歯冠部：口腔内にみえる部分。歯冠部より長い歯根部が隠れて歯槽骨内に入っており，その上を粘膜が覆っている。図2cが正面からみた口腔である。

　b. 歯根部：歯を支える部分。口腔で直接みられないが，加齢とともに歯槽骨の辺縁部が吸収されて，口腔内にみられるようになる。いわゆる歯が以前より長くなったといわれる状態となる。

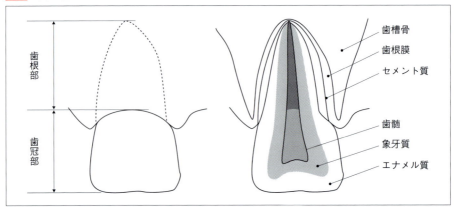

図1　歯の構造

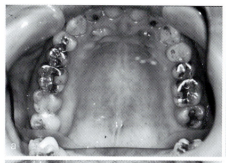
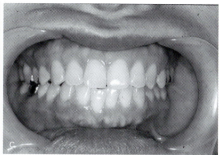
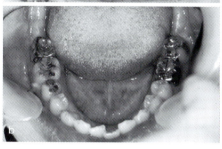

図2 実際の口腔
a：上顎の咬合面
b：下顎の咬合面
c：正面からみた口腔

c. **エナメル質**：歯冠部を覆っている最も硬い組織。加齢とともに脆くなってくる。また，亀裂も徐々に生じてくる。

d. **象牙質**：エナメル質の深部で神経（歯髄）を覆っている。露出すると痛みを感じ，その後，腫脹や膿み（排膿）など多様な症状を呈する。

e. **歯髄**：歯の知覚をつかさどる部分。血管があるため，露出すると出血する。神経がなくなる（無髄歯という）と，歯は正常に比べて脆くなる。

f. **セメント質**：歯根の表面を覆っている。非常に薄く，硬組織と軟組織を付着させる役目がある。

g. **歯根膜**：自動車のショックアブソーバーのような役目を果たし，歯に受けた衝撃が直接下顎骨に伝わらないようにする。

h. **歯槽骨**：歯を支える骨で，ソケット状をしている。年齢とともに退縮してくる。また，歯周病によっても退縮が加速する。

図2aに上顎の歯の咬合面，図2bに下顎の咬合面を示す。臼歯部においては強い力がかかるので金属にて修復されている。また，図2cは正面からみた写真である。上顎の前歯は下顎の前歯を被蓋したような様子になっている。

2）デンタルチェックの実際（図3）

選手が海外を含めた遠征中に，疼痛や顔面の腫脹などがあったという話をよく聞く。検診などにおいても，チェックが以前より行き届いている。しかしながら，生活の多様化により，発生する疾患も種々変化している。比較的若年者においては，う蝕の発生率が高く，顔面の腫脹と激しい疼痛といった急性の症状がみられる。そして20から30歳台においては親知らず（智歯）の周囲炎がみられる。はじめは奥歯あたりの違和感に始まり，その後，満足にかめなくなってくる。

現状では，歯科医の帯同は行われていないので，デンタルチェックにて，要注意の選手を帯同の医師に報告し，対処法を記載した書類を渡すようにしている。

実際には図3にあるようなチェック表に記載させ，そのデータをもとに治療の必要の有無を各選手に通知するようにしている。治療表に従って処置がしてあれば，その歯においては病変が起こっても慢性的な経過をたどる。また，選手自身が

アンケート

名前 ＿＿＿＿＿＿

該当するものに○をつけてください。

1 試合，練習中に，歯や口の周りにケガをしたことがありますか …… はい・**いいえ**
  はいの方　どんなけがをしましたか（唇　歯　頬　顎）を（出血　破折　打撲　骨折）
2 試合，練習中に，歯が痛くなったことがありますか …… はい・**いいえ**
3 脳振とうを起こしたことがありますか …… **はい**・いいえ
4 現在，歯科治療中ですか …… はい・**いいえ**
5 かかりつけの歯科医院がありますか …… **はい**・いいえ
6 歯科検診を受けていますか …… はい・**いいえ**
  はいの方　いつ，どのようにして受けていますか ……
    所属クラブ　個人
    定期的　不定期/年（　）回
7 最近いつ歯科医院に行きましたか ……
  1カ月以内　3カ月以内　6カ月以内　1年以内　1年以上前（　回）
8 いつ歯磨をしていますか …… **朝**・**夜**・昼・その他（　）
9 歯科医院で，歯磨き指導を受けたことがありますか …… **はい**・いいえ
10 上手に歯磨ができていると思いますか …… **はい**・いいえ
11 口の中で気になることがありますか …… はい・**いいえ**
12 現在，食べ物をおいしく，よくかめますか …… **はい**・いいえ
13 左右どちらで食べ物をよくかみますか …… **右**・左
14 起床時に顎や頭が痛むことがありますか …… はい・**いいえ**
15 運動中に歯ぎしりや，くいしばったりしますか …… はい・**いいえ**
16 マウスピース（マウスガード）を装着したことがありますか …… はい・**いいえ**
17 以前，代表合宿での歯科検診を受けた方へ
  検診後，歯科医院へ行きましたか …… はい・**いいえ**

他に気になることや質問がありましたらお書きください。
[　　　　　　　　　　　　]

ご協力ありがとうございました。

右　　　　　　　　　　　　　　　左

（歯式図：各歯にCR, In, MB, × 等の記号記載）

1 清掃状態（歯垢の付着状態）
  A．良い　B．少し汚れています　C．非常に汚れています

2 歯周組織
  良好・G・**P1**・P2　良好・G・**P1**・P2　良好・G・P1・P2　良好・G・**P1**・P2
  良好・G・**P1**・P2　良好・G・**P1**・P2　良好・G・P1・P2　良好・G・**P1**・P2

3 咬耗　A．なし　**C．あり**
4 歯列不正　A．なし　**C．あり**
5 咬合不正　A．なし　**C．あり**

★注意

図3　歯科的メディカルチェック

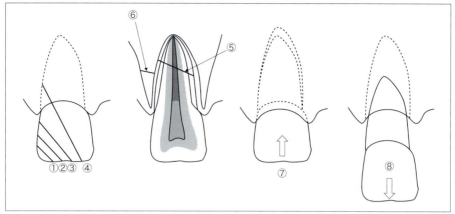

図4 歯冠部の破折

①：エナメル質のみ破折，②：エナメル質・象牙質ともに破折，③：歯髄がみえているもの，④：歯根に跨がる破折，⑤歯根の破折，⑥歯槽骨の破折，⑦：歯の圧入，⑧：歯の脱落

予兆のようなものを感じた際，早期に治療すればよいが，う蝕などをそのまま放置すれば感染を起こし，腫脹や疼痛を生じる。図中の×印は欠損部，CRはプラスチックによる修復，MBは金属の表面に白いセラミックを被せてあるもの，Inは金属の修復物を示している。記号においてCがあればう蝕になっているので，早い段階で治療するように心がける。その他の注意事項としては清掃状態があり，う蝕ができやすいかどうかがわかる。また，歯周組織の検査は，学童期にはあまり結果の悪い選手はいないが，青年期に入ると少しずつ歯周組織に問題のある選手が増加してくる。

咬耗は歯のくいしばりであり，競技中や睡眠中にみられる。特に精神的なストレスのかかった場合，睡眠中に咬耗歯のすり減りが起こりやすいといわれている。また，歯列や咬合に不正があった場合，う蝕や歯周病にもなりやすいので注意を要する。

2 歯のトラブル

1）歯の外傷

①受傷機転と症状

コンタクトプレーの多いスポーツにおいては，選手同士のぶつかり合いにより受傷することが多い。サッカーにおいてはヘディングによる頭部への受傷も多い。その場合，身長やジャンプ力，体位によっては相手選手の前額部と顔面の下部が打撲することも多々みられる。口腔において受傷が起きやすいのは，上顎前歯である。その程度は口唇，前歯歯肉部の裂傷から歯の脱臼（歯が抜けて落ちる）まで，さまざまな症状を呈する。

②検査と診断—歯冠部の亀裂と破折（図4）

歯の亀裂は健康な人でもみられるが，外傷により亀裂がより深く，歯髄の方向に進行する。見た目では鑑別できない場合が多いが，冷水痛を伴う場合がある。歯科医院では特殊な光線を当てて診査を行う。

a. **歯冠部の破折**：歯の口腔内にみえている部分は実際の歯の長さの1/2以下である。歯冠部の折れ方は3種類ある。すなわち，エナメル質のみの破折，エナメル質・象牙質ともに破折しているもの，そして歯髄がみえているものである。

b. **歯根に跨がる破折**：歯が口腔内にみえている部分と骨の中に埋まっている歯根部が折れているので，通常出血している。

c. **歯根の破折**：見た目にはわかりにくい。た

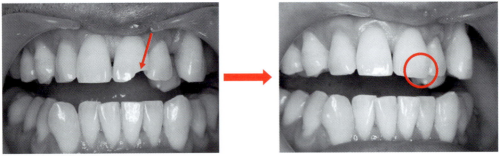

図5 歯冠部の破折の修復

歯冠部の破折では接着剤を用い，プラスチック（コンポジットレジン）にて修復を行う．

だし，指で歯を押すと2〜3mm動く（通常は動かない）．成人では歯周病との鑑別が必要であるが，打撲の場合は通常，動かしたときに痛みを伴う．

d. 歯槽骨の破折：歯を支えている骨である歯槽骨が折れる．歯肉に裂傷を伴うこともある．腫脹，周囲粘膜下出血，皮下出血を伴う．

e. 前歯の傾斜：歯が破折するよりも弱い力の場合に，打撲によって前歯が移動する現象をいう．これは歯の周りの骨（歯槽骨）がある程度の弾力をもっているので破折に至らず，前歯の移動のみとなった場合である．

f. 歯の圧入：前歯が歯槽骨の破折によって上顎骨の中にめり込んだものである．

g. 歯の脱落：あまりに歯へ加わる力が強いと，歯は歯根膜の断裂を来し，抜け落ちる．

②治療方針ならびに治療法

a. 歯冠部の破折：エナメル質や象牙質の破折の場合は，歯髄に炎症を起こしていない場合が多いので，接着剤を用いてプラスチック（光重合型コンポジットレジン）を用い，修復を行う（図5）．また，破折によって歯髄から出血している場合は，感染の可能性が極めて高いため，歯髄除去療法を行い，その後歯冠部の修復に入る．

b. 歯根に跨る破折：歯根に破折が及んでいるがあまり深部でない場合，歯を引き出し歯根を保存させることが可能である．深部に及んだ場合には抜歯するのが一般的であろう．

c. 歯根の破折：歯根の破折において歯根の先端部分で破折した場合には，破折部分の歯を取り除き，それより上部の歯根，歯冠を保存することが可能である．

d. 歯槽骨の破折：歯槽骨の破折では整復を行い，X線写真にて整復状態を確認する．歯や周囲組織に症状がある場合は，健全な隣在歯などと固定を行って経過を観察する．

e. 前歯の傾斜：歯の傾斜の場合，周囲組織に異常のない場合は整復し，健全な歯との固定を行って経過を観察する．

f. 歯の圧入：歯の圧入はあまりみられない外傷であるが，前述の歯の傾斜と同様に固定するが，歯の挺出（引き出し）を行うことが必要になってくる．

g. 歯の脱落：歯が抜けて落ちてしまった場合，脱落した歯を水洗した後，保存する．歯科医院に早い段階で受診し処置が可能であれば，脱落した部位への挿入（再殖）が可能である．抜けた歯の保存には専用の液があるが，一般に普及していないので牛乳に浸漬しておく．場合によっては口腔内に入れたまま，歯科医院にて治療してもらう．

2）う 蝕（図6）

①症状

う蝕（虫歯）の原因は有機酸（種々の細菌が糖

質を発酵させることにより産出）による歯質の脱灰溶解である。脱灰とは，歯のエナメル質などからカルシウムやリンイオンが溶け出すことをいうが，この脱灰の進行によって歯が欠けてくる。さらに細菌は崩壊したエナメル質から，象牙質に侵入すると考えられている。う蝕発生の要因は，歯，基質，細菌，そして時間である。特に歯が溶解しやすい成分は酸である。各種飲料のpHは3以下のものも多く，歯に接する時間が長ければ長いほど歯の表面は溶解し，う蝕になる可能性が高くなる。サッカーの場合，マウスガード装着の使用は義務づけられていないが，ラグビー，アメリカンフットボールでは義務づけられている。マウスガード装着の場合，スポーツドリンクを飲むとマウスガードと歯の間にドリンクが侵入し，その成分によって歯の表面が溶解される可能性が高いので注意する。う蝕は初期の場合，実質欠損はなく歯の色が白濁してみえる。

② う蝕の臨床的分類

a．急性う蝕：若年者に多く，進行速度が速い。特に歯の深部に進む速度が速く，歯髄の炎症を起こしやすい。う蝕部分の色は着色も少ない。

b．慢性う蝕：壮年，中年期に多く発生する。進行速度は遅く，う蝕部分は黒褐色になる。

③ 検査と診断

う蝕は複数の因子で発生するので，各因子に関する検査や診査を行うことが必要となってくる。大まかには青年期では，定期検診（年1回）において前年より2本以上う蝕が増加していれば，う蝕になりやすい分類となるので持続的な指導が必要となってくる。う蝕の診査には，拡大鏡や実体顕微鏡を用いる。初期う蝕の場合は探針などの診査用器具の使用により，プラーク（歯垢）などが内部に圧入されることになり，う蝕の部分を拡大することになるので慎重に扱うようにする。また，歯と歯の間の部分は十分に診査がされにくい

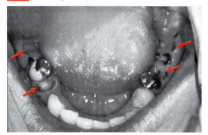

図6 う蝕，症例

う蝕（→）を放置しておくと歯冠部全体と歯根部の一部が崩壊し，歯根を利用しての修復ができず，抜歯となる。う蝕による治療はなるべく早期に行うことが望ましい。

ので，特殊な光線を照射することによってう蝕の部位を確認する。その後，X線診査を行う。最近では，レーザー光を照射することによって発する蛍光スペクトルの違いを検出し，う蝕の進行状況の大まかな判定が可能な装置も利用される。

④ 治療方針

う蝕が初期の脱灰の場合，低リスクであれば再石灰化療法を行う。また，う蝕になりやすい場合は，歯磨き指導などを行った後に再石灰化療法を行う。表面に欠損がある場合は，修復処置を行う。いずれの場合においても，口腔環境改善指導，フッ化物の応用，食事の指導などを含んだ生活指導と定期検診，再評価は必要である。

⑤ 治療法

う蝕が初期の場合は，再石灰化療法ではフッ化物による再石灰化を促進させて切削などの処置は行わない。歯に欠損がある場合には，初期にはプラスチック（コンポジットレジン）を充填するが，欠損が多い場合には図2にみられたように金属にて修復を行う。ただし，図6の症例のようにう蝕がかなり進行した場合（残根状態）には，抜歯となる。その後は部分入れ歯，人工歯根（インプラント治療）となる。人工歯根を前歯部に入れた場合，歯槽骨は外傷により折れるのでマウスガードの使用を強く奨める。

（片山　直）

15章

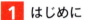

サッカー選手の栄養

1 はじめに

　毎日の食事は，日々の練習や試合にとって欠かせない。1回の食事が即効的に筋量の増加や持久力の向上などパフォーマンス発揮に多大に影響を及ぼすことはない。しかし，毎日の食事が習慣的に偏っていたり，個々に必要とする栄養量がとれていない，食べるタイミングが適切でないなどの場合には，現時点のパフォーマンスに影響するだけではなく，将来のパフォーマンスにも負の影響を及ぼすことになる。そこで，将来のサッカー選手としての理想や目標を考え，現在の食事を賢く選択する必要がある。

　人は生きるために毎日食事を摂ることで，身体にエネルギーと栄養素をとり入れ生きているが，サッカー選手は生きるために必要なほか，選手としてのパフォーマンス発揮のために，より多く，より質の高い食事を多様な視点で考える必要がある。サッカー選手は年間をシーズン中，シーズンオフ，トレーニング期などの期別や，週単位でオフ日，トレーニング日，移動日，試合前調整日，試合日など計画的に選手生活を送っている。選手の年間計画やスケジュールに合わせた食事管理が目標達成のための栄養管理には必要である。チームの年間計画や目標，個々人の目標とそのための栄養管理の目的など，チームスタッフおよび選手と栄養管理者が情報共有を図り連携した取り組みが求められる。ただ，忘れてはならないのが，食事はパフォーマンス発揮のための一要素であることに間違いはないが，食事はリラックス，リフレッシュできる要素でもあるということだ。チームメイト，気の合った仲間や家族などとともに食事をすることで，心身のリカバリーやコンディショニングにもつながる。食事の重要性を一側面からの理解だけではなく，多様な視点で関係者が理解することで，選手育成と強化につながるものと考える。

2 競技にとっての栄養・食事の重要性

　運動における栄養素の役割を図1に示す。栄養素の役割には，①エネルギーの供給，②エネルギー生産反応の円滑化，③筋肉の肥大，骨格の強化，④身体機能の調節がある。エネルギーの供給には，糖質，脂質，タンパク質が関係し，エネ

図1 運動における栄養の役割

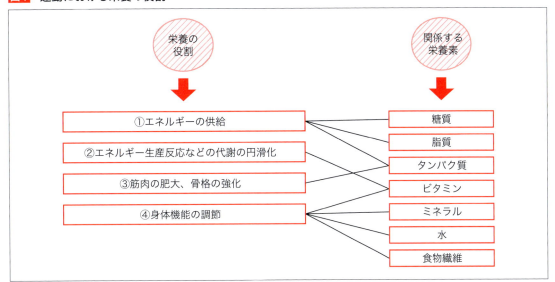

ギー生産反応の円滑化には主にビタミンが関係している。筋肉の肥大，骨格の強化にはタンパク質とミネラルが主に関係し，身体機能の調節にはビタミンとミネラルが主に関係している。このように運動にはさまざまな栄養素が関係していることから，エネルギー源栄養素および微量栄養素の摂取が大事になる。

サッカー選手にとっての食事が果たす重要な役割として，①身体づくり，②体調管理，③障害予防が挙げられる。身体づくりのためには，十分なエネルギーと栄養素の補給を考え，毎日の体重測定により，練習や試合で消費したエネルギーを補充できているのか確認することが必要となる。また，体重管理だけではなく，体調管理として日々の疲労度や食欲など自分自身の体調面を振りかえり，十分な栄養素の補給に努めることで障害予防にもつながる。適切な食事内容にしたからといって，すぐに身体やパフォーマンスに影響するものではない。体重や体調を管理しながら適切な食事内容および摂取量かどうかを振り返り，適切な食事内容を継続することがパフォーマンス発揮のた

めのからだにつながる。育成年代から食事を意識し，知識を獲得し，認識し，自ら考え，自ら適切な食事選択ができるスキルを身につけることで，どのような食環境でも自身に見合った栄養補給が可能となる。

3 サッカー選手の食事の基本

ここでは，食事の基本に関わる内容全般について示した。現在，「JFA栄養ガイドライン」として同様の内容をJFAのwebサイトで公開している。ここでは一部改変を加えた。

1）食習慣

高い競技力を保持する身体には，筋・脳・内臓に十分なエネルギー源を蓄えていること（エネルギー），そのポジションに見合った筋肉や骨格を作ること（身体づくり），トレーニング後や試合前の体調を整えること（コンディショニング），障害の予防および改善に取り組むことが不可欠になる。そのためには，食事からエネルギーおよび栄養素を過不足なく摂取する。①欠食をしない，②食品摂取の偏りをなくす，③アスリートの「基

図2 アスリートの基本的な食事の形

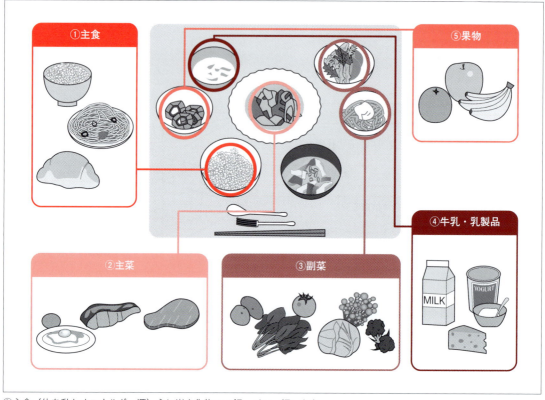

①主食（体を動かすエネルギー源）主に炭水化物：ご飯・パン・麺・もち
②主菜（筋肉，骨，血液など人の体を作る）主にタンパク質：肉類・魚介類・卵・大豆製品
③副菜（体調を整えたり，骨や血液の材料となる）主にビタミン，ミネラル：野菜・芋・海藻・きのこ
④牛乳・乳製品（骨をつくるのに欠かせない）主にカルシウム，タンパク質：牛乳・ヨーグルト・チーズ
⑤果物（疲労回復，コンディショニングに役立つ）ビタミンC，炭水化物

（国立スポーツ科学センター　ウイナーズレシピ．より改変）

本的な食事の形」（図2）[1)]をそろえる，④トレーニングに合わせた水分・食品を摂取する，の4つの食習慣が基本となる。

2）エネルギー収支バランスの確認

　日常での身体活動や成長に加え，激しいトレーニングによりエネルギー消費量が増えるため，消費量に見合ったエネルギー量を食事から摂取し，「相対的エネルギー不足」にならないことが選手の栄養管理として重要となる。エネルギーの消費量と摂取量が見合っているかは「体重の変化」でわかる。毎日体重を測定し，エネルギー摂取量と消費量のエネルギーの収支バランスを確認する。

3）基本的な食事の形

　「エネルギー」となるのは炭水化物（糖質），タンパク質，脂質であり，「身体づくり」にはタンパク質が最も重要となり，ミネラルはその補助をしている。脂質は，細胞膜や体脂肪組織を形成する。「コンディショニング」に関わる栄養素は生体内の化学反応を円滑に行う，スポーツ障害を予防するという点からビタミン・ミネラルに代表される。必要なエネルギーと栄養素をバランスよく摂るために，「主な栄養素のはたらきと多く含まれる食品（表1）」を把握する。実際の日常的な食事においては，毎食「基本的な食事の形」（図

表1 主な栄養素のはたらきと多く含まれる食品

栄養素		主なはたらき	多く含まれる食品
炭水化物（糖質）		体を動かすエネルギー源 脳の唯一のエネルギー源	ご飯，パン，麺類，餅，芋類，バナナなど
タンパク質		筋肉，骨，血液などの材料となる	肉，魚介，卵，牛乳・乳製品，大豆・大豆製品など
脂質		細胞膜やホルモンの生成に必要 エネルギー源 脂溶性ビタミンの吸収を助ける	油，バター，マーガリン，マヨネーズ，ドレッシング，肉の脂身など
ミネラル	カルシウム	骨や歯の形成，筋肉の収縮などに必要	牛乳・乳製品，小魚，大豆・大豆製品，ひじき，青菜など
	鉄	赤血球の成分として，酸素や栄養素の運搬にかかわる	牛肉（赤身），レバー，かつお，あさり，大豆・大豆製品，青菜など
ビタミン	ビタミンA	皮膚と粘膜を健康に保つ 明暗に順応する視力にかかわる	レバー，うなぎ，卵，牛乳・乳製品，緑黄色野菜など
	ビタミンB_1	炭水化物からのエネルギー産生に必要	豚肉，ハム，うなぎ，大豆・大豆製品，玄米，発芽精米，緑黄色野菜など
	ビタミンB_2	炭水化物・タンパク質・脂質の代謝に必要	うなぎ，レバー，ぶり，さば，卵，納豆，牛乳・乳製品，緑黄色野菜など
	ビタミンC	抗ストレス作用，抗酸化作用，鉄の吸収促進，コラーゲンの生成に必要	かんきつ類，キウイ，いちご，柿，緑黄色野菜，淡色野菜，芋類など
	ビタミンD	カルシウムの吸収を高め，骨や歯の形成に働く	まいわし，さけ，うなぎ，さんま，まがれい，きくらげ（乾），干ししいたけなど
	ビタミンK	血液の凝固に働く 骨の形成を助ける	納豆，モロヘイヤ，小松菜，ほうれん草，豆苗，鶏もも肉（皮つき），カットわかめ（乾）など

（日本食品標準成分表2015年版（七訂）より改変）

2）を揃えることで栄養摂取量の偏りを防ぐことができる。

4）1日に何をどれだけ食べたらよいか

1日にどのような食品をどれだけ食べたらよいのか，食品と量の例を図3[2]に示す。

3,500kcalと2,000kcalの例を示した。また，図4[1]には3,500kcalの具体的な食事例を示した。

4 サッカー選手の栄養・食事計画

1）栄養アセスメント

サッカー選手の栄養アセスメントを考える場合に，スクリーニングで得たい情報は，①ポジション，②年代，競技レベル（各年代や競技レベル別のトレーニング課題の把握），③年間スケジュール，週間スケジュール，④身体づくりの目標（増量，減量，維持，ケガからの回復など）が挙げられる。選手や関係者からの情報把握が必要となる。

栄養アセスメントの目的は，スクリーニングで得られた情報をもとに，対象者に適したアセスメントに関する項目や指標を絞り込み，栄養状態の総合的な評価・判定をすることである。対象者の栄養管理の目標を設定するために必要な手法である。アセスメントに使用する主な情報を，栄養アセスメントのA（身体計測）B（臨床検査）C（臨床診査）D（食事調査）E（環境）という。その他，

図3 アスリートの食事量（2,000kcalと3,500kcalの場合）

	2,000kcalの目安	3,500kcalの目安
穀類	米　220g（ご飯500g） パン　60g	米　320g（ご飯410g） パン　120g その他　80g
肉類	80g	130g
魚介類	70g	70g
卵・乳類	乳類　400g 卵　50g	乳類　600g 卵　70g
豆類	みそ，豆腐，納豆など　80g	みそ，豆腐，納豆など　100g
緑黄色野菜	ほうれん草，小松菜，かぼちゃ，にんじん，トマト，ブロッコリーなど　150g	ほうれん草，小松菜，かぼちゃ，にんじん，トマト，ブロッコリーなど　150g
その他の野菜 いも類・ 藻類・きのこ類	その他の野菜　200g いも類　70g 藻類　4g きのこ類　15g	その他の野菜　250g いも類　100g 藻類　4g きのこ類　15g
果実類	100g	200g
砂糖類・油脂類	砂糖類　8g 油脂類　13g	砂糖類　26g 油脂類　40g

ここでは，食品類を代表する食品の量で示した。　　　　　　　　　　　（国立スポーツ科学センター　ベーシックテキスト，より改変）

エネルギー消費量，生活習慣，食行動について把握する。特に競技者に特徴的なアセスメント項目はエネルギー消費量の把握である。エネルギー消費量の把握あるいは推定がなければ，競技者の食事内容の決定には至らない。

2) 食事調査

栄養状態を評価・判定する手段の一つとして食事調査がある。選手が摂取している食品の種類や量，栄養素ならびに食品成分の量を推定することが主目的である。この調査から，食品成分表を用いてエネルギー摂取量を推定することができる。食品成分表は，文部科学省より公表され，10年に1度大幅な見直しがされる。食品の種類別に1食品ごとの標準的な成分値が収載された資料である。よって，対象者が実際に食べている食品の成分は必ずしも成分表通りの数値にはならない。食事調査から得られたエネルギー摂取量はあくまでも推定摂取量として把握する。

食事調査で用いられる各種の方法の特性を知り，対象に適切な方法を採択し，かつその特性に留意して結果を解釈することも必要となる。調査方法によって，得られる結果に特徴がある。ある日の1日のエネルギー摂取量の把握なのか，1カ月間の習慣的な1日あたりのエネルギー摂取量の把握なのか，またはエネルギー摂取量を過小もしくは過大に推定する傾向にある方法なのかといったことである。

食事調査の種類には，食事記録法（秤量記録法，目安量記録法），24時間思い出し法など複数ある。食事記録法と併用してデジタルカメラ，スマートフォンでのカメラを用いて食事写真の撮影を行う場合も多い。

競技者の食事摂取の特徴の一つとして，サプリメントの摂取がある。サプリメント摂取の把握を誤ると，競技者のエネルギー摂取量を過大評価あるいは過少評価してしまい，栄養評価を誤ってし

図4 3,500kcalの補食を含む食事例（国立スポーツ科学センターレストランより）

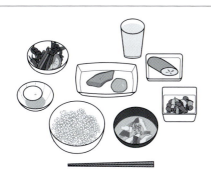

1) 朝食
主食：ご飯（300g）
主菜：鮭の塩焼き
副菜：小松菜のお浸し，サラダ
汁物：味噌汁　　果物：バナナ
乳製品：牛乳　　その他：生卵

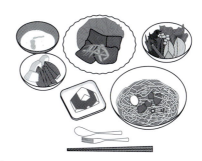

2) 昼食
主食・主菜・副菜：豚汁うどん，梅おにぎり（ご飯75g），
牛肉のソテーきのこソース，サラダ
汁物：（豚汁うどん）
果物：オレンジ，りんご　　乳製品：ヨーグルト

3) 補食
おにぎり1個，プロセスチーズ1個

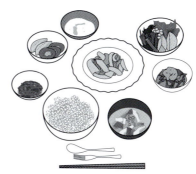

4) 夕食
主食：ご飯（350g）
主菜：豚肉のキムチ炒め
副菜：ほうれん草のなめ茸かけ，サラダ
汁物：かき玉スープ　　果物：グレープフルーツ，キウイフルーツ
乳製品：ヨーグルト　　その他：納豆

（国立スポーツ科学センター　ウイナーズレシピ，より改変）

まうことになる。強化食品の使用も同様である。そこで，サプリメントや強化食品の使用の有無，使用の種類，使用量，頻度，摂取のタイミング等，的確に把握したうえで栄養摂取量の評価を行うべきである。

食事調査の目的を十分に理解したうえで，何のための把握なのか，何を知りたいのかによって手法は異なる。食事調査を行いたい，食事内容の把握をしたいという場合には，選手の評価を誤り間違った方向に導かないためにも，公認スポーツ栄養士や管理栄養士といった専門家に依頼し，適切な手法と把握による評価を得ることが必要である。

3）栄養補給量

①エネルギー必要量

サッカー選手の食事内容を考える場合に，エネルギー必要量を検討することが第一に必要である。エネルギー消費量を把握し，必要量を決める

表2　年代別の基礎代謝基準値

性別	男子			女子		
年齢（歳）	基礎代謝基準値 (kcal/kg体重/日)	参照体重 (kg)	基礎代謝量 (kcal/日)	基礎代謝基準値 (kcal/kg体重/日)	参照体重 (kg)	基礎代謝量 (kcal/日)
12〜14	31.0	49.0	1,520	29.6	47.5	1,410
15〜17	27.0	59.7	1,610	25.3	51.9	1,310
18〜29	24.0	63.2	1,520	22.1	50.0	1,110
30〜49	22.3	68.5	1,530	21.7	53.1	1,150

表3　年代別の身体活動レベル

	レベルⅠ（低い）	レベルⅡ（ふつう）	レベルⅢ（高い）
日常生活の内容	生活の大部分が座位で，静的な活動が中心の場合	座位中心の仕事だが，職場内での移動や立位での作業・接客等，あるいは通勤・買い物・家事，軽いスポーツ等のいずれかを含む場合	移動や立位の多い仕事への従事者，あるいは，スポーツ等余暇における活発な運動習慣を持っている場合
12〜14（歳）	1.50	1.70	1.90
15〜17（歳）	1.55	1.75	1.95
18〜29（歳）	1.50	1.75	2.00
30〜49（歳）	1.50	1.75	2.00

ことになるが，エネルギー消費量は実際に測定を行い把握する場合と，測定が不可能な場合には推定を行う場合とがある。エネルギー消費量の測定や推定には，現実的には基礎代謝量と活動代謝量を評価することとなる。サッカー競技の場合，消費量の測定と算出には，各専門分野スタッフと連携してエネルギー消費量の把握を計画することもあるだろう。ここでは，栄養分野の現場で用いられているエネルギー消費量の推定について紹介する。

厚生労働省策定「日本人の食事摂取基準2015年版」（生活習慣病の発症と重症化の予防を重視した食事摂取基準）[3]では，日本人の参照体位をもとに身体活動レベル別の推定エネルギー必要量が示され，どれだけのエネルギー量と栄養素量をとったらよいのかが示されている。なお，成長期では成長に必要なエネルギー量を加味した値となっている。選手個人別の推定エネルギー必要量の算出式を以下に示す。

・18歳未満の場合

選手個人別のエネルギー必要量（kcal/日）＝性・年齢別基礎代謝基準値（kcal/kg体重/日）×体重（kg）×身体活動レベル（PAL）×エネルギー蓄積量（kcal/日）

・18歳以上の場合

性・年齢別基礎代謝基準値（kcal/kg/日）×体重（kg）×身体活動レベル（PAL）

年代別の基礎代謝基準値は表2に，年代別の身体活動レベルは表3に，成長期の場合には年代別のエネルギー蓄積量を表4に示した。上記の式を用いることで選手個人の年齢と体重，身体活動レベルに合わせてエネルギー必要量を推定することができる。算出式を用いることなくより簡便に推定する場合には，表5を参考にするとよい。ただし，この場合は，個人の特性は反映されないことを留意して用いる必要がある。

表4 成長に伴う組織増加分のエネルギー蓄積量

性別	男子			女子		
年齢（歳）	参照体重（kg）	体重増加量（kg/年）	組織増加分のエネルギー蓄積量（kcal/日）	参照体重（kg）	体重増加量（kg/年）	組織増加分のエネルギー蓄積量（kcal/日）
12～14	49.0	4.5	20	47.5	3.0	25
15～17	59.7	2.0	10	51.9	0.6	10

表5 年代別の推定エネルギー必要量

	男子			女子		
身体活動レベル	レベルⅠ（低い）	レベルⅡ（ふつう）	レベルⅢ（高い）	レベルⅠ（低い）	レベルⅡ（ふつう）	レベルⅢ（高い）
12～14（歳）	2,300	2,600	2,900	2,150	2,400	2,700
15～17（歳）	2,500	2,850	3,150	2,050	2,300	2,550
18～29（歳）	2,300	2,650	3,050	1,650	1,950	2,200
30～49（歳）	2,300	2,650	3,050	1,750	2,000	2,300

「日本人の食事摂取基準（2015年版）」では，性別，年齢別の基礎代謝基準値に体重を乗じて算出する。しかし，競技者は身体組成の違いが大きいことから，身体組成を考慮した推定が必要となる。そこで，国立スポーツ科学センター（JISS）では，除脂肪体重（FFM）あたりの基礎代謝量を示し，FFM 1 kgあたり28.5 kcalを示している[4]。体重を指標とした推定式よりFFMを指標とした推定式から算出した値のほうが，より競技者の実際に近い値が期待できる。しかし，必ずしも一致するわけではないことに注意する。

1日のエネルギー消費量を評価するにあたっては，身体活動レベル（physical activity level；PAL）を用いている（表6）。PALは，1日の総エネルギー量を基礎代謝量で除した値であり，二重標識水法で測定された研究結果をもとに算出されている。エネルギー消費量を評価し，食事内容を決定したのち，食事摂取量とあわせて体重をモニタリングし，エネルギーバランスを評価してエネルギー必要量の調整をすることが実際には必要となる。

表6 種目分類別PAL

種目別カテゴリー	期別け	
	オフトレーニング期	通常練習期
持久系	1.75	2.50
瞬発系	1.75	2.00
球技系	1.75	2.00
その他	1.50	1.75

まずは選手個人の特性に合わせてエネルギー必要量を推定して摂取するエネルギー量の目安をみつけ，定期的に体重や身体組成の測定を行い，体重変動や身体組成の変動をもとに食事からのエネルギーの過不足を確認するとよい。

・国立スポーツ科学センター（競技者向け）

28.5 kcal/除脂肪組織量（kg）/日×除脂肪組織量（kg）×種目分類別PAL

②相対的エネルギー不足

近年，国際オリンピック委員会では，relative energy deficiency in sport（RED-S）の概念を提唱している[6]。図5で示すように，男性アスリートも含めたすべてのアスリートにとって，相対的なエネルギー不足は，発育・発達や代謝，精神，

図5 スポーツにおける相対的なエネルギー不足（RED-S）の健康への影響

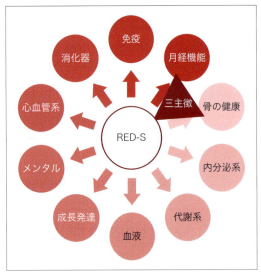

心血管，骨など全身へ悪影響を与え結果的にパフォーマンス低下をもたらすとし，「運動によるエネルギー消費量に見合ったエネルギー摂取量」の重要性を説き警鐘を鳴らしている。

RED-Sは，このなかで女性アスリートに多い健康問題としてlow energy availability（利用可能エネルギー不足），無月経，骨粗鬆症を「女性アスリートの三主徴」とよんでいる。

「energy availability（利用可能エネルギー）」は「エネルギー摂取量－運動によるエネルギー消費量」で表され，「low energy availability（利用可能エネルギー不足）」とは，運動によるエネルギー消費量に対して，食事などによるエネルギー摂取量が不足した状態を指す。この状態が続くことで，卵巣を刺激する脳からのホルモン分泌（黄体形成ホルモンなど）が低下したり，骨代謝などを含む身体の諸機能に影響を及ぼすと考えられている。よって，選手として必要なエネルギーを食事から十分に摂取できるよう，ジュニア期から正しい食習慣を身につけておくことが必要である。そのためには保護者の協力は欠かせないため，保護者への正しい知識の普及も必要となる。また，運動によるエネルギー消費量の調整が必要になる場合もある。その場合には，指導者の理解も必要であり，専門家とともに十分に話し合い連携した取り組みが求められる。

③栄養素量

エネルギーの他，年代別に必要な栄養素摂取量についても「日本人の食事摂取基準2015年版」から表7〜10に示す。タンパク質は「推奨量」と「目標量」の両指標を参考として，脂質，飽和脂肪酸，炭水化物，食物繊維は「目標量」を，ビタミン類のうちビタミンD，E，Kは「目安量」を，その他のビタミン類，カルシウム，鉄は「推奨量」を参考にするとよい。あくまでも生活習慣病の発症と重症化の予防を重視した食事摂取基準である。そのため，サッカー選手に必要な栄養素量を個々人に，そしてチーム単位で決めるためには，公認スポーツ栄養士および管理栄養士とともに，選手のアセスメントをもとに食事摂取基準を参考にしながら検討するとよい。

女子選手の場合，月経の有無によって鉄の推奨量が異なる。サッカー選手の場合には，一般の成長期の子どもや成人に比べ活動量が多く，発汗量も多いことから，貧血の予防のためには，「日本人の食事摂取基準2015年版」の「推奨量」は最低でも達成したい量と考えていただきたい。

耐容上限量についても示した。耐容上限量とは，「健康障害をもたらすリスクがないとみなされる習慣的な摂取量の上限を与える量」と定義されている。サッカー選手のなかに特定の栄養素の摂取量が多いケースもみられる。健康障害のリスクを回避するために，この耐容上限量を参考にするとよい。

4）炭水化物（糖質）
①炭水化物（糖質）の重要性

炭水化物の摂取についてはさまざまな議論があ

表7 年代別（12〜14歳）の食事摂取基準

栄養素		男子			女子		
		推奨量	耐容上限量	目標量	推奨量	耐容上限量	目標量
タンパク質	（g/日）	60	—	—	55	—	—
	（%エネルギー）	—	—	13〜20(16.5)*	—	—	13〜20(16.5)*
脂質	（%エネルギー）	—	—	20〜30(25)*	—	—	20〜30(25)*
炭水化物	（%エネルギー）	—	—	50〜65(57.5)*	—	—	50〜65(57.5)*
食物繊維	（g/日）	—	—	17以上	—	—	16以上
ビタミンA（μgRAE/日）**		800	2,100	—	700	2,100	—
ビタミンB$_1$	（mg/日）	1.4	—	—	1.3	—	—
ビタミンB$_2$	（mg/日）	1.6	—	—	1.4	—	—
ビタミンC	（mg/日）	95	—	—	95	—	—
カルシウム	（mg/日）	1,000	—	—	800	—	—
鉄	（mg/日）***	11.5	50	—	10.0 (14.0)	50	—

*範囲については，おおむねの値を示したものである。
**推奨量はプロビタミンAカロテノイドを含む。耐容上限量は，プロビタミンAカロテノイドを含まない。
***女子の推定平均必要量，推奨量の（　）内は，月経血ありの値である。

表8 年代別（15〜17歳）の食事摂取基準

栄養素		男子			女子		
		推奨量	耐容上限量	目標量	推奨量	耐容上限量	目標量
タンパク質	（g/日）	65	—	—	55	—	—
	（%エネルギー）	—	—	13〜20(16.5)*	—	—	13〜20(16.5)*
脂質	（%エネルギー）	—	—	20〜30(25)*	—	—	20〜30(25)*
炭水化物	（%エネルギー）	—	—	50〜65(57.5)*	—	—	50〜65(57.5)*
食物繊維	（g/日）	—	—	19以上	—	—	17以上
ビタミンA（μgRAE/日）**		900	2,600	—	650	2,600	—
ビタミンB$_1$	（mg/日）	1.5	—	—	1.2	—	—
ビタミンB$_2$	（mg/日）	1.7	—	—	1.4	—	—
ビタミンC	（mg/日）	100	—	—	100	—	—
カルシウム	（mg/日）	800	—	—	650	—	—
鉄	（mg/日）***	9.5	50	—	7.0 (10.5)	40	—

*範囲については，おおむねの値を示したものである。
**推奨量はプロビタミンAカロテノイドを含む。耐容上限量は，プロビタミンAカロテノイドを含まない。
***女子の推定平均必要量，推奨量の（　）内は，月経血ありの値である。

表9 年代別（18～29歳）の食事摂取基準

栄養素		男性				女性			
		推奨量	目安量	耐容上限量	目標量	推奨量	目安量	耐容上限量	目標量
タンパク質	（g/日）	60	—	—	—	50	—	—	—
	（％エネルギー）	—	—	—	13～20(16.5)*	—	—	—	13～20(16.5)*
脂質	（％エネルギー）	—	—	—	20～30(25)*	—	—	—	20～30(25)*
飽和脂肪酸	（％エネルギー）				7以下				7以下
炭水化物	（％エネルギー）	—	—	—	50～65(57.5)*	—	—	—	50～65(57.5)*
食物繊維	（g/日）	—	—	—	20以上	—	—	—	18以上
ビタミンA （μgRAE/日）**		850	—	2,700	—	650	—	2,700	—
ビタミンD	（μg/日）		5.5	100			5.5	100	
ビタミンE （mg/日）***			6.5	800			6.0	650	
ビタミンK	（μg/日）		150				150		
ビタミンB$_1$	（mg/日）	1.4				1.1			
ビタミンB$_2$	（mg/日）	1.6				1.2			
ビタミンC	（mg/日）	100				100			
カルシウム	（mg/日）	800		2500	—	650		2500	—
鉄 （mg/日）****		7.0		50	—	6.0(10.5)		40	—

*範囲については，おおむねの値を示したものである．
**推奨量はプロビタミンAカロテノイドを含む．耐容上限量は，プロビタミンAカロテノイドを含まない．
***α-トコフェロールについて算定した．A-トコフェロール以外のビタミンEは含んでいない．
****女子の推定平均必要量，推奨量の（ ）内は，月経血ありの値である．

る。世界平均的には総エネルギー摂取量の約半分が炭水化物由来である。海外の特に欧州では，炭水化物を食べると太る，不健康になるといった情報が出回り，ダイエットのためには炭水化物を低く，あるいは極端に減らして脂肪とタンパク質の多い食事を基本にしていることが多い。日本も必ずしも例外ではない。そのような情報が出回るなか，サッカー選手が混乱するのも当然である。

しかし，糖質は体内にエネルギー源として貯蔵され，運動中の筋肉と脳の燃料源として重要であることに変わりはない。多くの競技では，糖質摂取による貯蔵が低いと疲労の原因となり，パフォーマンスが低下する。さらに，貯蔵を増やすとい

う戦略は，パフォーマンスの向上につながったという結果が示されている。サッカー選手は，炭水化物（糖質）は良い栄養補給源であり，炭水化物（糖質）豊富な食品は彼らの食事の焦点となることに気づかなければならない。

炭水化物（糖質）の必要量は，トレーニングに必要な筋肉中のエネルギー源と密接に関係がある。シーズン中，オフ期など期別や週間のスケジュールで選手は過ごしているため，日々の活動内容に合わせて炭水化物（糖質）量を調整するとよい。一番やってはいけないことは，どのようなスケジュールであっても極端に炭水化物（糖質）を減らした競技生活を送ることである。サッカー選

表10 年代別（30～49歳）の食事摂取基準

栄養素		男性				女性			
		推奨量	目安量	耐容上限量	目標量	推奨量	目安量	耐容上限量	目標量
タンパク質	（g/日）	60	—	—	—	50	—	—	—
	（%エネルギー）	—	—	—	13～20(16.5)*	—	—	—	13～20(16.5)*
脂質	（%エネルギー）	—	—	—	20～30(25)*	—	—	—	20～30(25)*
飽和脂肪酸	（%エネルギー）				7以下				7以下
炭水化物	（%エネルギー）	—	—	—	50～65(57.5)*	—	—	—	50～65(57.5)*
食物繊維	（g/日）	—	—	—	20以上	—	—	—	18以上
ビタミンA	（μgRAE/日）**	900	—	2,700	—	700	—	2,700	—
ビタミンD	（μg/日）		5.5	100			5.5	100	
ビタミンE	（mg/日）***		6.5	900			6	700	
ビタミンK	（μg/日）		150				150		
ビタミンB_1	（mg/日）	1.5	—	—		1.2	—	—	
ビタミンB_2	（mg/日）	1.7	—	—		1.4	—	—	
ビタミンC	（mg/日）	100	—	—		100	—	—	
カルシウム	（mg/日）	650	—	2500	—	650	—	2500	—
鉄	（mg/日）****	7.5	—	55	—	6.5(10.5)	—	40	—

*範囲については，おおむねの値を示したものである。
**推奨量はプロビタミンAカロテノイドを含む。耐容上限量は，プロビタミンAカロテノイドを含まない。
***α-トコフェロールについて算定した。Α-トコフェロール以外のビタミンEは含んでいない。
****女子の推定平均必要量，推奨量の（　）内は，月経血ありの値である。

手としてのスケジュールを考慮しながら日々の調整をすることが必要である。そのためには公認スポーツ栄養士や管理栄養士などの専門家に相談することのできる環境づくりと，選手自身がサッカー選手としてのスポーツ栄養学の知識と食品に対する知識をもつことのできる取り組み，さらには，選手が信頼できる情報へのアクセスを選択できるようになることが必要である。

②トレーニングとリカバリーのための炭水化物（糖質）

トレーニングよって消費したエネルギーの補給について，グリコーゲン補給，グリコーゲン回復を中心に述べる。

糖質は単糖類の数によって，単糖類，少糖類，多糖類に分類できる。単糖類には，ブドウ糖（グルコース），果糖（フルクトース），ガラクトース，リボースなどがある。少糖類には，二糖類であるショ糖（スクロース），麦芽糖（マルトース），乳糖（ラクトース）があり，その他，デキストリンなどがある。多糖類には，デンプン，グリコーゲンなどがある。糖質は身体を動かすうえでの主要なエネルギー源であり，トレーニングを行ううえで欠かせない栄養素である。糖質は1gあたり4kcalのエネルギー源となり，体内にグリコーゲンとして蓄えられる。体内に蓄えられたグリコーゲンは，分解されてブドウ糖（グルコー

表11 体内に貯蔵されている糖質と脂肪の量（体重70kgでのエネルギー貯蔵量）

エネルギー源	主な貯蔵場所	貯蔵量（g）	エネルギー量（kcal）
糖質	血液・体液	20	80
	肝臓	70	280
	筋肉	120	480
タンパク質	筋肉	6,000	24,000
脂肪	脂肪組織	15,000	135,000
合計			159,840

（中野昭一（編），図説・運動の仕組みと応用 第2版，医歯薬出版，1996．より）

ス）となり，血糖値を維持する一方，筋肉その他の組織のエネルギー源となる。ぶどう糖（グルコース）は糖質の最小単位であり，人の血液中にも血糖として存在し，筋運動時の主要なエネルギー源となる。また，グリコーゲンは，単糖であるぶどう糖（グルコース）が多数連なった多糖類であり，動物の肝臓，筋肉などに蓄えられている。肝臓のグリコーゲン濃度は，最大で肝重量の8％くらいまで貯蔵できる。それに対し，筋肉の濃度は1％以下であるが，筋肉量は多いので，全体の量は肝臓よりも多い。また，グリコーゲンの貯蔵量は脂肪の貯増量に比べてはるかに少ない（表11）[7]。

グリコーゲン代謝は肝臓と筋肉で役割が異なる。肝臓では低血糖時に分解され，血中に放出され，主に脳で酸化される。筋肉では運動時に分解されるが，グルコースとして血中に放出されることはなく，好気的条件下では完全酸化され，嫌気的条件下では乳酸になり血中に放出される。したがって，筋肉グリコーゲンの枯渇は，筋肉の直接のエネルギー源が不足することになるため，疲労困憊の要因になる。これに対して肝臓グリコーゲンが枯渇すると，脳のエネルギー源である血中グルコースが不足するため，運動を継続できなくなる。つまり，集中力の低下，注意力の散漫といった状態になり，効率的・効果的なトレーニングができないばかりか，判断力を失い危険な状態となる。以上より，トレーニングを行ううえでは，糖質を十分に体に蓄えておくことが必要である。

競技者の食事は，筋肉を主に構成するタンパク質に注目されがちだが，これまでに述べてきたように，運動の継続のためには，まず糖質摂取を考えることが必要となる。炭水化物（糖質）が多く含まれる食品例を表12に示した。

「日本人の食事摂取基準（2015年版）」では，男女の炭水化物エネルギー比率について示された。運動時は，運動強度，運動持続時間，身体づくりの目的，期分けによっても異なるが，50〜65％とする場合が多い。国際オリンピック委員会「アスリートのための栄養，健康と競技力のための支援ガイド」[6]では，トレーニング時と回復時に必要なエネルギーとして糖質の目標摂取量とタイミング[8]について示している。

競技者の場合，炭水化物（糖質）摂取量について考える場合には，体重1kgあたりの目標量を優先的に考え，炭水化物エネルギー比率を参考に用いるとよい。

目標糖質摂取量

・毎日のエネルギー補給と回復のため
軽強度の活動（低強度の活動）：3〜5g/kg体重/日
中強度の活動（〜1時間/日）：5〜7g/kg体重/日
高強度の活動（持久的プログラム約1〜3時間/日）：6〜10g/kg体重/日
超高強度（4〜5時間/日を上回る強度の強い運動）：8〜12g/kg体重/日

表12 糖質を多く含む食品

食品群	食品名	100gあたりの炭水化物（g）	1ポーション（g）	1ポーションあたりの炭水化物（g）
米類	めし・精白米（水稲）	37.1	150	55.7
	おにぎり（めし・精白米（水稲））	37.1	100	37.1
	めし・はいが精米（水稲）	36.4	150	54.6
	めし・玄米（水稲）	35.6	150	53.4
麺類	そうめん・ひやむぎ-乾	72.7	100	72.7
	マカロニ・スパゲッティ-乾	73.9	100	73.9
	中華めん-生	55.7	120	66.8
	蒸し中華めん	38.4	150	57.6
	うどん-ゆで	21.6	220	47.5
	そば-ゆで	26.0	180	46.8
パン類	フランスパン	57.5	60	34.5
	食パン・市販品	46.7	60	28.0
その他	もち（もち米製品）	50.8	50	25.4
	さつまいも-生	31.9	80	25.5
	バナナ-生	22.5	90	20.3
	オレンジジュース100%	10.7	200	21.4
	あずき・ゆで小豆缶詰	49.2	30	14.8

（日本食品標準成分表2015年版（七訂）より算出）

・短時間のエネルギー補給と回復のため

1.0〜1.2 g/kg体重/時間

2つの運動の間隔が8時間以下の場合，回復期を最大限に利用するために，現実的に可能な範囲で，1回目の運動後はできるだけ早く炭水化物の摂取を開始する。回復期の初期に軽食を何度も摂ることは，炭水化物の必要量を満たすのに役立つ場合がある。

5 目的別の栄養の考え方

1）補食

補食とは朝・昼・夕の3食で足りないエネルギーや栄養素を補給することである。また，練習前に空腹の場合や，練習後から夕食までに時間が空いてしまう場合は，効果的なトレーニングとリカバリーのために補食を摂る。

運動中の主なエネルギー源は，血中グルコース（血糖）と筋肉・肝臓に貯蔵されているグリコーゲンである。これらが不足すると空腹感・疲労感を感じやすく，集中力が落ちるなどパフォーマンスの低下の一因となる。運動時間が長くなると，エネルギー源として脂肪が使われる割合が高くなるが，脂肪が酸化してエネルギー源を産生する反応にもグルコースが必要となる。そのため，練習前にはエネルギー補給をしておくことがコンディションの維持およびパフォーマンスの発揮に重要となる。

トレーニング後は，消耗したグリコーゲンを速やかに回復させる必要があるため，炭水化物を十分に摂取する（図6）[9]。練習前にグリコーゲン貯蔵量が少ない場合，タンパク質代謝が亢進してしまう（図7）[10]。さらに炭水化物とタンパク質を摂取することで，筋タンパク質の合成が高まることが報告されている[11]。

基本的には，トレーニング開始2〜3時間前，トレーニング終了後はなるべく早いタイミング（終了後2時間以内）で食事時間を設定できるようにスケジュールを組むことが必要である。運動

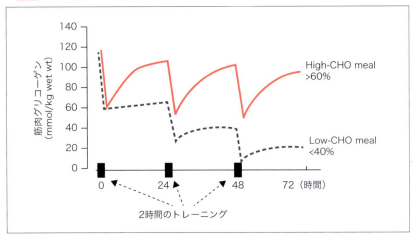

図6 高糖質食と低糖質食が筋グリコーゲンの回復に与える影響

(Costill DL, Miller JM. Nutrition for endurance sport: carbohydrate and fluid balance. Int J Sports Med. 1980；1：2-14. より改変)

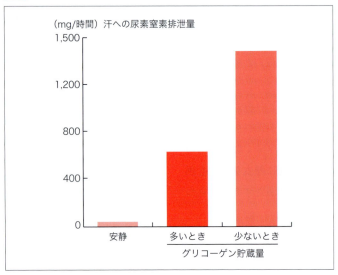

図7 体内のグリコーゲン貯蔵量と運動時の体タンパク質の分解

61% VO₂maxで60分間の運動をしたときの汗中への尿素（タンパク質代謝の主な最終産物）排出。
(Lemon PW, Mullin JP. Effect of initial muscle glycogen levels on protein catabolism during exercise. J Appl Physiol Environ Exerc Physiol. 1980；48：624-9. より改変)

前は炭水化物を中心に考え，運動後は炭水化物とタンパク質を含む内容を考える。運動前は，おにぎり，バナナ，オレンジジュース，カステラ，脂質の少ないパンなどがよい。運動後は脂質の少ないパン，おにぎり，バナナ，オレンジジュースといった炭水化物の多い食品と，牛乳，ヨーグルト，チーズなどのタンパク質の多い食品を組み合わせるとよい。もしくはサンドイッチなど炭水化物とタンパク質を同時に摂取できる食品がよい。

2) 試合前調整期から試合時の食事

①試合前・調整期の食事

試合前の調整期は，試合を迎えるにあたり最終的なチェック段階となるため，体調管理が重要となる。以下，試合前・調整期の食事のポイントを示す。

Point1：普段通りの食事ができる環境を整える
・普段食べ慣れない食事をすると，体調を崩してしまう恐れがある。
・遠征先の宿舎などでも，食べ慣れた食事を摂ることが重要。

Point2：安全性の高い料理や食品を選ぶ
・試合前に胃腸障害を起こしてしまうと，試合には当然ながらベストコンディションでは臨めない。
・生もの・生焼けの肉などは避ける。
・調理してから時間の経過した料理，保存状態の悪い食品は食べない。

Point3：体重管理
・試合前の調整期は練習量が減る場合が多いため，食事の量や内容の調整が必要。
・良い体調で試合に臨むために，試合前に急激な体重の増減がないよう体重管理が必要。

Point4：便秘，風邪，ストレス対策に野菜や果物を適度に摂る
・便秘対策として水分や食物繊維の多い野菜・果物も適度に摂る。ただし，前日には食物繊維の多い食事は控えること。
・風邪やストレスに対抗するために，ビタミンCが多く含まれる野菜や果物も毎食摂る。

②試合前日の食事

試合前日の食事で考慮すべき点は，試合に向けてエネルギーを蓄えること，安全であること，体重・体調管理である。以下，試合前日の食事で考慮すべき点を示す。
・試合前夜の食事では，エネルギー源である炭水化物を多く含む主食（ごはん・麺類など）を中心にしっかりと食べる。
・揚げ物や脂質の多い食品は，消化に時間がかかるので控えめにする。
・生もの，初めて食べる食品，衛生状態の悪い料理や食品は避ける。
・ごぼう，さつま芋などの食物繊維が多く含まれる食品は，腸内にガスを発生させやすいため控えめにする。

③試合当日の食事

試合当日の食事で考慮すべき点は，試合前日の食事と基本的には同じである。その他試合当日の食事の主な特徴は，試合時間に合わせて，食事と補食の時間と内容を決めておき，計画的に食べることである。試合の3〜4時間前に炭水化物（糖質）を多く含む食品や料理を食べ，脂質は消化時間が遅いため控えめにする。ハーフタイムにおいても炭水化物（糖質）と水分を中心に考え，試合後はリカバリーのためになるべく早くに炭水化物（糖質）とタンパク質，水分を中心とした補食を摂る。

大事な試合当日に初めて試合当日の食事法を試すのではなく，事前に試し個人にあった摂取内容をみつけるとよい。具体的な個人別，チーム単位の試合期の食事戦略は，公認スポーツ栄養士や管理栄養士に相談するとよい。

3) 遠征時の食事

①国内

国内遠征時では，食事場所（ホテル，試合会場など），食事提供形式（定食，弁当，カフェテリア，ブュッフェスタイルなど），予算といった食事環境についての把握が必要となる。食事場所と食事提供形式によって，要望できる内容も異なる。遠征先でも基本の食事の形（図2）がとれるよう調整する。また，現地で補食の購入を考える場合には，現地のスーパーなどの食環境の把握も必要となる。食事量は選手の体格や，身体の状態などにより異なるため，一律に提供される食事を

いかに個々人の必要量に調整できるのか工夫が必要となる。できればビタミン類，ミネラル類は，栄養必要量の多い選手に合わせ，ごはんなどの主食で個々人のエネルギー量に調整できるとよい。具体的な食事内容の調整にはスポーツ栄養士や管理栄養士に相談するとよい。

②**海外**

海外遠征においては，日本と同じような食事環境が整わないことが多いため，海外遠征時の食事のポイントや注意点について把握しておくことが必要となる。海外遠征時でも基本の食事の形（**図2**）を揃える。注意しなければならない点は，重要なエネルギー源栄養素となる炭水化物を多く含む主食の確保である。海外では，特にアジア地域以外では，ごはんが提供されることは少ないため，ごはんの代わりに炭水化物を補給できる主食のパンやパスタ，シリアル類，芋類を組み合わせることで適量の炭水化物を摂取することが可能となる。しかし，これらはごはんと異なり素材そのものだけで提供されることは少なく，ソースやバターをからめたり，調味がされて提供される場合が多い。そのため，炭水化物を期待して摂取した場合，同時に脂質も多く摂取することになる。よって，海外遠征時の主食は，調理・調味が最低限にされた料理を選択できるとよい。できれば事前にスタッフが食事提供元に要望を伝えておくとよいだろう。その際に，ここでも公認スポーツ栄養士や管理栄養士に相談したうえで現地の食事提供場所に要望するか，あるいは栄養の専門家に直接交渉を依頼する。これらはチームの体制によって対応の仕方が異なるため，実現可能な対応策をチームスタッフで検討するとよい。遠征地域によって食事環境は大きく異なるため，海外の地域に応じた食環境整備を行うことで，選手の海外でのコンディション維持とパフォーマンス発揮につながる。

海外でのコンディション維持のために，日本から食べ慣れた食品，携帯可能な食品を計画的に持参することも必要となる。準備にあたっては，予算，荷物の重量制限，海外からの持ち込み禁止食品といった情報も重要である。

海外遠征時に体調を崩したり，体重コントロールが難しい選手もいる。海外だからといって特別な対応をする前に，国内でのコンディショニングと，体重管理の取り組みが海外遠征時のコンディショニングにもつながる。国内での取り組みを海外でも同様に行えるようにすることが大事であり，そのためには日々の選手生活としてのコンディショニングの定着が必要である。

（亀井明子）

文　献

1) 国立スポーツ科学センター　ウイナーズレシピ
2) 国立スポーツ科学センター　ベーシックテキスト
3) 厚生労働省「日本人の食事摂取基準（2015年版）策定検討会」報告書
   https://www.mhlw.go.jp/stf/shingi/0000041824.html （最終アクセス日：2018年10月20日）
4) 小清水孝子, 柳沢香絵, 樋口満. スポーツ選手の推定エネルギー必要量. J Training Sci Exer Sport. 2005；17：245-50.
5) Mountjoy M, Sundgot-Borgen J, Burke L, et al. The IOC consensus statement: beyond the female athlete triad—relative energy deficiency in sport（RED-S）. Br J Sports Med. 2014；48；491-7.
6) Nutrition working group of the medical and scientific commission of the international olympic committee. Nutrition for athletes : a practical guide to eating for health and performance. 2016.
7) 中野昭一（編）. 図説・運動の仕組みと応用 第2版. 医歯薬出版, 1996.
8) Burke LK, Hawley JA, Wong SH, et al. Carbohydrates for training and competition. J Sports Sci. 2011；29（S1）：S17-27.
9) Costill DL, Miller JM. Nutrition for endurance sport：carbohydrate and fluid balance. Int J Sports Med. 1980；1：2-14.
10) Lemon PW, Mullin JP. Effect of initial muscle glycogen levels on protein catabolism during exercise. J Appl Physiol Environ Exerc Physiol. 1980；48：624-9.
11) Esmarck B, Andersen JL, Olsen S, et al. Timing of postexercise protein intake is important for muscle hypertrophy with resistance training in elderly humans. J Physiol. 2001；535（Pt1）：301-11.

16章

サッカー選手の心理

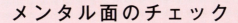

メンタル面のチェック

1 はじめに

　スポーツの世界では，心理面（精神・メンタル面）の重要性は，誰もが認識していると考えられる。「心技体」という言葉は，スポーツの現場においてよく耳にするが，「技・体」のトレーニングは，必ず実施されているにもかかわらず，「心」のトレーニングは，ほとんど行われていない。そのため試合で負けた原因をメンタル面の責任にしている例，またその原因を選手の責任にしている指導者も多いはずである。つまり，プレッシャーに負けたのは選手の責任，メンタル面が弱いのも選手の責任，やる気がない，集中力がない，実力を発揮できない，気持ちの切り替えができないのも選手の責任にしている指導者が多いということになる[1]。このことから「どれだけのサッカーチームが，心技体のバランスのとれたトレーニングを行っているのだろうか？」，「何年もかけて練習で身につけた技術や体力を発揮する目的でのメンタル面強化を，どれだけのチームが実施しているのだろうか？」という疑問がわいてくる。日本のサッカー界では，1995年の福岡ユニバーシアード日本代表がメンタルトレーニングを導入し，日本サッカー界初の国際大会優勝（金メダル）を果たしている[2]。また2018年の台北ユニバーシアードにおいても，メンタルトレーニングが導入され優勝を果たしている。これらのチームは，スポーツ心理テストを使い心理面の分析をし，そのデータをフィードバックしながらメンタル面の強化を実施していた[3]。

2 スポーツ心理テスト

　1995年までのサッカー界には，心技体の心の面をトレーニングするという考えがなかったように思える。そこには，メンタル面をトレーニングするには，数字やデータ等で表すことが難しいし，何をどうすれば，メンタル面を強化できるのかという疑問があった。徳永（1996）は，「精神力を測定できないことが，精神力のトレーニングの方向がみえない原因だ」と考え，調査を繰り返した。その結果，「精神力の内容は，忍耐力，闘争心，自己実現意欲，勝利意欲，リラックス能力，集中力，自己コントロール能力，自信，決断力，予測力，判断力，協調性の12に絞れた」と

述べている。そのような背景のもと，徳永（1996）は，「心理的競技能力診断検査」（diagnostic inventory of psychological competitive ability for athletes；DIPCA）を作成した。このスポーツ心理テストは，標準化され，科学的な妥当性や信頼性を得るための統計処理が行われて作成されており，オリンピック選手や国体選手たちにも実施されている。その後，何度かの改訂が実施され，現在は「DIPCA.3」が称されている。ここでは，このスポーツ心理テストで分析できる内容を紹介する[4]。

1）競技意欲

この競技意欲の因子からは，忍耐力（我慢強さ・粘り強さ・苦痛に耐える），闘争心（大事な試合での闘志・ファイト・燃える），自己実現意欲（可能性への挑戦・主体性・自主性），勝利意欲（勝ちたい気持ち・勝利重視・負けず嫌い）が分析できる。この競技意欲を向上させるには，目標設定というプログラムを実施する。

2）精神の安定・集中

精神の安定・集中の因子からは，自己コントロール能力（自己管理・いつものプレー・身体的緊張のない・気持ちの切り替え），リラックス能力（不安・プレッシャー緊張のない精神的リラックス），集中力（落着き・冷静さ・注意の集中）などが分析できる。ここでは，リラクセーションやサイキングアップのプログラムを実施し，精神の安定・集中を向上させる。

3）自　信

自信の因子からは，自信（能力・実力発揮・目標達成への自信），決断力（思い切り・素早い決断・失敗を恐れない決断）などが分析できる。ここでは，プラス思考のトレーニングや自信をつけるためのボディランゲージ（態度・姿勢のトレーニング）をさせる。

4）作戦能力

作戦能力の因子からは，予測力（作戦の的中・作戦の切り替え・勝つための作戦），判断力（的確な判断・冷静な判断・素早い判断）などが分析できる。ここでは，イメージトレーニングをさせることで作戦能力を向上させる。

5）協調性

協調性の因子からは，協調性（チームワーク・団結心・協力・励まし）などが分析できる。ここでは，ポジティブなコミュニケーションスキルをトレーニングし協調性を向上させる。

3 おわりに

ここでは「心理的競技能力診断検査」を紹介したが，目的によっては，「試合中の心理状態診断検査」や「試合前の心理状態診断検査」なども使用し，選手やチームのデータベースを作成する。筆者らは，このスポーツ心理テストをシーズンはじめ（新チームスタート時）・シーズン途中（新1年生が入部時）・最後の試合や大会前の年3回実施し，これを毎年実施してデータベースを作り，このデータをもとにメンタルトレーニング指導や心理的サポートを行っている[1]。

（高妻容一）

文　献

1) 高妻容一. 新版 今すぐ使えるメンタルトレーニング 選手用. pp34-9. ベースボールマガジン社, 2014.
2) 宮崎純一, 高妻容一. チームマネジメントにおける心理的サポートの有用性について 台北ユニバーシアード2017日本代表サッカーチームの取り組み. 青山経営論集. 2017；52：16-35.
3) 宮崎純一, 高妻容一, 田村達也. 国際スポーツ大会におけるチームマネジメントの考察 台北ユニバーシアード2017日本代表サッカーチームの取り組み. 青山経営論集. 2017；52：70-89.
4) 徳永幹夫. ベストプレイへのメンタルトレーニング. pp1,36-7. 大修館書店, 1996.

サッカーにおけるメンタルトレーニング

　2017年8月には，大学生のオリンピックといわれるユニバーシアードが台湾の台北で開催され，3大会ぶりの優勝を果たした。本項では，この大会で優勝したサッカー男子日本代表チームでのメンタル面強化について紹介し，サッカー選手のメンタルトレーニングにおける心理面での「強化」という観点を紹介する。この大会での代表チームの監督は，青山学院大学の宮崎純一氏で，彼は1995年の福岡で開催されたユニバーシアード日本代表のスタッフであり，このとき日本代表は日本サッカー界初の国際大会優勝を果たした。この大会は，地元開催（福岡）であったため，日本大学サッカー界の総力を結集して，ロジスティックグループという代表チームに対する後方支援部隊が結成され，心技体のバランスのとれたサポートが行われた。またこのチームには，日本サッカー界で初めてメンタルトレーニングを導入したという経緯があった。監督は，当時東海大学の宇野勝氏，コーチは福岡大学の乾眞寛氏と奈良産業大学の西田裕之氏，また前述の通りそのスタッフのなかに宮崎純一氏もいた。興味深いことに，その後の2001年北京大会，2003年韓国大邱大会，2005年イズミル大会でも日本男子代表は宮崎純一氏をメンタルトレーニングコーチ兼コーチとして優勝した。メンタルトレーニングを実施した場合，今回を含めて合計で5回の優勝（金メダル・世界一）を成し遂げている。これらの代表チームで実施したメンタルトレーニングは，基本的には同じではあるが，ここでは現場での実践例という形で紹介をすることにした。

1 代表チームの試み

　2015年8月には，ユニバーシアード光州大会が終了し，2017年の台北大会に向けての準備が始まった。2年間で130名以上の選手を招集し，最終選考では20名を決定したが，そのなかで2016年2月には，第1回の強化合宿が宮崎で行われた。

　ここでは，グラウンドに集合し，そこのクラブハウスで監督の話やコーチ陣の紹介，そして選手の自己紹介などがあり，練習をスタートした。メンタルトレーニングコーチとして招聘された筆者が，初日の夜には，スポーツ心理テストである心理的競技能力診断検査（DIPCA.3）やアンケート調査を実施し，選手やチームの心理面の強さ・長所・短所を分析し，各選手またはチームが強化していく点をみつけ，各選手にデータのフィードバックをした。同時に，今回招集された選手の平均点のデータから，このチームの強化すべき点を分析し，コーチおよび選手に伝えた。このように数字やグラフで選手の心理面を分析し，その内容をフィードバックすることは，選手のモチベーションを高めると同時に，自分を理解するという自己分析をすることになる。

　次に，メンタルトレーニングの講習会を今回のメンタルトレーニングコーチである筆者（日本スポーツ心理学会認定資格：スポーツメンタルトレーニング上級指導士）が実施した。ここでは，これからユニバーシアードまで実施するメンタル面強化の目的やその方法を紹介した。最初に，次のような質問をして，選手の興味を引くという試みをした。まず，「試合において，あなたが一番重要だと考えるものは，心技体のどれですか？」という質問をした。予想通り，ほとんどの選手が「心（メンタル・精神・心理面）」と答えた。次に，「毎日の練習で，一番時間を使っているものはどれですか？」という質問には，多くの選手が

「技」そして「体」という回答であった。そこで，本来ならば，試合で一番大切なものを，一番時間をかけてトレーニングすべきではないのですかと聞き，考えてもらった。また合宿初日のメンタルトレーニング講習会の内容は，下記の通りであった。

1）概要の説明

最初に，「なぜメンタル面強化が必要なのか」，「具体的に何をするのか」などを説明し，1995年のユニバーシアードで優勝したときの映像を使い，どんなことをして選手のメンタル面強化をしたのかを説明した。次に，メンタルトレーニングで実践する基本的な8つの心理的スキルを紹介し，具体的に心理的スキルをトレーニングする方法を解説した。

2）目標設定

心理的競技能力診断検査の結果では，選手たちのモチベーションは高い傾向であったが，2年後の大会に向けてのモチベーションを高めるプログラムを紹介・実施した。その内容は，結果目標，プロセス目標，年間プラン，月間プラン，週間プラン，毎日の目標，練習日誌までをセットにしたプログラムであった。まず，目標設定で人生の目標を表1のように，夢・最低・50年後・30年後・10年後・5年後・4年後・3年後・2年後・1年後・今シーズン・半年・今月・今週・今日，と書き，それを見ながらサッカーの目標を同じように書くプログラムを実施した。その後は，自分で立てた目標をいかにして達成するかというプロセス目標を書き，その目標を実現するために，年間プラン・月間プラン・週間プランを立て，毎日の目標が確実に実行できたかの確認をするための練習日誌（サッカーノート）の活用（イメージトレーニングの道具として）までがパッケージ化されたプログラムであることを紹介した。

3）リラクセーション＆サイキングアップ

ここでは，プレッシャーや緊張に対するセルフコントロールのトレーニング方法を紹介し，このプログラムは，強化合宿・試合・大会本番・優勝するまで実践してもらうことを説明した。大きな大会になればなるほど，プレッシャーや緊張を感じるだろうということを想定し，準備をする計画を立てた。このリラクセーション＆サイキングアップは，ユニバーシアードで優勝した5回のすべてで練習前・試合前に実践したプログラムである。基本的には，漸進的筋弛緩法を中心にしたプログラムであった。ここでの最大の目標は，実力発揮であり，ゾーン（理想的な心理状態・火事場のバカ力状態）に入る方法を試し，ゾーンに入ることを目的としてプレッシャーや緊張を味方にするというものであった。

4）イメージトレーニング

サッカーにおいての戦術は，イメージを活用した勝つための準備だと考える。相手チームの分析をし，こうくればこうするという，まさにイメージトレーニングが戦術の解説や分析であり，いろいろなことを想定し，その準備をする。しかし，今回の台北大会では，他のチームの試合でのビデオカメラの撮影が禁止され，分析班がさまざまな工夫を凝らしながら，相手チームの分析をしていた。メンタルトレーニングコーチは，携帯で映像や写真を撮影し，大会期間中には2本のモチベーション映像を作成した。実際は，2年間で合計4本のモチベーション映像を作成し，デンソーカップや日韓戦前に見せた。大会期間中の映像は，今までの強化練習・フリーキック・セットプレー・コーナーキック・シュートシーンなどの好プレーを，成功イメージを作るという目的で作成した。同時に，分析班やコーチも戦術面を中心とした映像を作成し，選手たちに見せていた。

表1 目標設定用紙（結果目標）

この用紙の書き方：最初に，人生の目標を上から順番に書いてください。人生の目標を下まで書き終わりましたら，自分で書いた人生の目標を見ながら，右のスポーツの目標を上から順番に書いてください。（制限時間10分）

	人生の目標	スポーツの目標
夢のような目標		
最低限度の目標		
50年後の目標		
30年後の目標		
10年後の目標		
5年後の目標		
4年後の目標		
3年後の目標		
2年後の目標		
1年後の目標		
今年の目標		
半年の目標		
今月の目標		
今週の目標		
今日の目標		
今の目標		

5) 集中力

講習会では，集中力を高めるいろいろな心理的テクニックを紹介し，練習や試合で試してもらった。特に，気持ちの切り替えを目的とした実技を伴う心理的テクニックを実践した。具体的には，本気じゃんけん・あくび・呼吸法・目を使った気持ちの切り替え・筋肉に意識を集中する心理的テクニックなどを紹介し，毎回の練習や試合において「トレーニング」として繰り返し実施し，それらの心理的テクニックを身につけ，使いこなすようにした。

6) プラス思考

講習会では，プラス思考になるための心理的テクニックを紹介し，毎回の練習や試合，また選手の日常生活でも活用（トレーニング）してほしいとお願いした。このプラス思考のトレーニングは，セルフトーク・コミュニケーション・ボディランゲージ（自信をつける）という心理的スキルやテクニックを活用するものであった。

①セルフトークは，頭の中での考えや独り言をポジティブにして使う方法であり，「よーし♪」「まだまだ♪」「いける♪」「OK♪ OK♪」などポジティブな独り言を強めの呼吸で語尾を上げて言うことを「トレーニング」として行うのである。つまり，強めの発言（呼吸）で言葉の語尾を上げて，ポジティブな言葉を使う習慣をつけ，頭の中をポジティブにするという手法である。

②コミュニケーションは，他人との会話をすべて笑顔でポジティブに行うという手法であるが，これを習慣化して無意識で実践するためには，毎日の生活のなかで繰り返し意識をして「コミュニケーションスキルのトレーニング」をすることが重要であり，選手たちに意識して実践することをお願いした。

③ボディランゲージは，「自信があるふりをする」トレーニングとして紹介し，意識して自信が

ある目・表情・姿勢・態度・行動・言葉遣いをすることで，自信があるときは自分自身がどんな目・表情・姿勢・態度・行動・言葉遣いをしているのか認識・確認し，それを意識して「トレーニング」するという方法である。

この①～③において，選手がネガティブな独り言・会話・表情や態度をした場合には，それをみつけたチームメイトがその選手に向かって，「ネガティブになっているよ」と気づかせてあげる1つのゲームである，「プラス思考ビーム」を実施する。これは，ウルトラマンのスペシウム光線（ビーム）を浴びせるように「プラス思考ビーム」という。これをやられた選手は，光線（ビーム）にやられたふりをして一回転し，身体でプラス（＋）の形を作り「プラース！」と言って，ネガティブになっている選手やチームの雰囲気をポジティブに切り替えるという手法を実践した。これは，皆で楽しむゲーム感覚で選手が実践してくれ，気持ちを切り替える心理的テクニックとして活用してくれた。

7）試合に対する心理的準備

今まで説明してきた心理的スキルやテクニックを総合した形で，毎日の練習や試合で実践してもらった。特に，強化合宿で実践したリラクセーション・サイキングアップ・イメージトレーニング・集中や気持ちの切り替え・プラス思考のトレーニングなどを，試合で活用するというものであった。

最初の合宿後は，2016年のデンソーカップ，日本で開催された日韓戦，2017年にはデンソーカップと韓国で開催された日韓戦においてメンタルトレーニングが実践された。その後，最終選考が行われ，ユニバーシアード直前には，いわき合宿があり，メンタルトレーニングを朝の散歩時，練習や試合前に繰り返し実践して，チームが行う「心理的ウォーミングアップ」として定着し，身体的なウォーミングアップや通常練習とともに，心技体のバランスのとれたトレーニングが行われた。朝の集合時には，ドクターやトレーナーが身体的チェックやコンディショニングの確認をし，夜にもドクターやトレーナーが選手のケガや身体的コンディショニングのケア等を実践し，コーチからの戦術的ミーティングも行われ，さらにはGPSを用いた選手の移動距離やスピードの分析結果もフィードバックされた。まさに「心技体」のバランスのとれた強化が行われたことが，優勝（金メダル）という成果につながったと考える。

2 おわりに

最後に，チームのメンバーは違うものの2016年2月の心理的競技能力診断検査の総合得点が190.8点であったものが，大会直前の2017年8月には200.8点まで上昇し，今回のメンタル面強化の試みが良好であったことの裏づけもできた。今後は，このような心技体のバランスのとれた強化を継続することが日本サッカー界の発展に貢献すると考えるため，今回はあえてユニバーシアードサッカー男子日本代表での試みを紹介することにした。

（高妻容一）

文　献

1) 宮崎純一，高妻容一．チームマネジメントにおける心理的サポートの有用性について　台北ユニバーシアード2017日本代表サッカーチームの取り組み．青山経営論集．2017；52：16-35.
2) 宮崎純一，高妻容一，田村達也．国際スポーツ大会におけるチームマネジメントの考察　台北ユニバーシアード2017日本代表サッカーチームの取り組み．青山経営論集．2017；52：70-89.
3) 高妻容一．新版　今すぐ使えるメンタルトレーニング　コーチ用．pp213-4．ベースボールマガジン社，2014.
4) 宮崎純一．ユニバーシアード2017台北大会報告．大学サッカー協会．p3.22．2017.
5) 高妻容一．新版　今すぐ使えるメンタルトレーニング　選手用．p191．ベースボールマガジン社，2014.
6) 高妻容一．新版　今すぐ使えるメンタルトレーニング　選手用．p192．ベースボールマガジン社，2014.

7) 高妻容一.新版 今すぐ使えるメンタルトレーニング 選手用. p192-3. ベースボールマガジン社, 2014.
8) 高妻容一.新版 今すぐ使えるメンタルトレーニング 選手用. p193-4. ベースボールマガジン社, 2014.
9) 高妻容一.新版 今すぐ使えるメンタルトレーニング 選手用. p194-5. ベースボールマガジン社, 2014.
10) 高妻容一.新版 今すぐ使えるメンタルトレーニング 選手用. p195-8. ベースボールマガジン社, 2014.
11) 高妻容一.新版 今すぐ使えるメンタルトレーニング 選手用. p198. ベースボールマガジン社, 2014.

オーバートレーニング症候群

1 オーバートレーニング症候群とは

オーバートレーニング症候群[1,2]とは,過剰なトレーニング負荷によって運動能力の低下や疲労症状が持続し,容易に回復しなくなる状態で,一種の慢性疲労である.

トレーニングを行うと疲労が生じるが,栄養摂取と休養によって回復する.トレーニング負荷が適度であれば,疲労と回復を繰り返しながら身体機能は徐々に向上していく.トレーニング負荷が過剰になると回復が追いつかず,身体機能は低下していき,種々の疲労症状が現れる.この際,短期間であれば十分な休養によって疲労症状は消失し,低下した身体機能も元のレベルまで回復するが,回復が不十分なままトレーニングを継続した場合,休養しても低下した身体機能は元のレベルまで回復しなくなる(図1).疲労がとれたと思ってこの状態で以前と同じようなトレーニングを再開すると,低下したままの身体機能レベルに対してトレーニングが過剰となり,また身体機能が低下してしまう.このような悪循環が起こり,オーバートレーニング症候群に進展していくのである.

2 原因

オーバートレーニング症候群は身体の機能レベルに対し,トレーニング負荷が相対的に過剰になって生じるものであり,負荷と回復のアンバランスが原因となる.したがって,トレーニング負荷の増大だけでなく,トレーニング以外の生活上のストレスが増大した場合,また,睡眠・休養・栄養の不足などの回復を妨げる要因が加わった場合,さらに,風邪などの病気によって身体機能が低下した状態でトレーニングを行った場合なども原因となる.

3 症状と診断

主要症状は,運動能力の低下や疲労症状が持続することであるが,同時に種々の身体症状や精神症状がみられる場合もある.身体症状としては立ちくらみが多いが,運動時の動悸や息切れ,手足のしびれ,胸痛,腹痛などがみられることもある.精神症状としては不眠,不安,情緒混乱,うつなどがみられる.オーバートレーニングから風

図1 過剰なトレーニングによる身体機能の推移(→)と休養による身体機能の回復(⇢)

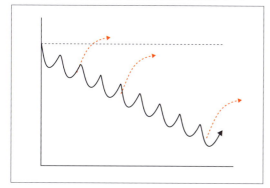

表1 オーバートレーニング症候群の症状

	日常の症状	トレーニング時の症状
軽症	あまり疲労症状なし	高強度のトレーニングがこなせない
中等症	明らかな疲労症状あり	軽いトレーニングでも辛い
重症	疲労症状が強い 不眠,うつが必発 意欲なし	ほとんどトレーニングできない

邪をひく例もしばしば経験され,免疫機能の低下が示唆される。

これらの症状は競技特性,トレーニング内容や重症度によっても異なる。パワー競技や質（運動強度）の高いトレーニングによるオーバートレーニングでは多彩な症状がみられる傾向にあるが,回復は比較的速い。持久競技や量の多いトレーニングでは疲労以外の症状に乏しい傾向にあるが,回復には時間がかかる。

軽症の場合,日常生活にはあまり症状がなく,強度の高いトレーニングを行ったときにのみ症状が出現し,競技成績が低下する。中等症では日常生活や軽いトレーニングの際にも症状があり,競技成績は著明に低下してくる。重症では日常生活での疲労症状が強く,トレーニングはほとんどできなくなる（表1）。重症では不眠はほぼ必発で,心理テストではうつ傾向を示すのが特徴である。

オーバートレーニング症候群を診断する特異な検査はなく,症状や経過から総合的に診断することになる。心理テストのPOMS（profile of mood state）[3]は診断の補助や重症度の判定,経過観察に有用である。疲労症状は種々の疾患でも生じてくるので,まず,疲労症状を起こすような疾患の有無を調べる必要がある。疾患がなく,オーバートレーニングに陥るような原因があり,症状や経過が合致すれば,オーバートレーニング症候群と診断できる。

4 処 置

オーバートレーニング症候群に対する処置は,①原因を取り除くこと,②一定期間トレーニング負荷を軽減させたり休養させたりすること,③十分に時間をかけて徐々に元のレベルにトレーニングを戻していくこと,である。薬物が必要になることは少ないが,不眠がある場合には安定剤や睡眠剤が必要になる。重症でうつ状態が強い例では抗うつ薬が効果のあることがある。

元の身体レベルに戻るのに必要な期間は,重症度とオーバートレーニングに陥っていた期間が関係する。適切な処置をすれば,軽症・中等症は1～3カ月ほどで回復するが,重症では4～6カ月,あるいはそれ以上かかる場合もある。オーバートレーニング症候群に陥っていた期間が長くなると,それだけ回復にも長い期間が必要になる。

5 予 防

予防にはまずオーバートレーニング症候群というものをよく認識することである。トレーニングでは,短期的にも長期的にも常に疲労回復を図っていくことである。そのためには,トレーニングの強弱のリズム,休養などをトレーニング計画で配慮することである。トレーニング負荷が大きいと1日では回復しないこともあるが,3日程度では回復させるようにする。もし,1週間経っても回復しない場合にはトレーニング内容を修正する必要がある。

回復の状態をモニターするには，まず自分の身体に聞くことが重要である．疲労感は精神状態によっても左右されるため判断が難しい場合もあるが，運動時に感じる体調は身体の状態をよく反映している．運動時の体調を何段階かの数字で記録するとよい．測定条件を一定にすれば，起床時の脈拍，体重，尿検査の結果なども参考になる．

（川原　貴）

文献

1) 川原貴. オーバートレーニングの概念と臨床像. 臨床スポーツ医学. 1990；7：537-41.
2) Kreider RB（編），川原貴（監訳）. スポーツのオーバートレーニング. 大修館書店, 2001.
3) Morgan WP, Brown DR, Raglin JS, et al. Psychological monitoring of overtraining and staleness. Br J Sports Med. 1987；21：107-14.

バーンアウト

1 スポーツ選手が心理的問題を抱えるとき

　カウンセリングルームを訪れるスポーツ選手は，集団スポーツよりも個人スポーツ，そして男性よりも女性のほうが多い．また，選手が訴える心理的問題としては，所属運動部への不適応，スランプ，競技意欲の低下，対人関係の問題，競技不安・緊張（実力発揮の問題），心因性の動作失調（例えば，イップス），内科・外科的問題を抱えたことによる不安・抑うつ・焦燥感，食行動異常（過食・拒食）などがある．このうち，「運動部不適応」や「競技意欲の低下」といった問題の背景にはバーンアウト（燃え尽き）を認めることがある．また，スランプ，内科・外科的な問題，あるいは競技不安などの問題にうまく対処できず，その後，バーンアウトしてしまう事例も見逃せない．心理的問題のアセスメントでは，顕在化された問題（状態像）だけでは判断せず，抱えた問題がどのようなきっかけや過程を経て今に至っているのかについても知る必要がある（過程情報）．また，スポーツ選手は，心理的な問題を自分の専門種目の動きの混乱や身体的不調で訴えること（身体化）が他よりも多いように感じられる．

　したがって，選手の語る動きの狂いや体の変調は身体的訴えであると同時に，心理的（こころの）訴えでもあるといった視点をもちながら，スポーツカウンセラーはそれらを傾聴する．スポーツ選手は身体的な訴えを通して，こころの問題を語っていることが多いことから，カウンセラーは選手の身体的訴えを彼らとの「関わりの窓」として大切にしている．

　スポーツ選手の心理支援の立場からもう1点加えるなら，選手ならびに指導者は，「こころの問題」に対して，他よりも偏見が強いように思えてならない．選手が心理的問題を抱えたとき，その原因を「こころの弱さ」（例えば，弱気，頑張りが足りない）に求めることが多く，その結果，問題への対応（来談行動）の遅れや望ましくない対処行動を生じさせている．専門的なトレーニングを受けた心理カウンセラーは，こころの問題を多層面から受けとめ，理解しようとしており，問題のネガティブな側面だけでなく，ポジティブな意味や可能性にも注目している．つまり，こころの問題・悩みを選手が抱えることは「心理的危機」（crisis）状態にあるといえる．そして危機を，

「それまでのやり方では立ち行かなくなり，何らかの変化（change）を求められている」と受け止め，そうした課題に取り組む（challenge）必要があり，今まさにその好機（chance）であると受け止めるのである。カウンセリングが必要と思われても積極的になれないでいる目の前のクライエントに対して，上述の「4C」（crisis, change, challenge, chance）に基づいて相談を促すことがあると，あるカウンセラーが述べていた（出典不詳）。

2 バーンアウトを主訴として来談したサッカー選手の事例

K（クライエント：Cl）は所属運動部のチームメイトの紹介で自発来談し，「シーズンオフ中に筋力をつけたいと思って，ウエイトトレーニングの強度をそれまでの倍ぐらいに上げてやったら，感覚的に息があがったり，走れなくなったり，立っていられなくなったり，眠れなくなってしまった。内科に行っても異常がないと言われた。トレーナーやコーチからはオーバートレーニングだと言われた。今は2週間に1度ぐらいのペースで医者（精神科より眠剤＆抗うつ薬の処方）に話している。前までは全く動く気がしなかった。今は動きたいと思うようになったが，動いたら立てなくなってしまった」と訴え，自発来談してきた。

「筋力をつけたい」といった想いを抱いた背景について聞くと，Kは「私は線が細いから"あたり"に弱い。中学ぐらいから感じていた。今年はインカレのメンバーに入れて，ベンチレギュラーになるためには体力トレーニングが必要と思った」というKに，トレーニングの成果を尋ねると，「数値的にはあまり変わっていない。大学に来て周りに日本代表とかいて，自分の技術は下で全然だめ。感覚的には身体を動かさないと，練習やらないとダメと思ってしまう。人よりたくさんやらないとダメという感覚がある」と語っていた。Kのオーバートレーニング傾向については既に高校時の部活動でも認められた。

小学校4年生のときに友人から誘われサッカーを始めたKは，「中学の頃すごい伸びてどんどん上手になっていった」結果，ジュニア年代で全国レベルの活躍がなされたようである。さらに，高校時の活躍によりKは公的機関より表彰されたことがあった。それによって周囲の期待が大きくなり，また自身もそれを意識するようになっていった。しかし，進学した大学サッカー部のレベルは高く，最初の年のシーズン前半は，レギュラーポジションを獲得するまでには至らなかった。このことについてKは「私は右サイドハーフ。ディフェンスが苦手。攻守の切り替えの判断が悪く迷うことがある。連携を気にする。自分の判断が正しいか自信がない」と自身のプレー面での課題に言及した。

初回の面接を通して筆者（Th）は，「典型的なバーンアウトの発症プロセスをたどってきた様子。バーンアウトを繰り返さないためだけでなく，Clのポジションに求められるような幅広く，柔軟な状況判断を身につけられるよう育んでいくことになろうか。そしてそれは，Clのアスリートとしての個性化にも重なることになろうか。また，ウエイトトレーニングに邁進していった背景

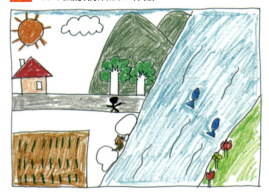

図1　Kの風景構成法の作品

に共感していくことが求められる」と，面接記録に記していた。さらに2回目の相談では，Clの理解を深め，今後の相談に役立てるために描画（風景構成法）を実施した。

Kの作品（図1）に対してThは，「幅広い大きな川〈流れは手前から奥へ〉からは，Clの無意識レベルでのエネルギーの豊富なことが想像されると同時に，それはほかの多くが説明する川の流れの方向〈右上から左下〉とは逆方向であり，流れに逆らいながら上流を目指して必死に頑張っているイメージが伝わり，Clの強迫的な頑張りと重なるように思われた。そして作品全体のなかでの「田んぼ」の収まりの悪さ〈構成の悪さ〉から，見通しをもちながら豊富なエネルギーを上手に活用することが苦手な様子が伺える。また，付加された太陽は「中心性」を示すイメージがあり，スポーツ選手の心性につながるのではないか。道が川の手前で途切れており，現時点での動きを止めている様子と重なる。道路上に描かれた人〈"自分ぐらいの年齢，川に行こうとしている"〉が黒く塗りつぶされているところが気になる。広義のアイデンティティの課題ないしはプレーヤーとしての明確な自己イメージの形成不全とつながっていくのではないかと考えた。田んぼ（自分を生かしていく場）の収まりの悪さからも，そのあたりはプレーヤーとしての個性化の課題とも重なるのか，あるいはまずはプレーヤーとしての有り様から取り組んでいくのか。Clの彩色の特徴として，いずれのアイテム（石，雲，木の幹は彩色せず）も単色であり，情緒面での分化の低さが予想される」と，そのときの面接記録に印象を記していた。その後，Kとの相談は週1回50分のペースで10数回行われた。

相談のなかでKは自身の特徴や課題についてThの前で語っていった。「"徐々にやっていって，良い気持ちで終わるように"と言われているが，余力を残して終わるのが嫌で，真逆なことをやってしまう」（4回目），「周りの人を見ると別にストイックでなくても練習はできているし。好きなんだろうとその人たちのことを思うが，なんて言うんだろう，その人にはその人のやり方があるんだろうけど……好きだから自分が打ち込めると思っていた。サッカーが好きというのは誰にも負けない。でも今は少しそのやり方を変えていかないといけないと考えているが，今は混乱している。自分らしさが分からなくなってくる」（5回目），「今思うと，体が悲鳴をあげていたんだなあと思う。疲れているなあと思っても自分で決めたことはやらないと，と自分を追い込んでいた。なんか，いつの間にか疲れているのが普通になっていた。今まではこうなってすべてを変えないと，と思っていたが，それでは自分がなくなってしまう。頑張るのは悪いわけでないので自分の体のケアをしながら頑張るときは頑張る必要がある。量より質だと思う」（8回目），「体の使い方がうまくなるようなトレーニングができたらよかった。メッシは相手の"あたり"をうまく利用して加速している。体幹のバランスが良い。〈その他，Clはいくつか動きの例を挙げながら，体力一辺倒の考え方を緩めていった〉」（10回目）。

この間Kはチームから離れてトレーニングを継続し，「これまで走ることを中心に持久力をつけてきたが，サッカーの試合のなかでの持久力は違い，コーチに"サッカーで体力をつけたい"と練習に加わりたいと申し出た。なんかこのまま走ることだけやっていたら，また距離を伸ばしたり，前みたいに追い込んでしまうような気がした」（11回目）と，徐々にチームの練習に加わっていった。

さらにその後，短時間ではあるが試合出場を果たせるようになり，比較的順調にプレー時間を伸ばしていった。「オフ開けの火曜日に走るのが中

心の練習があって，以前だったら自分は先頭のほうを走ったが，今は後ろのほうで，息が上がるというか酸素が入ってこない。高い山の上にいる感じ（笑）」（12回目），「できない自分に腹がたつ。でも，ハーフタイムみたいなときには頭が整理されるというか，気持ちを切り替えられるというか，次にこうしようと思える。最近思ったことは，味方のプレーを褒めると自分も気分がよくなる。〈Th：自分自身に対してもやってみてはどうか〉（笑）。……」（13回目），「この間，測定があって，筋量を測ったら増加していた。体重の増加は，脂肪でなくて筋肉の増加だと言われた。以前みたいにウエイトをやっていないのに不思議です（笑）」（14回目）と語った。

その後，相談は中断してしまったが，1カ月ほどして，「こんにちは。なかなか連絡できずにすみません。おかげさまで体調的にも気持ち的にも良い方向に進んでいるので，しばらくは自分の力で乗り越えていこうと思います。たくさん話を聞いていただきありがとうございました。また何かあればよろしくお願いします」とKよりメールが送られてきた。

3 相談事例を考える

Kはプレーの中で相手選手にあたり負けしてしまうことを理由に，シーズンオフにかなりの強度でウエイトトレーニングを継続したようである。しかしながらシーズン前のフィジカル面でのチェックからはその間のトレーニング成果を認めることができなかったばかりか，心身の消耗を引き起こしてしまったようである。そのことはKにとって，「長い間の目標への献身が十分に報いられなかったときに生じる情緒的・身体的消耗」[1, 2]と定義されているような「努力するわりには報われない」状況を重ねることになり，抑うつ状態を招いたようである。幸い，Kが所属しているチームは指導スタッフが充実しており，オーバートレーニング状況にあるKに対して適切な対応がなされた（例えば，コーチたちはチーム練習から離れたKとのコミュニケーションを積極的にとり，またKの競技復帰に慎重であった）。さらに，精神科専門医（非常勤）からの治療を受けることもできる恵まれた競技環境にあった。反面，「大学に来て周りに日本代表とかいて，自分の技術は下で全然だめ。感覚的には身体を動かさないと，練習やらないとダメと思ってしまう」といった状況をKにもたらすことになった。

前述の通り，相談のなかで語られたこれまでのKの競技ヒストリーからは，既に高校時代の部活動においてもオーバートレーニングの徴候が認められていた。大学年次の2シーズン目に，オーバートレーニングによるバーンアウトの問題を引き起こし，心理相談室に来談してきた背景には何が考えられるのか。それは所属運動部の競技レベルが高くレギュラー入りを困難としたからだけでなく，大学卒業後にプロチームでのプレーの継続を望んでいるKは，筋力向上だけでなく，プレーの幅・質の向上（幅広く柔軟な状況判断，プレーでの素早い意思決定）やトレーニングへの取り組み方の変化，さらにはプレーヤーとしての独自性の確立といった課題を無意識レベルで受け止めて（先取りして）いたからではないかと考えてみた。

しかし，本相談では，「おかげさまで体調的にも気持ち的にも良い方向に進んでいるので，しばらくは自分の力で乗り越えていこうと思います」と，後日のメールにもあったように，Thは上述のような課題への取り組みをKとともにすることはなかった。

Kが比較的順調に現場復帰を果たせた要因としては，チームスタッフだけでなく，チームメイトの存在も大きかったように思われる。競技状況から離れることは，選手に強い不安や焦燥感を生じ

させ，チームメイトに対して被害的になることもある。したがって，問題となる選手に対するチームメイトの関わり方あるいはチームの雰囲気にも配慮せねばならない。周囲の対応いかんによっては，問題の悪化を招いたり，その逆に，治療的に働いたりすることもある。

相談のなかで，問題を抱えたClが誰からどのような支援を受けられる環境におかれているのか，確かめることがある。こうした支援環境の有無や有効性については，「ソーシャルサポート」(social support) といった概念のもとに研究がなされており[3]，いくつかの心理的問題（スポーツ傷害後のリハビリ専心性，バーンアウトの予防，ほか）との関連が確かめられている。Kは，チームの練習から遠ざかることによって，練習中にチームメイトと直接関わる機会が少なくなったが，「皆がサッカーを好きで，けっこうなんでも言い合える関係です。ピッチに立ったら〈先輩後輩に関係なく〉思ったことを言える。コーチ（30歳台でKの状況に対して理解がありそう）はチャチャを入れたり，信頼関係がある」と説明しており，Kがチーム内で孤立あるいは疎遠な状況にはなかったことが想像できる。

4 なぜ燃え尽きるほどに自分を追い込む（固執する）のか

中込・岸や中込は，バーンアウト選手の事例を検討し，発症のプロセスに「成功体験→熱中→停滞→固執→消耗」といった大まかな段階を認めている[4,5]。バーンアウト選手に認められる競技意欲の低下や抑うつ症状は，競技面での停滞・低下した状況におかれても，柔軟かつ的確に対処することができず（目標の修正，練習内容の再検討，休養），さらに頑張り抜こうとしたために引き起こされた心身の消耗である。

白山は，バーンアウトを心理的概念，そしてオーバートレーニングを医学的・生物学的概念として位置づけ，両者の相違を指摘した[6]。それらは共通して，心理的反応・症状として抑うつ状態を示し，バーンアウトの発症過程をたどると，過剰なトレーニングともとれるエピソードが認められる。しかしながら，スポーツ心理学領域からは，「なぜそれほどまでにオーバートレーニング状態に自分を追い込んでしまうのか」といった個人差要因に注目していく。したがって，スポーツ心理学領域からみた両者の関係は，オーバートレーニングをバーンアウト発症における状況要因の一つとして位置づけていくことになる。

バーンアウト選手の，心身の消耗を引き起こすほどのトレーニングへの固執の仕方は，明らかに不適応的あるいは不自然な行動と周囲には映るに違いない。大雑把な言い方をするなら，トレーニングへの固執〈オーバートレーニング〉の背景には何らかの不安が存在し，その不安を軽減しようとの頑張りとも受け止められる。周囲から見ると（外的には）不適応的，不自然であっても，本人にとっては（内的には）適応的，必然的となっていることがある。したがって，周囲の者には，バーンアウト選手の側に立って（視点の移動によって）理解しようとする姿勢が求められる。それはなかなか難しい注文ではあるが，彼らの体験に迫っていくと，当初とは異なる見方が生じ，結果として関わり方やアドバイスの中身が変わってくるはずである。

5 バーンアウトの予防・対処

バーンアウトの発症プロセスでの，心身の消耗を引き起こす「固執段階」にある選手の心理体験（心理状態）に迫ると，「諦めず今の頑張りを続けていったら，きっと報われるはず」といった想いが伝わってくる。したがって選手の感覚としては，「燃え尽き」というよりも「くすぶり」「不完

全燃焼」といったほうがそのときの体験に近い。つまり，「これだけ頑張っているのだから，結果に繋がるはず」との想いが強い。このようなバーンアウトを発症する前の段階で，競技状況から離れ適度に休養をとり，そしてそれまでの練習内容や目標設定を再検討するなどの柔軟な対処が望まれる。しかしながら，そうした周囲からのアドバイスに従って軌道修正し難いのがバーンアウト選手の特徴であるのを認識しておく必要がある。彼らは日頃から信頼関係が形成された者からの強い心理的保証が繰り返しなされないと，それまでとは異なる方向へと踏み出さない。

　上述の説明からも想像できるように，バーンアウト選手には共通するパーソナリティ特徴があるといわれている。それは，完璧主義，几帳面，強迫的，執着気質，高い要求水準，自己愛的，などが挙げられる。これらは競技での高い達成を果たすうえでは，むしろ好ましい，必要とされる特徴とも考えられ，障害にもめげず，高い目標実現への頑張りに自ずからつながっていく。そして練習場面では，熱心，まじめ，達成意欲の高い選手といった周囲の肯定的評価につながり，指導しやすい選手と映るが，逆にこうした選手こそ注意を要する選手でもあると捉えねばならない。つまり，これらのパーソナリティ特徴は競技のなかで「停滞」してしまっても，柔軟な対応ができず，さらに頑張り抜こうとする状況をもたらす要因ともなっているのである。

　また，競技状況から離れることは，選手に強い不安や焦燥感を生じさせ，チームメイトに対して被害的になることもある。したがって，問題となる選手へのチームメイトの関わり方あるいはチームの雰囲気にも配慮せねばならない。周囲の対応いかんによっては，問題の悪化を招いたり，その逆に，治療的にも働く。

　バーンアウトを発症してしまった選手に対しては，現場だけで解決を図ろうとしても無理があり，心理支援ないしは専門的治療が受けられる機関に紹介する必要がある。現場指導においては，「治療よりも予防」，つまりバーンアウト選手を生み出さないことに専門性を発揮することが望ましいと考えている。そのためにも，指導する側には日頃から選手との信頼関係を構築し，それを基盤とした注意深い観察が求められる。バーンアウト選手は期待に応えようとの想いが強いあまり，競技状況に過剰適応をしがちになり，依存・服従関係を生み出しやすい。選手が競技生活を自身でマネジメントできるような資質を高めるよう「互角の」信頼関係を醸成しておくことも，予防に繋がるのである。

　さらに，バーンアウト選手は，いうまでもなく，競技現場への復帰を早い段階で強く望むなど，中途半端な回復状況で復帰を焦ることがある。先ほど紹介した事例では，担当医から「睡眠表」を渡され，毎日の睡眠時間の記録を課題として与えられていた。筆者の不勉強でその有効性については確かではないが，そこでは就寝や起床時間の安定をバーンアウトからの回復の目安としていたようである。これはメンタルトレーニング技法の一つである「モニタリング法」にも通じ，自己理解や自己統制力の向上につながる。復帰を焦るアスリートに対して，ときには心理テスト結果や生理心理指標等の客観的データを提示するのも良いのかもしれない。

（中込四郎）

文　献

1) Freudenberger H. Staff burnout. J Soc Issues. 1974；30：159-65.
2) Raedeke TD, Smith AL. Development and preliminary validation of an athlete burnout measure. J Sport Exerc Psychol. 2001；23：281-306.
3) 土屋裕睦．ソーシャルサポートを活用したスポーツカウンセリング バーンアウト予防のためのチームビルディング．風間書房，2012．
4) 中込四郎，岸順治：運動選手のバーンアウト発症機序に関す

る事例研究.体育研.1990；35：313-23.
5) 中込四郎.アスリートの心理臨床 スポーツカウンセリング.pp153-71,道和書院,2004.
6) 白山正人.精神面からみたオーバートレーニング バーンアウトを含めて.臨スポーツ医.1990；7：543-7.

17章

アンチ・ドーピング

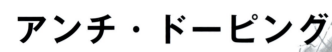

1 はじめに

　スポーツとは勝利を目指して選手が公正・公平に競技するために，一定の空間で，一定の時間内に，一定のルールに従って行われるものである。このルール違反の一つであるドーピングは厳しく禁止されており，国内・国際スポーツ団体および政府が対策を講ずる問題である。

2 ドーピングとは

　Doping（ドーピング）は，南アフリカの原住民が，dope（ドープ）という刺激・興奮する薬を戦い前の出陣式などに，疲労回復・士気向上のため使用していたことに由来するといわれている（諸説あり）。スポーツの世界では，選手自身あるいは選手に関わる者が，競技能力を向上させる可能性がある手段（薬物または手段）を不正に使用したり，その使用を隠すことである。

1）ドーピングとドーピング検査の歴史

　ドーピングが行われた最古の記録は，1865年アムステルダム運河で行われた水泳競技といわれている。1886年，ボルドー－パリ間の600km自転車レースにおいて興奮薬（トリメチル）を過剰摂取したイギリス選手が死亡し，ドーピングによる最初の死者となった。それ以降も薬物によるスポーツ選手の死亡や違反が報告されているが，1960年ローマオリンピックでは自転車競技において覚醒剤（アンフェタミン）を使用した選手が死亡し，オリンピックでのドーピングによる初の死亡例となった。

　これをきっかけに，国際オリンピック委員会（IOC）は1968年，メキシコオリンピック，グルノーブル冬季オリンピックにおいて正式にドーピング検査を導入し，禁止物質として，麻薬，覚醒剤，興奮剤など約30種類を定めた。

　オリンピックにおいて金メダルを剥奪された初の選手は，1972年ミュヘンオリンピックの水泳400m自由型で1位となったアメリカのリック・デモントで，興奮剤のエフェドリンが検出された。

　FIFAではIOCよりも早く1966年にドーピング検査を導入し，1970年のメキシコワールドカップからFIFA大会における定期的なドーピング検査を開始した。日本サッカー協会では1995年か

らJリーグにおいてドーピング検査を開始し，2009年度からはJADA（日本アンチドーピング機構）にドーピング検査を移管している。ドーピング検査はJリーグのみならず天皇杯，国体，なでしこリーグ（Lリーグ），フットサルリーグ（Fリーグ）においても実施され，アンチ・ドーピング活動の拡大とクリーンな日本サッカー界の継続を目指している。

2）ドーピングを行う理由

なぜドーピングを行うのか。そこには勝ちたい，勝つことがすべてという勝利至上主義，国家や個人の威信と名誉という社会的報酬，勝利により得られる高額な賞金，生活の保障という経済的報酬がある。その他にも，日夜トレーニングに励み，競技力向上に努めるという，肉体的にも精神的にも追い込まれた状態で，競技力向上や疲労回復に有効だといわれる薬物におもわず頼ってしまう精神的状況や，薬物が容易に入手可能な環境もドーピングを行う理由と思われる。

3）ドーピングが禁止される理由

なぜドーピングが禁止されるのか，それには以下のような理由がある。

①選手の健康を肉体的にも精神的にも害すること。死に至らしめることもある。

②フェアプレーの精神に反する，アンフェア，不正行為であること

③スポーツそのものの価値を下げること

④禁止物質の使用は反社会的行為であり，社会へ悪影響を及ぼすこと

つまり，卑劣で危険な行為の容認は選手の健康のみならず，健全なスポーツの発展をも妨げるため，禁止されているのである。

3 アンチ・ドーピング[1,2]

1）アンチ・ドーピングのルール（世界アンチ・ドーピング規程）

1968年からIOC主導でドーピング検査が開始され，その後もけん引役となってドーピング検査を推進してきたが，1990年後半より，大会主催者ではない中立性と透明性を確保した独立の組織を必要とする声があがりはじめた。また，アンチ・ドーピングはスポーツ界だけでなく社会全体が取り組む問題であり，各国政府の協力が必須ということから，1999年IOCを中心とするスポーツ界と各国政府が50：50で拠出金を負担し，協力，連帯してアンチ・ドーピング活動を担う国際統一機関として世界アンチ・ドーピング機構（WADA）を設立した。2001年には，国内におけるアンチ・ドーピング活動のマネジメントを行う機関としてJADAが設立された。

2003年に，第1回世界アンチ・ドーピング会議においてアンチ・ドーピングに関する全世界，全スポーツ「共通ルール」である『世界アンチ・ドーピング規程』（Code）が採択された。

Codeの目的は，ドーピングのないスポーツに参加するという競技者の基本的権利を保護し，世界中の競技者の健康，公平および平等を促進することである。

Codeは複数年に1回改訂があり，2009年，2015年に2回実施されている。また，2021年には3回目の改訂が行われる予定である。

2）アンチ・ドーピング規則違反

ドーピングの違反が問われるのは，ドーピング検査で陽性となった場合だけでない。Codeの第2条に違反となる行為が以下の10項目書かれている。

①採取した尿や血液に禁止物質が存在すること

②禁止物質・方法を使用又は使用を企てること

③ドーピング検査を拒否又は避けること
④ドーピング検査の一連の流れを妨害，又は妨害しようとすること
⑤居場所情報関連の義務を果たさないこと
⑥正当な理由なく禁止物質・禁止方法を持っていること
⑦禁止物質・方法を不正に取引し，入手しようとすること
⑧アスリートに対して禁止物質・方法を使用又は使用を企てること
⑨規則違反を手伝い，促し，共謀し，関与すること
⑩規則違反に関与していた人とスポーツの場で関係を持つこと

　これらは，選手だけでなくサポートスタッフも対象となる（⑥～⑩）。Codeにおけるサポートスタッフは，「競技者とともに行動し，治療を行い，または支援を行う指導者，トレーナー，監督，代理人，チームスタッフ，オフィシャル，医療従事者，親またはその他の人」と定義されている。2015年の改訂から⑨，⑩が加わった。

3）アンチ・ドーピングにおける選手，スタッフの役割と責任

　2015年の改定から，選手，スタッフ，競技団体それぞれに対しアンチ・ドーピングにおける役割と責任が明記された。選手，スタッフについて主なものを以下に挙げた。特に，選手には厳格な責任が課せられている。

①選手
・アンチ・ドーピングのルールについて，十分に理解し，守る。
・いつでも，どこでもドーピング検査に応じる。
・体に摂り入れるものに対して責任をもつ。
・医療従事者に対して，治療等を受ける際の自身の責任（禁止物質・方法の使用が禁止されていること）を伝える。

　この他に「証明責任」があり，自身がクリーンであること，これらの責任を果たしていることの証明が必須となる。前者の証明が唯一可能となるのがドーピング検査である。自身がクリーンであることの証明が，クリーンなスポーツの発信へつながる。後者については，特に違反が疑われたとき，過誤過失がないことの証明，つまり責任を果たしていたという証明が必要である。ただし，Codeにおいて次の3項目については「過誤過失に該当する」としている。

・サプリメントや健康食品に表記されてない物質が原因となって検査結果が陽性になった場合（ただし，ドーピング検査の公式記録書に申告をしていた場合には，選手に有利となる）
・主治医，トレーナーが禁止物質を投与した場合
・選手と親しい間柄の中で，配偶者，コーチ，その他の人が選手の飲食物に手を加えた場合

　前述の通り，選手は体に摂り入れるものに対して責任をもたなければならないことから，このような厳しい取り決めとなっている。

②スタッフ
・アンチ・ドーピング規程について精通，遵守する。
・自身の影響力を認識し，アンチ・ドーピングに対するアスリートの価値観，行動変化に良い影響を与える（「ロールモデル」であることを認識する）。
・正当な理由がない限り，禁止物質・方法を使用・保持しない。

4）ドーピング禁止物質・方法

　禁止物質・方法はCodeの禁止表国際基準（禁止表）として提示され，①常に禁止される物質・方法，②競技会で禁止される物質・方法の2つに分かれている。

禁止表は毎年更新され，当該年1月1日から12月31日まで有効である。翌年の禁止表は，該当年の10月1日にWADAのホームページで公表され，日本語版はJADAで訳されて12月初旬頃にJADAのホームページ（https://www.playtruejapan.org/code/#）に掲載される。常に最新のリストを知っておく必要がある。

禁止表には禁止される物質・方法の"代表例"が挙げられており，記載されていない物質・方法でも同様の効能効果や働きをもつ場合は禁止となるため注意が必要である。

5）治療のために禁止物質を使用したい場合（TUE申請）

選手には平等に治療を受ける権利があり，治療のためにどうしても禁止物質を使用しなければならない場合，申請をして許可を得られればその使用が可能となる。これを「治療使用特例（TUE）」とよび，承認が得られたことを「TUEが付与された」という。ただし，許可を得るには，治療上必要で他の治療法がなく，かつ使用しても競技力を高めないという条件を満たさなければならない。申請には，TUE申請書とともに医療情報（検査データ，画像データなど）の提出が必要で，主治医と選手が記載し，選手がドーピング検査を実施する機関に提出して承認を得る。TUEは必ず認められるとは限らないこと，また有効期間があり，有効期間を過ぎて禁止物質を使用してしまうと違反に問われるので注意が必要である。

6）意図しないドーピング

意図しないドーピングは，「うっかりドーピング」ともいわれていたが，現在では「選手は体に摂り入れるものに対して責任をもつ」ということからは「うっかり」の語は使用されなくなっている。かつては，病院で処方された薬やドラッグストアで購入した薬を使用して，まさか禁止物質が入っているとは思わなかった，という例が散見されていた。

現在，意図しないドーピングで最も懸念されていることは，サプリメントに表示されていない禁止物質が入っていたため違反となる場合である。特に日本以外で製造されるサプリメントにおいて表示されていない禁止物質が混入して違反となる例が世界各国で生じている。

4 ドーピング検査

前述の通り，選手がクリーンであることを証明できる唯一の方法がドーピング検査である。また，不正行為を排除し，競技スポーツをフェアでクリーンなものにするためにドーピング検査が必要となる。国際サッカー連盟（FIFA）においても，ドーピングコントロールの主目的は，①スポーツにおける倫理にかなう行為とフェアプレー，②選手の身体および精神の健康を守ること，③すべての選手に公平な機会を与えること，であるとしている。

ドーピング検査は選手の尿や血液（これらを"検体"とよぶ）を採取し，世界アンチ・ドーピング防止機構（WADA）認定分析機関で禁止物質が含まれていないかどうか分析することであり，検査には試合の直後に行われる"競技会検査"と，試合とは関係なく抜き打ちで行われる"競技会外検査"の2種類がある。

2015年の規程改定から，より効果的に検査を実施するために選手を指名して検査できるようになり，2018年ワールドカップにおける検査でも多くの選手が指名されて検査を受けている。

1）ドーピング検査実施機関

サッカーにおいて，国内ではJADA，アジアサッカー連盟（AFC）主催の大会ではAFC，FIFA主催ではFIFA，オリンピックではWADAが実施機関となっている。それらの機関から資格を得

たドーピング検査員が検査を担当し，検体を採取し，検査機関に送る作業を行う。

2）国内サッカーでのドーピング検査手順

国内サッカーでのドーピング検査実施機関は基本的にJADAであるが，検査手順はFIFAのドーピング検査手順に準じている。以下国内サッカーでの基準的な手順を述べる。

①対象選手

・先発，控え選手を問わずベンチ入りした選手が対象となり，くじあるいはターゲット（検査機関が対象選手を決定）で各チーム2名ずつ，つまり1試合で最低4名が選ばれ検査を受ける。

②抽選

・くじは両チーム代表（可能な場合マッチコミッショナーも）立ち会いのもとに試合開始1時間前に行われ，選手の背番号に対応した番号札が無作為に選ばれ，封筒に封印される。

・後半30分（フットサルではプレーイングタイム後半10分）に開封され，対象選手が決定する。

③通告・検査

・試合終了後選ばれた選手はドーピングコントロールオフィサー（DCO）から通告を受け，ピッチから直接ドーピングコントロール室に入り，待機する。

・選手は尿意を感じたら尿検体を規定量排尿し，Aボトル，Bボトルの検体および公式記録書の作成をする。

④ドーピング検査対象選手への注意

・検査を受けるのは選手の義務であり，ドーピング検査を拒否するとドーピング違反と同等に扱われることになる。

・基本的に検査が終了するまでドーピング検査室から出ることはできない。

・飲料はJADAから提供されるが，それ以外の飲料および食事は自己責任のもと摂取することが可能である。

・シャワーに関しては，ドーピング検査責任者の許可が得られればシャペロンまたはDCOの監視下のもと浴びることは可能である。

・尿の比重が低い（より水に近く，尿の色が薄い）状態だと検査ができず，再度採尿をしなければならなくなるので，試合で喪失した水分量を考えながら飲水し過剰摂取にならないような注意が必要である。

3）ドーピング陽性となった場合

検体はAボトルとBボトルに分注されるが，A検体から禁止物質が検出されると，陽性が疑われる結果として選手本人と日本サッカー協会に通知される。本人からの要求があれば，本人立ち合いのもとB検体の確認検査が行われ，B検体もA検体も同じ所見であればドーピング違反となり制裁が課せられる。制裁が決定する前には，弁明の機会である聴聞会が開かれ，最終的には規律パネルにより制裁が下される。その後14日間の不服申し立て期間を経てJADAのホームページで情報が公開される。制裁に不服がある場合は，この14日の間に日本スポーツ仲裁機構へ不服申し立てを行う。

制裁は，違反の原因によって4年または2年の資格停止期間が課せられる。資格停止期間中は，大会に出場できない，チームの練習に参加できないのは当然のこと，所属チームが所有する施設は一切利用できなくなる。また，2回違反をすると基本的にそのスポーツからの永久追放という処罰が課せられる。

4）サッカーにおけるドーピング違反

幸い国内サッカーでのドーピング違反は今までなく，また海外をみてもその数は少ない。FIFAに報告されたサッカーでのドーピング陽性率は2017年のデータで0.53％程度である。なぜサッカーではドーピング違反が少ないのか。それはサッ

カーでは早い時期からドーピング防止に取り組み，FIFAでは1970年から，国内では1995年からドーピング検査を実施し，監督していること，またサッカーのようなチームスポーツでは個人レベルでドーピングを行ったとしても簡単に勝てるわけではないことが理由に挙がる。

5 おわりに

ドーピング違反にならないようにするにはどうしたらよいか。選手やチーム関係者にとって禁止物質・方法をすべて把握することはかなり難しいので，まずは競技スポーツにおいて禁止されている物質や方法があることを頭に入れておくことである。そして選手が口にするものについては，事前に禁止物質が含まれていないかどうか必ずチームドクターやスポーツドクターに確認する習慣をつけること，成分のわからないものは口にしないことが大原則である。自己判断も危険である。病院で受ける治療にもドーピング禁止物質が含まれていないか，ドーピング禁止方法ではないか必ず確認が必要である。しかし時間に余裕がなく，確認が難しい場合のために，普段から使用してよい薬のリストを持ち，そのリストに載っている薬を使うことが一番安心かつ安全な方法である。

公益財団法人日本スポーツ協会では『アンチ・ドーピング使用可能薬リスト』[3]をホームページで公開しており，使用可能な医療用医薬品，市販薬例が掲載されている。これはA4サイズ両面1枚でプリントアウトできるので携帯に便利である。

また，JADAホームページのアスリートサイト[2]は，選手が理解できるようにわかりやすくアンチ・ドーピングに関する情報が掲載されているので活用していただきたい。

スポーツ界からドーピングをなくし，スポーツがクリーンであることが，スポーツ関係者の皆の願いである。

（上東悦子・土肥美智子）

文　献

1) 公益財団法人日本アンチ・ドーピング機構.
   https://www.playtruejapan.org/
2) 公益財団法人日本アンチ・ドーピング機構. アスリートサイト.
   https://www.realchampion.jp/
3) 公益財団法人日本スポーツ協会. アンチ・ドーピング使用可能薬リスト.
   http://www.japan-sports.or.jp/medicine/doping/tabid537.html

18章 大会の医事について

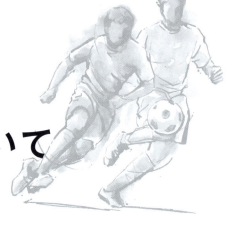

国内大会での医事

　国内で開催されているサッカー大会には日本サッカー協会が主催する全国規模のものから各地域におけるものまで，さまざまなカテゴリーやレベルの大会が開催されている。

　その競技現場における医事運営に関して，本来はその競技者，役員，観客の安全，救護体制を確保すべきであるが，実際には医療関係者の常駐，救急機器や医薬品，備品の配備など，完全なものは望めず，各々異なる対応で活動しているのが現状である。

　ここでは，医事運営の現状と取り組み，今後の国内大会での医事運営のあり方について述べる。

1 全国レベル（日本サッカー協会主催，Jリーグ主催大会など）

　日本サッカー協会の基本規定では，協会主催の医事運営は日本サッカー協会医学委員会の管轄事項となっている。各種別の全国大会の場合，主管となる開催地の都道府県サッカー協会がこれを受け，医師，看護師などの医療従事者を配置し，対応している。

　Jリーグ主催の試合の場合は，Jリーグ試合実施事項[1]において，ホームクラブに医事運営の遂行が義務づけられており，その医務室には協会の医学委員会が定めた救急用機器および医薬品を備えなければならない（**表1，2**）。また試合の開催時には，スタジアムの観客等の事故に対処する為，医師および看護師各1名以上を開門時から閉門時まで待機させる必要があり，この手配はホームクラブが責任を負っており，これらスタッフの手当の標準金額も明記されている。

2 都道府県レベル

　各都道府県サッカー協会が主催する各種別大会（全国大会の予選を含む）においては，その協会の医学委員会，医事委員会が医事運営を担う必要がある。しかし，各47都道府県サッカー協会における医学委員会の活動の実態は，人員確保や連携などの問題によって，それぞれ差が生じているのが現状である。そこで日本サッカー協会医学委員会では，医師，歯科医師を対象としたサッカードクターセミナーを年2回定期的に開催し，医学的知識の向上，情報交換を行っている。また2010年より毎年定期的に全国医学委員長会議を

表1 2018 明治安田生命Jリーグ戦試合実施要項 第1節 スタジアム

第5条〔医事運営〕
(1) ホームクラブは，次の各号の医事運営を行わなければならない。
　①医務室には，協会の医学委員会が定めた救急用機器および医薬品を備えること
　②試合の開催時には，スタジアムの観客等の事故に対処する為，医師および看護師各1名以上を開門時から閉門時まで待機させること
　③試合の開催に先立ち，スタジアムで生じる重度の外傷および疾病に対処する為，あらかじめ救急移送病院を確保しておくこと。なお，スタジアムには救急車が待機していることが望ましい
　④スタジアム内医事運営担当医師に，試合の開催時にスタジアムで生じた外傷および疾病のすべてを記載した所定の「会場内医事報告書」を作成させ，Jリーグへ可及的すみやかに提出すること
　⑤AEDを医務室に1台と救護室または観客エリアに2台以上（J3は1台以上）備えること
　⑥すべての試合において第4の審判員ベンチにAEDを備えなければならない
　⑦ピッチサイドに担架2台，また，頭部・頸部固定可能な担架を2台（J3は1台）備えること

(2) Jクラブは，試合終了後可及的すみやかに「Jリーグ傷害報告書」をJリーグに提出しなければならない。なお，選手が試合中に負傷した場合には，チームドクターの所見を得，チームドクターの署名あるものを提出するものとする。

(3) 前項第2号の医師および看護師の手当等は，以下の金額を標準とする。
　手当て：医　師 30,000円（日給）
　　　　　看護師 10,000円（日給）
　交通費：Jリーグの「旅費規程」による

開催し，47都道府県における情報の共有を図るとともに各都道府県における医学委員会の整備を推進しており，各都道府県レベルにおける大会医事運営が円滑に進むよう活動している。

大会医事運営にあたっては，本来であれば全国レベルと同様に医師，看護師，トレーナーなどのメディカルスタッフの配置が望ましいが，各種別すべての大会にメディカルスタッフの人員配置を行うことは当然困難である。メディカルスタッフが現場に不在である場合には，大会運営責任者が事前にAEDの配備や後方支援病院の把握など周到に準備しておくことが望まれる。

3 現場における医事運営の実際

全国レベルの大会では医務室が設置され，医師・看護師が選手，役員，そして観客の外傷および疾病に対応している。その医務室にはAEDを含む救急用機器および医薬品を備え，救命救急処置に対応できる体制を整える必要がある。また打撲，すり傷などの軽い外傷や軽症の頭痛，腹痛などに対して応急対応を行い，縫合や点滴をはじめとする治療を要する場合は応急処置を施したうえで，あらかじめ指定した後方支援病院へ搬送，もしくは受診を勧める程度の対応が一般的である。

都道府県レベルの大会でも，競技場の医務室がある場合は上記と同様であるが，その多くはグラウンド脇に設置されたテントの一角に，救護所（救護班）など表示され，待機することが多い。この場合は主に選手の外傷，疾病（熱中症など）に対して救急バッグをもって対応することとなるが，近年問題視されている脳震盪や熱中症などに対する応急対応も重要となる。医学的知識ならびに救命救急処置を習得した医師，看護師，トレーナーなどのメディカルスタッフが対応することによって，初期の適切な対応が可能となる。

実際に筆者らは，大分県において医学委員会を

図2　救急用機器・医薬品

カテゴリー	品　名	数　量
器材類	自動体外式除細動器（AED）	1式
	アンビューセット	1箱
	濃縮酸素	2本
	血圧計	1本
	聴診器	1本
	体温計	1本
	ペンライト	1本
	ギプスシーネ（4インチ×15インチ）	2本
	アルフェンスシーネ（指用）	2本
	手袋（未消毒）	少々
	ハサミ（13.5cm）	2本
	ピンセット	2本
	毛抜き	2本
	爪切り	2本
ガーゼ・包帯類	眼帯	2個
	アミホータイ	2本
	伸縮ホータイ	2本
	指キャップ	2本
	三角巾	2枚
	メディカルテープ	2本
	サージカルテープ	2本
	ヘルパッド	2本
	弾力包帯（5cm，7.5cm，20cm）	各2本
	滅菌ガーゼ（中）	10袋
	救急絆	1箱
薬品類	消炎鎮痛剤	100錠
	解熱剤	50錠
	胃腸薬	100錠
	総合感冒薬	100P
	鎮痙剤	50錠
	下痢止め	1箱（小）
	めまい用薬	30錠
消毒薬・外用薬など	消毒薬	1瓶
	目薬	1本
	湿布薬	10袋

中心として，大会運営側（県協会，指導者ら）と連携し，医事運営に対する理解を深め，意識の統一を図るべく継続して活動を行っている．このようなメディカルスタッフが積極的に現場に関わる活動がモデルケースとして，九州内において，推進し定着してきている（表3）．

4 日本サッカー協会の取り組み

日本サッカー協会医学委員会では，前述のように問題視されている脳震とうや熱中症に対する現場における対応について指針[2]を示している．

国際サッカー連盟（FIFA）が，2014年のワー

表3 九州サッカー協会主催大会医事運営マニュアル

1) 大会運営担当者は各県のスポーツ医学担当者と連絡をとる
2) 大会プログラム等に医事運営役員（委員）として各県スポーツ医学担当者名を掲載
3) 大会に医療スタッフが配備されることが望ましい
   日当の目安：医師1万円，トレーナー・看護師等5千円＋交通費
   救護室または救護班席を設ける
4) 後方支援病院をスポーツ医学担当者と選定することが望ましい
   選定できない場合は，救急当番病院をあてる
5) 会場管轄の救急隊に大会期間中にお世話になるかもしれないことを連絡する
   運営担当者は，大会要項と会場の地図を送付することが望ましい
   （特に一般にあまり知られていない会場で開催するとき）
6) AED（自動体外式除細動器）を各会場に準備することが望ましい
   各県協会や県体協に無ければ，レンタルもある。5日前後で1万円程度
   ㈱フクダ電子：0120-956-299　㈱日本光電（九州）：092-411-2163

（九州サッカー協会スポーツ医学委員会より）

ルドカップ後に試合中，選手に脳震盪が疑われた場合，審判は試合を3分間止めて，医師がピッチ内で選手を診断できるようにした。これを受けて，2016年度からJリーグおよび日本代表戦においても採択され，既に実践されている。

また熱中症対策として，2016年3月に「熱中症対策ガイドライン」を策定し，暑さ指数（wet bulb globe temperature；WBGT）が31℃を超えた場合，ピッチサイドに「医師，看護師，BLS（basic life support；一次救命処置）資格保持者のいずれかを常駐させる」ことを義務化した。

日本サッカー協会医学委員会では2017年に『スポーツ救命講習会テキスト』（図1）を発刊するとともに救命救急講習会などを順次行い，その普及活動を継続的に行っている。より多くの人がより安全にサッカーを行うため，現場における医事運営の必要性を認識することが重要である。

5 今後の国内大会での医事運営のあり方

1) レベルに応じた医事運営（メディカルサポート）

これまで述べてきたように，国内で開催されて

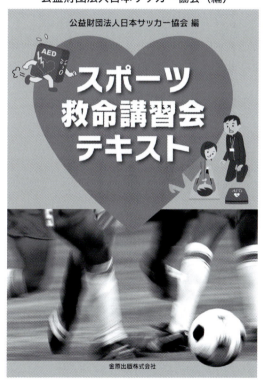

図1 『スポーツ救命講習会テキスト』
公益財団法人日本サッカー協会（編）

いるサッカー大会にはJリーグや天皇杯のようなスタジアムで開催される試合から市町村のグラウンドで行われる試合まで，その規模や形態は多様

であり，常備されている救急用機器や医薬品，医事の対象も異なってくる．選手，役員，観客らの救護・安全を第一に，後方支援病院の選定を含めて救命救急処置に対応できる体制を事前に整えておくことが求められる．

2) メディカルスタッフの養成，組織化

現場における医事運営の重要性を提唱，普及することに伴い，医療面からは，各々のレベルで十分な医事運営を行うためのメディカルスタッフの人員確保が重要となる．医師のみでなく，看護師，トレーナーを含め，サッカーに携わるメディカルスタッフを現場のニーズに対応できるよう養成し，派遣要請に対応できる環境を整える必要がある．そのためにも各都道府県において医学委員会を組織化し，医事運営についての理解を深め，意識の統一を図っていくことが求められる．

またメディカルスタッフの現場での活動をサポートする研修・教育や法的・契約上の体制づくりは未だ十分なものではなく，今後の整備が望まれる．

3) 現場における医事運営の必要性の認識と普及

救命救急はもとより，外傷・疾病に対する迅速かつ正確な初期対応が，安全にサッカーを行うために重要であるとの認識を現場に普及させていくことが重要である．各都道府県の医学委員会が主体となって，大会運営側（県協会，指導者ら）と連携し，医学的知識や救命救急対応などの講習会の開催・広報を進めていくことも重要となる．

(松本善企)

文 献

1) 公益社団法人日本プロサッカーリーグ．J. LEAGUE HANDBOOK 2018．2018明治安田生命J1・J2・J3リーグ戦試合実施要項．pp101-2，2018．
https://www.jleague.jp/aboutj/regulation/
2) 公益財団法人日本サッカー協会（編）．スポーツ救命講習会テキスト．金原出版，2017．

国際大会での医事

1 医療支援の対象

　ワールドカップなどの国際大会において，医療支援の対象となる範囲は極めて広い．青木らは医療支援の対象として，主に以下の7項目を挙げている[1,2]．

　①大会主催者本部における医事
　②各試合地における大会主催者スタッフ，チーム，レフェリーに対する医事
　③スタジアム内およびその周辺の医事
　④ドーピングコントロールのサポート（大会主催者側から要請があるとき）
　⑤大会期間中のチーム宿泊地でのチームに対する医事
　⑥レフェリーに対する医事
　⑦メディアに対する医事

　2002年FIFAワールドカップにおいては，日本サッカー協会スポーツ医学委員会（現医学委員会）はワールドカップ組織委員会から委託を受け，図1のごとく医事運営の組織を構築した[2]．

　FIFA，AFCの主催する国際大会ではそれぞれから医療体制，準備する器材についてリクエストがあり，それに沿って医療体制を構築することとなる．

1）大会本部の医事

　ワールドカップやクラブワールドカップでは，FIFA本部があるホテル内にクリニックを設け，FIFAスタッフや役員，その家族に対する診療を行う．さらに検査，特別な治療を要するケースが出た際には，後方支援病院に依頼する．

2）各試合地におけるチーム，レフェリー，大会主催者スタッフに対する医事

　試合地周辺の病院に支援を依頼する．2002年ワールドカップでは大学病院に依頼をした．各試合地では，医事責任者とチームドクターからの依頼に応じて後方支援病院への連絡を行うオンコールドクターを選出しておく．

　チームの選手，スタッフの医事管理はそのチームのドクターが行うが，チームで準備している薬剤，器材などで対応できないような疾病，外傷が発生した場合にはオンコールドクターに連絡が入り，後方支援病院に検査，治療を依頼することになる．

　レフェリー，大会主催者スタッフにおいてもそれぞれリエゾンが付いており，リエゾンからオンコールドクターに連絡が入り，医療機関に検査，治療を依頼する．

3）スタジアムにおける医事

　大会によって異なるが，基本的には観客に対する医事と選手に対する医事を行う．2002年のワールドカップでは選手，運営役員を診るための医務室に医師2名（外科系1名，内科系1名）と看護師1名を派遣し，必要な医薬品と医療器具を配置した．観客に対しては，観客席を4ブロックに分け，各ブロックに救護室を設け，それぞれに医師2名（外科系1名，内科系1名）と看護師1名および事務員1名を配置し，薬剤，医療器具を準備した．さらにピッチに各チームのベンチの脇に1名ずつ，ケガをした選手をピッチ外に運ぶ担架隊として待機したが，通常の試合ではピッチ上にはドクターは待機せず，チームドクターが選手をみて判断するケースが多い．

　2016年のFIFAクラブワールドカップでは，ピッチ上で1名のドクターと3名のパラメディックを1つのグループとし，2つのグループを作るような要請があった．

図1 2002 FIFA ワールドカップにおける医事運営の組織図

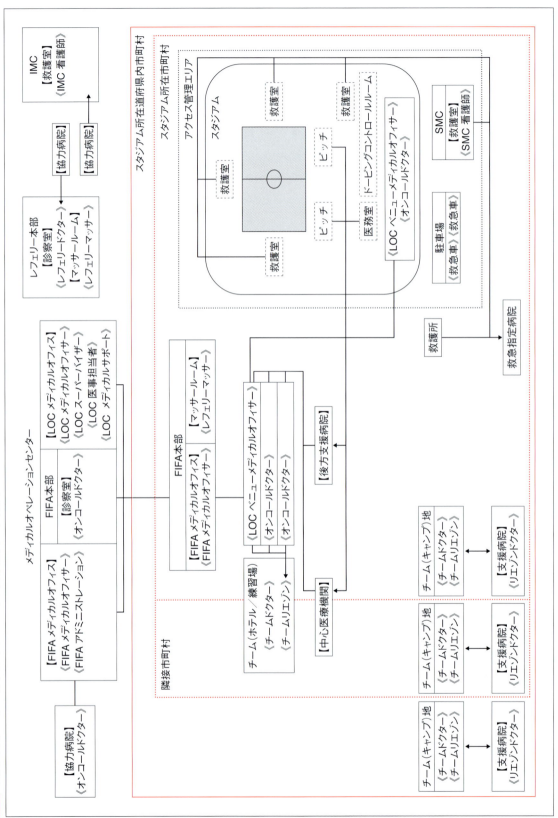

4）ドーピングコントロールのサポート

　FIFAワールドカップに限らず，FIFAおよびAFCなどの各地域のサッカー連盟の主催する大会ではドーピングコントロールが行われている。現在JリーグのドーピングコントロールはJADAが担当しているが，FIFAの主催する大会ではFIFAのドーピングコントロールオフィサーが担当するか，FIFAから日本にドーピングコントロールオフィサー派遣の依頼がある。いずれにしろドーピングコントロールの実際について協力できる体制を整えておくことが重要である。

5）宿泊地におけるチームに対する医事

　各チームにはチームドクターが帯同しており，原則的にはそのチームドクターが選手の健康管理をすることになる。しかし，チームドクターが準備している検査機器や治療機器，薬品類で対応できなくなった場合に，チームドクターの要求に対応しなくてはいけない。そのためにはキャンプ地のリエゾンドクターを決定し，十分な医療設備を有する医療施設を確保しておく必要がある。

　リエゾンドクターは24時間体制でチームからの連絡をとれるようにして，病院での検査，治療についてアレンジできるようにしておかなくてはならない。キャンプ地での支援病院も24時間対応できるような体制が必要である。

6）レフェリーに対する医事

　ワールドカップやクラブワールドカップなどの大規模の大会では，レフェリーセンターが設けられ，レフェリーたちは合宿形式をとり，フィジカルチェックやトレーニングを行う。2002年ワールドカップでは1人の選任のドクターとトレーナーがレフェリーたちの健康管理とコンディショニングにあたった。医療体制としては他の部署と同様に，緊急事態に備えて近くの病院に依頼した。クラブワールドカップではトレーナーがレフェリーの宿泊するホテルに滞在し，レフェリーに対するマッサージなどの処置を行った。

7）メディアに対する医事運営

　ワールドカップでは約12,000人の新聞，雑誌，ラジオ，テレビなどさまざまな報道関係者が集まってくる[2]。彼らは毎日のように行われる移動，夜勤といった厳しい勤務状況に置かれることもある。2002年ワールドカップではメディアセンター内に救護室を設置し，看護師が対応し，必要に応じて後方支援病院に対応を依頼した。

2 外国人医師の医療行為と薬品の持ち込みについて

　日本の医師法では，日本国内において医療行為ができるのは日本の医師免許を有する者に限られている。このために，来日した外国チームのチームドクターは，自分のチームの選手であっても医療行為ができないことになる。ドイツで行われたワールドカップでは，それぞれの国のドクターに対し，その国の医師免許証のコピーをドイツ政府に提出すると，ワールドカップ期間中だけの医師免許が発行され，その間は自国のチームに対しての医療行為が可能となった。しかし，日本で行われたワールドカップの際には，厚生労働省は，一時的なものであるにせよ，正式に医療行為を許可する書類を発行することはできないとのことであった。それではチームドクターとしての仕事ができないということになるが，日本人医師との共同であれば外国人医師の医療行為を認めるという口頭での了解を得て，それぞれのチームの日本人リエゾンドクターが承知をしていれば，外国人医師がそのチーム関係者に限り医療行為を行えることとなった。

　ワールドカップやオリンピックでは，薬品の持ち込みの事前申請が必要になる。このことは日本で行われる場合も同様である。これは持ち込む予定の全薬品名と量を記入，提出し，あらかじめ厚

生労働省でチェックして許可証を発行することにより，入国の際の税関手続きを容易にするためである。

3 事前のワークショップについて

ワールドカップでは事前に参加国全チームを集めてワークショップが開かれる．医学面では，その国の気候や伝染病，必要予防接種などについて説明がある．キャンプ地や試合会場の医療機関，リエゾンドクターの紹介，提出すべき事前のメディカルチェック，ドーピングコントロール，試合中の傷害報告などについてのアナウンスがなされる．

（森川嗣夫）

文　献

1) 青木治人, 河野照茂, 森川嗣夫, 他. FIFAワールドカップ2002 KOREA/JAPANの医事運営報告. 日臨スポーツ医会誌. 2003；11：340-404.
2) 青木治人. 大会の医事運営 ワールドカップの医事運営を参考にして. 選手と指導者のためのサッカー医学. 財団法人日本サッカー協会スポーツ医学委員会（編）. pp297-307, 金原出版, 2005.
3) D' Hooghe Michel. Medical support of FIFA world cup 2002 Korea-Japan. 臨スポーツ医. 2002；19：489-91.

付録
禁止薬剤一覧

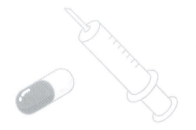

2019年 WADA禁止表掲載の ドーピング禁止物質

　世界アンチ・ドーピング機構（WADA）の禁止表国際基準（禁止表）に，禁止される物質名と方法が代表例として掲載されている。ただし，ベータ遮断薬という物質は，禁止表に記載のある競技だけが禁止となる（サッカーは該当競技ではない）。

　また，「常時（競技会，競技会外どちらでも）禁止」の場合と「競技会時に禁止」の場合に分かれている。「競技会時に禁止」には，下図──枠内のすべての物質と方法が該当する。「常に禁止」には，射撃，アーチェリーにおけるベータ遮断薬の使用を含む，──枠内の物質と方法が該当する。

　禁止表をドーピング検査の観点からみると，2種類あるドーピング検査のうち「競技会時に禁止」は競技会検査のときに，「常に禁止」は競技会外検査，一般的に抜き打ちといわれている検査のときに禁止とされるものである。

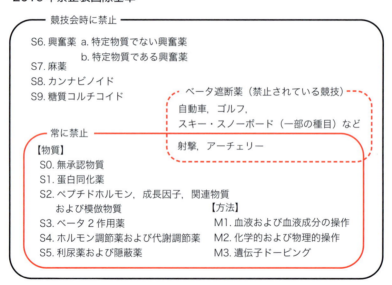

　禁止表の各セクションごとに，日本における医療用医薬品の"代表例"を以下に挙げた。掲載の商品（販売名）以外にも禁止の薬品は存在するため，薬剤を使用する前は確認が必要である。また，禁止表は年に1回変更されるため毎年禁止物質かどうかについて確認しなければならない。
・禁止表に掲載されている物質名。（一部，掲載されていないが類似物質で禁止となる成分も加えてある）
・薬剤名の後ろの（ ）内には，剤形（薬の形状）の略語を以下のように示した。

内服：錠剤（錠），カプセル（cap），シロップ（syr），内服液（液），粉薬（粉），

外用：軟膏・クリーム（塗），点鼻（鼻），吸入（吸），ネブライザー（ネ），貼り薬（貼），坐薬（坐），注腸（腸）

注射：注射（注）

・病名・症状は，その薬剤を使用する可能性がある病気や症状。
・備考には，特記すべき事項を記載。そのなかで，「In」は，禁止物質名と薬の成分名が異なる場合の薬剤の成分名（添付文書に記載されている成分名称）である。
・OTCは，市販薬（over the counter）の略。

常に禁止される物質（競技会および競技会外）

■ S0. 無承認物質

禁止表の以下のどのセクションにも対応せず，人体への治療目的使用が現在どの政府保健医療当局でも承認されていない薬物（例えば，前臨床段階，臨床開発中，あるいは臨床開発が中止になった薬物，デザイナードラッグ，動物への使用のみが承認されている物質）は常に（競技会（時）および競技会外）禁止される。

■ S1. 蛋白同化薬

1. 蛋白同化男性化ステロイド薬（AAS）

a. 外因性AAS

禁止表の物質名	主な販売名（剤形）	病名・症状	備考
ダナゾール	ボンゾール®（錠）	子宮内膜症，乳腺症	
メテノロン	プリモボラン®（錠，注）	骨粗鬆症，再生不良性貧血	
メチルテストステロン	ミクロゲン・パスタ®，ペレウス®（ペン型リキッド）など	無毛症，貧毛症	OTC（第1類）のみで販売
	オットピン-S®（塗布），プリズマホルモン®（錠），活力・M®（cap）	男性ホルモン分泌不足や障害による諸症，滋養強壮	
スタノゾロール	ー	ー	過去に有名競技者使用
テトラヒドロゲストリノン	ー	ー	

b. 外因的に投与した場合の内因性AASおよびそれらの代謝物と異性体

禁止表の物質名	主な販売名（剤形）	病名・症状	備考
プラステロン（DHEA）	レボスパ®（注）	子宮頸管熟化不全	サプリメントにも含まれる
テストステロン	エナルモン®（注），テスチノン®（注），テストロン®（注）	再生不良性貧血，骨髄線維症，腎性貧血	
	ダイホルモン・デポー®（注），プリモジアン・デポー®（注）	更年期障害，卵巣欠落症状，骨粗鬆症	エストラジオールとの配合剤

2. その他の蛋白同化薬

禁止表の物質名	主な販売名（剤形）	病名・症状	備考
クレンブテロール	スピロペント®（錠，粉），トニール®（錠）	気管支喘息，慢性気管支炎，急性気管支炎，腹圧性尿失禁	

■S2. ペプチドホルモン，成長因子，関連物質および模倣物質

1. エリスロポエチン（EPO）および赤血球新生に影響を与える物質

1.1 エリスロポエチン受容体作動薬

禁止表の物質名	主な販売名（剤形）	病名・症状	備考
ダルベポエチン（dEPO）	ネスプ®（注）	腎性貧血，骨髄異形成症候群に伴う貧血	In：ダルベポエチンアルファ
エリスロポエチン（EPO）	エスポー®（注）	腎性貧血，未熟児貧血，自己血貯血	In：エポエチンアルファ
	エポジン®（注）		In：エポエチンベータ
	エポエチンアルファ BS®（注）		In：エポエチンカッパ
メトキシポリエチレングリコール-エポエチンベータ（CERA）	ミルセラ®（注）	腎性貧血	In：エポエチンベータペゴル

1.2 低酸素誘導因子（HIF）活性化薬
1.3 GATA 阻害薬
1.4 TGF-ベータ（TGF-β）阻害薬
1.5 内因性修復受容体作用薬

2. ペプチドホルモンおよびそれらの放出因子

2.1 男性における絨毛性ゴナドトロピン（CG）および黄体形成ホルモン（LH）およびそれらの放出因子

禁止表の物質名	主な販売名（剤形）	病名・症状	備考
ゴナドトロピン	オビドレル®（注）	無排卵，希発排卵における排卵誘発，黄体化。不妊治療時の卵胞成熟，黄体化	In：コリオゴナドトロピンアルファ
ブセレリン	スプレキュア®（鼻，注），イトレリン®（鼻），ブセレリン®（鼻）	子宮内膜症	
ゴナドレリン	ヒポクライン®（注）	視床下部性性腺機能低下症	
	LH-RH®（注）	下垂体LH分泌機能検査	
ゴセレリン	ゾラデックス®（注）	子宮内膜症，前立腺癌，閉経前乳癌	
リュープロレリン	リュープリン®（注），リュープロレリン®（注）	子宮内膜症，前立腺癌，閉経前乳癌，中枢性思春期早発症	
ナファレリン	ナサニール®（鼻），ナファレリール®（鼻）	子宮内膜症	

2.2 コルチコトロピン類およびそれらの放出因子

禁止表の物質名	主な販売名（剤形）	病名・症状	備考
コルチコトロピン	コートロシン®（注）	副腎皮質機能検査	In：テトラコサクチド
	コートロシンZ®（注）	副腎皮質機能検査，てんかん，気管支喘息，関節リウマチ，ネフローゼ症候群	
コルチコレリン	ヒトCRH®（注）	視床下部・下垂体・副腎皮質系ホルモン分泌機能検査	

2.3 成長ホルモン（GH），その断片および放出因子

禁止表の物質名	主な販売名（剤形）	病名・症状	備考
成長ホルモン（GH）	ジェノトロピン®（注），ヒューマトロープ®（注），サイゼン®（注）	成長ホルモン分泌不全	In：ソマトロピン
GH-放出ペプチド（GHRPs）	注射用GHRP科研100®（注）	成長ホルモン分泌不全症の検査	In：プラルモレリン

3. 成長因子および成長因子調節物質

禁止表の物質名	主な販売名（剤形）	病名・症状	備考
線維芽細胞成長因子類（FGFs）	フィブラストスプレー®（スプレー）	褥瘡，皮膚潰瘍（熱傷潰瘍，下腿潰瘍）	In：トラフェルミン
インスリン様成長因子1（IGF-1）	ソマゾン®（注）	インスリン受容体異常症，脂肪萎縮性糖尿病	In：メカセルミン

■S3. ベータ2作用薬

禁止表の物質名	主な販売名（剤形）	病名・症状	備考
フェノテロール	ベロテック®（錠，syr，ネ）	喘息，気管支炎	
ホルモテロール	オーキシス®（吸），シムビコート®*（吸），フルティホーム®*（吸）	喘息，慢性閉塞性肺疾患	吸入使用は禁止対象外（使用制限あり）**
ヒゲナミン	生薬（イボツヅラフジ，ブシ，チョウジ，サイシン，ナンテンジツ，ゴシュユ）	－	
インダカテロール	オンブレス®*（吸）	慢性閉塞性肺疾患	
オロダテロール	スピオルト®*（吸）	慢性閉塞性肺疾患	
プロカテロール	メプチン®（錠，粉，syr，吸入，ネ）	喘息，気管支炎	
サルブタモール	サルタノール®（吸），ベネトリン®（錠，syr，ネ）	喘息，気管支炎	吸入使用は禁止対象外（使用制限あり）**
サルメテロール	セレベント®（吸），アドエア®*（吸）	喘息，慢性閉塞性肺疾患	吸入使用は禁止対象外（使用制限あり）**
テルブタリン	ブリカニール®（錠，syr）	喘息，気管支炎	
トリメトキノール	イノリン®（錠，粉，ネ）	喘息，気管支炎	
ツロブテロール	ホクナリン®（錠，粉，貼）	喘息，気管支炎	
ビランテロール	アノーロ®*（吸），レルベア®*（吸）	喘息，慢性閉塞性肺疾患	

*は配合吸入薬
**以下の範囲内の吸入使用であれば禁止対象外
・ホルモテロール：24時間で最大54μg
・サルブタモール：24時間で最大1,600μg，12時間毎に800μgを超えない
・サルメテロール：24時間で最大200μg

S4. ホルモン調節薬および代謝調節薬

1.アロマターゼ阻害薬

禁止表の物質名	主な販売名（剤形）	病名・症状	備考
アナストロゾール	アリミデックス®（錠）	閉経後乳癌	
エキセメスタン	アロマシン®（錠）	閉経後乳癌	
レトロゾール	フェマーラ®（錠）	閉経後乳癌	
6-オキソ（6-OXO）	－	－	サプリメントに含まれる
アリミスタン	－	－	サプリメントに含まれる

2. 選択的エストロゲン受容体調節薬（SERMs）

禁止表の物質名	主な販売名（剤形）	病名・症状	備考
ラロキシフェン	エビスタ®（錠）	骨粗鬆症	
バゼドキシフェン	ビビアント®（錠）	骨粗鬆症	
タモキシフェン	ノルバデックス®（錠）	閉経後乳癌	
トレミフェン	フェアストン®（錠）	閉経後乳癌	

3. その他の抗エストロゲン作用を有する薬物

禁止表の物質名	主な販売名（剤形）	病名・症状	備考
クロミフェン	クロミッド®（錠）	排卵誘発（不妊）	
シクロフェール	セキソビット®（錠）	排卵誘発（無月経，希発月経）	
フルベストラント	フェソロデックス®（注）	乳癌	

4.アクチビン受容体ⅡB活性化を阻害する物質

5.代謝調節薬

5.1 AMP 活性化プロテインキナーゼ（AMPK）の活性化薬［AICAR，SR9009 等］
　　ペルオキシソーム増殖因子活性化受容体δ（PPARδ）作動薬［2-［2-メチル-4-[4-メチル-2-[4-トリフルオロメチルフェニル］チアゾール-5-イル］メチルチオ]フェノキシ酢酸（GW1516，GW501516）等］

5.2 インスリン類およびインスリン模倣物質

禁止表の物質名	主な販売名（剤形）	病名・症状	備考
インスリン	各種インスリン製剤®（注）	糖尿病	

5.3 メルドニウム

5.4 トリメタジジン

禁止表の物質名	主な販売名（剤形）	病名・症状	備考
トリメタジジン	バスタレルF®（錠）	狭心症，心筋梗塞	

■S5. 利尿薬および隠蔽薬

禁止表の物質名	主な販売名（剤形）	病名・症状	備考
【血漿増量】			
デスモプレシン	デスモプレシン®（点，注），ミニリンメルト®（錠）	尿崩症，夜尿症	
バソプレシン	ピトレシン®（注）	尿崩症	
アルブミン	各社アルブミン製剤（注）	低アルブミン血症	
デキストラン	低分子デキストランL®（注），サヴィオゾール®（注）	急性大量出血	
ヒドロキシエチルデンプン	ヘスパンダー®（注），サリンヘス®（注），ボルベン®（注）	出血多量，循環血液量の維持	
マンニトール	マンニットT®（注）	脳圧，眼圧が高い	
【利尿】			
アセタゾラミド	ダイアモックス®（錠，粉，注）	高山病，緑内障	
ブメタニド	ルネトロン®（錠，注）	心・肝・腎性浮腫	
フロセミド	ラシックス®（錠，粉，注）	高血圧，尿路結石	
インダパミド	ナトリックス®（錠）	高血圧	
スピロノラクトン	アルダクトンA®（錠，粉），セララ®（錠）	高血圧	
サイアザイド類	フルイトラン®（錠）	高血圧	
トリアムテレン	トリテレン®（cap）	高血圧	
イソソルビド	イソバイド®（syr），メニエット®（ゼリー）	メニエール病	
トルバプタン	サムスカ®（錠，粉）	心不全，体液貯留	
【その他】			
プロベネシド	ベネシッド®（錠）	痛風	プロベネシド以外の痛風治療薬は禁止物質ではない

競技会時に禁止される物質

■S6. 興奮薬

a. 特定物質でない興奮薬

禁止表の物質名	主な販売名（剤形）	病名・症状	備考
コカイン	コカイン（粉）	麻酔で使用	
メタンフェタミン	ヒロポン®（錠，注）	ナルコレプシー，昏睡	
モダフィニル	モディオダール®（錠）	ナルコレプシー	

b. 特定物質である興奮薬

禁止表の物質名	主な販売名（剤形）	病名・症状	備考
エフェドリン	エフェドリン（錠，粉，注），セキコデ®（syr），アストフィリン®（錠）	喘息，気管支炎，感冒，上気道炎	咳止めの配合剤に多く含まれる
エピネフリン（アドレナリン）	ボスミン®（注），エピペン®（注）	急性低血圧，ショック，アナフィラキシー	禁止対象外の薬あり＊
エチレフリン	エホチール®（錠，注）	低血圧	
ミドドリン	メトリジン®（錠）	低血圧	
アメジニウム	リズミック®（錠）	低血圧	
メクロフェノキサート	ルシドリール®（錠）	頭部外傷後遺症におけるめまい	
メチルエフェドリン	メチエフ®（粉，注），カフコデ®（錠），フスコデ®（錠，syr），アニスーマ®（坐）	喘息，気管支炎，感冒，上気道炎	咳止めの配合剤，OTC感冒薬に多く含まれる。OTCに塗り薬あり
メチルフェニデート	リタリン®（錠），コンサータ®（錠）	ナルコレプシー，ADHD	
ペモリン	ベタナミン®（錠）	うつ病，ナルコレプシー	
プソイドエフェドリン	ディレグラ®（錠）	アレルギー性鼻炎	OTC鼻炎薬に多く含まれる
セレギリン	エフピー®（錠）	パーキンソン病	
ストリキニーネ	ホミカエキス®		OTC胃腸薬の一部に含まれる
1,3-ジメチルブチルアミン			サプリメントに含まれる
メチルヘキサンアミン			サプリメントに含まれる
シブトラミン			サプリメントに含まれる
マジンドール	サノレックス®（錠）	高度肥満症	

＊鼻，眼などへの局所使用（例：ボスミン外用液），局所麻酔薬（例：キシロカイン注射液エピレナミン含有）との同時使用は禁止されない。

■S7. 麻薬

禁止表の物質名	主な販売名（剤形）	病名・症状	備考
ブプレノルフィン	レペタン®（坐，注）	術後・癌の疼痛，麻酔補助	国内法では，向精神薬
	ノルスパン®（貼）	変形性関節症，腰痛症	
フェンタニル	フェンタニル（注），タラモナール®（注）	麻酔，術後・癌の疼痛	
	フェントス®（貼），デュロテップ®（貼）	中～高度の癌性疼痛，慢性疼痛	
レミフェンタニル	アルチバ®（注），レミフェンタニル（注）	全身麻酔時の鎮痛	
ヒドロモルフォン	ナルラピド®（錠），ナルサス®（錠），ナルベイン®（錠）	癌性疼痛	
メサドン	メサペイン®（錠）	癌性疼痛	
モルヒネ	モルヒネ（注，粉），オプソ®（液），アンペック®（坐），MSコンチン®（錠）	癌性疼痛，麻酔補助	

禁止表の物質名	主な販売名（剤形）	病名・症状	備考
オキシコドン	オキシコンチン®（錠），オキノーム®（粉），オキファスト®（注）	癌性疼痛	
ペンタゾシン	ソセゴン®（錠），ペンタジン®（錠）	癌性疼痛	国内法では，向精神薬
	ソセゴン®（注），ペンタジン®（注）	麻酔前投薬，麻酔補助，術後・検査時・癌などの疼痛	
ペチジン	ペチジン®（注），ペチロルファン®（注）	麻酔前投薬，麻酔補助	

■ S8. カンナビノイド

禁止表の物質名	主な販売名（剤形）	病名・症状	備考
天然カンナビノイド	ー	ー	大麻，ハシシュ，マリファナなど
合成カンナビノイド	ー	ー	ー

■ S9. 糖質コルチコイド

糖質コルチコイドは，投与経路（薬剤の使用方法）によって禁止のステータスが異なる。経口，静脈注射，筋肉注射，直腸内使用が禁止されている。

局所注射（関節内，関節周囲，腱周囲など），硬膜外注射，皮内注射，吸入，皮膚，耳，鼻，目，口腔内，歯肉，肛門周囲（肛門内への使用は禁止）への局所な使用は，禁止されていない。

禁止表の物質名	主な販売名（剤形）	病名・症状	備考
ベタメタゾン	リンデロン®（錠，注）	＊	
	リンデロン®（坐），ステロネマ®（腸）	潰瘍性大腸炎	
	セレスタミン®（錠，syr）	湿疹，じんま疹，アレルギー性鼻炎	
ブテソニド	ゼンタコート®（cap），レクタブル®（腸）	クローン病，潰瘍性大腸炎	
コルチゾン	コートン®（錠）	＊	
デキサメタゾン	デカドロン®（錠，液，注）	＊	
ヒドロコルチゾン	コートリル®（錠），ハイドロコートン®（注）,	＊	
	ソル・コーテフ®（注），サクシゾン®（注）	ショック状態，気管支喘息	
	ポステリザン®（塗，坐），プロクトセディル®（塗，坐）	痔疾患	軟膏は，肛門内に注入する場合のみ禁止
メチルプレドニゾロン	メドロール®（錠），ソル・メドロール®（注）	＊	
プレドニゾロン	プレドニン®（錠，粉，注）	＊	
	プレドネマ®（腸）	潰瘍性大腸炎，限局性腸炎	
トリアムシノロン	レダコート®（錠），ケナコルト-A®（注）	＊	

＊各薬剤，使用される症状の範囲が広いため，添付文書や薬の説明書を参照

特定競技において禁止される物質
■P1. ベータ遮断薬
　ベータ遮断薬は，アーチェリーや射撃など，禁止となる競技種目が限定されている。サッカーにおいては禁止されない。

常に禁止される方法（競技会および競技会外）
■M1. 血液および血液成分の操作
1. 自己血，他者血（同種血），異種血またはすべての赤血球製剤をいかなる量でも循環系へ投与するあるいは再び戻すこと。➡輸血は禁止
2. 酸素摂取や酸素運搬，酸素供給を人為的に促進すること。過フルオロ化合物；エファプロキシラール（RSR13），修飾ヘモグロビン製剤（ヘモグロビンを基にした血液代替物質，ヘモグロビンのマイクロカプセル製剤等）が含まれる。
　　ただし，吸入による酸素自体の補給は除く。➡酸素吸入，酸素カプセル，高圧酸素治療は禁止されない
3. 血液あるいは血液成分を物理的あるいは化学的手段を用いて血管内操作すること。

■M2. 化学的および物理的操作
1. ドーピング・コントロールで採取された検体の完全性および有効性を変化させるために改ざんまたは改ざんしようとすることは禁止される。これらには尿のすり替え，尿の改質（蛋白分解酵素等）などが含まれるが，これらに限定するものではない。
2. 静脈内注入および/または静脈注射で，12時間あたり計100mLを超える場合は禁止される。
　　ただし，入院設備を有する医療機関での治療およびその受診過程，外科手術，または臨床検査のそれぞれの過程において正当に受ける場合は除く。

■M3. 遺伝子および細胞ドーピング
1. 核酸のポリマーまたは核酸類似物質の使用。
2. ゲノム配列の変更および/または遺伝子発現の転写制御，転写後制御，またはエピジェネティック制御の変更を目的に設計された遺伝子編集物質の使用。
3. 正常なあるいは遺伝子を修飾した細胞の使用。

索 引

[数字・アルファベット]

3分間ルール ─── 111
ACL損傷 ─── 195
active patellar subluxation test ─── 212
Apleyテスト ─── 201
apprehension test ─── 212
ATP ─── 22
ATP-PCr系 ─── 22
Bangsbo ─── 31
Basedow病 ─── 286
blow out 骨折 ─── 119
BLS（一次救命処置）─── 3
body mass index（BMI）─── 289
Brugada症候群 ─── 279
CMJ ─── 37
CMJwA ─── 37
Code ─── 369
diagnostic inventory of psychological competitive ability for athletes（DIPCA）─── 354
dial test ─── 200
DIP関節 ─── 157
DJ（ドロップジャンプ）─── 37
FAI（femoro-acetabular impingement）─── 168
female athlete triad（FAT）─── 290
FIFA 11+ Kids（11+ Kids）─── 95
FIFA Medical Centre of Excellence（FMCE）─── 7
Figure 4 ─── 211
F-MARC ─── 93
footballer's ankle ─── 230
giving way ─── 195
GPS ─── 42
grasping test ─── 210
Graves病 ─── 286
gravity sag view ─── 199
ICRS分類 ─── 204
JADA ─── 369
Japan Inclusive Football Federation（JIFF）─── 297
Jonesテスト ─── 201
Lachman test ─── 195
LCL損傷 ─── 200
lean body mass（LBM）─── 288
lumbar disc herniation（LDH）─── 129
MCL損傷 ─── 197
McMurrayテスト ─── 201
Osgood-Schlatter病 ─── 192, 209
PCL損傷 ─── 199
PIP関節 ─── 157
pivot-shift test ─── 196
posterior sagging ─── 199
posterolateral complex ─── 200
pre-competition medical assessments（PCMA）─── 66, 67
PRICE処置 ─── 87, 226
QT延長症候群 ─── 278
RICE処置 ─── 76, 79, 87, 184, 226, 240
Sever病 ─── 234
Sinding Larsen-Johansson病 ─── 194
SJ（スクワットジャンプ）─── 37
SLAC wrist ─── 157
SLAP病変 ─── 137
sport concussion assessment tool - 5th edition（SCAT5）─── 112
TFCC損傷 ─── 156
The 11+ ─── 93
The International Federation for Athletes with Intellectual Impairments（INAS）─── 309
TUE申請 ─── 371
VMAテスト ─── 34
WADA ─── 369
wet bulb globe temperature（WBGT）─── 321
windlass mechanism ─── 219
WPW症候群 ─── 277
Yo-Yo Intermittent Recovery Test（YYIR）─── 34, 42

[あ]

アイシング ─── 76, 87
アキレス腱 ─── 217
アキレス腱周囲炎 ─── 222
アキレス腱断裂 ─── 222
足アーチ構造 ─── 219
足関節 ─── 214
足関節後方インピンジメント症候群 ─── 231
足関節前方インピンジメント症候群 ─── 230
足関節捻挫 ─── 79, 224, 243
アスレティックリハビリテーション ─── 102
暑さ指数 ─── 321
圧迫 ─── 76, 81
アデノシン3リン酸 ─── 22
アライメント ─── 72
安静 ─── 76
アンダーラップ ─── 243

[い]

医学委員会 ─── 1
意識障害 ─── 107, 108, 109
意識消失 ─── 109
意識内容の変化 ─── 109
イップス ─── 361
移動距離 ─── 19
イメージトレーニング ─── 356
インシーズン ─── 47, 52
インフルエンザ ─── 272
飲料水 ─── 328

[う]

ウイルス性肝炎 ─── 269
植え込み型除細動器（ICD）─── 279
ウォーミングアップ ─── 94
羽状筋 ─── 181
う蝕 ─── 334
内がえし ─── 224
うつ ─── 359
うっかりドーピング ─── 371
運動障害 ─── 110
運動誘発性喘息 ─── 62
運動療法 ─── 90

[え]

栄養アセスメント ── 339
栄養・食事計画 ── 339
栄養補給量 ── 341
エネルギー供給系 ── 22
エネルギー収支バランス ── 338
エネルギー必要量 ── 341
エネルギー不足 ── 290
遠位腱膜 ── 186
炎症期 ── 87
遠心性収縮 ── 182
遠征 ── 327

[お]

嘔吐 ── 109
オーバートレーニング ── 359, 362
オズグッド病 ── 192, 209
オフシーズン ── 47
オンコールドクター ── 379

[か]

鵞足炎 ── 211
カーブキック ── 13
外傷・障害（障がい者サッカー）
　── 307, 311, 318
外傷・障害の予防 ── 101
外傷性気胸・血胸 ── 127
外傷性刺青 ── 117
外傷性肘関節脱臼 ── 147
外側側副靱帯 ── 190
外側側副靱帯損傷 ── 200
外側大腿皮神経 ── 162
解糖系 ── 23
外反母趾 ── 243
回復過程 ── 87
外腹斜筋 ── 160
回復段階（精神障がい）── 317
解剖 ── 105, 114, 121, 135, 142,
　145, 151, 159, 178, 181, 189, 214
開放創 ── 82
カウンセリング ── 361
カウンタームーブメントジャンプ
　── 37
下顎骨骨折 ── 119
下肢痛 ── 131
下前腸骨棘 ── 163
下腿骨折 ── 220

下腿三頭筋 ── 186
下腿疲労骨折 ── 220
肩関節脱臼 ── 137
体の冷却法 ── 322
ガレアッチ骨折 ── 153
川崎病 ── 59
眼窩骨折 ── 119
眼窩底骨折 ── 107
寛骨 ── 159
感情変化 ── 109
関節機能回復トレーニング ── 88
関節唇損傷 ── 140
感染症 ── 327
感染性咳嗽 ── 274
感染性腸炎 ── 266
顔面骨骨折 ── 117
顔面神経 ── 114
顔面動脈 ── 115
顔面軟部組織損傷 ── 116

[き]

キーンベック病 ── 157
記憶障害 ── 110
気管支喘息 ── 271
偽関節 ── 146
キック動作 ── 172
機能性消化管障害 ── 270
機能評価 ── 89
救急処置 ── 102
救急用機器・医薬品 ── 376
急性硬膜外出血 ── 107
急性硬膜下血腫 ── 108
救命救急講習会 ── 377
救命処置 ── 75, 102
休養 ── 360
教育的指導 ── 103
競技復帰 ── 87, 91
頬骨骨折 ── 118
胸腰椎損傷 ── 127
局所性脳損傷 ── 108
虚血性心疾患 ── 64
距骨下関節 ── 214
距骨後突起障害 ── 231
距骨骨軟骨損傷 ── 229
挙上 ── 77
距・踵骨癒合症 ── 234
巨人症 ── 287
近位腱膜 ── 181

筋タイトネス ── 68
筋打撲 ── 80, 178
筋の緩衝系 ── 24
筋発揮パフォーマンス ── 37
筋力 ── 94

[く]

区画（コンパートメント）症候群
　── 145, 221
くすぶり ── 365
クラス分け（障がい者サッカー）
　── 301, 307
グリコーゲン ── 347
クレアチンリン酸 ── 22
グロインペイン症候群 ── 171
クロスモーション ── 172

[け]

経口補水液 ── 322
頸椎症 ── 125
頸椎椎間板ヘルニア ── 125
脛腓間結合 ── 215
脛腓靱帯損傷 ── 80
痙攣 ── 109
血液検査 ── 58
結核 ── 274
月経 ── 288, 295
月状骨軟化症 ── 157
月状骨周囲脱臼 ── 156
血中乳酸値 ── 26
下痢 ── 265, 328
健康管理 ── 103
肩鎖関節脱臼 ── 142
健忘 ── 109
腱膜 ── 182

[こ]

高アンドロゲン状態 ── 291
後外側支持機構 ── 200
高強度運動パフォーマンス ── 34
高強度ランニング ── 20, 27
高山病 ── 323
高次脳機能障害 ── 110
後十字靱帯 ── 190
後十字靱帯損傷 ── 199
甲状腺機能亢進症 ── 286
甲状腺疾患 ── 294
向精神薬 ── 318

高地環境 ─── 323
高地順化 ─── 323
高地トレーニング ─── 324
行動障害 ─── 110
高尿酸血症 ─── 286
興奮 ─── 109
後方支援病院 ─── 379
コーディネーション ─── 51
コーレス骨折 ─── 153
股関節形成不全 ─── 166
股関節内転筋群 ─── 186
呼吸不全 ─── 107
骨化性筋炎 ─── 179
骨強度 ─── 288
骨軟骨損傷 ─── 203
骨盤挙動 ─── 123
骨盤輪 ─── 159
コミュニケーション ─── 357
コンディショニング ─── 41, 103
コンディショニング（障がい者サッカー） ─── 302, 307, 312, 318
コントロールテスト ─── 55

[さ]

サイキングアップ ─── 356
再形成期 ─── 88
最大酸素摂取量 ─── 40
坐骨 ─── 159
鎖骨骨折 ─── 144
サッカードクターセミナー ─── 374
サッカーヘルスメイト ─── 4, 8, 67
三角線維軟骨複合体損傷 ─── 156
参加資格（障がい者サッカー） ─── 318
三叉神経 ─── 115

[し]

耳下腺管 ─── 115
持久的パフォーマンス ─── 33
持久力 ─── 49
時差症状 ─── 325
脂質異常症 ─── 286
膝蓋腱炎 ─── 208
膝蓋骨疲労骨折 ─── 209
膝蓋骨不安定症 ─── 212
膝窩筋腱炎 ─── 210
ジャージーフィンガー ─── 157
尺骨神経まひ ─── 146

シャトルランテスト ─── 40
ジャンパー膝 ─── 208
舟状骨骨折 ─── 153
集中力の低下 ─── 109
手根管症候群 ─── 158
手術治療 ─── 129, 133
出血 ─── 78
常圧低酸素室 ─── 324
障がい者スポーツ ─── 299
傷害対応 ─── 86
障害対応（脊髄損傷） ─── 124
障がいの特徴 ─── 300, 304, 310, 315
障がいの分類 ─── 297
傷害報告書 ─── 4
傷害予防 ─── 93
障害予防（ジュニア期） ─── 95
上前腸骨棘 ─── 164
踵骨骨端症 ─── 234
情緒的・身体的消耗 ─── 364
小児上腕骨外側顆骨折 ─── 146
小児上腕骨顆上骨折 ─── 146
上腕骨外側上顆炎（テニス肘） ─── 149
食事 ─── 294, 328
食事調査 ─── 340
食事の基本 ─── 337
食習慣 ─── 337
食中毒 ─── 266
女性アスリートの三主徴 ─── 290
暑熱順化 ─── 321
ショパール関節 ─── 216
視力・視野障害 ─── 109
心筋梗塞 ─── 276
心筋症 ─── 60
神経根症 ─── 126
人工内耳 ─── 305
心室細動 ─── 277
シンスプリント ─── 221
心臓震とう ─── 275
身体機能の低下 ─── 359
シンディング ラーセン-ヨハンソン病 ─── 194
心的障害 ─── 110
心拍数 ─── 26, 42
心理的危機 ─── 361
心理的競技能力診断検査 ─── 354

[す]

水分補給 ─── 321
睡眠 ─── 294
スイング速度 ─── 12
頭蓋骨骨折 ─── 107
頭蓋底骨折 ─── 107
スクワットジャンプ ─── 37
スケジューリング ─── 52, 54
スタッドタイプ ─── 257
頭痛 ─── 107, 109
ストレス ─── 359
ストレッチ感覚 ─── 185
ストレッチショートニングサイクル ─── 13
スパイクの機能 ─── 257
スパイクの選択 ─── 259
スパイクの磨耗 ─── 258
スピード ─── 51
スピード持久力 ─── 49
スプリント ─── 20
スプリント能力 ─── 27
スプリントパフォーマンス ─── 35
スポーツ救命プロジェクト ─── 3, 75
スポーツ心臓 ─── 62
スポーツ心臓症候群 ─── 280
スポーツ心理テスト ─── 353
スポーツ精神医学 ─── 315
スポーツ復帰 ─── 129

[せ]

成型インソール ─── 260
精神障がい者フットサル ─── 314
精神症状 ─── 108
成人上腕骨遠位部骨折 ─── 147
性腺刺激ホルモン ─── 290
生体リズム ─── 325
正中神経まひ ─── 146
成長期 ─── 85
世界アンチ・ドーピング機構 ─── 369
世界アンチ・ドーピング規程 ─── 369
脊髄症 ─── 126
脊髄損傷 ─── 123
脊椎損傷 ─── 123
接触後予防投与 ─── 273

セルフトーク ── 357
全国医学委員長会議 ── 374
前十字靱帯 ── 190
前十字靱帯損傷 ── 195
全身関節弛緩性 ── 67
喘息 ── 271
浅側頭動脈 ── 115
先天性心疾患 ── 58
前腕骨折 ── 151

[そ]
創 ── 82
創傷 ── 78
増殖期 ── 88
相対的エネルギー不足 ── 343
ソーシャルサポート ── 365
ソーシャルスキルトレーニング ── 316
測定と評価 ── 103
鼠径部痛症候群 ── 171
外がえし ── 224

[た]
第5中足骨疲労骨折 ── 232
体幹筋 ── 121
代償動作 ── 90
大腿骨近位骨端線離開 ── 167
大腿骨頭すべり症 ── 167
大腿前面 ── 178
大腿直筋 ── 160, 186
体調管理 ── 52
ダイビング動作 ── 18
体力的要素 ── 31
脱臼不安感テスト ── 212
脱水 ── 41
多弁 ── 109
炭水化物 ── 344
弾発股 ── 167
弾発指 ── 157

[ち]
チーム運営 ── 103
チームパフォーマンス ── 53
恥骨 ── 159
遅発性尺骨神経まひ ── 147
中央腱膜 ── 186
中間広筋 ── 179
中心性脊髄損傷 ── 124

肘頭骨折 ── 147
肘頭骨端線閉鎖不全 ── 149
肘頭疲労骨折 ── 149
肘部管症候群 ── 150
腸管感染症 ── 266
腸脛靱帯炎 ── 209
腸骨 ── 159
腸腰筋 ── 160
治療使用特例（TUE） ── 371

[つ]
痛風 ── 286
槌指 ── 155

[て]
低用量経口避妊薬 ── 294
デフスポーツ ── 304
デンタルチェック ── 330

[と]
橈骨遠位端骨折 ── 153
橈骨神経まひ ── 146
橈骨頭骨折 ── 147
糖質 ── 344
等速性筋力 ── 38
糖尿病 ── 284
頭部挫創 ── 106
ドーピング ── 368
ドーピング検査 ── 371
ドーピングコントロール ── 3, 381
ドーピングコントロール（障がい者サッカー） ── 303, 308, 313
ドケルバン病 ── 157
突然死 ── 57, 275
トラップ ── 15
ドリブル ── 17
トレーニング ── 25
トレーニング計画 ── 45
トレーニング原則 ── 45
トレーニングへの固執 ── 365
ドロップジャンプ ── 37

[な]
内因性障害 ── 57
内側側副靱帯 ── 190
内側側副靱帯損傷 ── 197
内腹斜筋 ── 160
なでしこジャパン ── 40

[に]
肉離れ ── 178
肉離れの3要素 ── 182
肉離れの重症度 ── 181
日本アンチドーピング機構 ── 369
日本人の食事摂取基準2015年版 ── 342
日本ソーシャルフットボール協会 ── 314
乳酸 ── 24

[ね]
熱中症 ── 2, 320, 377
捻挫 ── 224

[の]
脳挫傷 ── 108
脳振とう ── 109
脳振とう認識ツール ── 112
脳振とうへの新基準 ── 111

[は]
ハートレートモニター ── 42
バーナー症候群 ── 125
バーンアウト発症プロセス ── 365
肺炎クラミジア ── 274
吐き気 ── 107, 109
薄筋 ── 162
ばね靱帯 ── 219
歯の外傷 ── 333
歯の構造 ── 330
パフォーマンス ── 19
ハムストリング ── 160, 181
バランス ── 94
バランス能力トレーニング ── 88
パワー ── 51
バンカート病変 ── 137
半月板 ── 189
半月板損傷 ── 201
反発係数 ── 13
反復性肩関節脱臼・亜脱臼 ── 137
反復性膝蓋骨脱臼 ── 212

[ひ]
ヒールロック ── 243
鼻骨骨折 ── 117
腓骨筋腱脱臼 ── 228

非骨傷性脊髄損傷 ── 123
膝関節内側側副靱帯補強 ── 243
膝くずれ ── 195
膝前十字靱帯補強 ── 243
鼻出血 ── 83
肥大型心筋症 ── 60, 275
ピボットシフトテスト ── 196
百日咳 ── 274
描画（風景構成法） ── 363
表情筋 ── 114
疲労 ── 359
疲労骨折 ── 85, 168
貧血 ── 58, 292

[ふ]

フィギュアエイト ── 243
フィジカルコンディショニングトレーニング ── 48
フィジカルチェック ── 55
フィジカルテスト ── 31
フィジカル特性 ── 39
フィジカルフィットネスプロジェクト ── 33
フィットネス・テスト ── 185
フォルクマン拘縮 ── 145
不完全燃焼 ── 365
吹き抜け骨折 ── 119
腹痛 ── 265
腹横筋 ── 160
ブシャール結節 ── 157
不整脈性失神 ── 276
物理療法 ── 88
不眠 ── 359
プライオメトリクス ── 94
ブラインドサッカー ── 300
ふらつき ── 109
プレクーリング ── 322
プレシーズン ── 47, 48

[へ]

平衡感覚トレーニング ── 88
平衡機能 ── 305
ヘディング ── 14
ベネット骨折 ── 155
ヘバーデン結節 ── 157
ペルテス病 ── 166
変形性肘関節症 ── 150
片麻痺 ── 107

[ほ]

縫工筋 ── 160
紡錘状筋 ── 181
ボールインパクト ── 11
ボクサー骨折 ── 155
補食 ── 349
ほぞ接ぎ構造 ── 214
保存治療 ── 130, 132
補聴器 ── 305
ボディランゲージ ── 357
ホルモン分泌 ── 325

[ま]

マイコプラズマ肺炎 ── 274
マグナス力 ── 14
末端肥大症 ── 287
マルチステージテスト ── 40
マルファン症候群 ── 60
慢性疲労 ── 359

[み]

耳鳴り ── 109

[む]

無酸素性持久力 ── 49
虫よけ剤 ── 327
無線式心拍計 ── 42, 44

[め]

メディカルチェック ── 3, 10
めまい ── 109
メンタルトレーニング ── 355

[も]

目標設定 ── 356
モニタリング法 ── 366
ももかん ── 179
問診 ── 67
モンテジア骨折 ── 152

[ゆ]

有鉤骨鉤骨折 ── 154
有酸素系 ── 23
有酸素性持久力 ── 49
有酸素能力 ── 28
有痛性外脛骨 ── 229
有痛性三角骨 ── 231

有痛性分裂膝蓋骨 ── 193, 213

[よ]

腰椎横突起骨折 ── 127
腰椎終板障害 ── 130
腰椎椎間板ヘルニア ── 129
腰椎分離症 ── 130
腰椎分離すべり症 ── 130
腰痛 ── 121, 131
腰部障害 ── 122
抑うつ ── 361, 364
予防接種 ── 327

[ら]

ラックマンテスト ── 195
ランナー膝 ── 209
ランニング ── 94

[り]

リエゾンドクター ── 381
梨状筋症候群 ── 170
リスフラン関節 ── 217
リスフラン靱帯損傷 ── 80
離断性骨軟骨炎 ── 148
旅行者下痢症 ── 268
リラクセーション ── 356

[る]

涙小管 ── 115

[れ]

レジオネラ肺炎 ── 274
裂離骨折 ── 163

[ろ]

ロービジョンフットサル ── 300
肋骨骨折 ── 127

[わ]

ワクチン接種 ── 272, 327

コーチとプレイヤーのための
サッカー医学テキスト 第2版　　定価（本体 3,800 円＋税）

2011年7月27日　第1版発行
2019年2月15日　第2版第1刷発行

編　集	公益財団法人日本サッカー協会医学委員会
発行者	福村　直樹
発行所	金原出版株式会社
	〒113-0034　東京都文京区湯島2-31-14
	電話　編集　（03）3811-7162
	営業　（03）3811-7184
	FAX　　　　（03）3813-0288
	振替口座　　00120-4-151494
	http://www.kanehara-shuppan.co.jp/

©公益財団法人日本サッカー協会
医学委員会, 2011, 2019
検印省略
Printed in Japan

ISBN978-4-307-25164-8

印刷・製本／シナノ印刷
装丁・本文デザイン／朝日メディアインターナショナル

JCOPY ＜出版者著作権管理機構　委託出版物＞
本書の無断複製は著作権法上での例外を除き禁じられています．複製される場合は，そのつど事前に，出版者著作権管理機構（電話 03-5244-5088，FAX 03-5244-info@jcopy.or.jp）の許諾を得てください．

小社は捺印または貼付紙をもって定価を変更致しません．
乱丁，落丁のものはお買上げ書店または小社にてお取り替え致します．